Prof. dr. J.W.J. Bijlsma
Prof. dr. J.M. van Laar

Leerboek reumatologie en klinische immunologie

Onder redactie van:
Prof. dr. J.W.J. Bijlsma
Prof. dr. J.M. van Laar

Leerboek reumatologie en klinische immunologie

Bohn
Stafleu
van Loghum

Springer Media

Houten 2013

ISBN 978-90-313-9893-5

NUR 876
Ontwerp omslag: Studio Bassa, Culemborg
Automatische opmaak: Crest Premedia Solutions (P) Ltd., Pune, India

Bohn Stafleu van Loghum
Het Spoor 2
Postbus 246
3990 GA Houten

www.bsl.nl

Woord vooraf

Het vakgebied van de reumatologie en klinische immunologie houdt zich bezig met de diagnostiek en behandeling van reumatische ziekten en systemische auto-immuunziekten. Dit omvat een breed palet aan inflammatoire en degeneratieve aandoeningen van het houdings- en bewegingsapparaat die zich op heel verschillende manieren kunnen presenteren, maar als onderliggend pathogenetisch mechanisme vaak een verstoorde balans in het immuunsysteem of weefselherstelmechanismen gemeen hebben. Het ziektemechanisme van veel reumatische ziekten is complex en de etiologie multifactorieel. In tegenstelling tot bijvoorbeeld maligne ziekten en infecties zijn reumatische ziekten zelden te diagnosticeren door een enkele test, zoals een biopt of een bloedkweek. Het stellen van de juiste diagnose bij een patiënt met reumatische klachten vereist kennis en ervaring. Patroonherkenning en kennis van het natuurlijk beloop, van (timing van) therapeutische interventies en van de waarde en beperkingen van aanvullend onderzoek zijn onmisbaar bij het effectief behandelen van de patiënt met reumatische klachten.

Leerboek reumatologie en klinische immunologie is een nieuw en praktisch naslagwerk voor studenten geneeskunde, basisartsen, artsen in opleiding tot reumatoloog, internist, orthopaed of neuroloog, en paramedici die werken in de reumatologie. *Leerboek reumatologie en klinische immunologie* biedt de lezer een gestructureerd raamwerk om uit de verscheidenheid van ziektemanifestaties informatie te distilleren, waarmee ziektebeelden tijdig kunnen worden herkend. Vroegtijdige herkenning en effectieve behandeling van reumatoïde artritis, de meest voorkomende inflammatoire gewrichtsziekte, verhoogt de kans op het induceren van ziektevrije remissie en verbetert de prognose op lange termijn. Eenzelfde trend is zichtbaar in de behandeling van systemische auto-immuunziekten, zoals vormen van systemische vasculitis en systemische sclerose, zeldzame maar potentieel levensbedreigende aandoeningen. Nieuwe behandelingsmogelijkheden met biologicals en optimalisering van gebruik van bestaande immuunsuppressieve medicamenten hebben hieraan belangrijk bijgedragen. Elementaire kennis van biologicals die specifieke aangrijpingspunten hebben in het immuunsysteem, is onontbeerlijk voor elke praktiserend arts.

Leerboek reumatologie en klinische immunologie bevat een overzicht van de rol van het immuunsysteem in reumatische ziekten, immuundeficiënties en allergieën, en achtergrondinformatie over de gangbare immuunsuppressieve medicatie inclusief moderne biologicals. Ook de waarde en beperkingen van aanvullend onderzoek komen uitgebreid aan de orde. Dit is meer dan voorheen actueel vanwege de toename van diagnostische tests die niet altijd gestandaardiseerd zijn.

De redactie hoopt dat *Leerboek reumatologie en klinische immunologie* aansluit op de behoefte aan actuele en voor de dagelijkse praktijk relevante achtergrondinformatie en recht doet aan het dynamische karakter van het vakgebied. Voor suggesties en commentaren ten behoeve van toekomstige edities houden wij ons warm aanbevolen.

Hans Bijlsma,
Jaap van Laar
Utrecht, april 2013

Lijst van redacteuren en auteurs

Redacteuren

Prof. dr. J.W.J. Bijlsma
reumatoloog, Universitair Medisch Centrum, afdeling Reumatologie & Klinische Immunologie, Utrecht

Prof. dr. J.M. van Laar
reumatoloog, Newcastle University, Institute of Cellular Medicine, Musculoskeletal Research Group, Newcastle upon Tyne, Verenigd Koninkrijk

Auteurs

Prof. dr. D.L.P. Baeten
reumatoloog Academisch Medisch Centrum/Universiteit van Amsterdam, afdeling Klinische Immunologie en Reumatologie, Amsterdam

Mw. prof. dr. H. Bootsma
reumatoloog, Universitair Medisch Centrum Groningen, afdeling Reumatologie en Klinische immunologie, Groningen

Prof. dr. J.W. Cohen Tervaert
internist-klinisch immunoloog, Universitair Medisch Centrum, afdeling Interne Geneeskunde, Maastricht

Dr. V.A. Dalm
internist-immunoloog, Erasmus Medisch Centrum, afdeling Interne Geneeskunde en Immunologie, Rotterdam

Dr. R.H.W.M. Derksen
internist-klinisch immunoloog, Universitair Medisch Centrum Utrecht, afdeling Reumatologie & Klinische Immunologie, Utrecht

Prof. dr. B.A.C. Dijkmans
reumatoloog, VU medisch centrum, afdeling Reumatologie, Amsterdam

Prof. dr. R. Gerth van Wijk
allergoloog, Erasmus Medisch Centrum, afdeling Interne Geneeskunde, sectie Allergologie, Rotterdam

Prof. dr. P. Geusens
reumatoloog, MUMC Interne Geneeskunde/Reumatologie, Maastricht en Universiteit Hasselt, België

Prof. dr. P.M. van Hagen
internist-immunoloog, Erasmus Medisch Centrum, afdeling Interne Geneeskunde-Immunologie, Rotterdam

Mw. prof. dr. J.M.W. Hazes
reumatoloog, Erasmus Medisch Centrum, afdeling Reumatologie, Rotterdam

Mw. dr. A.H.M. van der Helm-van Mil
reumatoloog, afdeling Reumatologie, Leids Universitair Medisch Centrum, afdeling Reumatologie, Leiden

Dr. F.H.J. van den Hoogen
reumatoloog, Sint Maartenskliniek, afdeling Reumatologie, Ubbergen

Mw. dr. I.E. van der Horst-Bruinsma
reumatoloog, VU medisch centrum, afdeling Reumatologie, Amsterdam

Prof. dr. T.W.J. Huizinga
reumatoloog, Leids Universitair Medisch Centrum, afdeling Reumatologie, Leiden

Dr. T.L. Jansen
reumatoloog, Universitair Medisch Centrum St Radboud, locatie Reumatische ziekten, Nijmegen

Dr. M. Janssen
reumatoloog, Rijnstate Arnhem, afdeling Reumatologie, Arnhem

Prof. dr. C.G.M. Kallenberg
internist-klinisch immunoloog, Universitair Medisch Centrum Groningen, afdeling Reumatologie en Klinische immunologie, Groningen

Mw. prof. dr. G. Kloppenburg
reumatoloog, Leids Universitair Medisch Centrum, afdeling Reumatologie, Leiden

Prof. dr. M.A.F.J. van de Laar
reumatoloog, Reumacentrum Twente, afdeling Reumatologie en Klinische immunologie, Enschede

Prof. dr. J.M. van Laar
reumatoloog, Newcastle University, Institute of Cellular Medicine, Musculoskeletal Research Group, Newcastle upon Tyne, Verenigd Koninkrijk

Prof. dr. F.P.J.G. Lafeber
medisch bioloog, Universitair Medisch Centrum Utrecht, afdeling Reumatologie & Klinische immunologie, Utrecht

Mw. dr. C.J. van der Laken
reumatoloog, VU medisch centrum, afdeling Reumatologie, Amsterdam

Prof. dr. R.B.M. Landewé
reumatoloog, Academisch Medisch Centrum, afdeling Klinische Immunologie en Reumatologie, Amsterdam en Atrium Medisch Centrum, Heerlen

Prof. dr. W.F. Lems
reumatoloog, VU medisch centrum , afdeling Reumatologie, Amsterdam

Mw. dr. J. Tekstra
reumatoloog, Universitair Medisch Centrum, afdeling Reumatologie, Utrecht

Prof. dr. R.E.M. Toes
immunoloog, hoogleraar experimentele reumatologie, Leids Universitair Medisch Centrum, afdeling Reumatologie, Leiden

Mw. drs. E. Ton
reumatoloog, Universitair Medisch Centrum, afdeling Reumatologie, Utrecht

Dr. M. Vis
reumatoloog, Erasmus Medisch Centrum, afdeling Reumatologie, Rotterdam

Drs. B.C. Visser
reumatoloog, Reumacentrum Twente, afdeling Reumatologie en Klinische immunologie, Enschede

Prof. dr. A. Vissink
kaakchirurg, Universitair Medisch Centrum Groningen, afdeling Mondziekten, Kaak- en Aangezichtschirurgie, Groningen

Mw. dr. M.C. Vonk
reumatoloog, Universitair Medisch Centrum St Radboud, afdeling Reumatische ziekten, Nijmegen

Dr. H.E. Vonkeman
reumatoloog, Reumacentrum Twente, afdeling Reumatologie en Klinische immunologie, Enschede

Dr. A.E. Voskuyl
reumatoloog, VU medisch centrum, afdeling Reumatologie, Amsterdam

Mw. dr. D. Vosse
reumatoloog, Universitair Medisch Centrum, afdeling Reumatologie, Maastricht

Prof. dr. N.M. Wulffraat
kinderreumatoloog en -immunoloog, Universitair Medisch Centrum, afdeling Kinderimmunologie en -reumatologie, Utrecht

Inhoud

Anatomie en fysiologie van het bewegingsapparaat

F.P.J.G. Lafeber

1.1 Inleiding

Reumatische aandoeningen omvatten tientallen verschillende ziektebeelden van gewrichten, pezen en botten. Reumatoïde artritis, artrose, fibromyalgie, spondyloartritis (spondylartropathie) en jicht zijn een paar voorbeelden van veelvoorkomende reumatische aandoeningen. Maar ook systemische lupus erythematosus (SLE), systemische sclerose en het syndroom van Sjögren (SS) zijn voorbeelden van weliswaar minder vaak voorkomende, maar ingrijpende reumatische aandoeningen. In principe kunnen vrijwel alle organen en weefsels bij deze ziekten aangedaan zijn. De (auto-)immuunprocessen die hierin vaak – maar niet altijd – primair dan wel secundair een rol spelen, kunnen hun effect hebben op huid, lever, nieren, maag-darmstelsel, enzovoort. Primair hebben reumatische aandoeningen evenwel hun weerslag op de gewrichten.

Dit hoofdstuk richt zich dan ook met name op de anatomie en fysiologie van gewrichten, in het bijzonder synoviale gewrichten, daar waar twee botten kunnen bewegen ten opzichte van elkaar (◘ tabel 1.1; ◘ figuur 1.1). Hierbij moet het synoviale gewricht gezien worden als een orgaan, één functionele eenheid, een geheel van weefsels, dat dient om een bepaalde functie – namelijk het bewegen van twee botten ten opzichte van elkaar – te kunnen uitoefenen.

1.2 Drie-eenheid bot – kraakbeen – synovium

Het synoviale gewricht is opgebouwd uit verschillende weefsels, waaronder kraakbeen, bot, synovium, ligamenten, slijmbeurzen, pezen en spieren (◘ figuur 1.2). Al deze weefsels hebben in meerdere of mindere mate invloed op elkaar, in de normale fysiologie en zeker ook gedurende pathologie bij reumatische aandoeningen (bijv. artrose). Alle weefsels die het gewricht vormen zijn erop gericht een gewricht onder hoge belasting soepel (met zo min mogelijk wrijving) te kunnen laten bewegen. De drie-eenheid bot, kraakbeen en synovium biedt (passief) de basis voor een dergelijke soepele beweging. Ligamenten, pezen (met hun peesscheden) en spieren (eventueel omgeven door slijmbeurzen) zorgen er (actief) voor dat een soepele beweging van deze 'drie-eenheid' mogelijk wordt gemaakt. De onlosmakelijke onderlinge interactie tussen de weefsels kan aan de hand van legio voorbeelden worden geschetst.

De normale bot-turnover is van belang voor de biochemische en biomechanische kwaliteit van het bot, die continu wordt aangepast aan de 'vraag'. Een langdurige zware belasting zal tot zwaardere/steviger botten aanleiding geven (meer botvolume per totaal volume en een sterkere mineralisatie). Deze kwaliteit en de cellulaire activiteit om deze kwaliteit te bereiken, zal van invloed zijn op het kraakbeen, dat de beide botuiteinden die een gewricht vormen bedekt. Deze beïnvloeding is zowel biochemisch als mechanisch. Zo zullen allerlei factoren in het bot, waaronder groeifactoren als transforming growth factor-bèta (TGFβ) en bone morphogenetic proteins (BMPs), die rijkelijk aanwezig zijn in bot, ook hun invloed hebben op de kraakbeencellen (chondrocyten).

Maar ook de mechanische eigenschappen van het bot zullen hun invloed hebben op de samenstelling van de kraakbeenmatrix en de activiteit van de chondrocyten. Ook botten nemen namelijk een deel van de krachten op een gewricht voor hun rekening. Stijvere botten zullen minder veerkrachtig zijn, waardoor er grotere krachten op het kraakbeen komen. Omgekeerd hebben de mechanische en biologische kwaliteit van het kraakbeen hun invloed op de fysiologie van het onder het kraakbeen gelegen (subchondraal) bot, al was het maar doordat een belangrijk deel van de krachten in en op een gewricht worden opgevangen door het kraakbeen (◘ figuur 1.3). Getrainde marathonlopers hebben bredere gewrichtsvlakken en meer kraakbeenvolume dan ongetrainde individuen.

De turnover van kraakbeen, de aanmaak en afbraak van kraakbeenmatrixbestanddelen, heeft weer zijn invloed op de fysiologische activiteit van de binnenbekleding van het gewricht, het synovium. Synovium verwerkt de afbraakproducten van het kraakbeen en zorgt tevens voor de voedingsstoffen voor de chondrocyten. Een teveel aan afbraakproducten kan aanleiding geven tot een ongewenste synoviale (ontstekings)activiteit. Synoviale ontsteking draagt door tal van mediatoren (zoals groeifactoren, cytokinen en proteases) weer bij aan een verandering van de kraakbeenmatrix-turnover. Dit gebeurt rechtstreeks door afbraak van matrixbestanddelen – door proteasen (zoals collagenasen en aggrecanasen) – en indirect door verandering van chondrocytactiviteit (groeifactoren en cytokinen).

Zo zal er binnen deze driehoek van kraakbeen, subchondraal bot en synoviaal weefsel een continue fysiologische adaptatie zijn van de weefsels aan elkaar en als geheel aan veranderende biochemische en biomechanische omstandigheden (◘ tabel 1.2; ◘ figuur 1.3). Alleen als veranderingen te snel gaan (een trauma) of te lang duren (een chronische overbelasting) om eraan te kunnen adapteren of als ongewenste processen, zoals (auto-immuun)ontstekingen, een invloed gaan uitoefenen op één of meerdere van deze gewrichtsweefsels, zal er een verstoring van het evenwicht tussen al deze processen plaatsvinden, die leidt tot pathologie.

Deze drie-eenheid biedt de basis voor een soepel bewegend gewricht. Daarbij zijn spieren, pezen, peesscheden, slijmbeurzen en ligamenten noodzakelijk om een (gestabiliseerde) soepele beweging mogelijk te maken (◘ tabel 1.3).

Ligamenten houden de beide botuiteinden die het gewricht vormen bij elkaar en stabiliseren het gewricht. Spieren die met hun uiteinden (pezen) aan het bot zijn verbonden, zorgen eveneens voor stabiliteit en een optimale beweging. Om overbelasting van pezen te voorkomen op plaatsen waar sterke transversale krachten en schuifkrachten ontstaan, worden pezen omgeven door peesscheden die een soepele beweging blijven garanderen. Extra slijmbeurzen (*bursae*; ◘ figuur 1.2) zorgen er eveneens voor dat er geen onnodige drukplekken op de verschillende weefsels ontstaan en het gewricht soepel kan bewegen in alle standen.

Een goede stabilisatie en beweging van gewrichten is van groot belang om de krachten in en op een gewricht optimaal af te leiden. Een instabiel gewricht zal aanleiding geven tot ongewenst grote krachten die schade kunnen aanbrengen binnen de driehoek bot, kraakbeen en synovium. Indien er vanuit een on-

Tabel 1.1 Synoviale gewrichten gerangschikt naar vorm en bewegingsmogelijkheden

glijgewricht	Maakt een beperkte glijbeweging met beperkte rotatie mogelijk. De beide botvlakken die het gewricht vormen zijn vlak of enigszins gebogen. De glijbeweging wordt in de uiterste standen beperkt door een sterk synoviaal kapsel.	Deze gewrichten komen veel voor: zijn veelal kleinere gewrichten van pols en enkel, de facetgewrichten van de wervelkolom, en tussen sleutelbeen en bovenste deel borstbeen, evenals schouder (*acromio- en sternoclavicularis*).
scharniergewricht	Maakt beweging in één vlak mogelijk.	Voorbeelden zijn het ellebooggewricht en het enkelgewricht (bovenste spronggewricht), de vinger- en teengewrichten. Ook het kniegewricht is een (combinatie)scharniergewricht, maar met een complex scharnierpunt, dat zich tijdens buiging verplaatst (afrol, glijbeweging). In combinatie met rotatie, vooral in de gebogen toestand, maakt dit een grotere bewegingsvrijheid mogelijk.
draai(rol)gewricht	Kan in één as ronddraaien, waarbij het ene botuiteinde om het andere heen draait.	Voorbeelden zijn het gewricht tussen atlas en draaier in de nek (*atlanto-axialis*) en het rolgewricht bij de elleboog tussen spaakbeen en ellepijp (*proximale radio-ulnaris*).
zadelgewricht	Wordt gevormd door twee zadelvormige botdelen die op elkaar passen en waarbij er om twee assen bewogen kan worden. Elk oppervlak heeft een bolle en holle kromming.	Een voorbeeld is het gewricht tussen het handwortelbeentje (*trapezium*) en het middenhandsbeentje (*os metacarpale*) van de duim.
ellipsoïde gewricht (eivormig gewricht)	Bestaat uit een ovaal einde dat in een lichte uitholling past. Het gewricht laat beweging in twee assen toe, zonder daadwerkelijke rotatie.	Deze gewrichten bevinden zich in de pols/hand (bijv. de metatarsofalangeaal; MTP en metacarpofalangeaal; MCP-gewrichten met uitzondering van de duimbasis).
kogelgewricht	Maakt beweging in drie vlakken mogelijk, evenals rotatie. Het gewricht bestaat uit een kogel en een kom.	Dit gewricht heeft veel bewegingsvrijheid, denk aan heup en schouder.

Synoviale gewrichten kunnen worden ingedeeld op basis van hun vorm van de contactvlakken, waarbij ieder gewricht specifieke bewegingsmogelijkheden heeft.
Zie ook: ► http://www.bioplek.org/animaties/spieren_botten/gewrichten.html

getrainde conditie een overmatig beroep gedaan wordt op spieren, die betrokken zijn bij stabilisatie van een gewricht, zal dit tot schade aan pezen, peesscheden, slijmbeurzen, ligamenten en spieren kunnen leiden. Een normaal functionerende fysiologie van de weke delen rond het gewricht maakt daarentegen beweging onder grote krachten mogelijk. Proprioceptie (zelfwaarneming) – het vermogen van het lichaam om de positie van, in dit geval het gewricht, waar te nemen – speelt in dergelijke weefsels dan ook een belangrijke rol. Men dient zich daarbij te realiseren dat bij rustig joggen de krachten op het gewrichtsoppervlak van bijvoorbeeld het kniegewricht vele malen groter zijn dan bij gewoon staan of lopen. Bij topprestaties kunnen deze krachten een veelvoud daarvan aannemen. Een goede effectieve reactie op (ongewenste) veranderingen in positie van gewrichten is daarom van groot belang om schade te voorkomen.

Bij het bestuderen dan wel behandelen van gewrichten dient deze interactie tussen alle weefsels die een gewricht vormen (betrokken zijn bij het goed functioneren van een gewricht) dan ook goed in ogenschouw genomen te worden.

Kernpunten

- **Bot, kraakbeen en synoviaal weefsel vormen een 'drie-eenheid' met een onlosmakelijke interactie en vormen gezamenlijk passief de basis voor een soepele beweging.**
- **Kapsel, ligamenten, pezen (met hun peesscheden) en spieren (met eventueel slijmbeurzen) zorgen actief dat een soepele beweging van gewrichten mogelijk wordt gemaakt.**
- **Proprioceptie (zelfwaarneming), het vermogen om de positie en beweging van een gewricht waar te nemen, speelt een belangrijke rol om een soepele beweging mogelijk te maken en schade aan de weefsels te voorkomen.**
- **Bij het bestuderen en behandelen van gewrichten dient de interactie tussen alle weefsels die een gewricht vormen, goed in ogenschouw genomen te worden.**

1.3 Bot in meer detail

Twee botuiteinden vormen samen het gewricht. Afhankelijk van de vorm worden er aan de beweging beperkingen opgelegd (tabel 1.1 en figuur 1.1). Botweefsel is een gespecialiseerd bindweefsel en is zeer drukbestendig en goed bestand tegen verbrijzeling. Dit komt door de samenstelling van het bot dat voornamelijk bestaat uit collageen en botmineraal. Ongeveer twee derde deel bestaat uit collagene (voornamelijk type-I-) ve-

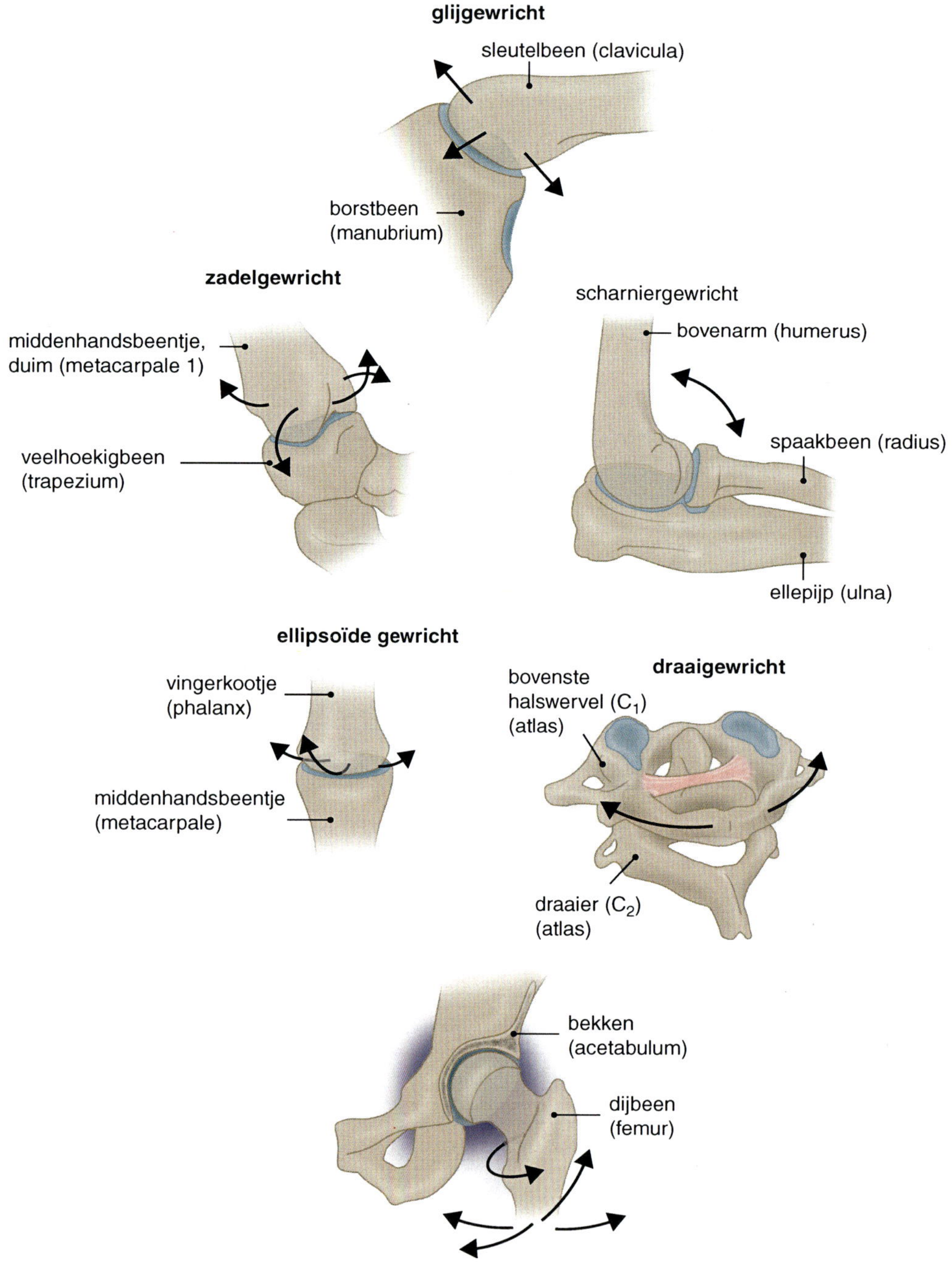

Figuur 1.1 Synoviale gewrichten gerangschikt naar vorm en bewegingsmogelijkheden.

zels en voor ongeveer een derde uit botmineraal (voornamelijk calciumfostaatzouten in de vorm van hydroxyapatiet).

De collageenvezels zijn te vergelijken met het stalen vlechtwerk in gewapend beton. Ze zijn sterk en flexibel en kunnen vooral trekkrachten weerstaan. Het mineraal dat de collageenvezels omgeeft, is te vergelijken met het beton: hard, drukbestendig, maar bros. Ondanks de hardheid is het botweefsel (ook in volwassen toestand) sterk dynamisch. Onder invloed van druk- en trekkrachten, de fysieke taak die aan het gewricht wordt gesteld, kan het bot en daarmee ook de vorm van het gewricht, geremodelleerd worden door opbouw en afbraak van het botweefsel.

De buitenzijde van de beenderen en dus ook direct onder het kraakbeen gelegen subchondrale bot, bestaat uit compact bot. Binnen dit compacte bot ligt het spongieus trabeculaire bot (figuur 1.3). Voor de resorptie en depositie van mineraal in het compacte bot en trabeculaire bot spelen osteocyten, die in het botweefsel opgesloten liggen, een belangrijke rol. Voor de aanmaak en afbraak, turnover van botweefsel is er een samenspel tussen osteoblasten (botaanmakende cellen) en osteoclasten (botafbrekende cellen) die aan het oppervlak van het compacte en spongieuze trabeculaire bot actief zijn (figuur 1.4). Beide processen spelen een belangrijke rol in de calciumhuishouding en dragen bij aan stabiele calciumconcentraties in het gehele lichaam.

Het beenmerg dat zich tussen het spongieuze bot bevindt, is betrokken bij de vorming van nieuwe bloedcellen (rode

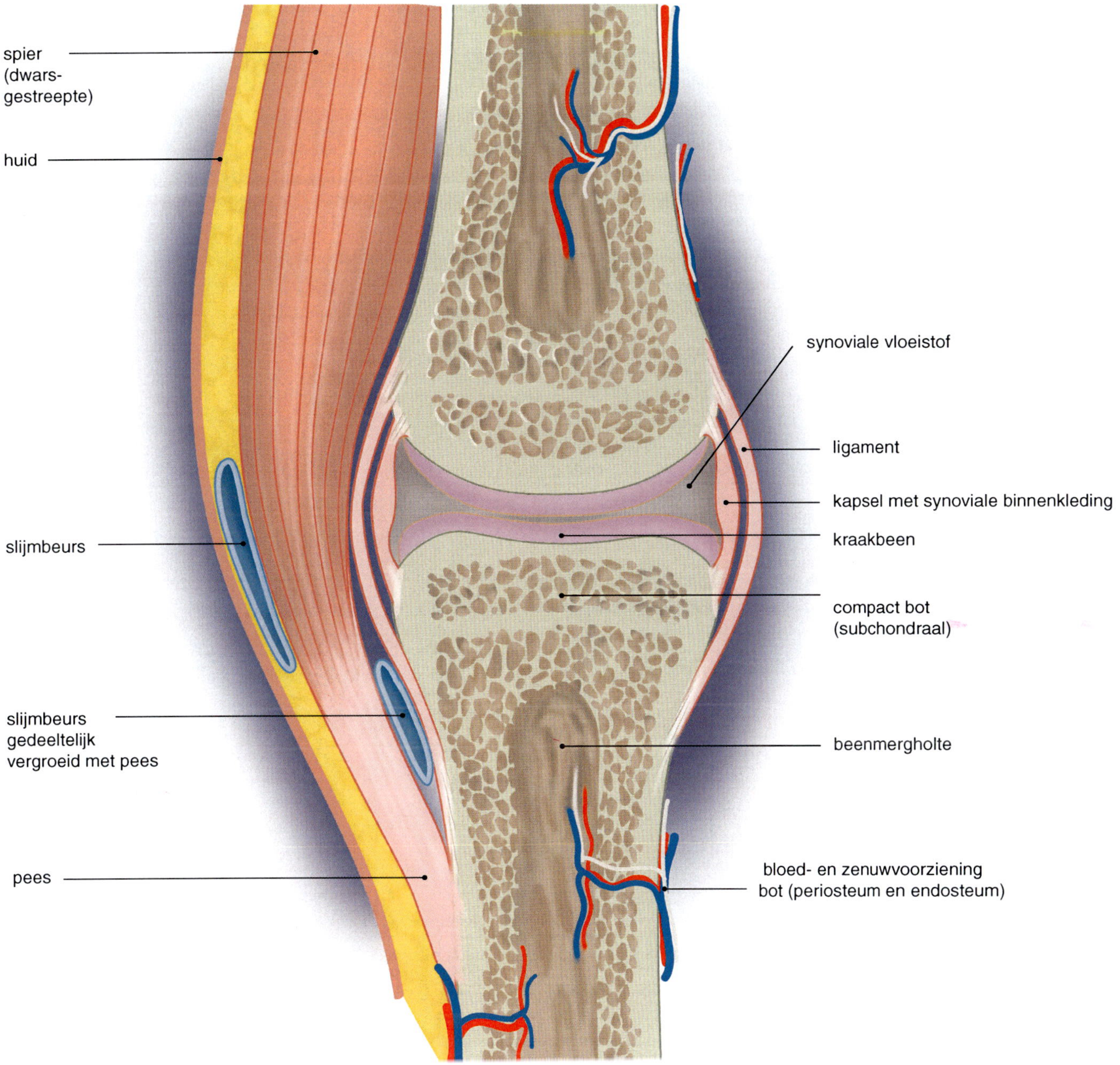

Figuur 1.2 Schematische weergave van een synoviaal gewricht.

beenmerg) en is van belang voor energiereserve (gele beenmerg). Dit beenmerg is ook een belangrijke bron van mesenchymale stamcellen die verondersteld worden betrokken te zijn bij het (beperkte) spontane herstel van kraakbeenweefsel.

Bot is aan de buitenzijde omgeven door het periosteum (buitenste beenvlies), een membraan met een fibreuze buitenlaag en een cellulaire binnenlaag, dat het bot isoleert van de omgevende weefsels. Het periosteum speelt een rol bij de groei van botweefsel. Bij het gewricht wordt het periosteum één geheel met het gewrichtskapsel dat het gewricht omsluit. De vezels in het periosteum zijn verweven met de vezels uit pezen en ligamenten die aan het bot zijn gehecht. Als het bot groeit, worden deze vezels verder in het botweefsel verankerd (*Sharpey's* vezels; figuur 1.2 en figuur 1.3). Dit geeft een bijzonder sterke verbinding van de aan het bot gehechte pezen en ligamenten.

Aan de binnenzijde is het bot omgeven door het endosteum (binnenste beenvlies), een onvolledige dunne laag van osteoblasten en enkele progenitorcellen, die de trabeculae aan de buitenzijde en de binnenzijde van de centrale (Haverse) kanalen waarbinnen de bloedvoorziening loopt, bedekt.

Bot is rijkelijk doorbloed, voorzien van lymfevaten en van zenuwvezels. Deze sensorische zenuwvezels komen samen met de bloedvaten het bot binnen om het bot van de binnenzijde uit (kanaal van Havers en endosteum) te innerveren. Daarnaast is ook het periosteum sterk geïnnerveerd. Dit maakt dat het bot vanuit beide innervaties (buiten en binnen) een belangrijke bron voor pijn aan gewrichten kan zijn.

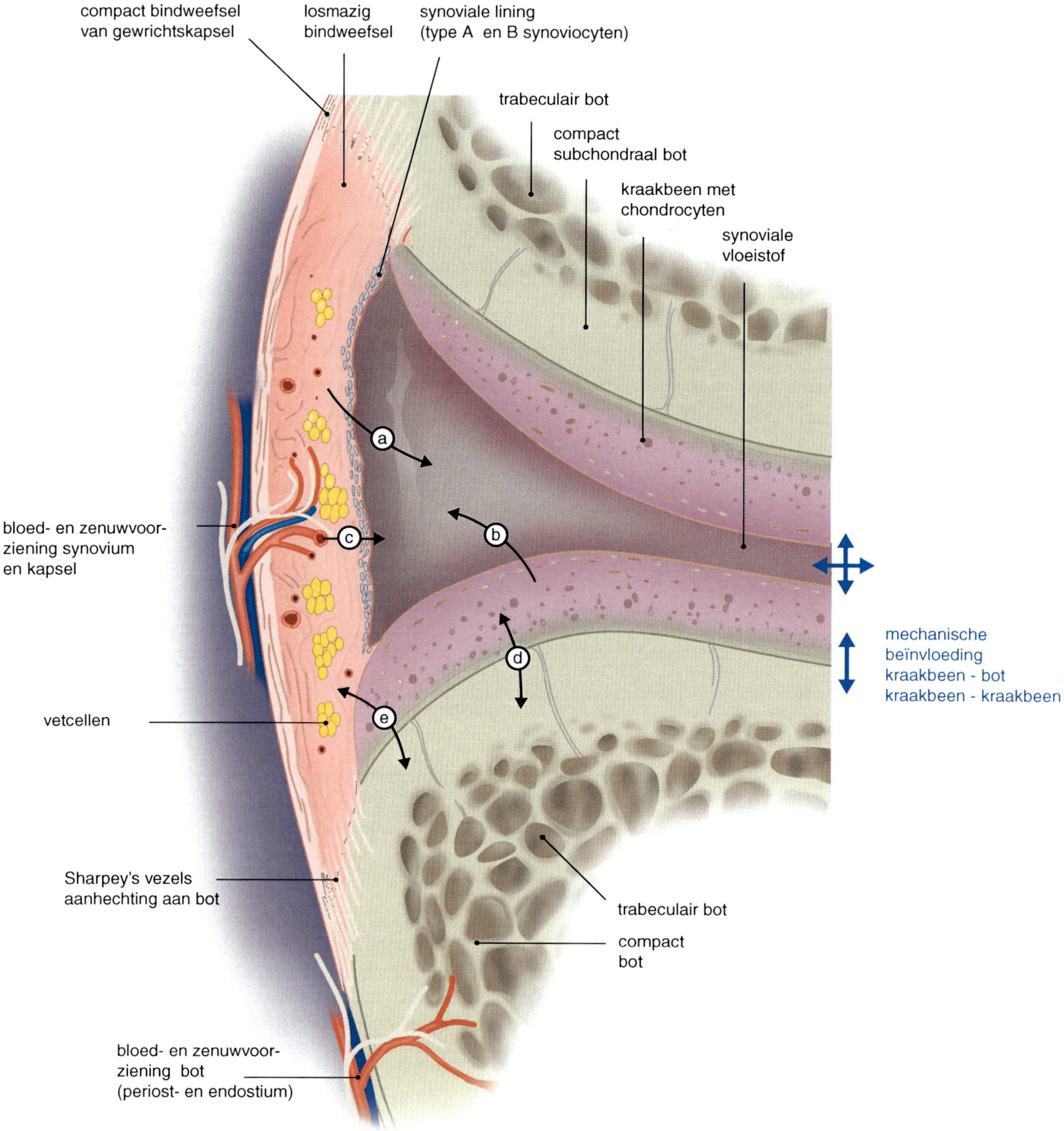

Figuur 1.3 Schematische weergave van de onderlinge interacties tussen bot, kraakbeen en synovium. **a** aanmaak synoviale vloeistof met hoogmoleculaire stoffen voor 'smering' van gewricht; **b** afvoer kraakbeenafbraakproducten door synoviaal weefsel; **c** aanvoer voedingsstoffen en zuurstof voor kraakbeengroei; **d** chemische interactie tussen kraakbeen en bot die elkaar wederzijds beïnvloeden; **e** interactie bot-synovium met uitwisseling van factoren die elkaar wederzijds beïnvloeden.

Kernpunten

- Bot kan grote drukkrachten weerstaan door de mineralisatie van de collagene vezels die grote trekkrachten kunnen weerstaan, net zoals betonijzer in gewapend beton. Ondanks deze sterkte-eigenschappen is botweefsel bijzonder dynamisch en past het zich relatief eenvoudig aan de veranderende krachten aan.
- Botweefsel is van binnen (endosteum) en aan de buitenzijde (periosteum) sterk geïnnerveerd. Dit maakt dat bot een belangrijke bron voor pijn aan gewrichten kan zijn.

Tabel 1.2 Bot, kraakbeen en synovium in één overzicht

	Bot	Kraakbeen	Synovium
cellen	– osteocyten – osteoblasten – osteoclasten – osteoprogenitorcellen	– chondrocyten	– type A en B synoviocyten – fibroblasten – adipocyten
matrixbestanddelen (primair)	– collageen type I – hydroxyapatiet	– collageen type II – aggrecan – proteoglycanen	– collagenen – proteoglycanen – glycoproteïnen
vascularisatie	– buiten (periosteum) – binnen (endosteum)	– niet (uitsluitend bij pathologie)	– fijn capillair netwerk
innervatie	– hoog binnen en buiten	– niet	– aanwezig
primaire sterkte	– drukkracht	– veerkracht	– minimaal (kapsel als geheel trek-/rekkrachten)
secundaire sterkte	– trekkracht	– afschuifkrachten (shear stress)	
turnover	– hoog	– beperkt	– normaal
primaire functie	– steun – schokdempend	– glijden schokdemping	– aan- en afvoer kraakbeenbestanddelen – aanmaak smeerstoffen O_2-voorziening

Tabel 1.3 Eigenschappen van ligamenten, slijmbeurzen, pezen en spieren in één overzicht

Kapsel	Ligamenten	Slijmbeurzen	Pezen	Peesscheden	Spieren
dicht-vezelig collageen bindweefsel	collageen bindweefsel in één richting gerangschikt	buitenzijde collageen vezelig bindweefsel met synoviale binnenbekleding	sterk, tot een bundel verweven collageenvezels	buitenzijde collageen vezelig bindweefsel met synoviale binnenbekleding	spierweefsel (zie verderop tabel 1.7)
passieve stabiliteit	passieve stabiliteit	beperken frictie tussen pezen/spieren en bot/kapsel/ligamenten	passieve en beperkte actieve stabiliteit	beperken frictie tussen pees en kapsel/ligamenten	actieve stabiliteit
aanhechting rondom het gewricht aan beide botuiteinden	aanhechting tussen beide botuiteinden	kunnen vergroeid zijn met aanliggend bindweefsel	verbinding tussen bot en spieren	kunnen gedeeltelijk vergroeid zijn met pees en omliggend bindweefsel	aanhechting via pezen aan bot
geïnnerveerd binnenbekleding ontstekingsgevoelig	geïnnerveerd	ontstekingsgevoelig	geïnnerveerd	ontstekingsgevoelig	geïnnerveerd
proprioceptie	proprioceptie		proprioceptie		proprioceptie

1.4 Kraakbeen in meer detail

Gewrichtskraakbeen is hyalien kraakbeen, een van de drie kraakbeensoorten die ons lichaam kent (tabel 1.4). Alleen de kniegewrichten hebben naast hyalien kraakbeen dat de beide botuiteinden bekleedt, twee kraakbeenschijven (*menisci*) van fibreus kraakbeen.

Hyalien kraakbeen van de gewrichten bestaat voor het overgrote deel uit matrix, waarbinnen een specifiek celtype ligt: de chondrocyten. Volwassen gewrichtskraakbeen bestaat uit relatief veel extracellulaire matrix met daarin slechts een beperkt aantal chondrocyten (2-3% van het volume). Deze cellen liggen in *lacunae* (holtes) en veelal alleen of in kleine groepjes en worden omgeven door een matrix met een specifieke samenstelling (chondron) binnen de grote hoeveelheid aan extracellulaire matrix (figuur 1.5). Ondanks het feit dat kraakbeen maar één specifiek celtype bevat, verschillen deze chondrocyten in de articulaire (top), midden en diepere lagen van het kraakbeen sterk en hebben ze in de verschillende lagen ieder hun eigen specifieke activiteit. Hyalien gewrichtskraakbeen is niet gevasculariseerd noch geïnnerveerd, in tegenstelling tot alle andere bindweefsels.

Hyalien gewrichtskraakbeen wordt als enige niet omgeven door een perichondrium, terwijl op alle andere plaatsen in het lichaam kraakbeen wel door een perichondrium wordt omgeven.

De matrix is zo opgebouwd dat zij bestand is tegen grote krachten, zowel axiale drukkrachten als schuif(wrijvings)krach-

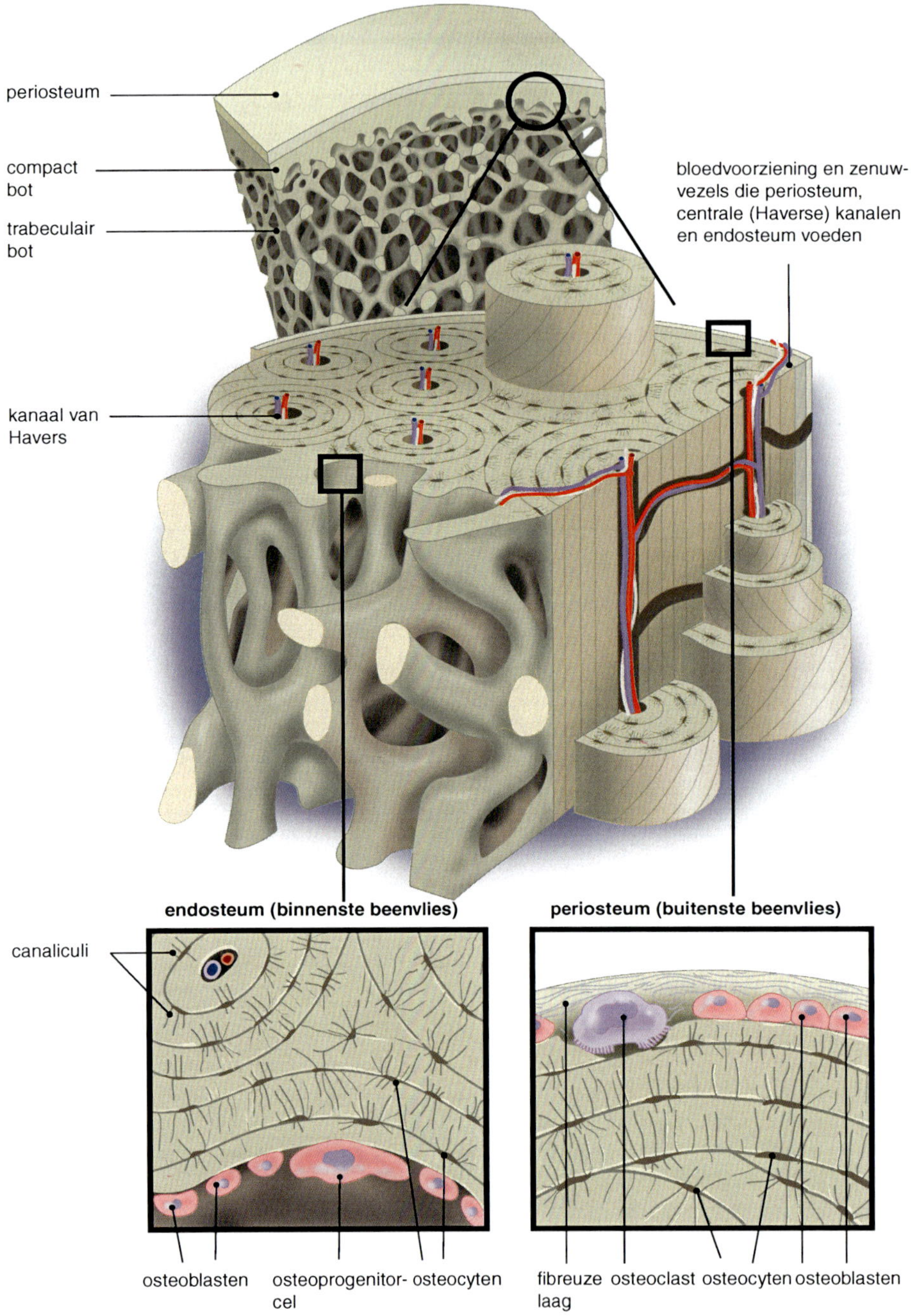

Figuur 1.4 Opbouw van botweefsel met osteocyten, osteoblasten en osteoclasten.

ten. De matrix (20-30% van het natgewicht van kraakbeen) bestaat uit een wijdmazig netwerk van collageenvezels. Deze vezels bestaan naast een kleinere hoeveelheid type-IX-collageen voornamelijk uit collageen type II dat vrijwel uitsluitend in gewrichtskraakbeen is terug te vinden (figuur 1.6).

Deze vezels dringen in de diepe lagen door het dunne laagje gecalcificeerd kraakbeen tot in het onder het kraakbeen gelegen bot en vormen zo een verbinding tussen kraakbeen en het ondergelegen bot. Aan de articulaire zijde van het kraakbeen worden de vezels dunner en verandert hun oriëntatie tot ze aan het oppervlak als een compacte laag van dunne vezels parallel aan het oppervlak liggen. Door deze specifieke oriëntatie kunnen ze grote wrijvingskrachten (rekkrachten in de richting parallel aan het oppervlak) opvangen (figuur 1.5).

In dit netwerk van collagene vezels liggen vooral grote proteoglycaanaggregaten ingebed. Proteoglycanen zijn moleculen die bestaan uit glycosaminoglycanen (GAG, lange disaccharide ketens) die covalent gebonden zijn aan een 'core eiwit'. Zo vormen enkele honderden chondroïtinesulfaatmoleculen en enkele tientallen keratansulfaatmoleculen samen met hun core eiwit een aggrecanmolecuul (monomeer) (figuur 1.6). Naast aggrecanmoleculen komen er vele andere kleinere proteoglycanen voor in kraakbeen (zoals biglycan, decorin, fibronectin, fibromodulin en andere).

■ **Tabel 1.4** Verschillende vormen van kraakbeen in één overzicht

Hyalien kraakbeen **Hyalien (grieks "*hyalos*" = doorschijnend)**	De meest voorkomende vorm van kraakbeen. Het is blauwachtig wit kraakbeen, waarvan de intercellulaire stof veel collagene (maar niet in dikke bundels zoals in fibreus kraakbeen) en elastische vezels bevat.	Het komt voor bij de aanhechting van de ribben aan het borstbeen, in de wand van de luchtpijp en het strottenhoofd. Bovendien zijn de botuiteinden van de gewrichten bekleed met hyalien kraakbeen. Behalve in het gewricht is hyalien kraakbeen omsloten door een perichondrium.
Elastisch kraakbeen	Bevat veel elastische vezels. Dit kraakbeen geeft steun maar heeft een grote vervormbaarheid zonder de originele vorm te veranderen.	Het bevindt zich in de oorschelpen, bij de ingang van de keel en in het strottenhoofd.
Fibreus kraakbeen	Is doortrokken met dicht opeengepakte collageenvezels, is zeer stevig, trekvast en drukbestendig. Het voorkomt schade bij bot-botcontact en laat beperkte buigbeweging toe.	Het bevindt zich in tussenwervelschijven en schaambeenderen. Ook menisci zijn opgebouwd uit fibreus kraakbeen.

Aggrecanmonomeren vormen groot-moleculaire aggregaten door in grote hoeveelheden te binden aan hyaluronzuur (hyaluronic acid, HA; eveneens een GAG). Deze grote proteoglycaanaggregaten liggen gebonden in het collagene netwerk. Door de grote negatieve lading van de disaccharide ketens ontstaat er in het kraakbeen een grote negatieve lading. Hierdoor worden positieve vrije ionen de matrix ingetrokken. Op deze wijze ontstaat er een grote osmotische kracht, die de matrix laat zwellen door het aantrekken van water de matrix in. Volwassen gewrichtskraakbeenmatrix bestaat dan ook voor 70-80% van het natgewicht uit water. Deze zwelling wordt beperkt binnen het collagene netwerk (onderling verbonden door o.a. type-XI-collageenmoleculen), dat structuur/vorm aan het kraakbeenweefsel geeft. Bij belasting wordt water uit de matrix geduwd, bij ontlasten zal door osmose het water weer het kraakbeen ingetrokken worden. Op deze wijze fungeert het kraakbeen als een spons en heeft het een grote veerkracht.

De parallelle oriëntatie van de collagene vezels aan het oppervlak en de samenstelling van het weefsel (osmotische zwelkracht) geven samen met een dunne film van hoogviskeuze synoviale vloeistof (smering), een minimale wrijving onder hoge belasting. Dit samenspel van moleculen geeft kraakbeen zijn unieke mechanische eigenschappen: bestand tegen grote trekkrachten en toch uitermate veerkrachtig, met een bijzonder lage wrijvingscoëfficiënt. (De wrijvingscoëfficiënt van gezond gewrichtskraakbeen op zijn articulerende tegenzijde is ruim onder de 0,01 μ, terwijl die van smeltend ijs op ijs 0,1 μ is.)

1.5 Synovium in meer detail

Synoviaal weefsel is de binnenbekleding van het gewricht. Tussen het fibreuze stevige externe weefsel van het gewrichtskapsel en deze binnenbekleding ligt de *subintima*, een losmazig fibreus weefsel vaak voorzien van vetcellen (adipocyten) die een 'fatpad' kunnen vormen, dat zorgt voor schokabsorptie en een soepele beweeglijkheid. Deze subintima is rijkelijk voorzien van bloedvaatjes (capillairen) en zenuwvezels. Geheel aan de binnenzijde ligt de *intima* (synoviale lining). Dit is een dunne laag cellen bestaande uit type-A- en type-B-synoviocyten met respectievelijk een macrofaag- en fibroblastachtig karakter (■ figuur 1.7).

De gewrichtsholte bevat synoviale vloeistof, die geproduceerd wordt door de synoviale membraan. Deze synoviale vloeistof is een plasmafiltraat, voorzien van stoffen die door de synoviale fibroblastachtige cellen geproduceerd worden. Voeding van het kraakbeen is vrijwel volledig afhankelijk van diffusie van voedingsstoffen vanuit de synoviale vloeistof. Ook de zuurstofvoorziening van de chondrocyten is afhankelijk van de synoviale vloeistof. Dat betekent dat de kraakbeencellen in de diepere lagen onder een relatieve lage zuurstofspanning functioneren.

Afbraakproducten van de kraakbeenmatrix en de chondrocyten worden door de synoviale membraan afgevoerd naar de circulatie. Op deze wijze speelt de synoviale membraan dus een belangrijke rol in de fysiologie van het kraakbeen (■ figuur 1.3).

Deze actieve rol van het synoviale weefsel kan echter ook ontsporen, waarbij er een (auto-)immuunreactie kan ontstaan tegen (lichaamseigen) cel- en weefselcomponenten. Daarnaast produceert de synoviale membraan hoogmoleculaire stoffen, zoals hyaluronzuur (HA, een glycosaminoglycaan) en lubricine (PGR4, een glycoproteïne). Beide moleculen worden ook door de oppervlakkig gelegen chondrocyten geproduceerd. Deze stoffen maken de vloeistof viskeus en zorgen voor een goede 'smering' van het gewricht tijdens beweging. Verandering in de samenstelling van deze viskeuze vloeistof heeft een directe invloed op de mechanische eigenschappen van het gewricht en indien van onvoldoende kwaliteit kan dit aanleiding geven tot schade aan het kraakbeen.

Kernpunt

- **De wrijvingscoëfficiënt van gezond gewrichtskraakbeen op zijn articulerende tegenzijde is ruim onder de 0,01 μ, terwijl die van smeltend ijs op ijs 0,1 μ is.**

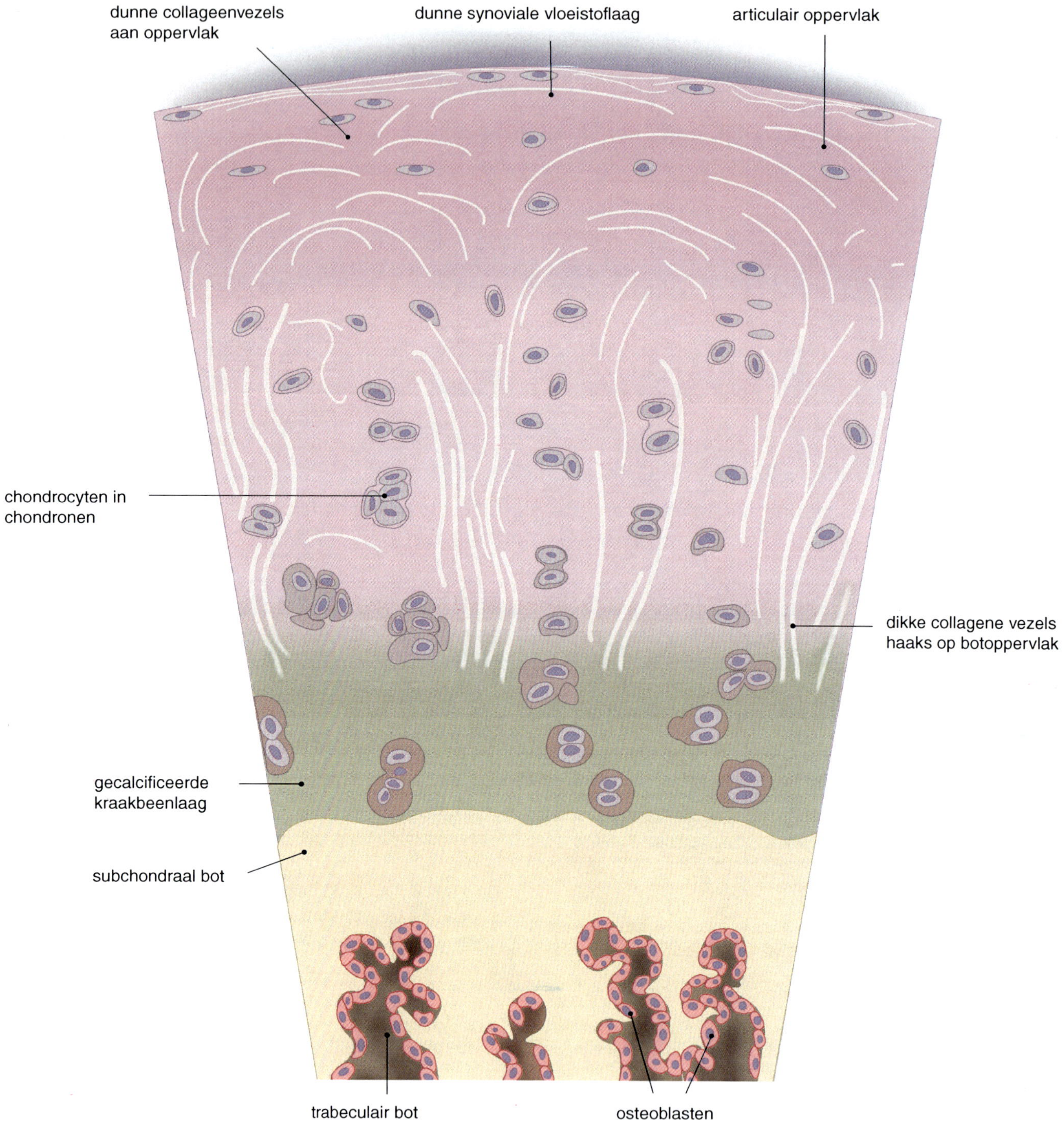

Figuur 1.5 Opbouw hyalien gewrichtskraakbeen.

1.6 De andere gewrichtsweefsels in meer detail

Naast de drie-eenheid bot, kraakbeen en synovium zijn ligamenten, pezen, slijmbeurzen en spieren van belang voor een soepele beweging van gewrichten (tabel 1.5). Hierna wordt hun rol in meer detail besproken.

1.6.1 Gewrichtskapsel

Het gewrichtskapsel omsluit de gewrichtsruimte van een synoviaal gewricht. Dit kapsel biedt (in verhouding tot de ligamenten, beperkte) passieve stabiliteit door het beperken van bewegingsvrijheden van een gewricht (tabel 1.3, figuur 1.3). Veel belangrijker is het bieden van actieve stabiliteit via de proprioceptieve zenuwuiteinden. Proprioceptie (tabel 1.6) is het

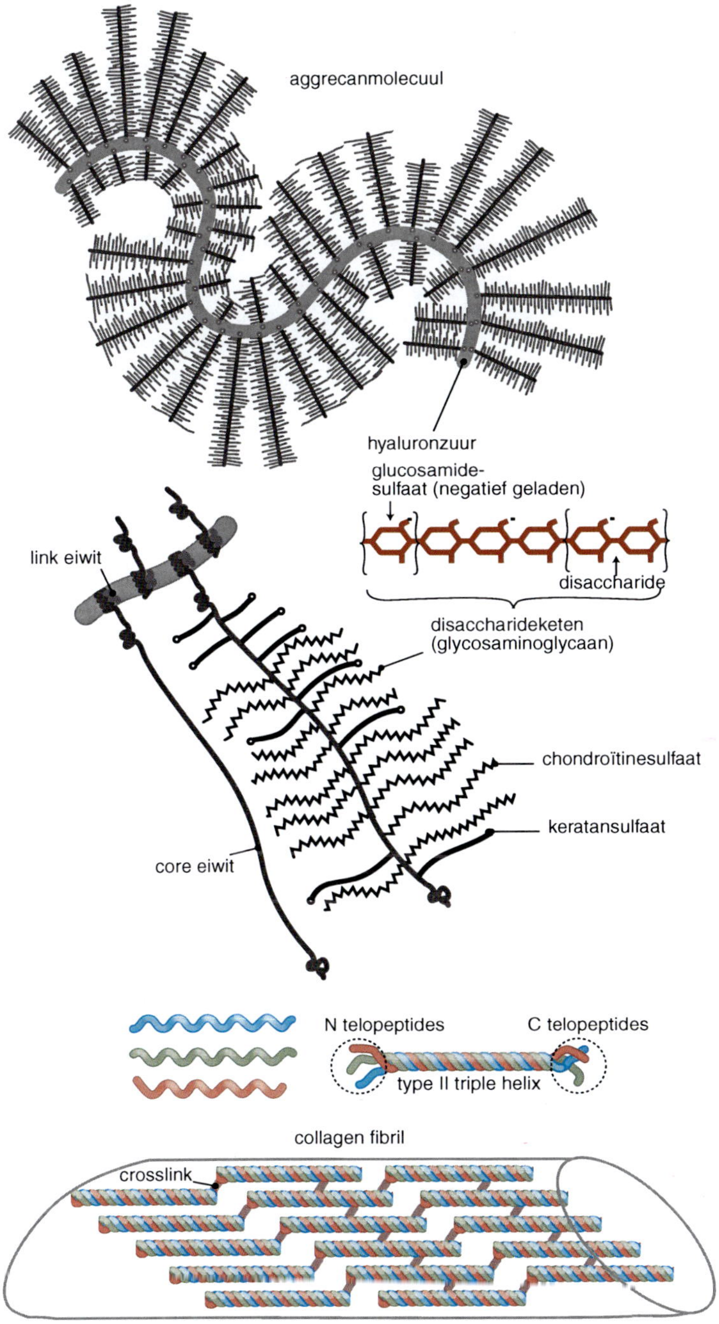

Figuur 1.6 Opbouw aggrecan- en collageenmolecuul.

vermogen om de (verandering van) positie van, in dit geval het gewricht, waar te nemen. Dit is van groot belang om overbelasting van de verschillende weefsels van het gewricht te voorkomen.

Het gewrichtskapsel is rijkelijk voorzien van zenuwuiteinden, die in samenspel met pezen en spieren van belang zijn voor proprioceptie. Het gewrichtskapsel is een dicht vezelig collageenweefsel dat stevig aan de botten verbonden is (*Sharpey's* vezels) en als een huls rond het gewricht de gewrichtsholte sluit. Verdikkingen in dit weefsel kunnen gezien worden als intrinsieke ligamenten. Aan de binnenzijde is het kapsel bekleed met synoviaal weefsel.

1.6.2 Ligamenten

Het gewrichtskapsel van synoviale gewrichten kan worden gezien als een ligament (intrinsiek, kapselligament). Daarnaast zijn er voor de verschillende gewrichten extra ligamenten buiten het kapsel gelegen (extrinsiek), die het gewricht stabiliseren. Heel bekend zijn de kruisbanden binnen het kniegewricht (intracapsulair) en de buitenste ligamenten van bijvoorbeeld knie en enkel (laterale kniebanden en enkelbanden; extracapsulair).

Ligamenten (*ligare* = binden, verbinden) zijn opgebouwd uit collagene bindweefselvezels die in één hoofdrichting verlopen. Deze ligamenten overspannen de botuiteinden die het gewricht

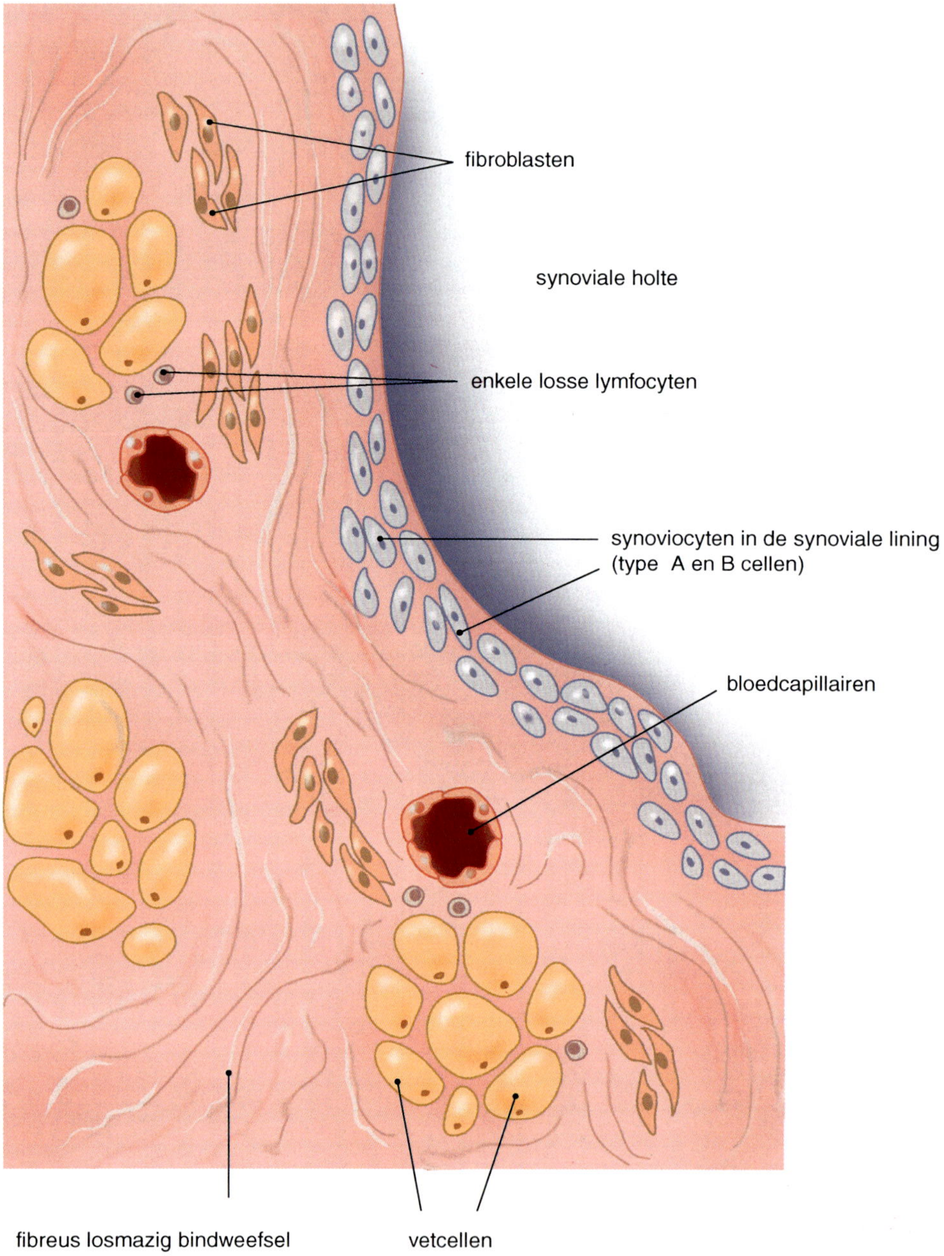

Figuur 1.7 Opbouw synoviaal weefsel.

vormen. Ze stabiliseren daarmee het gewricht en beperken (ongewenste) beweging van het gewricht. Bij al dan niet acute overbelasting kunnen ligamenten beschadigen (verstuiking) of scheuren (ruptuur). Veelal gaat het om een gedeeltelijke ruptuur doordat het bot waarin de ligamenten zijn aangehecht, eerder zal breken dan dat het gehele ligament zal doorscheuren.

Ligamenten zijn niet direct gevasculariseerd, wat het herstel meestal een langzaam en daarmee langdurig proces maakt.

1.6.3 Pezen

Waar ligamenten de beide botuiteinden verbinden, verbinden pezen de spieren met het bot, waardoor de spieractiviteit op het bot wordt overgedragen. Een pees is een vaste en witglanzende structuur, die rond (als een koord of een kabel) of vlak (als een band) kan zijn. Ook pezen zitten verankerd, vergroeid, aan het bot door vezels van *Sharpey*.

Een pees kan worden omhuld door een peesschede (een gespecialiseerde slijmbeurs) op plaatsen waar de pees aan extreem grote wrijvingskrachten blootgesteld wordt.

Tabel 1.5 Factoren die een gewricht stabiliseren en een soepele beweging mogelijk maken

Stabilisatie	Soepele beweging
vorm van het gewricht (glijgewricht *versus* kogelgewricht)	vorm van het gewricht (kogelgewricht *versus* glijgewricht)
menisci (in kniegewricht)	kraakbeensamenstelling (veerkrachtig met lage wrijvingscoëfficiënt)
gewrichtskapsel (collagene vezels sterk verankerd in bot)	synoviale vloeistof (sterk viskeus; verlaging wrijvingscoëfficiënt)
ligamenten	slijmbeurzen en peesscheden
pezen en spieren (sterk verankerd in bot)	pezen en spieren
proprioceptie (alle weefsels die verantwoordelijk zijn voor stabilisatie)	proprioceptie (met uitzondering van kraakbeen)

Tabel 1.6 Sensorische receptoren in één overzicht

Receptor	Functie	Type
extero(re)ceptoren	Geven informatie over de omgeving: temperatuur, druk, contact, maar ook evenwicht, smaak, reuk, zicht en gehoor.	
proprio(re)ceptoren (proprioceptors)	Geven informatie over de positie/stand/spanning en beweging van gewrichten, pezen en skeletspieren.	Spierspoeltjes zijn zintuigjes van ongeveer 7 millimeter lang die gewikkeld zijn rond dwarsgestreepte spiervezels. Ze geven informatie over de lengte (rekbaarheid van de spieren) en wisselen dan ook constante informatie uit met het centrale zenuwstelsel.
		Golgi-peeslichaampjes bevinden zich in de buurt van de overgang van spier naar pees. Veranderingen in spierspanning geven een verschillende kracht op de aanhechtingspees en daarmee draagt deze receptor bij aan informatievoorziening over spier-/peesspanning. De naam is afkomstig van *Camillo Golgi*, die zijn naam ook aan het intracellulaire golgi-apparaat heeft gegeven.
		Gewrichtskapselreceptoren: vrije proprioceptoruiteinden, die de druk, rek en beweging van het kapsel registreren.
intero(re)ceptoren	Geven informatie over inwendige organen en functies: druk, spanning, pijn.	

1.6.4 Slijmbeurzen

Slijmbeurzen (*bursae*) zijn – veelal kleine – met vocht gevulde 'bindweefselkussentjes', vaak gelegen tussen een pees en de onderliggende botstructuur bij een gewricht, dicht bij de aanhechting van de pees op het bot (figuur 1.2, figuur 1.8). Soms zijn slijmbeurzen van de buitenzijde geheel of gedeeltelijk gehecht aan deze omgevende structuren.

De slijmbeurs is gevuld met synoviale vloeistof en van de binnenzijde bekleed met een synoviale membraan. Ze zorgt voor het verminderen van frictie tussen de onderling bewegende bindweefsels, zodat deze met weinig wrijving ten opzichte van elkaar kunnen bewegen. Hiermee wordt het schuren van bijvoorbeeld een pees over het bot of de huid voorkomen.

Bursae dragen dus in belangrijke mate bij aan het soepel laten bewegen van een gewricht. Als ze zich op ongebruikelijke plaatsen vormen, bijvoorbeeld boven een doornuitsteeksel van een ruggenwervel (*processus spinosus*), komt dat door chronische abnormale druk en spreken we van een *bursa adventitialis*.

Kernpunt

- Naast de bijzondere eigenschappen van bot, kraakbeen en synovium spelen ook slijmbeurzen, waaronder peesscheden, een belangrijke rol in het soepel en zo wrijvingsloos mogelijk laten bewegen van een gewricht.

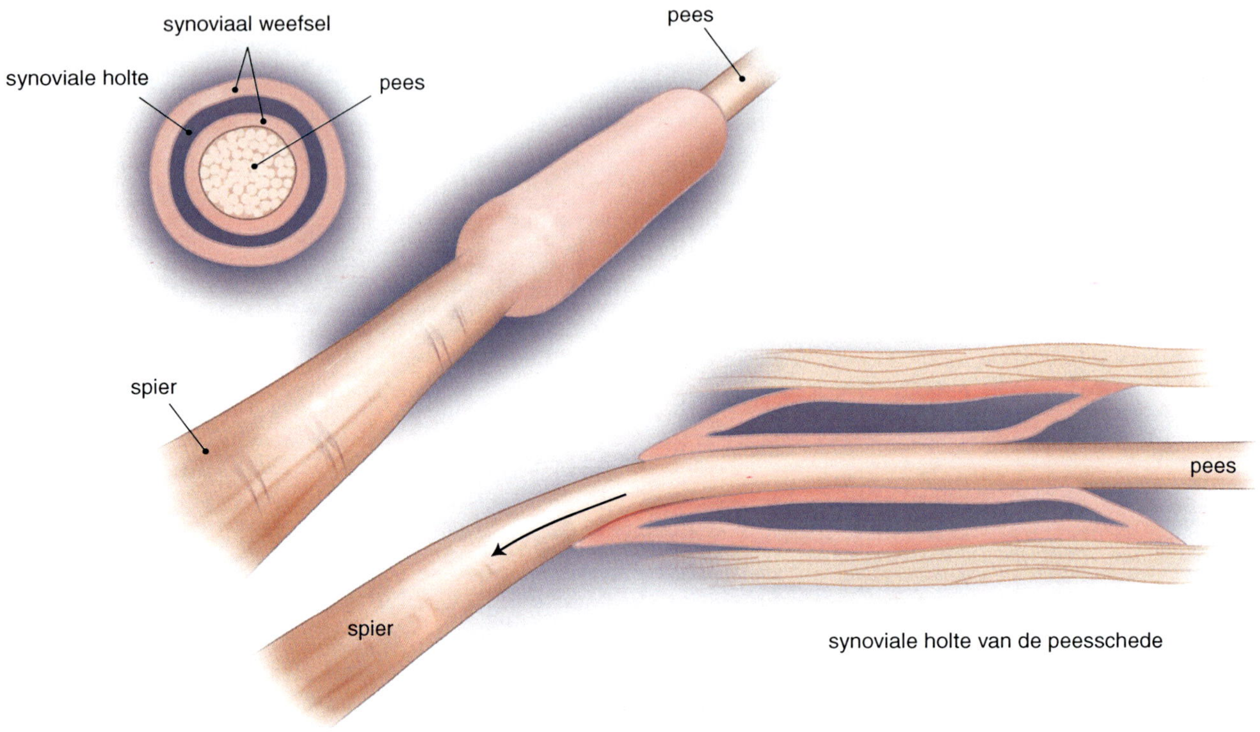

Figuur 1.8 Opbouw van een peesschede.

1.6.5 Peesscheden

Peesscheden zijn buisvormige bursae rond een pees om deze te beschermen tegen wrijving en drukkrachten. Ook de peesschede is met vloeistof gevuld. De binnenwand van de peesschede kan gedeeltelijk vergroeid zijn met de pees en met omliggend bindweefsel. De buitenwand is gedeeltelijk vergroeid met het omringende weefsel (figuur 1.8). De binnenzijde en buitenzijde kunnen over een relatief grote afstand ten opzichte van elkaar bewegen. Door de smerende synoviale vloeistof in de peesschede zal dit zonder veel wrijving gebeuren, waardoor de pees, ondanks het overbrengen van grote krachten tussen botaanhechting en spieren, minder gemakkelijk zal beschadigen.

Peesscheden (en bursae in het algemeen), evenals de synoviale binnenbekleding van het gewricht, zijn gevoelig voor ontsteking (bursitis en synovitis). Ontsteking bij slijmbeurzen kan veroorzaakt worden door overmatige belasting vanwege het frequent herhalen van dezelfde beweging.

1.6.6 Spieren

Naast skeletspieren zijn er gladde spieren en hartspieren (tabel 1.7). Skeletspieren spelen een rol in de beweging van gewrichten. Skeletspiercellen kunnen een lengte van wel 30 cm bereiken en worden ook wel spiervezels genoemd. Het betreft meerkernige cellen, waarbij de celkernen (tot wel enkele honderden) net onder de plasmamembraan gelegen zijn. Skeletspiercellen delen zich in tegenstelling tot gladde spiercellen niet. Een specifiek soort stamcellen, de myosatellietcellen, zorgt voor aanvulling van nieuwe skeletspiercellen in geval van herstel en groei van dit specifieke spierweefsel.

Skeletspierweefsel is net als de hartspier dwarsgestreept door rangschikking van de actine- en myosinefilamenten.

Spiervezels zijn opgebouwd uit draadvormige filamenten, myosine (dikke filamenten) en actine (dunne filamenten) die langs elkaar kunnen schuiven. Laatstgenoemde zitten met één zijde vast aan een tussenschot, waardoor contractie ontstaat. (Deze rangschikking geeft deze spieren hun dwarsgestreepte karakter.) Vrij calcium en ATP-ADP-omzetting spelen hierbij een belangrijke rol.

Aan iedere spiervezel zit een uitloper (axon) van een motorische zenuwcel, uitmondend in een eindplaatje op de spiervezel. Als er via de zenuwvezel een signaal aan de eindplaat arriveert, wordt acetylcholine afgegeven dat zorgt voor het verspreiden van een actiepotentiaal over de spiervezel, waardoor spiercontractie ontstaat. Door tussentijdse afbraak van de acetylcholine komt de contractie weer tot rust.

Vrije calciumionen spelen bij de contractie een belangrijke rol. Bij de calciumhuishouding in het menselijk lichaam spelen aanmaak en afbraak van botmatrix onder invloed van osteocyten, osteoblasten en osteoclasten een belangrijke rol. Ook hier zien we weer een onlosmakelijke interactie tussen verschillende weefsels van het bewegingsapparaat.

■ **Tabel 1.7** Spierweefsel in één overzicht

Glad spierweefsel	Hartspierweefsel	Skelet- (en huid)spierweefsel
bloedvaten en inwendige organen	hart	verbindingen tussen skelet (verbindingen tussen huid en openingen/afsluitingen van maagdarm-, ademhalings- en urinewegen)
langgerekte cellen met één kern	langgerekte cellen samengevoegd (meerkernig) tot korte vezels met sterke vertakking tussen de vezels	zeer langgerekte vezels (veelkernig)
	dwarsgestreept	dwarsgestreept
autonoom beperkt willekeurig	autonoom	willekeurig
langzame samentrekking		snelle samentrekking
niet snel vermoeibaar	onvermoeibaar	snel vermoeibaar

1.7 Conclusie

Bot, kraakbeen, kapsel, ligamenten, pezen, peesscheden, slijmbeurzen en spieren spelen alle een belangrijke rol in het bewegingsapparaat. Al deze weefsels vormen gezamenlijk gewrichten. Proprioceptie in dergelijke weefsels (met uitzondering van kraakbeen) is daarbij van groot belang voor een goede functie. Gezamenlijk zorgen deze weefsels voor het soepel bewegen van gewrichten onder grote krachten.

Al deze weefsels, ook kraakbeen, kunnen zich aan veranderende omstandigheden aanpassen en kunnen van beperkte schade spontaan herstellen. Alleen als veranderingen te snel gaan om eraan te kunnen adapteren (een trauma) of te lang duren (chronische overbelasting) of als er ongewenste processen, zoals (auto-immuun)ontsteking, een invloed gaan uitoefenen op een of meerdere van de gewrichtsweefsels, zal er een verstoring van het fysiologisch evenwicht tussen alle gewrichtsweefsels plaatsvinden, wat leidt tot pathologie.

In de volgende hoofdstukken zal voor verschillende reumatische aandoeningen duidelijk worden dat door verstoring van de normale fysiologie verschillende gewrichtsweefsels kunnen worden aangedaan. Ook zal duidelijk worden dat indien een van deze weefsels wordt aangedaan, dit consequenties heeft voor de andere weefsels die in onderlinge relatie staan met het aangedane weefsel. Bij het bestuderen en behandelen van gewrichten dient deze interactie tussen alle weefsels die een gewricht vormen en betrokken zijn bij het goed functioneren van een gewricht, dan ook goed in ogenschouw genomen te worden.

Kernpunten

- Bot, kraakbeen, kapsel, ligamenten, pezen, peesscheden, slijmbeurzen en spieren spelen een belangrijke rol in de biomechanica van een gewricht. Proprioceptie in dergelijke weefsels (met uitzondering van kraakbeen) is daarbij van groot belang. Gezamenlijk zorgen deze weefsels voor het soepel bewegen van gewrichten onder grote krachten.
- Bij het bestuderen dan wel behandelen van gewrichten dient de interactie tussen alle weefsels die een gewricht vormen, goed in ogenschouw te worden genomen.
- Alle gewrichtsweefsels, ook kraakbeen, kunnen zich aan veranderende omstandigheden (vereisten) aanpassen en kunnen van beperkte schade spontaan herstellen. Alleen als veranderingen te snel gaan om eraan te kunnen adapteren (een trauma) of te lang duren (chronische overbelasting) of als er ongewenste processen, zoals (auto-immuun)ontsteking een invloed gaan uitoefenen op een of meerdere van de gewrichtsweefsels, zal er een verstoring van het fysiologisch evenwicht tussen alle gewrichtsweefsels plaatsvinden die leidt tot pathologie.

Literatuur

Bijlsma JWJ, Berenbaum F, Lafeber FPJG. Osteoarthritis: an update with relevance for clinical practice. Lancet 2011;377:2115-26.

Martini FH, Nath JL, Bartholomew EF. Fundamentals of Anatomy & Physiology. San Francisco: Pearson Education Inc, 2012.

Het afweersysteem en ontsteking

R.E.M. Toes

2

Kader 2.1 Vaccinatie: de eerste 'targeted' interventie
In de late achttiende eeuw ontdekte Edward Jenner dat koepokken bescherming tegen menselijke pokken veroorzaakt. Zijn ontdekking was gebaseerd op de waarneming dat melkmeisjes die waren blootgesteld aan koepokken, meestal een gladde huid hadden en geen last hadden van pokken. Pokken was in die tijd een veelvoorkomende, vaak dodelijke ziekte. Jenner toonde aan dat toediening van de vloeistof uit een koepokkenpuist een reactie op gang brengt die mensen beschermt tegen pokken. Deze vaccinatieprocedure (*vacca* = koe) kan worden beschouwd als de eerste beschrijving van een specifieke afweerreactie tegen een ziekmakend pathogeen.

2.1 Inleiding

Een goed functionerend afweersysteem is onmisbaar voor de herkenning en eliminatie van ziekteverwekkende micro-organismen. Tegenwoordig is er veel bekend over de wijze waarop het afweersysteem bijdraagt aan de bescherming van ons lichaam tegen infecties. Door de toegenomen kennis van de interacties die belangrijk zijn bij het opwekken en onderhouden van afweerreacties is het inmiddels mogelijk om het afweersysteem op verschillende manieren te manipuleren, waardoor interventiestrategieën om auto-immune reactiviteit te onderdrukken mogelijk zijn geworden.

Dit hoofdstuk zal een beknopte beschrijving geven van de belangrijkste principes van het afweersysteem, de cellen die hierbij een rol spelen en de signaalmoleculen die betrokken zijn bij de activatie van het afweerapparaat.

2.2 Aangeboren afweersysteem

De eerste verdedigingslinie om invasieve en besmettelijke micro-organismen buiten het lichaam te houden, wordt gevormd door de huid, de luchtwegen, het maag-darmkanaal en het urogenitale stelsel (figuur 2.1). Deze externe lichaamsoppervlakken (huid) en interne oppervlakken (slijmvliezen van maag-darmkanaal, luchtwegen, urogenitaal stelsel) vormen een fysieke anatomische barrière die verhindert dat micro-organismen het lichaam kunnen binnendringen. Of deze externe fysieke verdedigingslinies beschouwd moeten worden als onderdeel van het afweersysteem is een kwestie van definitie, maar hun rol in de bescherming tegen infectie is uiterst belangrijk. Zij slagen erin om meer dan 99% van de besmettelijke organismen waaraan we worden blootgesteld buiten te sluiten.

In het algemeen bestaan de belemmeringen die door deze verdedigingslinies worden opgeworpen uit mechanische, chemische en/of biologische componenten. Voorbeelden hiervan zijn onder meer het zure milieu in de maag, de uitscheiding van talg door talgklieren in de huid, antimicrobiële stoffen in traanvocht, de natuurlijke microbiële flora van de darm of de trilharen in de long. Door de werking van de trilharen kunnen

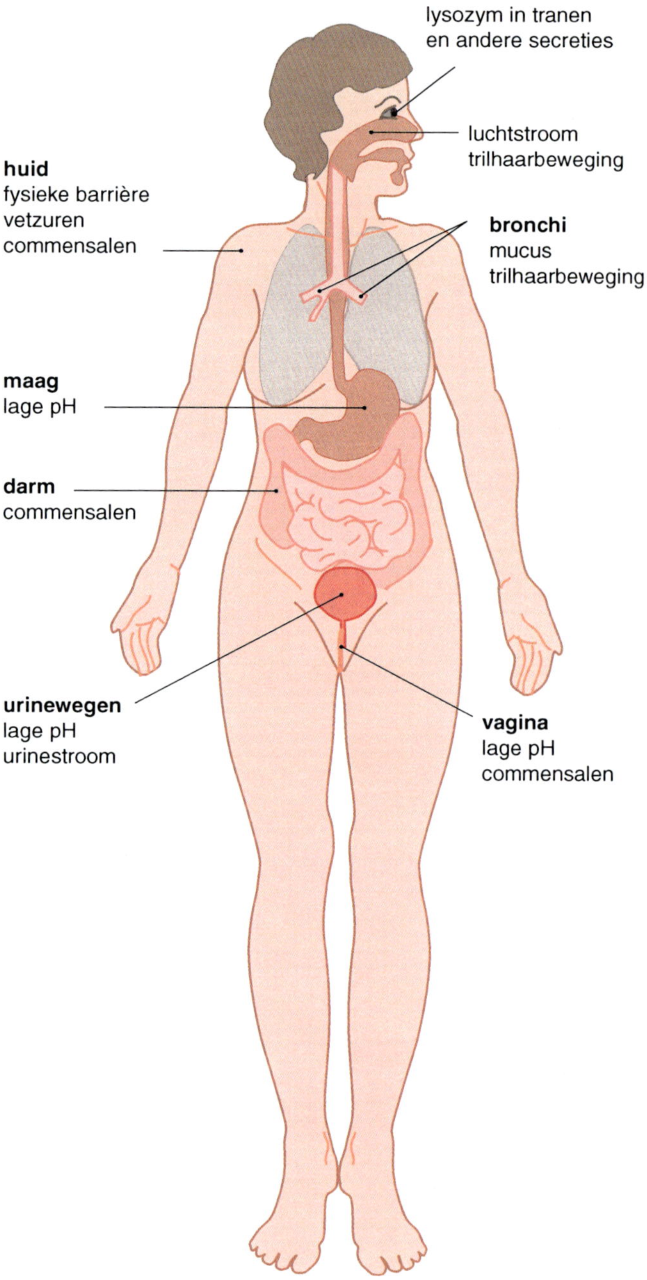

Figuur 2.1 Fysieke, biochemische en biologische barrières die het lichaam beschermen tegen infecties.

stofdeeltjes, bacteriën en virussen weer naar de keel worden getransporteerd, waar ze als sputum kunnen worden opgehoest.

Nadat microben deze eerste verdedigingslinie hebben geslecht, kunnen ze in aanraking komen met de oplosbare factoren en cellen van het afweersysteem. Omdat er in de wereld om ons heen heel veel verschillende microben voorkomen, die sterk kunnen verschillen in bijvoorbeeld grootte of wijze van infectie, zijn er ook tal van verschillende typen afweercellen nodig om al deze pathogenen het hoofd te kunnen bieden. De grootste ziekteverwekkende micro-organismen waartegen het afweersysteem moet kunnen optreden, zijn parasitaire wormen die wel enkele meters lang kunnen worden. Tegelijkertijd moet het afweersysteem kunnen reageren tegen zeer kleine infectieuze deeltjes, zo-

■ **Tabel 2.1** Oplosbare en celgebonden herkenningsmoleculen voor moleculaire patronen op micro-organismen.

Herkenningsmolecuul	Familie	PAMP	Functie
Extracellulair			
MBL, ficoline	C-type lectine	terminale koolhydraten	complementactivatie (lectine-route)
CRP, SAP	pentraxine	fosforylcholine	complementactivatie (klassieke route)
LPS-bindend proteïne	lipidetransfereiwit	LPS	LPS-herkenning
PRR op celmembraan			
TLR 1, 4, 5 en 6	leucine-rijke repeat	diverse liganden	celactivatie
CD14	leucine-rijke repeat	LPS, peptidoglycaan	coreceptor voor TLR
mannosereceptor	C-type lectine	mannose	activatie, fagocytose
scavengerreceptor	structureel divers	LPS, LTA	activatie, fagocytose
complementreceptor 3	integrine	zymosan	activatie, fagocytose
dectine 1	C-type lectine	β-glucanen	fagocytose
DC-SIGN	C-type lectine	diverse liganden	celactivatie
PRR intracellulair			
NOD1, NOD2	leucine-rijke repeat	muramyldipeptide	celactivatie
TLR 3,7, 8 en 9	leucine-rijke repeat	bacterieel en viraal DNA en RNA	celactivatie

PAMP = Pathogeen geAssocieerde Moleculaire Patronen; PRR = Pattern Recognition Receptor (patroonherkenningsreceptor); MBL = mannosebindend lectine; CRP = C-reactief proteïne; SAP = serumamyloïd proteïne; LPS = lipopolysaccharide; LTA = lipoteïchoïnezuur (lipotheichoic acid); DC-SIGN = Dendritic Cell Specific ICAM-3 Grabbing Nonintegrin; NOD = nucleotidebinding oligomerization domain; TLR = toll-like receptor.
Bron: G.T Rijkers, F.G.M. Kroese, C.G.M. Kallenberg, R.H.W.M. Derksen. Immunologie. Houten: Bohn Stafleu van Loghum, 2009.

als virussen. Daarnaast kan de leefwijze van micro-organismen sterk verschillen, variërend van virussen die zich alleen intracellulair kunnen vermenigvuldigen tot veel typen bacteriën, schimmels en parasieten die zich met name buiten de cel ophouden. Het is daarom noodzakelijk dat het afweersysteem over veel verschillende celtypen en effectormoleculen beschikt die goed met elkaar moeten samenwerken om een ongewenste indringer op efficiënte wijze op te ruimen of uit het lichaam te verwijderen.

2.2.1 Eerste herkenning van micro-organismen

Om de aanwezigheid van pathogenen in het lichaam te kunnen detecteren moet het afweersysteem lichaamseigen van lichaamsvreemd kunnen onderscheiden. Voor dit doel zijn in de loop van de evolutie vele verschillende receptoren ontstaan. In eerste instantie wordt de aanwezigheid van een invasief micro-organisme gedetecteerd door receptoren die pathogeenspecifieke moleculen of patronen kunnen herkennen. Een voorbeeld hiervan is de herkenning van bacterieel lipopolysaccharide, dat herkend wordt door speciale receptoren die op veel verschillende cellen voorkomen.

Herkenning door deze receptoren, ook wel 'pattern recognition receptors' genoemd, leidt tot activatie van het 'aangeboren' afweersysteem, dat al goed in staat is om een verdere verspreiding van de indringer tegen te gaan en vaak zelfs al kan opruimen (■ tabel 2.1).

Het aangeboren afweersysteem bestaat uit zowel humorale als cellulaire componenten die snel een sterke ontstekingsreactie kunnen oproepen en samen de meeste infecties het hoofd kunnen bieden. Belangrijke componenten van het aangeboren afweersysteem zijn toll-like receptoren, complementfactoren en neutrofiele granulocyten.

Toll-like receptoren aan het celoppervlak van afweercellen fungeren als een soort wachtposten, die de omgeving afspeuren naar mogelijke indringers (micro-organismen) (■ figuur 2.2). Activatie van toll-like receptoren resulteert in productie van cytokinen en chemokinen, waardoor de ontstekingsreactie en een reactie van het verworven immuunsysteem op gang komen.

Het complementsysteem is een belangrijk onderdeel van de aangeboren afweer, omdat het snel geactiveerd wordt en via een kettingreactie een krachtig antwoord kan geven op een infectie. Daarbij kan het verschillende functies uitoefenen. Zo kan de activatie van het complementsysteem onder meer leiden tot de lysis van bacteriën (■ figuur 2.3).

De neutrofiele granulocyten worden naar de infectiehaard aangetrokken door oplosbare factoren die vrijkomen nadat het complementsysteem is geactiveerd (■ figuur 2.4). Onder invloed van ontstekingsmediatoren die in een ontstekingshaard worden gevormd, neemt de expressie van adhesiemoleculen op endotheel toe. Door de toegenomen expressie van adhesiemoleculen op endotheelcellen binden liganden die op granulocyten voor-

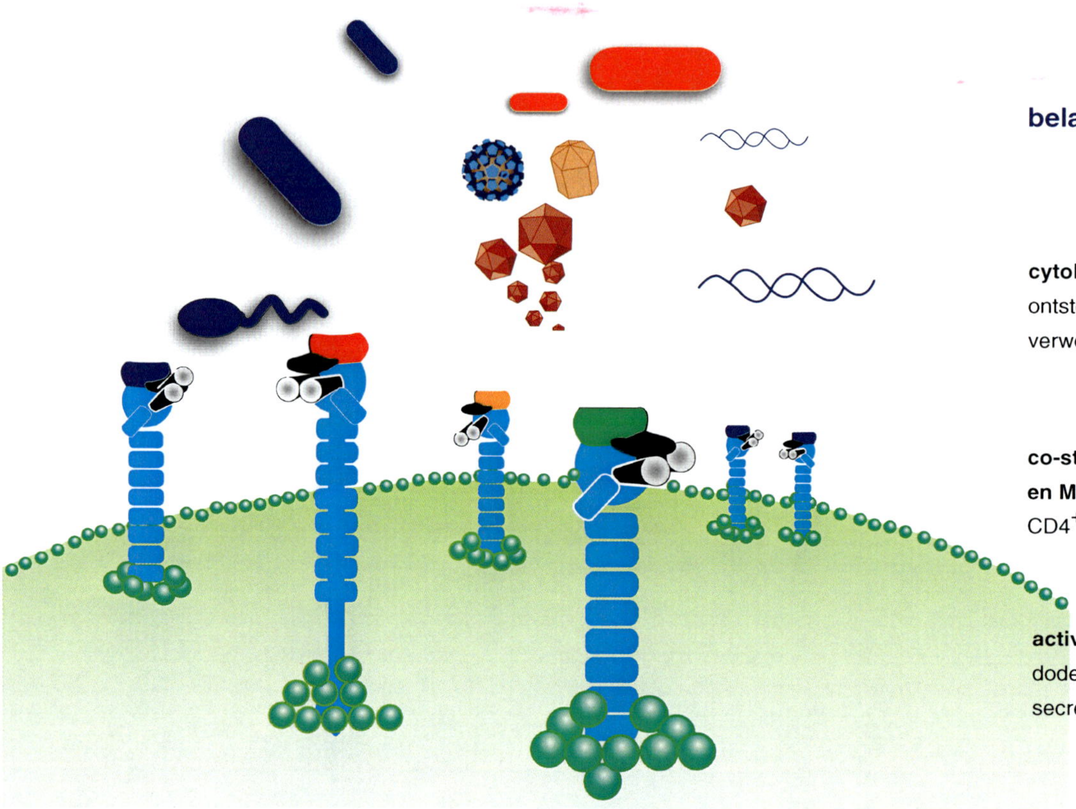

Figuur 2.2 Toll-like receptoren en hun functie.

komen aan deze adhesiemoleculen, waardoor de granulocyten langzamer over het endotheel gaan rollen en gaan adhereren.

Deze primaire adhesie wordt versterkt door de interactie tussen integrinen op de granulocyt (LFA-1) en de ligand daarvoor op de endotheelcel (ICAM-1). Het resultaat is een relatief sterke binding tussen granulocyt en endotheelcel. Het chemokine IL-8 (CXCL8) 'trekt' de granulocyten aan naar de ontstekingshaard. Daarvoor moet de granulocyt zich eerst tussen de vaatwand-endotheelcellen heen bewegen (diapedese) en vervolgens naar de plaats van ontsteking migreren.

Neutrofiele granulocyten, maar ook vele andere typen afweercellen, zullen ter plekke door de infectie worden geactiveerd en vervolgens vele signaalstoffen uitscheiden, die bijvoorbeeld kunnen leiden tot de aanmaak van acutefase-eiwitten (zoals CRP), koorts of lokale vaatverwijding, waardoor een zwelling en roodheid kunnen ontstaan. Door de vaatverwijding wordt het voor andere afweercellen gemakkelijker om te migreren naar de ontstekingshaard, waardoor vlug vele verschillende afweercellen bij de ontsteking zullen arriveren om de indringer op te ruimen.

2.2.2 Fagocyten

Fagocytose is een effectormechanisme van de aangeboren afweer om indringers te elimineren. Fagocytose kan worden uitgevoerd door gespecialiseerde afweercellen (fagocyten) en is een proces waarbij micro-organismen worden opgenomen door de cel en daarna worden verteerd in speciale intracellulaire compartimenten (fagosomen). Met name macrofagen staan bekend om hun vermogen extracellulaire partikels effectief te fagocyteren (figuur 2.5).

Het fagocytoseproces start wanneer een uitloper van een macrofaag contact maakt met (bijvoorbeeld) een bacterie. Het cytoplasma van de macrofaag omsluit vervolgens de bacterie en eenmaal in de cel wordt de bacterie gedood en afgebroken door enzymen en metabolieten van zuurstof en stikstofoxide, die opgeslagen liggen in granula.

Macrofagen komen voor in alle weefsels en kunnen daarom direct reageren op een eventuele indringer. Het vermogen van fagocyten om bijvoorbeeld bacteriën te fagocyteren kan enorm toenemen indien de bacterie daarvoor al herkend is door humorale factoren, zoals het complementsysteem, en daardoor bedekt is geraakt door complementfactoren (opsoniseren). Macrofagen hebben, net als andere fagocyten, receptoren voor complementreceptoren op hun oppervlak, waardoor de geopsoniseerde bacteriën nog beter en sneller kunnen worden opgenomen en verteerd.

2.2.3 Cytokinen

Als macrofagen, granulocyten of andere cellen die behoren tot het aangeboren afweersysteem, micro-organismen in het weefsel herkennen, zullen ze, zoals hierboven al aangegeven, vlug geactiveerd raken en veel signaalstoffen (cytokinen) uitscheiden.

Cytokinen kunnen heel veel immunologische en andere biologische processen reguleren en vormen daarom een belangrijk mechanisme om een ontstekingsreactie goed te laten verlopen.

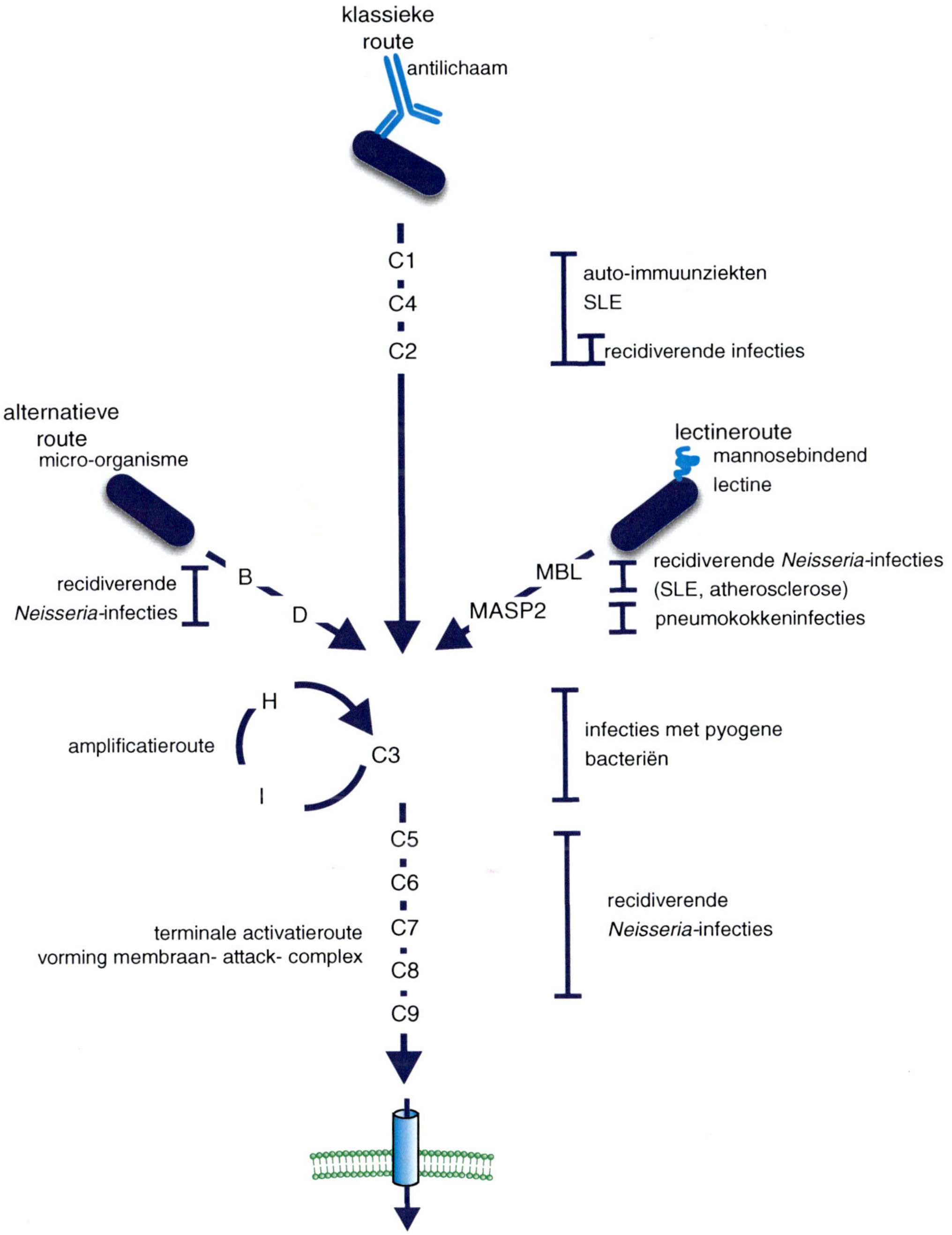

Figuur 2.3 Complementdeficiënties.

Vaak zullen de eerste cytokinen die worden uitgescheiden, een cascade op gang brengen waarbij in eerste instantie meer cytokinen worden aangemaakt, meer afweercellen naar de plek van ontsteking worden opgeroepen en meer afweercellen beter worden geactiveerd. Het primaire doel van de ontstekingsreactie is om een verdere verspreiding van het binnengedrongen micro-organisme te verhinderen en het lokaal onschadelijk te maken. Om dit te bewerkstelligen treden er lokaal tal van veranderingen op en worden er veel afweercellen naar de binnendringer gedirigeerd.

Bekende cytokinen die worden aangemaakt door verschillende afweercellen om een ontstekingsreactie op te wekken en te onderhouden zijn interleukine-6, interleukine-1 en tumornecrosefactor-α (TNF-α).

Zodra het micro-organisme door het afweersysteem is opgeruimd, moet de ontstekingsreactie stoppen. Een chronische ontsteking kan namelijk tot onherstelbare weefselschade leiden. Afweercellen zullen daarom onder normale omstandigheden stoppen met het maken van cytokinen en andere activiteiten, zodra de trigger die nodig was om ze te activeren is verdwenen. Omdat bij infecties dit vaak het pathogene micro-organisme is, zal de ontstekingsreactie vanzelf ophouden zodra het micro-organisme is opgeruimd en de pattern recognition receptors op de fagocyten en andere cellen van het aangeboren afweersysteem niet langer worden geprikkeld.

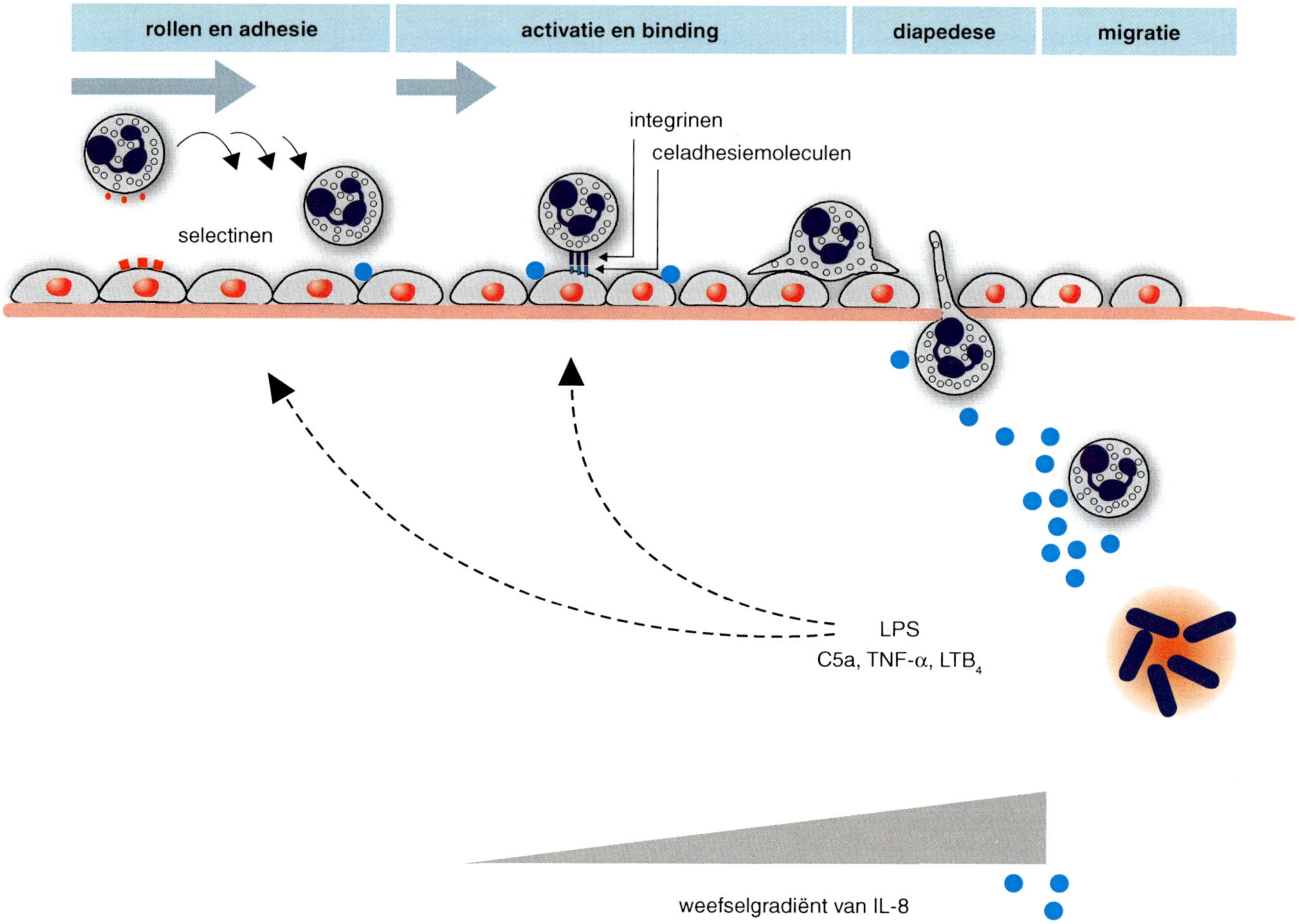

Figuur 2.4 Extravasatie van granulocyten.

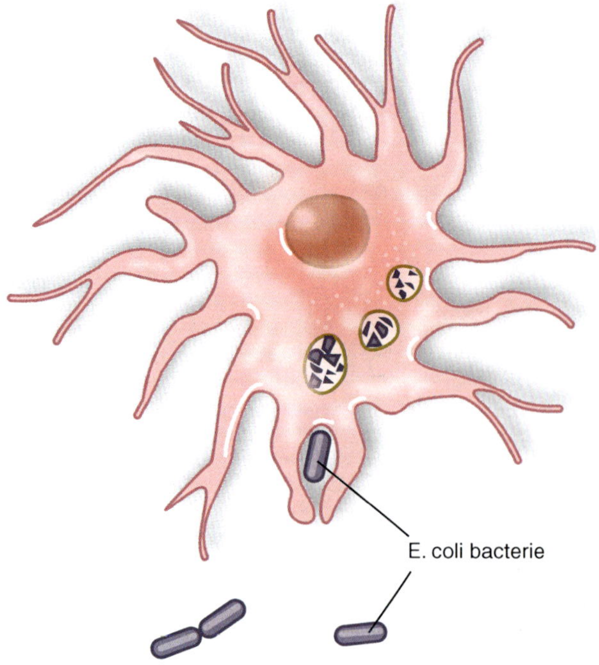

Figuur 2.5 Macrofaag die bacteriën opneemt.

Tijdens de resolutiefase van een ontstekingsreactie zullen de afweercellen andere cytokinen gaan maken, bijvoorbeeld interleukine-10, waardoor de afweercellen worden geremd in hun functie. Daarnaast zullen er ook cytokinen worden gemaakt zoals 'transforming growth factor-β' (TGF-β) die epitheliale cellen aanzetten tot deling, waardoor wondherstel zal optreden.

Op deze wijze zijn de afweercellen van de aangeboren afweer zowel belangrijk voor het ontstaan, het onderhouden als het stoppen en laten verdwijnen van een ontsteking.

2.3 Verworven afweersysteem

De afweerreactie die wordt verzorgd door het aangeboren afweersysteem is snel maar vaak weinig specifiek. Naast de aangeboren afweer wordt nog een ander type afweerreactie onderscheiden, de 'verworven' of specifieke immuniteit. De verworven immuniteit komt relatief langzaam op gang, nadat een micro-organisme het lichaam is binnengedrongen. De oorzaak is dat de cellen van de verworven afweer, de lymfocyten, eerst moeten worden geactiveerd in de lymfeknopen. Daar delen ze zich alvorens ze hun effectorfuncties kunnen uitoefenen.

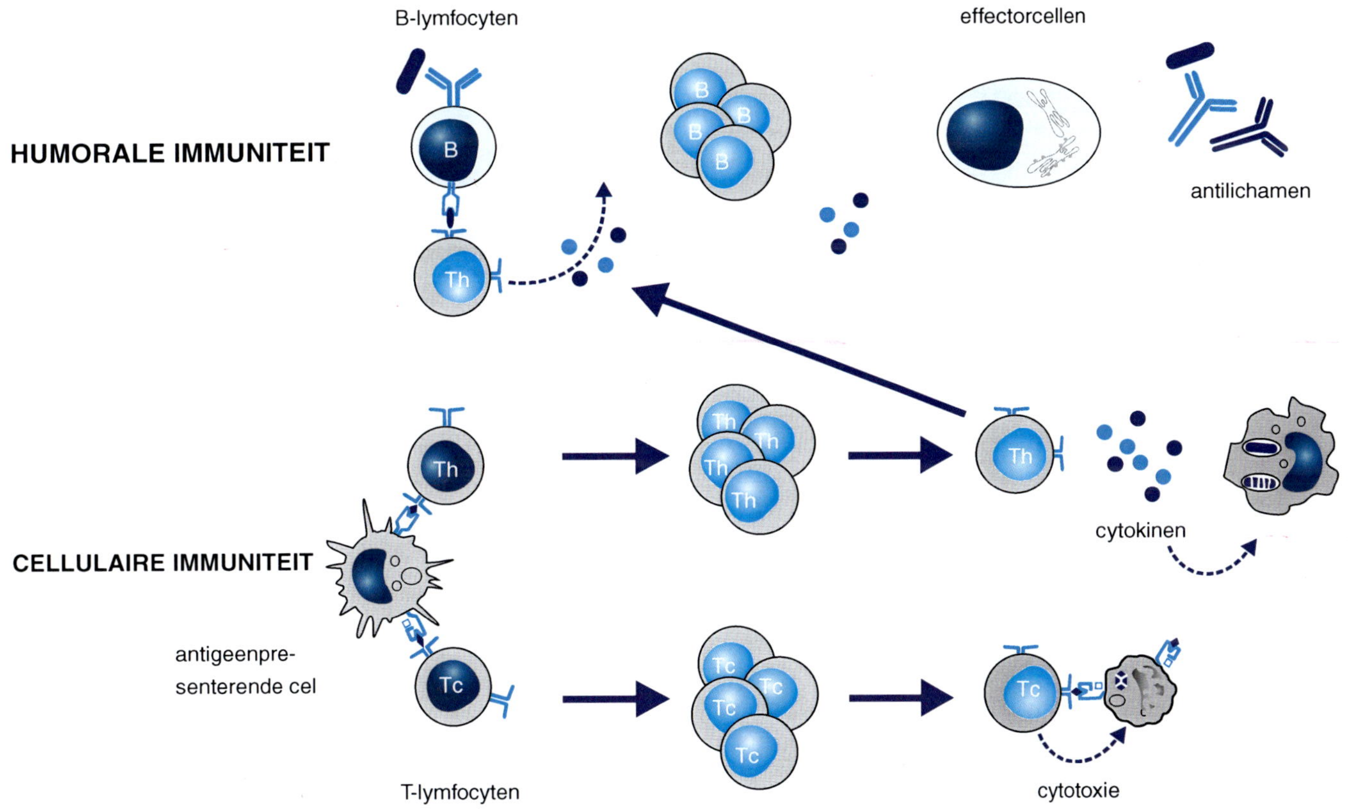

Figuur 2.6 De humorale en cellulaire immuunrespons.

In tegenstelling tot de cellen van de aangeboren afweer, kunnen de lymfocyten die de verworven afweer vormen, heel erg specifiek een bepaald pathogeen herkennen en daarop reageren. Een tweede belangrijk verschil met het aangeboren afweersysteem is dat de cellen van het verworven afweersysteem geheugencellen kunnen vormen. Deze cellen vormen de basis voor de observatie van Jenner dat de melkmeisjes die waren blootgesteld aan het koepokkenvirus, niet meer ziek werden van het menselijke pokkenvirus. Zij waren tegen het menselijke pokkenvirus beschermd door de geheugencellen die waren opgewekt tegen het koepokkenvirus en direct bescherming gaven tegen ziekte na infectie met het menselijke pokkenvirus. De geheugenfunctie waarover de verworven afweer beschikt vormt de basis van de werkzaamheid van vaccins.

Het verworven afweersysteem wordt gevormd door twee typen afweercellen: de B-cellen en de T-cellen (figuur 2.6).

B-cellen staan bekend om het vermogen antistoffen te maken, die indringers kunnen binden die zich buiten de lichaamscellen bevinden. T-cellen zijn gericht tegen pathogenen die zich ophouden in lichaamscellen.

De structuur die door zowel T-cellen als B-cellen wordt herkend, heet het antigeen. B- en T-cellen zijn erg antigeenspecifiek, doordat iedere individuele B- en T-cel over slechts één receptor beschikt met een unieke antigeenbindingsplaats, waarmee het antigeen wordt herkend. Deze receptor, waarvan vele kopieën per cel tot expressie komen, bepaalt welk antigeen de lymfocyt kan binden. Doordat we echter over miljarden B- en T-cellen beschikken, die ieder een andere receptor tot expressie brengen, is het specifieke afweersysteem toch in staat te reageren tegen alle micro-organismen om ons heen. Indien een bepaalde B- of T-cel in contact komt met het juiste antigeen, zal de B- of T-cel worden geactiveerd en gaan delen, waardoor een leger van klonale cellen kan ontstaan gericht tegen het antigeen. Op deze wijze kan een enkele cel uiteindelijk toch zorgen voor een krachtige afweerreactie tegen het betreffende micro-organisme.

Omdat de aanmaak van nieuwe cellen enige tijd duurt, komt de specifieke afweerreactie langzamer op gang dan de aangeboren afweer. Echter, bij een hernieuwde infectie met hetzelfde micro-organisme kunnen de achtergebleven geheugencellen onmiddellijk reageren, waardoor dit micro-organisme vaak geen kans meer heeft ziekte te veroorzaken. Het lichaam is op deze wijze beschermd tegen desbetreffende infectie.

2.3.1 B-cellen

Zoals hiervoor al aangegeven wordt een van de takken van het specifieke afweersysteem tegen binnenvallende micro-organismen verzorgd door antilichamen (humorale immuniteit). Antilichamen, ook wel immunoglobulinen genoemd, zijn glycoproteïnen die worden geproduceerd door B-cellen (B-lymfocyten). Na de invasie van een micro-organisme in het lichaam zullen de B-cellen die dit micro-organisme met hun antilichaamreceptor specifiek herkennen, worden geactiveerd en gaan delen. Deze B-cellen differentiëren vervolgens in plasmacellen die antilichamen produceren en uitscheiden (figuur 2.7).

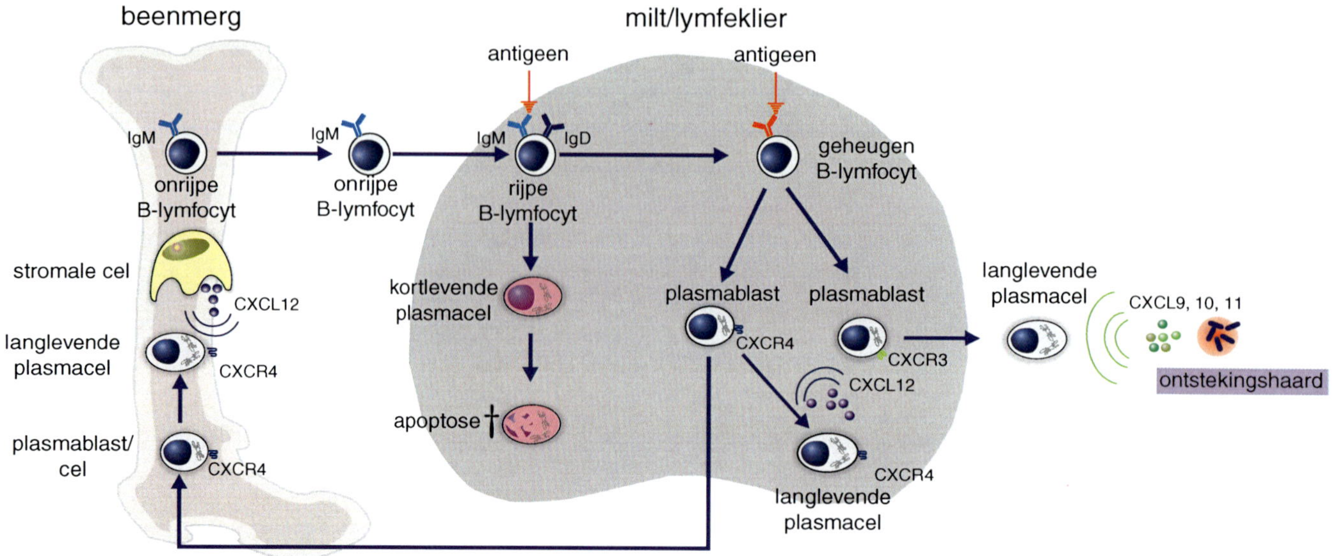

Figuur 2.7 Migratie van plasmablasten en plasmacellen.

De antilichamen, geproduceerd door de nakomelingen van een enkele B-cel (B-celkloon), hebben dezelfde specificiteit als de membraangebonden antilichaamreceptor en die tot expressie werden gebracht door de oorspronkelijke voorlopercellen van deze B-celkloon. De productie van antilichamen, die ziekteverwekkers of hun giftige producten in de extracellulaire ruimte van het lichaam binden, is een van de belangrijkste functies van B-cellen als onderdeel van de verworven afweer.

In lymfoïde organen worden na antigene stimulatie van rijpe B-lymfocyten direct kortlevende plasmacellen gevormd. Deze plasmacellen bewegen zich naar rode pulpa (milt) of medulla (lymfeklieren) op geleide van het chemokine CXCL12, waarvoor de plasmacellen een receptor (CXCR4) hebben. Deze sterven na een paar dagen ter plaatse door middel van apoptose.

Daarnaast worden onder invloed van hetzelfde antigeen ook geheugen-B-lymfocyten gevormd (in het kiemcentrum). Deze zijn over het algemeen geswitcht naar een ander isotype en hebben gemuteerde immuunglobuline-V-genen. De geheugen-B-lymfocyten kunnen vervolgens recirculeren of uitrijpen tot langlevende plasmacellen, de plasmablasten (figuur 2.7). Net als de kortlevende plasmacellen brengen deze plasmacellen (en plasmablasten) de chemokinereceptor CXCR4 tot expressie, waardoor ze in eerste instantie in het perifere lymfoïde orgaan lokaliseren. Vervolgens gaan ze echter de circulatie in, waarna ze het beenmerg ingaan en migreren naar speciale niches.

In deze niches liggen stromale cellen die CXCL12 produceren, de ligand voor CXCR4. Hier blijven de langlevende plasmacellen geruime tijd antilichamen produceren. Een deel van de geheugen-B-lymfocyten brengt de chemokinereceptor CXCR3 tot expressie. De ligand voor deze receptor (de chemokinen CXCL9, CXCL10 en CXCL11) worden geproduceerd in ontstekingshaarden. Hierdoor begeven (langlevende) plasmacellen zich tijdens ontstekingsreacties naar deze plekken om lokaal de voor de bestrijding van het antigeen noodzakelijke antilichamen uit te scheiden.

2.3.2 Antilichamen

Antilichamen binden aan de moleculen van het pathogeen dat de afweerreactie ontlokt en activeren cellen en andere moleculen van het afweersysteem na binding aan het pathogeen, zodat die geëlimineerd kunnen worden (figuur 2.8).

Binding van een antistof aan een virus zal er bijvoorbeeld voor kunnen zorgen dat het virus geen cellen meer kan infecteren; het virus wordt geneutraliseerd, terwijl het tegelijkertijd is gemarkeerd voor vernietiging door fagocyten of het complementsysteem. Antigeenherkenning en effectorfunctie zijn structureel gescheiden: één deel van het antilichaammolecuul bindt specifiek aan het antigeen, terwijl het andere uiteinde van het molecuul zich bezighoudt met de verschillende mechanismen van eliminatie. Het antigeenbindende gebied varieert enorm tussen verschillende antilichamenmoleculen en staat daarom bekend als het variabele gebied ofwel V-gebied. De variabiliteit van antilichamenmoleculen stelt elk antilichaam in staat om aan één specifiek antigeen te binden. Het totale repertoire van antilichamen gemaakt door één individu is groot genoeg om te zorgen dat vrijwel elke structuur herkend kan worden.

Het gebied van het antilichaammolecuul dat betrokken is bij de 'recrutering' van effectorfuncties van het afweersysteem varieert niet op een dergelijke manier en wordt daarom het constante gebied of C-gebied genoemd. De membraangebonden B-celreceptor kan niet dezelfde effectorfuncties oproepen, omdat het C-gebied in de membraan van de B-cel is verzonken. Hier is het echter wel betrokken bij de activatie van de B-cel, nadat het variabele gedeelte antigeen heeft gebonden en derhalve betrokken bij de klonale expansie van de 'moeder'-B-cel en de productie van de specifieke antistoffen.

Antilichamen kunnen verschillende effectorfuncties bezitten: neutralisatie van virussen of van toxische producten, complementlysis van micro-organismen of van cellen, opsonisatie van micro-organismen voor fagocytose en antilichaamafhankelijke cellulaire cytotoxie (ADCC). ADCC-functies kunnen

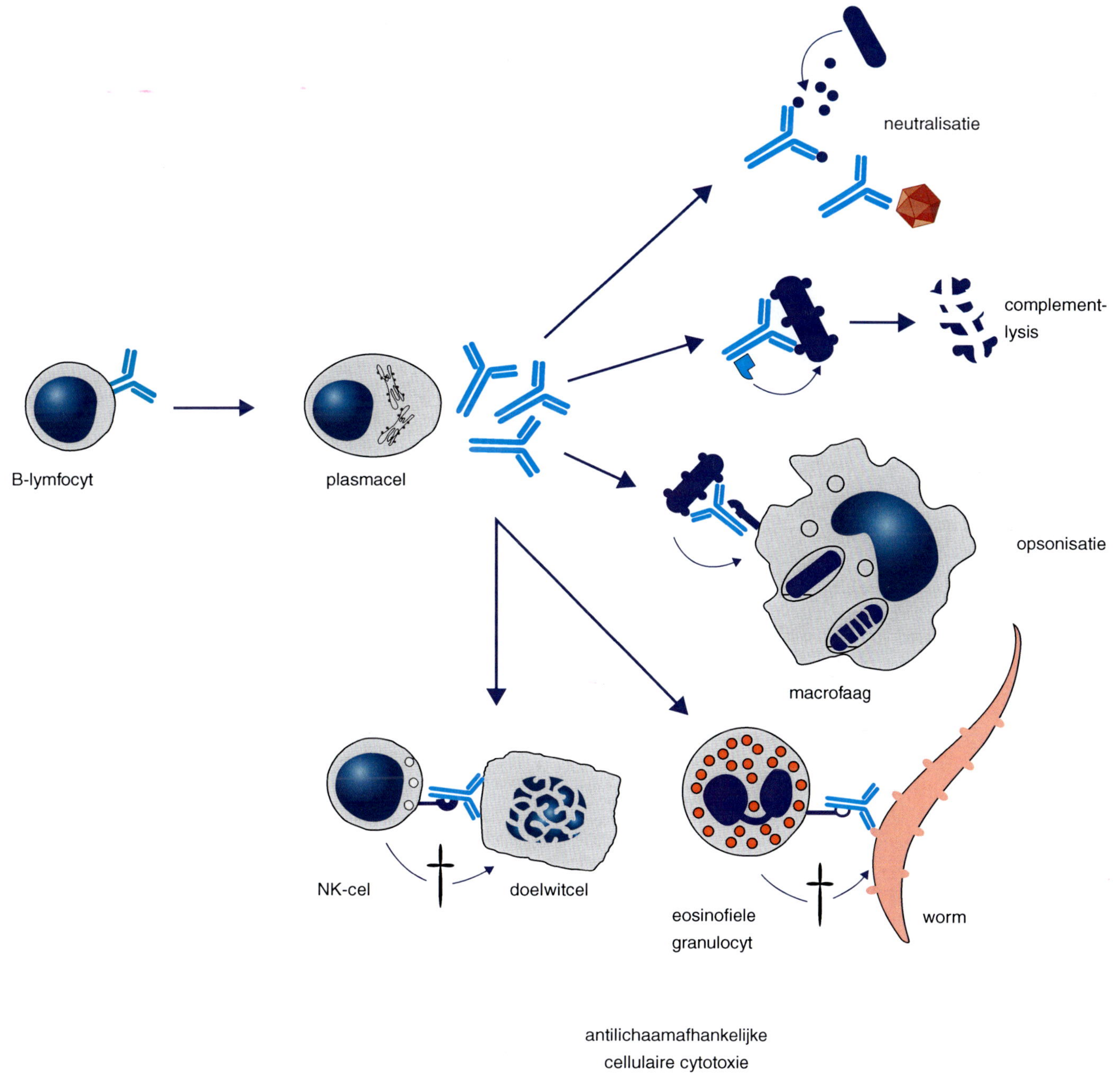

Figuur 2.8 Effectorfuncties van antilichamen.

worden uitgevoerd door NK-cellen om virusgeïnfecteerde cellen of tumorcellen te doden, of door eosinofiele granulocyten om parasieten te doden. De mate waarin de verschillende effectorfuncties kunnen worden uitgeoefend, hangt af van het type zware keten waaruit het antilichaammolecuul is opgebouwd en verschilt dus tussen de verschillende (sub)klassen.

2.3.3 Geheugencellen

Zoals hiervoor aangegeven is een van de belangrijkste kenmerken van de specifieke afweer gelegen in het vermogen geheugencellen te genereren na het eerste contact met een ziekteverwekker. Bij een nieuwe blootstelling aan de ziekteverwekker is de humorale afweerreactie sneller en sterker dan de eerste keer. Personen die niet in staat zijn om antilichamen te produceren, bijvoorbeeld als gevolg van een gendefect, lijden dan ook vaak aan terugkerende infecties met extracellulaire bacteriën of virussen.

Het vermogen om een immunologisch geheugen mee te geven aan pasgeboren kinderen is waarschijnlijk essentieel voor de overleving van de soort. Bij runderen worden antistoffen van de moeder niet via de placenta aan het kalf doorgegeven, maar via de eerste moedermelk. Indien een pasgeboren kalf de eerste moedermelk wordt onthouden, zal het vaak binnen een halfjaar overlijden ten gevolge van infecties. Dit komt doordat het zelf nog geen goede specifieke afweer heeft kunnen opbouwen en

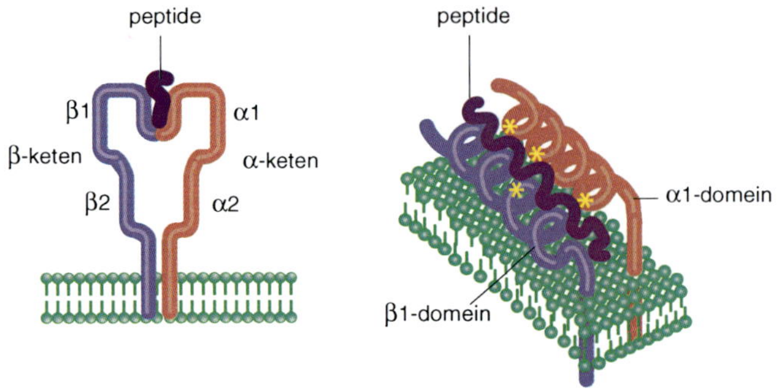

Figuur 2.9 Schematische structuur van MHC-klasse II. Zijaanzicht en bovenaanzicht van MHC-klasse-II-moleculen.

nog afhankelijk is van de afweer die de moeder meegeeft door de overdracht van antilichamen tegen de micro-organismen waaraan zij eerder zelf blootgesteld is geweest.

De opwekking van een goede B-celreactie vereist niet alleen de aanwezigheid van antigeen, maar ook de aanwezigheid van T-cellen die de 'hulp' geven, die noodzakelijk is voor de vorming van geheugencellen en een goede uitrijping van de antilichaamreactie.

2.3.4 T-cellen

De herkenning van antigeen als een klein peptidefragment afkomstig van een eiwit dat gepresenteerd wordt door een MHC-molecuul op het oppervlak van geïnfecteerde cellen is een van de meest opvallende kenmerken van T-cellen (figuur 2.9). In tegenstelling tot de antistoffen die pathogenen en hun (giftige) producten in de extracellulaire ruimte van het lichaam herkennen en neutraliseren, herkennen T-cellen alleen antigenen die op het oppervlak van de lichaamseigen cellen worden gepresenteerd. Deze antigenen kunnen afkomstig zijn van ziekteverwekkers, zoals virussen of intracellulaire bacteriën die zich binnen cellen repliceren, maar ook van ziekteverwekkers die door cellen zijn geïnternaliseerd. Antigeenherkenning door B-cellen en T-cellen is derhalve erg verschillend. De B-cel kan iedere structuur herkennen zoals deze in het lichaam voorkomt, terwijl T-cellen alleen antigenen kunnen herkennen die als een klein stukje eiwit door speciale 'presenteerschaaltjes' (de MHC-moleculen) worden opgediend op het oppervlak van (geïnfecteerde) cellen. Hierdoor kunnen T-cellen, in tegenstelling tot B-cellen, antigenen herkennen die zich in cellen ophouden. De MHC-moleculen presenteren namelijk een representatieve momentopname van alle eiwitten die op dat moment in de cel aanwezig zijn, dus ook van de eiwitten die afkomstig zijn van virussen of intracellulaire bacteriën. De MHC-moleculen bij de mens heten Humane Leukocyten Antigenen (HLA), en deze term zal in het vervolg van dit hoofdstuk worden gebruikt.

De MHC-klasse-II-moleculen (figuur 2.9) bestaan uit een α-keten en een β-keten die niet-covalent gebonden zijn. In de ruimte die wordt opengelaten tussen het α1- en α2-domein (de MHC-klasse-II-bindingsgroeve) kan een peptide worden gebonden. Plaatsen waar variabiliteit bestaat tussen verschillende MHC-klasse-II-allelen zijn aangegeven met een gele ster. Net als bij klasse-I-moleculen zijn dit de posities die de vorm van de bindingsgroeve bepalen en daarmee het vermogen om een bepaald peptide te kunnen presenteren.

Ontstaan van de T-celreactie

De activatie van naïeve T-cellen in reactie op het antigeen, gevolgd door hun proliferatie en differentiatie in effectorcellen, vormt de primaire antigeenspecifieke T-celreactie. Effector-T-cellen verschillen in vele opzichten van hun naïeve precursors. Ze komen niet alleen in veel grotere getale voor in het lichaam, maar kunnen ook snel en efficiënt reageren wanneer ze hun antigeen op cellen tegenkomen. Net zoals bij de B-celreactie worden er naast effector-T-cellen ook langlevende geheugen-T-cellen aangemaakt, die bij een herhaalde blootstelling aan antigeen onmiddellijk zullen reageren. Hierdoor dragen ook T-cellen bij aan de bescherming van het lichaam indien dat opnieuw wordt geïnfecteerd met een ziekmakend micro-organisme.

Zoals al aangegeven, verklaart dit niet alleen de wijze waarop vaccinatie bescherming biedt, maar ook waarom veel kinderziekten op latere leeftijd niet meer optreden.

Hoewel een effector-T-cel weinig nodig heeft om tot actie over te gaan – herkenning van antigeen is voldoende –, heeft een naïeve T-cel meer nodig. Naast de herkenning van antigeen dat aan de T-cel wordt aangeboden door de HLA-moleculen (signaal 1), moeten de naïeve T-cellen nog een extra signaal ontvangen (signaal 2). Dit tweede signaal kan alleen worden gegeven door gespecialiseerde cellen. Deze cellen worden professionele Antigeen-Presenterende Cellen (APC) genoemd.

Met name de dendritische cellen zijn bijzonder goed in staat naïeve T-cellen te activeren en tot proliferatie aan te zetten. Deze cellen hebben lange tentakels en bevinden zich in alle weefsels van het lichaam. Door hun lange tentakels vormen ze met elkaar een groot web waarmee antigenen kunnen worden gevangen. Indien een micro-organisme bijvoorbeeld de huid binnendringt, zal dit worden opgemerkt door de pattern recognition receptors van dendritische cellen. Hierdoor zullen de dendritische cellen een signaal ontvangen om verder uit te rijpen en tot actie over te gaan. Daardoor zullen ze het binnendringende micro-organisme fagocyteren om vervolgens te vertrekken uit de huid. Via de lymfevaten zullen ze uitkomen in de drainerende lymfeklier en zich positioneren in het gebied van de lymfeklier, waar de naïeve T-cellen zich ophouden (figuur 2.10). Tevens zullen de uitgerijpte dendritische cellen allerlei moleculen op hun celoppervlak verhoogd tot expressie brengen. Dit zijn uiteraard de reeds genoemde HLA-moleculen om te zorgen dat het opgenomen antigeen optimaal wordt gepresenteerd aan naïeve T-cellen (signaal 1), maar ook vele andere moleculen die belangrijk zijn voor het aansturen van de T-celreactie. Een van deze moleculen is B7, ook wel CD80/CD86 genoemd. Dit molecuul is belangrijk voor de aanlevering van een tweede signaal dat cruciaal is voor de naïeve T-cel om geactiveerd te kunnen raken. Indien een naïeve T-cel een antigeen herkent dat gepresenteerd wordt door een uitgerijpte dendritische cel, zal deze ook tegelijkertijd signaal 2 ontvangen via de receptor CD28, dat een interactie aangaat met het B7-molecuul op de dendritische cel. CD28 wordt tot expressie gebracht door alle naïeve T-cellen. Na de juiste activatie-signalen te hebben ontvangen zal de T-cel gaan delen, waardoor er vele T-cellen zullen ontstaan, gericht tegen hetzelfde antigeen. Deze geactiveerde T-cellen zullen ver-

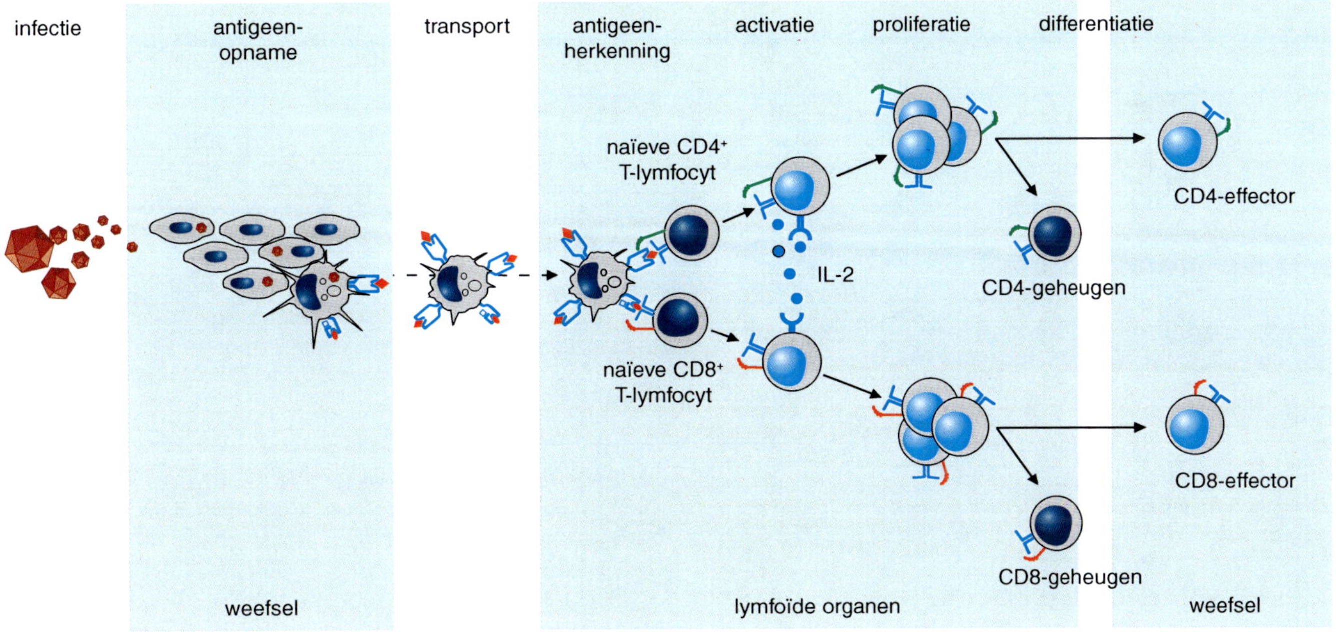

Figuur 2.10 De stappen van de cellulaire immuunrespons. Zie kader voor toelichting.

volgens de lymfeklier verlaten en via het bloed worden aangetrokken naar de ontstekingshaard. Indien ze hier antigeen herkennen dat lokaal door de HLA-moleculen op de geïnfecteerde lichaamscellen wordt gepresenteerd, zullen ze onmiddellijk hun functie uitoefenen door bijvoorbeeld cytokinen te produceren. Op deze wijze kan er een krachtige afweerreactie ontstaan die heel specifiek gericht zal zijn tegen het micro-organisme dat het lichaam is binnengedrongen. De aard van reactie kan verschillen omdat er verschillende typen T-cellen bestaan die ieder een andere functie hebben.

Toelichting figuur 2.10

De cellulaire immuunrespons verloopt in een aantal discrete stappen. Een infectieus micro-organisme dat het lichaam is binnengedrongen kan zich lokaal in het weefsel vermenigvuldigen en zal door dendritische cellen worden opgenomen. Vervolgens transporteert de dendritische cel het antigeen naar secundaire lymfoïde organen, waar naieve $CD4^+$ en $CD8^+$ T-lymfocyten het antigeen herkennen in de context van respectievelijk MHC-klasse-II- en -klasse-I-moleculen. Wanneer de juiste costimulatoire signalen worden ontvangen, zullen de T-lymfocyten onder invloed van cytokinen zoals IL-2 gaan prolifereren en differentiëren tot effector- of geheugen-T-lymfocyt. De effector-T-lymfocyten migreren (terug) naar de weefsels om ter plaatste cellulaire effectorfuncties uit te oefenen. Er kunnen dus twee belangrijke functionele klassen van effector-T-lymfocyten worden onderscheiden:

1. cytotoxische T-lymfocyten (CD8-positief, $CD8^+$);
2. helper-T-lymfocyten (CD4-positief, $CD4^+$): deze zijn weer verder onder te verdelen in Th1- en Th2-lymfocyten.

2.3.5 T-celpopulaties; $CD8^+$ T-cellen

T-cellen kunnen reageren tegen alle micro-organismen. Gezien de grote verscheidenheid aan micro-organismen is het dan ook geen verrassing dat er ook een grote verscheidenheid aan T-cellen te onderscheiden is. Het meest in het oog springende onderscheid wordt gevormd door het verschil tussen CD8- en CD4-positieve T-cellen. $CD8^+$ T-cellen herkennen antigeen dat gepresenteerd wordt door HLA-klasse I-moleculen. HLA-klasse I komt voor op het oppervlak van alle lichaamscellen en is bij uitstek in staat om peptidefragmenten afkomstig van eiwitten die in het cytoplasma van de cel worden aangemaakt te presenteren aan het celoppervlak voor herkenning door $CD8^+$ T-cellen. Het CD8-molecuul op de T-cel gaat een interactie aan met het MHC-klasse I-molecuul op de doelwitcel waardoor het mogelijk wordt gemaakt dat de antigeenspecifieke receptor op de T-cel, de T-celreceptor, aan het HLA-klasse I bindt. Hierdoor is de T-cel in staat het peptide repertoire dat gepresenteerd wordt op het celoppervlak van de doelwitcel te af te tasten op peptiden die er niet thuishoren. Omdat HLA klasse I-moleculen voorkomen op alle lichaamscellen kunnen $CD8^+$ T-cellen op deze wijze de inhoud van alle cellen in ons lichaam controleren op de aanwezigheid van micro-organismen die zich schuil houden in cellen en niet opgeruimd kunnen worden door antilichamen. De herkenning van antigeen door een geactiveerde $CD8^+$ T-cel zal ertoe leiden dat de $CD8^+$ T-cel de lichaamscel die het antigeen tot expressie brengt doodt. Hierbij zal ook het pathogeen dat zich in de lichaamscel bevindt worden gedood. $CD8^+$ T-cellen spelen dan ook met name een belangrijke rol bij het onder controle houden van virale infecties omdat virussen gastheercellen nodig hebben voor hun replicatie.

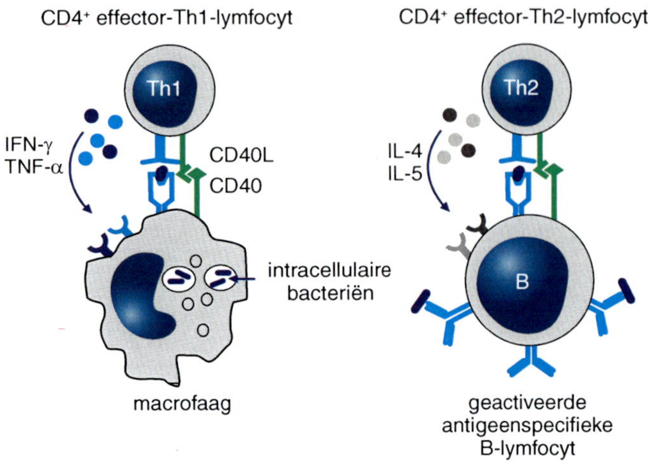

Figuur 2.11 Effectorfuncties van CD4+ Th1- en Th2-lymfocyten.

2.3.6 T-celpopulaties; CD4+ T-cellen

Naast de CD8+ T-cel, is de CD4+ T-cel een tweede belangrijk T-celtype. CD4+ T-cellen herkennen peptide antigenen die worden gepresenteerd door HLA-klasse-II-moleculen. In tegenstelling tot HLA-klasse-I-moleculen komen HLA-klasse-II-moleculen niet voor op alle lichaamscellen, maar alleen op de 'professionele' APC, zoals B-cellen, macrofagen en dendritische cellen. CD4+ T-cellen hebben dan ook niet tot taak om alle cellen van het lichaam te controleren op 'ongeregeldheden', maar zijn met name betrokken bij de aansturing en regulering van afweerreacties. CD4+ T-cellen worden daarom vaak helper-T-cellen genoemd, omdat ze betrokken zijn bij het geven van 'hulp' aan andere afweercellen. Deze hulp wordt bijvoorbeeld gegeven door de productie van cytokinen, zoals interleukine-2, dat dient als groeifactor voor andere T-cellen, of door het geven van een additioneel activatiesignaal aan B-cellen nodig voor de aanmaak van hoogaffiene antilichamen of vorming van geheugen-B-cellen. Dit laatste betekent dat er doorgaans alleen hoogaffiene antistoffen of geheugen-B-cellen tegen bepaalde antigenen ontstaan indien er zowel B-cellen als helper-T-cellen zijn die hetzelfde antigeen herkennen. Dit is meestal het geval indien een micro-organisme het lichaam binnendringt omdat het micro-organisme lichaamsvreemd is. De kans dat er zowel een B-cel als een helper-T-cel in het lichaam aanwezig is gericht tegen hetzelfde auto-antigeen is veel minder groot. Hierdoor biedt de eis dat voor een goede antilichaamreactie ook een goede helper-T-celreactie aanwezig dient te zijn, bescherming tegen de ontwikkeling van auto-immuniteit.

T-helpercel subsets

Het principe dat het afweerapparaat tegen verschillende pathogenen verschillend moet reageren en daarom over verschillende afweercellen dient te beschikken, is ook van toepassing op de T-helpercel. Op dit moment kunnen er vier verschillende klassen van T-helpercellen worden onderscheiden;

- de Th1-cel;
- de Th2-cel;
- de Th17-cel;
- de 'regulatoire' T-cel.

De kenmerkende eigenschappen van deze typen helpercellen zullen hieronder kort worden genoemd.

Th1-cel

De Th1-cel is met name betrokken bij de hulp die andere afweercellen nodig hebben om intracellulaire pathogenen te bevechten. Zo is de Th1-cel bij uitstek in staat om macrofagen te activeren om de mycobacteriën te doden die tuberculose veroorzaken (figuur 2.11). De Th1-cel doet dit bijvoorbeeld door de productie van het cytokine interferon-γ, een cytokine dat de activiteit van macrofagen sterk verhoogt. Ook kunnen Th1-cellen de hulp geven die CD8+ T-celreacties versterken, waardoor de afweer tegen intracellulaire virussen beter wordt.

CD4+ effector-Th1-lymfocyten gaan, wanneer contact wordt gemaakt met antigeen gepresenteerd in MHC-klasse-II, cytokinen produceren (IFN-γ en TNF-α) (figuur 2.11). Deze cytokinen activeren onder andere de macrofaag, waardoor het vermogen om intracellulaire bacteriën te doden wordt versterkt. Op een overeenkomstige manier kunnen CD4+ effector-Th2-lymfocyten een interactie aangaan met geactiveerde B-lymfocyten en ook dit is een antigeenspecifieke interactie. De geproduceerde cytokinen (IL-4, IL-5) bevorderen proliferatie en differentiatie van de B-lymfocyt.

Th2-cel

Th2-cellen zijn met name betrokken bij het aansturen van afweer tegen parasitaire infecties. Het karakteristieke cytokine dat door Th2-cellen gemaakt wordt, is interleukine-4. Dit cytokine is nodig voor B-cellen om antilichamen te maken van het immuunglobuline (Ig)E-type. IgE bindt aan IgE-receptoren op mestcellen en basofiele granulocyten, afweercellen die erg belangrijk zijn bij de afweer tegen bijvoorbeeld parasitaire wormen. Ook worden Th2-cellen vaak in verband gebracht met astma, hooikoorts of allergieën tegen bijvoorbeeld bijengif of pinda's. Dit zijn namelijk allergieën die worden gekenmerkt door een IgE-reactie tegen antigenen waartegen het lichaam niet zou moeten reageren.

Th17-cel

Th17-cellen behoren tot een T-celtype dat betrokken is bij de afweer tegen infecties met extracellulaire bacteriën. Bij de afweer tegen deze bacteriën spelen neutrofiele granulocyten een belangrijke rol, doordat deze cellen over krachtige mechanismen beschikken die de activiteit van extracellulaire bacteriën kunnen neutraliseren. Door de productie van interleukine-17 kunnen Th17-cellen neutrofiele granulocyten aantrekken en aansporen.

IL-17 heeft ook tal van andere functies, zoals het aanzetten van epitheliale cellen tot de productie van antibacteriële eiwitfragmenten, waardoor ook epitheliale cellen betrokken worden bij de lokale afweerreactie tegen infectie.

Regulatoire T-cel

Het lichaam en daarmee ook het afweersysteem komt gedurende het hele leven in aanraking met nieuwe antigenen waartegen het geen ontstekingsreactie moet opwekken. Voorbeelden hiervan zijn zwangerschap waarbij de helft van het erfelijk materiaal van de foetus afkomstig is van de vader, of stuifmeel in de lucht afkomstig van 'nieuwe' planten en bomen wanneer een ver land wordt bezocht. Deze antigenen komen niet vanaf de geboorte tot expressie in het lichaam en worden daarom ook niet gepresenteerd aan nog onrijpe T-cellen in de thymus.

Omdat de thymus de plaats is waar mogelijk autoreactieve T-cellen uit het T-celrepertoire worden verwijderd, zal er geen centrale tolerantie optreden tegen deze antigenen. In principe zullen er daarom T-cellen tegen dergelijke 'nieuwe' antigenen in het T-celrepertoire aanwezig zijn. Indien dit niet wordt gecontroleerd, kunnen deze T-cellen deze 'nieuwe' antigenen herkennen en daarmee een ongewenste afweerreactie op gang brengen.

Om dergelijke ongewenste afweerreacties te voorkomen kan er ook 'perifere tolerantie' optreden en is er een T-celtype dat de afweer afremt. Deze T-cellen zijn zeer waarschijnlijk gericht tegen antigenen die niet in de thymus tot expressie komen, maar waartegen toch geen productieve/pro-inflammatoire afweerreactie mag ontstaan. De helper-T-cellen betrokken bij deze taak worden regulatoire T-cellen genoemd. Ze ontstaan indien nieuwe antigenen aan het afweersysteem worden aangeboden in een omgeving waarbij geen schade of ontsteking aanwezig is, bijvoorbeeld in het geval van zwangerschap of het inademen van nieuwe pollen/stuifmeel afkomstig van planten en bomen. Regulatoire T-cellen kunnen de activiteit van tal van afweercellen remmen. Regulatoire T-cellen worden ook gedacht een belangrijke rol te spelen bij afwenden van auto-immuunziekten, omdat ze ook betrokken zijn bij het beletten van afweerreacties tegen lichaamseigen structuren.

2.4 Auto-immuunziekten en de werking van targeted therapieën

In deze paragraaf wordt een globale beschrijving gegeven van de verschillende soorten afweer, cytokinen en cellen die een rol spelen in het afweersysteem. Hoe deze cellen en cytokinen kunnen bijdragen aan auto-inflammatoire aandoeningen ofwel auto-immuunziekten zal kort worden besproken.

Auto-immuunziekten en auto-inflammatoire ziekten hebben als gemeenschappelijk kenmerk dat beide groepen van aandoeningen het gevolg zijn van een aanval van het afweersysteem op lichaamseigen weefsels, die resulteert in ontsteking. Dit 'friendly fire' kan optreden in bijna elk deel van het lichaam.

2.4.1 Auto-immuunziekten

Auto-immuunziekten, zoals diabetes of reumatoïde artritis (RA), worden veroorzaakt doordat cellen van het verworven afweerapparaat (de T- en B-cellen) zich richten op lichaamseigen weefsels. Bij veel auto-immuunziekten worden dan ook auto-antistoffen gevonden die in mindere of meerdere mate specifiek kunnen zijn voor de aandoening. Daarnaast is er vaak een associatie aanwezig met bepaalde HLA-moleculen wat erop duidt dat ook T-cellen betrokken zijn bij het ziekteproces. Omdat zowel B- als T-cellen geheugencellen kunnen vormen en het antigeen waartegen deze cellen gericht zijn onderdeel is van het lichaam, is het vaak moeilijk om een auto-immuunziekte als diabetes type I of RA te genezen en komen spontane, langdurige remissies niet vaak voor.

2.4.2 Auto-inflammatoire ziekten

Auto-inflammatoire aandoeningen worden veroorzaakt door de activatie van het aangeboren afweersysteem. Vaak worden deze stoornissen gekenmerkt door intense episoden van ontstekingen die leiden tot symptomen als koorts, huiduitslag of zwelling van de gewrichten. Bij deze aandoeningen is geen associatie met HLA aanwezig en worden geen auto-antilichamen aangetroffen.

Een aantal auto-inflammatoire aandoeningen wordt veroorzaakt doordat bepaalde eiwitten gemuteerd zijn, die betrokken zijn bij de activatie van ontstekingscellen door pattern recognition receptors. Dankzij deze mutaties gaan deze eiwitten signalen doorgeven, ook zonder dat de pattern recognition receptors worden geactiveerd door micro-organismen. Dit leidt tot de aanmaak van pro-inflammatoire cytokinen die een ontsteking veroorzaken zonder aantoonbare reden.

Een bekend voorbeeld van een dergelijke aandoening is familiaire mediterrane koorts (FMF). Mensen met FMF hebben last van terugkerende aanvallen van koorts, meestal met ernstige buikpijn als gevolg van ontsteking in de buikholte. Aanvallen kunnen ook gepaard gaan met artritis, pijn op de borst ten gevolge van een ontsteking van de longholte en huiduitslag. FMF begint meestal in de kindertijd en komt het meest voor bij mensen met een joodse, Armeense, Arabische en Turkse achtergrond. Maar liefst 1 op de 200 mensen in deze populaties hebben de ziekte en maar liefst 1 op 5 tot 1 op de 7 dragen een gemuteerd FMF-gen. Het gen bevat de code voor het maken van het eiwit pyrine. Door de mutatie is er bij de patiënten een verhoogde activiteit van inflammasomen: eiwitcomplexen die bacteriële producten kunnen herkennen en IL-1 kunnen activeren. Door de mutatie wordt er te snel IL-1 aangemaakt, wat resulteert in ontsteking.

Ook andere auto-inflammatoire aandoeningen, zoals 'cryopyrin-associated periodic syndrome' (CAPS) of 'neonatal onset multisystem inflammatory disease' (NOMID) gaan gepaard met verhoogde IL-1-productie door mutaties in genen die betrokken zijn bij de regulatie van inflammasoomactiviteit (figuur 2.12). Om deze reden is IL-1-blokkade vaak een succesvolle interventie bij dergelijke aandoeningen.

Het inflammasoom wordt gevormd door cryopyrine (NALP-3), ASC, cardinal en caspase-1 (figuur 2.12). Cryopyrine bestaat uit drie functionele domeinen:

- een leucinerijke regio (LRR) waarmee onderdelen van micro-organismen worden waargenomen;
- een NOD-domein (NOD: nucleotidebindend oligomerisatiedomein bevattend eiwit), waardoor oligomerisatie van cryopyrine kan plaatsvinden;
- een pyrinedomein (PYD).

Na activatie van NALP-3 via het LRR zal oligomerisatie optreden. Daarbij worden ook de overige eiwitten van het inflammasoom in het complex betrokken: ASC en Cardinal als adaptoreiwitten, die via een CARD-domein (caspase activerend en recruitment domein) caspase-1 binden. Caspase-1 splitst enzymatisch pro-IL-1β in IL-1β. Aldus gevormd IL-1β wordt de cel uitgetransporteerd en kan een ontstekingsreactie opwekken. Caspase-1 splitst ook pro-IL-18 en pro-IL-33 tot de actieve vormen. De mutaties

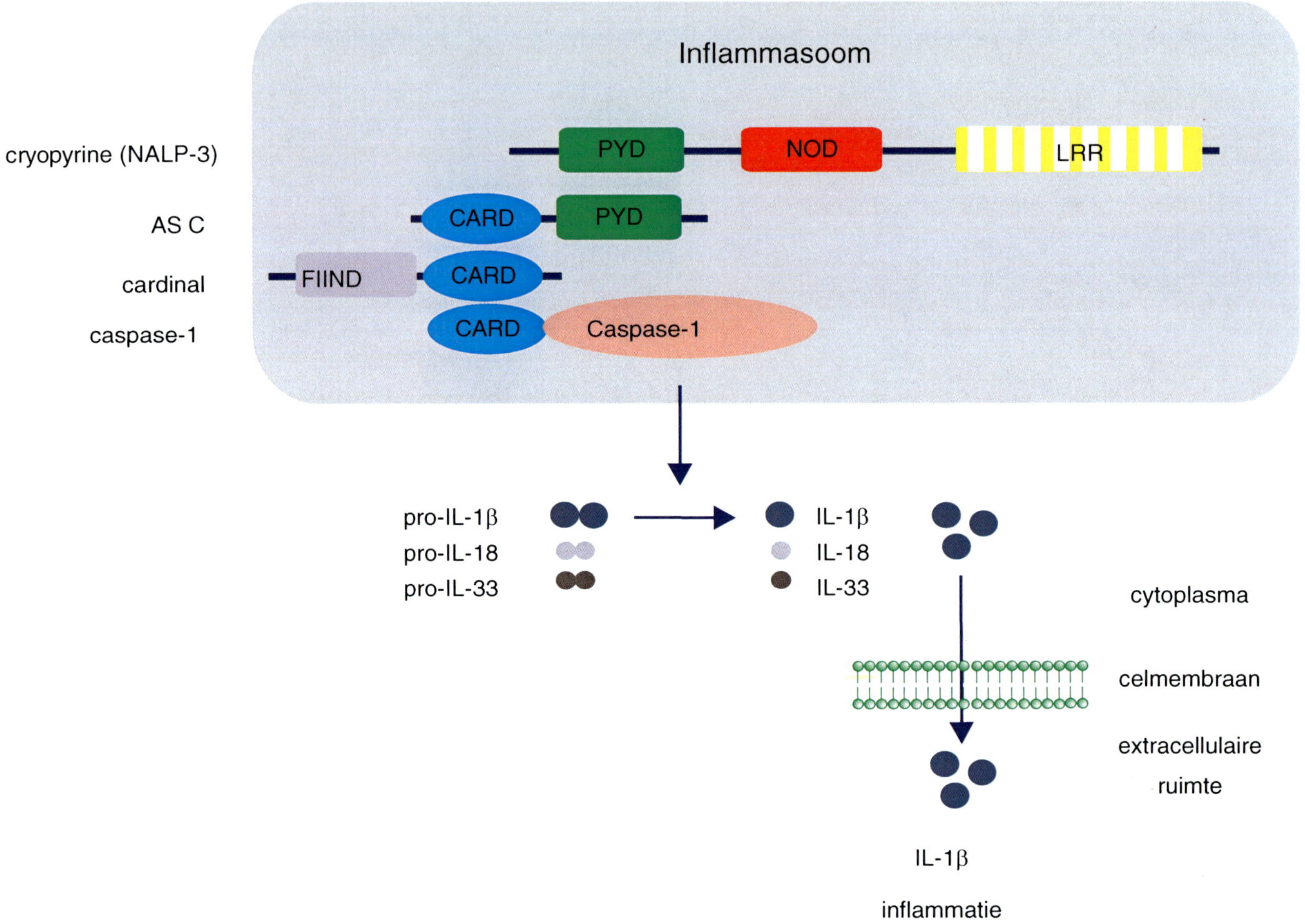

Figuur 2.12 Het inflammasoom is een cytoplasmatisch eiwitcomplex dat de activiteit van caspase-1 reguleert en daarmee de productie van pro-inflammatoire cytokinen.

die in cryopyrine worden gevonden, leiden tot een stabieler eiwit en daardoor tot een inflammasoom met verhoogde caspase-1-activatie.

Niet alle auto-inflammatoire aandoeningen zijn te wijten aan genetische defecten. Een voorbeeld hiervan is jicht. Jicht is een reumatische ziekte, waarbij urinezuurkristallen neerslaan in de gewrichten. Deze urinekristallen kunnen ook inflammasoomcomplexen activeren, wat leidt tot de productie van IL-1 en een lokale ontsteking.

2.4.3 Targeted therapieën

Naast IL-1-blokkade hebben tal van andere 'targeted' therapieën hun waarde bewezen bij de behandeling van verschillende auto-immuunziekten.

De eerste succesvolle therapie was gericht op de remming van de werking van TNF-α. TNF-α is een pro-inflammatoir cytokine, dat door veel verschillende afweercellen gemaakt kan worden en de productie van veel andere cytokinen beïnvloedt. Dit verklaart ten dele waarom remming van TNF-α effectief is bij de behandeling van verschillende auto-immuunziekten, zoals reumatoïde artritis (RA).

Naast IL-1- en TNF-α-blokkade is inmiddels ook gebleken dat de remming van interleukine-6, interleukine-23 en interleukine-17 effectief is bij de behandeling van verschillende afweergemedieerde aandoeningen. Hierbij is het indicatiegebied van iedere behandeling verschillend, wat erop duidt dat de onderliggende mechanismen en betrokken afweerceltypen per aandoening verschillen.

Naast de remming van cytokinen zijn ook verschillende afweercelgerichte interventies effectief. Met name de depletie van B-cellen bij RA-patiënten met B-celspecifieke monoklonale antistoffen wordt inmiddels met succes toegepast in de kliniek. Ook de blokkade van de moleculen die cruciaal zijn voor de costimulatie (signaal 2) van T-cellen is een succesvolle interventie gebleken bij RA.

Tezamen laten deze bevindingen zien dat door de basale kennis die de laatste tientallen jaren is opgedaan over de cellen en de aansturing van het afweersysteem, de kennis en behandeling van immuungemedieerde ziekten zijn verbeterd. Ook in de nabije toekomst zijn met name op het gebied van specifieke interventies bij verschillende auto-immuunziekten nieuwe doorbraken te verwachten, die zullen worden ingegeven door de nog steeds toenemende kennis van ons afweerapparaat en de rol die het speelt bij veel ziekteprocessen.

Kernpunten

- Het afweersysteem kan worden onderverdeeld in het aangeboren afweersysteem en het verworven afweersysteem.
- Het aangeboren afweersysteem reageert snel op een infectie, maar beschikt niet over geheugencellen.
- Het verworven afweersysteem bestaat uit T-cellen en B-cellen die antigenen op een heel specifieke wijze kunnen herkennen en antigeenspecifieke geheugencellen kunnen vormen.
- Het succes van vaccinatie wordt verklaard door de mogelijkheid een immunologisch geheugen te vormen.
- Auto-immuunziekten en auto-inflammatoire ziekten hebben als gemeenschappelijk kenmerk dat beide groepen van aandoeningen het gevolg zijn van een aanval van het afweersysteem op lichaamseigen weefsels, die resulteert in ontsteking.
- Auto-immuunziekten, zoals diabetes of reumatoïde artritis, worden veroorzaakt doordat cellen van het verworven afweerapparaat (de T- en B-cellen) zich richten tegen lichaamseigen weefsels.
- Auto-inflammatoire aandoeningen worden veroorzaakt door de activatie van het aangeboren afweersysteem.

Anamnese en lichamelijk onderzoek

M. Vis en J.M.W. Hazes

3.1 Inleiding

De niet-traumatische klachten van het bewegingsapparaat, ook wel reumatische klachten genoemd, komen zeer frequent voor. Naast gelokaliseerde problematiek liggen vaak systemische ziektebeelden, zoals auto-immuunziekten of metabole ziekten, aan de klachten ten grondslag. De patiënt presenteert zich met gewrichts-, pees- of spierklachten meestal leidend tot beperkingen. Regelmatig worden de gewrichtsklachten vergezeld door systemische klachten, zoals moeheid, gewichtsverlies of temperatuursverhoging. Een goede anamnese en lichamelijk onderzoek zijn nog steeds van cruciaal belang voor de diagnostiek en evaluatie van de behandeling van de reumatische ziekten. De bevindingen uit de anamnese en het lichamelijk onderzoek bepalen de richting van het aanvullend onderzoek en de interpretatie van de hieruit verkregen resultaten.

3.2 Anamnese

De patiënt presenteert zich typisch met pijn, beperkingen en soms ook zwelling van gewrichten, pezen of spieren. Vaak gaat dit gepaard met een scala aan andere klachten. Het is de opdracht van de dokter om met een gerichte anamnese en lichamelijk onderzoek hierin orde te brengen en patronen te herkennen. De anamnese moet derhalve gestructureerd gebeuren en heeft als doel antwoord te krijgen op een aantal gerichte vragen die het klachtenpatroon kunnen ordenen. Een overzicht van de vragen die beantwoord moeten worden staat in ▸ aandachtsbox 3.1.

Aandachtsbox 3.1 Anamnese

Informatie te verkrijgen uit anamnese van de hoofdklacht:

- Is het probleem gelokaliseerd of gegeneraliseerd?
- Is het probleem symmetrisch of asymmetrisch, centraal of perifeer?
- Is het probleem acuut of chronisch?
- Is er sprake van inflammatie of mechanische kenmerken?
- Wat is het patroon: langzaam verergerend, verminderend, wisselend, in aanvallen, verspringend?
- Wat zijn verergerende of verlichtende factoren?
- Zijn er systemische of extra-articulaire verschijnselen?
- Wat is de mate van functieverlies? Hoe wordt het dagelijkse leven beïnvloed?
- Wat verwacht de patiënt?

3.2.1 Aard van de klacht

De volgende aspecten van gewrichtsklachten van een patiënt met reumatische ziekte zijn belangrijk en dienen in de anamnese te worden nagevraagd:

- pijn;
- stijfheid;
- zwelling;
- gevoel van zwakte: verminderde kracht, instabiliteit;
- verminderd functioneren.

Pijn

Pijn is een centrale klacht bij reumatische aandoeningen. De beschrijving van de soort pijn door de patiënt – bijvoorbeeld zeurend, stekend of brandend – verschaft over het algemeen niet veel extra inzicht in de aard van de onderliggende aandoening. Veel belangrijker zijn de gegevens over lokalisatie, uitstraling, tijdsverloop, uitlokkende factoren, in rust of bij bewegen en eventuele bijkomende verschijnselen als tintelingen of stijfheid. De volgende opsomming geeft inzicht in een aantal pijnpatronen.

- Inflammatoire gewrichtspijn, zoals bij reumatoïde artritis: pijn, vaak gepaard gaande met stijfheid in de ochtend, die minder wordt bij bewegen; pijn in rust en na (te zware) belasting.
- Mechanische pijn, zoals bij instabiel gewricht of microfractuur: pijn gerelateerd aan bewegen en belasten van een enkel gewricht.
- Degeneratieve pijn, zoals bij artrose: pijn bij gebruik van het gewricht, stijfheid na een periode van inactiviteit, pijn erger aan het eind van de dag.
- Botpijn, zoals bij morbus Paget of tumor: pijn in rust en 's nachts.
- Neuralgene pijn, zoals bij zenuw- of wortelcompressie: diffuse pijn en paresthesieën in het verzorgingsgebied van wortel of zenuw.
- 'Referred pain', zoals bij intrathoracale of intra-abdominale problemen: pijn niet op te wekken in het symptomatische gewricht door bewegen of belasten.

Stijfheid

Stijfheid is een veelgehoorde klacht en heeft een grote variatie aan beschrijvingen door de patiënt. Vooral het tijdstip van optreden, de duur en de lokalisatie van de stijfheid is van belang. Langdurige ochtendstijfheid in symptomatische gewrichten, gepaard gaande met pijn en verbeterend met bewegen, is typisch voor inflammatoire gewrichtsaandoeningen. Kortdurende stijfheid na een periode van inactiviteit (startstijfheid) is typisch voor artrose.

Zwelling

Zwelling komt niet vaak voor als geïsoleerde klacht, maar gaat vrijwel altijd gepaard met pijn en/of stijfheid. Het is altijd nuttig om de patiënt die meldt zwellingen te hebben, te vragen om aan te geven waar hij op dat moment vindt dat er zwelling aanwezig is. U kunt dan uw eigen bevindingen vergelijken met de bevindingen van de patiënt.

Het niet meer passen van ringen is vaak een teken van zwelling van de vingers of vingergewrichten. Indien de zwelling episodisch optreedt, kunt u de patiënt vragen een foto te nemen met bijvoorbeeld zijn telefoon op het moment dat de zwelling wel aanwezig is.

Geen kracht

'Geen kracht' is een klacht die u vaak van uw patiënten zult horen. Met gerichte vragen zult u moeten achterhalen of er sprake is van:

- verminderde spierkracht: ondanks ontbreken van andere verschijnselen zoals pijn is er onvoldoende kracht;
- minder conditie c.q. uithoudingsvermogen: onvermogen tot geringe of matige inspanning;
- minder kracht door pijn bij belasten: kracht zetten met het desbetreffende lichaamsdeel doet pijn en wordt daarom vermeden. Dit wordt echter vaak ervaren als minder kracht;
- instabiliteit: gevoel ergens doorheen te zakken of een gewricht niet te kunnen belasten;
- minder kracht door mechanische problematiek: door lokale afwijkingen is kracht zetten mechanisch niet goed mogelijk. Door bijvoorbeeld zwelling van flexorpezen of pijn van de handen is knijpen niet goed mogelijk.

Verminderd functioneren

Als de patiënt zich presenteert met verminderd functioneren is het zaak uit te vragen wat exact de beperkende factor is. Vaak zijn klachten zeer activiteitgebonden. Dit kan een hint zijn voor de mogelijke oorzaak van de klachten, maar levert ook informatie over het effect van de klacht op het dagelijks functioneren van de patiënt. Dit dient ook nagevraagd te worden als patiënt niet spontaan begint over het dagelijks functioneren.

3.2.2 Lokalisatie klacht

De lokalisatie van de klachten is een belangrijke aanwijzing voor de diagnose. Hierbij is van belang of de klacht regionaal of gegeneraliseerd is, of er sprake is van symmetrie en waar de klacht zich specifiek manifesteert.

Zo is de grote teen de predilectieplaats voor acute jicht, manifesteert reumatoïde artritis (RA) zich vaak als een symmetrische polyartritis en tenosynovitis van polsen en vingergewrichten, en kenmerkt artritis psoriatica zich door een asymmetrische artropathie, vaak met een enkele 'worstvinger' of 'worstteen' (dactylitis). De differentiële diagnostiek van de verschillende presentaties van artritis wordt elders in dit boek uitgebreid beschreven (▶ H. 4).

Alleen vragen waar de klacht zich voordoet, is niet voldoende. Vraag de patiënt de plaats van de klacht zo exact mogelijk aan te geven en zelfs aan te wijzen. Vaak is het lichaamsdeel wat de patiënt zelf noemt, niet de anatomie die de dokter daarbij voor ogen heeft. Zo is de heup voor een patiënt vaak het gebied van de bekkenkam of het gebied van de trochanter, terwijl artritis of artrose van de heup zich manifesteert in pijn in de lies of referred pijn in de knie.

Vraag ook naar uitstraling van de pijn en welke bewegingen of houdingen de pijn verergeren of verminderen. De antwoorden op deze vragen zullen u helpen om te differentiëren tussen een articulaire of periarticulaire oorzaak van de klacht.

Een goede anamnese naar de lokalisatie van de klacht zal u, tezamen met het lichamelijk onderzoek antwoord kunnen geven of er sprake is van een:

- monoarticulair/oligoarticulair versus polyarticulair probleem;
- articulair versus periarticulair probleem;
- specifieke lokalisaties.

3.2.3 Klachtenverloop

Naast de lokalisatie van de klacht is het klachtenverloop van groot belang voor de diagnostiek.

- Zijn de klachten acuut ontstaan of geleidelijk?
- Wanneer zijn ze ontstaan?
- Worden ze erger/minder?
- Is er een verschil gedurende de dag of nacht?
- Komen de klachten in aanvallen, met welke tussenpozen?

De antwoorden op deze vragen geven inzicht in de mogelijke oorzaak van de klachten. Bijvoorbeeld een acute verergerende artritis betreft meestal een septische artritis of een kristalartritis. Een kristalartritis gaat na een aantal dagen vaak spontaan over, maar kan recidiveren. Langdurig bestaande gegeneraliseerde klachten worden bijvoorbeeld gezien bij fibromyalgie.

Verder is het belangrijk te vragen wanneer de klachten zijn ontstaan en naar de periode voor het ontstaan van de klachten. Dit geeft informatie over mogelijke oorzaak voor de klachten. Bijvoorbeeld:

- Is de patiënt ziek geweest?
- Zijn er kinderen ziek geweest?
- Is de patiënt gebeten door een teek?
- Is hij in de tropen geweest?
- Heeft patiënt onbeschermde seksuele contacten gehad?

Omstandigheden of factoren die de klachten verergeren of verminderen, kunnen belangrijke aanwijzingen geven over de onderliggende oorzaak van de klachten. De vraag kan open worden gesteld. Een aantal vragen kunt u echter gericht stellen, zoals 'hoe reageren uw klachten op…':

- rust;
- bewegen;
- gerichte belasting van aangedane gewricht of ledemaat;
- werken, sporten;
- veranderde ergonomische omstandigheden: andere stoel, computer, tennisracket, schoenen, enzovoort;
- stress;
- interventies (indien al verricht): oefentherapie, diverse vormen van fysiotherapie, reactie op NSAID's.

3.2.4 Systemische en extra-articulaire verschijnselen

Extra-articulaire verschijnselen komen frequent voor bij de auto-immuunaandoeningen, maar ook vele andere ziekten van niet-reumatische aard kunnen klachten van het bewegingsapparaat geven, zoals maligniteiten, endocriene stoornissen, stapelingsziekten en infecties. Een systematische anamnese ten aanzien van extra-articulaire verschijnselen en mogelijk onderliggende ziekten is van belang. Wat u moet uitvragen zijn:

- koorts;
- gewichtsverlies;
- siccaklachten: droge ogen en mond komen vaak voor, ook bij patiënten zonder Sjögren. Het is belangrijk om dit goed uit te vragen als de patiënt aangeeft dat hij droge ogen en/of een droge mond heeft.

   - Kan de patiënt contactlenzen dragen?
   - Is er sprake van zandgevoel in de ogen?
   - Kan de patiënt een cracker eten zonder daarbij te drinken?
   - Moet de patiënt 's nachts vaak een slokje water nemen?
- haaruitval: het gaat om echte kale plekken, niet om het dunner worden van haar of gegeneraliseerd haaruitval;
- zonlichtovergevoeligheid: het gaat om een overdreven huidreactie bij zonlichtexpositie. Het verschil met een zonlichtallergie is dat deze huiduitslag niet alleen optreedt bij de eerste zonnestralen van het seizoen;
- huidafwijkingen nu of in het verleden: hierbij is het belangrijk te vragen naar psoriasis, maar ook naar aanvalsgewijze afwijkingen, bijvoorbeeld de zalmroze rash bij de ziekte van Still;
- fenomeen van Raynaud: dit wordt gekenmerkt door een in klassieke gevallen trifasische verkleuring bij expositie aan koude, waarvan de witte verkleuring obligatoir is. Om de ernst in te schatten is vraagt u wanneer het optreedt. Is er bijvoorbeeld al last bij het pakken van een pak melk uit de koelkast?
  Verder is het belangrijk om te vragen naar het ontstaan en de genezing van wondjes aan handen en voeten;
- chronische darmziekten/diarree: het voorkomen van chronische darmproblemen kan een aanwijzing zijn voor morbus Crohn of colitis ulcerosa, die geassocieerd zijn met spondylartropathieën;
- oogontstekingen nu of in het verleden: hierbij dient gevraagd te worden naar welke diagnose gesteld is. Een uveitis anterior leidt tot een andere diagnose dan een conjunctivitis.
- ulcera: hierbij dient gevraagd te worden of de ulcera – indien aanwezig – zowel oraal als genitaal optreden. Het is ook belangrijk om uit te vragen of deze ooit geobserveerd zijn door een arts; dit om zeker te weten dat het ulcera betreft en geen onschuldige aften.

3.2.5 Tractusananmnese en medicatie/intoxicaties

De tractusanamnese wordt afgenomen om een indruk te krijgen van systemische verschijnselen en comorbiditeit, die bij de hoofdklacht wellicht nog niet aan de orde gekomen is.Daarnaast is de informatie van de tractusanamnese van belang voor de in te stellen therapie en eventueel te verwachten problemen.

Respiratoir
Kennis over eventuele comorbiditeit in de vorm van bijvoorbeeld COPD of doorgemaakte tuberculose is van belang bij de keuze van medicamenteuze therapieën. Toenemende kortademigheid passend bij pleuritis, interstitiële longafwijkingen, plotseling ontstane astma en recidiverende longembolieën of KNO-problematiek zijn van belang in de diagnostiek van systemische vasculitis en systeemziekten.

Cardiaal
Cardiale comorbiditeit komt vaker voor bij de auto-immuunziekten en is er soms ook onderdeel van (pericarditis, endocarditis) De keuze van (co)medicaties zal mede door de cardiale comorbiditeit worden bepaald.

Gastro-intestinaal
Maag-darmklachten zijn van belang voor de keuze van medicatie, zoals NSAID's, maar geven ook richting aan een eventueel onderliggende oorzaak van de hoofdklacht, bijvoorbeeld passageklachten en refluxklachten bij systemische sclerose, maagdarmmaligniteit bij een paraneoplastisch syndroom, artropathie bij chronische inflammatoire darmziekte of coeliakie.

Het verkrijgen van enig inzicht in het dieet is nuttig voor bijvoorbeeld het detecteren van extreme eetgewoonten, zoals grote eenzijdigheid in de dieetkeuze dan wel hoge consumptie van orgaanvlees of alcohol bij jicht.

Urogenitaal
Blaasproblemen en vaginale problemen bij morbus Sjögren en nierstenen bij jicht en chronische sarcoïdose geven aanwijzingen voor mogelijk onderliggende oorzaken dan wel ernst van de aandoening. De obstetrische anamnese is van belang voor recidiverende miskramen of vroeggeboortes bij het antifosfolipidensyndroom. Een vroege menopauze is een risico voor osteoporose. Heftige menses kunnen een extra verklaring zijn voor een anemie. Anderzijds kan een vroegtijdige uterusextirpatie versneld leiden tot een symptomatische hemochromatose.

Endocrien
Een snelle screening op klachten passend bij hyper- maar vooral hypothyreoïdie kan van belang zijn bij diffuse klachten van het bewegingsapparaat. Dit geldt ook voor vitamine D-deficiëntie door minimale zonlichtexpositie of bij patiënten met een donkere huid.

Neurologisch
Specifieke informatie over sensibiliteitsverlies of krachtverlies kan de hoofdklacht eventueel nog in een ander licht plaatsen. Een volledig overzicht van de medicatie en intoxicaties (roken, alcohol) kan niet gemist worden.

3.2.6 Familieanamnese en sociale anamnese

Veel reumatische aandoeningen en auto-immuunziekten hebben een belangrijke genetische component. Een familieanamnese voor deze aandoeningen mag derhalve niet ontbreken en deze moet zo volledig mogelijk worden uitgevraagd. Alleen vragen naar het voorkomen van 'reuma' is niet voldoende; ziekten als spondylitis ankylopoetica, reumatoïde artritis, artrose, systeemziekten, heupbreuk bij de moeder en psoriasis moeten expliciet worden uitgevraagd.

In de *sociale anamnese* vraagt u naar gezin, huishouden, werk en hobby's en in hoeverre de klachten beperkingen hiervoor opleveren. Vaak vermelden patiënten niet de activiteiten en hobby's die ze al vanwege hun klachten hebben opgegeven. U moet hier expliciet naar vragen om een goede indruk te krijgen van de gevolgen van de ziekte voor de patiënt.

3.2.7 Specifieke hulpvraag

De laatste, maar wellicht een van de belangrijkste vragen is wat de patiënt hoopt of verwacht dat u voor hem of haar kunt doen. Hier kunnen heel verrassende antwoorden op komen. Wanneer u de verwachtingen van de patiënt niet afstemt met uw eigen verwachtingen en mogelijkheden, kan het consult teleurstellend eindigen. Een geruststelling dat er 'geen reuma' is, is erg onbevredigend voor een patiënt die eigenlijk wilde weten waar de klachten vandaan komen.

3.3 Lichamelijk onderzoek

Een grondig lichamelijk onderzoek is essentieel om een goed beeld te krijgen van het gezondheidsprobleem van uw patiënt. Net als de anamnese zal het lichamelijk onderzoek inzicht moeten verschaffen in aard, lokalisatie, uitbreiding en ernst van de problematiek. Het doel van het onderzoek is om antwoord te krijgen op de volgen vragen:

- Zijn er afwijkingen? Zijn deze articulair of periarticulair?
- Zijn er systemische of extra-articulaire afwijkingen?
- Is er sprake van artritis?
- Wat is de lokalisatie en distributie van de afwijkingen? Symmetrie?
- Is er beperkte beweeglijkheid van de gewrichten?
- Wat is de mate van functieverlies?

3.3.1 Algemeen

Alvorens naar de specifieke gewrichten te kijken is het goed om eerst een algemene indruk van de patiënt te krijgen.

- Hoe is het looppatroon?
- Hoe gaat de patiënt staan en zitten?
- Is het uittrekken van de kleren en schoenen lastig?
- Welke gewrichten worden ontzien?
- Zijn er zichtbare standsafwijkingen of beperkingen?
- Zijn er zichtbare huidafwijkingen, zwellingen of verkleuringen?

Dit kunt u al zien als u de patiënt uit de spreekkamer ophaalt.

Algemeen lichamelijk onderzoek

Het algemeen lichamelijk onderzoek mag niet worden overgeslagen; het geeft vaak belangrijke informatie ten aanzien van extra-articulaire en systemische verschijnselen. U zult wel aan uw patiënt moeten uitleggen waarom u hem helemaal nakijkt, omdat het voor de gemiddelde patiënt niet duidelijk is waarom u hem uitgebreid nakijkt, terwijl hij bijvoorbeeld alleen maar voor pijnlijke dikke knieën komt.

Aandachtsbox 3.2 laat zien over welke zaken u na het algemeen onderzoek zeker geïnformeerd moet zijn. Niet zelden geeft het algemeen lichamelijk onderzoek u een aanwijzing voor de onderliggende oorzaak voor het presenterende gewrichtsprobleem.

Aandachtbox 3.2 Lichamelijk onderzoek

Gegevens te verkrijgen uit algemeen lichamelijk onderzoek:

- lengte, gewicht, bloeddruk;
- huidafwijkingen: rashes, psoriasis, teleangiëctasieën, heliotrope verkleuring oogleden, vlinderexantheem, petechiën en purpura;
  volledige inspectie is nodig inclusief behaarde hoofd, nagels, navel en bilspleet – op indicatie genitaliën;
- slijmvliesafwijkingen: aften;
- oogafwijkingen: (conjunctivale) roodheid, lokale roodheid bij episcleritis;
- lymfeklierzwellingen: parotiszwellingen;
- cardiaal: souffles, pericardwrijven;
- pulmonaal: crepiteren, pleurawrijven;
- abdomen: hepatosplenomegalie, palpabele afwijkingen; toucher op indicatie;
- perifere pulsaties, souffles over grote vaten;
- oriënterend neurologisch onderzoek: sensibiliteitsstoornissen, reflexen, krachtverlies;
- bij verdenking op paraneoplastisch syndroom: volledig algemeen lichamelijk onderzoek, inclusief mammaonderzoek en touchers;
- standafwijkingen van de rug: hyperkyfose, scoliose.

3.3.2 Gewrichtsonderzoek

Het gewrichtsonderzoek heeft vier pijlers die veel informatie opleveren:

1. inspectie;
2. palpatie;
3. actief en passief bewegingsonderzoek;
4. weerstandstesten.

De informatie die u hiermee verkrijgt, stelt u in staat om een onderscheid te maken tussen een inflammatoir versus niet inflammatoir en een articulair versus periarticulair probleem.

Inflammatoir versus niet-inflammatoir

De beoordeling of er al dan niet sprake is van een artritis c.q. inflammatoire aandoening is bij het reumatologisch onderzoek van essentieel belang. Een veelvoorkomend misverstand is de vooronderstelling dat voor het klinisch vaststellen van een artritis de vijf kenmerken van ontsteking (pijn, zwelling, warmte, roodheid en functieverlies) aanwezig moeten zijn. Alleen in het geval van een acute artritis komen deze vijf symptomen simultaan voor.

Bij de meeste artritiden, in het bijzonder de chronische, is er alleen sprake van pijn, zwelling en functieverlies. Het gewrichtskapsel is gezwollen en voelt elastisch of vast aan. Bij artrose worden benige verdikkingen gevoeld. De aangedane gewrichten zijn passief en actief beperkt in hun bewegingstraject. Roodheid van een gewricht wordt alleen gezien bij acute artritis, zoals septische artritis of kristalartritis.

Bij niet-inflammatoire aandoeningen zijn de gewrichten meestal passief normaal beweeglijk met uitzondering van enigszins gevorderde artrose.

Articulair versus periarticulair

Het is van belang om een onderscheid te maken tussen articulaire en periarticulaire afwijkingen. Een goede kennis van de anatomie en van de functie van spieren en gewrichten is hiervoor noodzakelijk. Bij een artritis blijven de zwelling en pijn bij palpatie beperkt tot het gebied van het gewrichtskapsel. Bewegingen van het gewricht zijn in alle richtingen beperkt en pijnlijk, waarbij vooral die standen het pijnlijkst zijn waarbij de intracapsulaire ruimte het kleinst is (bijv. volledige strekking). Deze standen zullen worden vermeden. Patiënten met een artritis houden het aangedane gewricht het liefst in een lichte flexiestand.

Bij aandoeningen van de periarticulaire structuren is vaak een groter gebied betrokken of een beperkt gebied in het verloop van een pees, bursa of spier. De pijn wordt vaak alleen gevoeld in een bepaalde bewegingsrichting van een gewricht. Lokale drukpijn en pijnprovocatie in het functietraject van een zenuw, pees of spier wijst eveneens in de richting van een periarticulaire oorzaak van de klachten. In tegenstelling tot een articulair probleem is het passief bewegen van het gewricht vaak niet pijnlijk. Daarentegen is isometrisch testen bij periarticulaire aandoeningen wel pijnlijk en bij articulaire problemen vaak niet.

Het gewrichtsonderzoek gebeurt systematisch van kaken tot tenen, met aansluitend het rugonderzoek. Vergelijking tussen links en rechts is belangrijk om intra-individuele verschillen en eventuele subtiele afwijkingen te kunnen opsporen. Dit geldt ook voor het vastleggen van rechts- of linkshandigheid. De dominante kant heeft in een gezonde situatie eerder een grotere dan een kleinere omvang van de weke delen.

3.3.3 Hoofd/hals en thorax

Palpatie van de kaakgewrichten net voor de tragus van het oor geeft informatie over zwelling en pijn. Hierbij kunt u de patiënt vragen de mond te openen en te sluiten, wat informatie geeft over beperkingen en pijn bij bewegen.

De halsbewegingen worden getest door het hoofd maximaal naar voren en naar achteren te buigen, en de patiënt over zijn linkerschouder en over zijn rechterschouder te laten kijken. Links-rechtsverschillen kunnen van belang zijn. Door de onderzoeker geleide bewegingen kunnen uitstralende pijn of tintelingen initiëren en kunnen een aanwijzing zijn voor een mechanische oorzaak.

De sternoclaviculaire gewrichten, de sternomanubriale overgang en de aanhechtingen van de ribben aan het sternum beoordeelt u door middel van palpatie op het bestaan van pijn en zwelling.

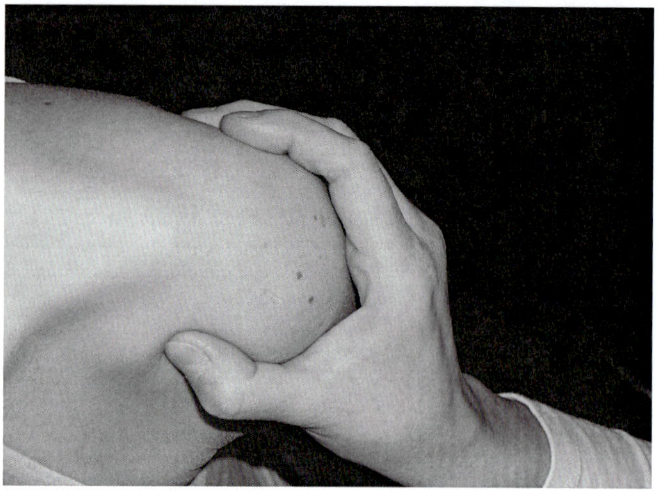

Figuur 3.1 Palpatie van het glenohumerale gewricht. De duim wordt tussen de processus coracoideus en de humeruskop geplaatst, de vingers worden op de achterzijde van de humeruskop geplaatst.

3.3.4 Schouders

Bij inspectie let u op contour van de schouders, links-rechtsverschillen, optrekken van de schouder, spierspanning, eventueel uiterlijke zwellingen of duidelijke spieratrofie. U kijkt hierbij zowel naar voor- als achterkant.

Eventuele zwelling en pijn van het glenohumorale gewricht wordt gevoeld door gelijktijdige palpatie van de ruimte tussen de processus coracoideus en de humeruskop en de achterzijde van de humeruskop (figuur 3.1).

Zwelling en/of pijn van het subacromiale gebied wordt gepalpeerd net onder het acromion. Het acromioclaviculaire gewricht moet apart worden gepalpeerd. Dit gewricht wordt vaak over het hoofd gezien als mogelijke oorzaak van schouderklachten.

De bewegingen van de schouders worden actief en passief uitgevoerd. Het betreft de glenohumorale abductie, exorotatie en endorotatie van de schouder ter beoordeling van het glenohumorale gewricht (kapsel). Bij de glenohumorale abductie abduceert u de bovenarm, terwijl u de scapula gefixeerd houdt, zodat deze niet mee kan bewegen (figuur 3.2).

Bij de exorotatie houdt u de ellebogen tegen de thorax en roteert u de onderarmen naar buiten. Beoordeling van een links-rechtsverschil is hierbij van groot belang. Dit geldt ook voor de endorotatie waarbij u de patiënt vraagt de handen tussen de schouderbladen te leggen (figuur 3.2b). Bij een normale endorotatie moet de hand van de patiënt achter op de rug boven de elleboog uitkomen. Bij een normaal functionerende schouder kan de arm zonder pijn maximaal 180° worden geheven. Hierbij worden de beweeglijkheid van het glenohumorale gewricht en de beweeglijkheid van de scapula volledig gebruikt.

Een mogelijke pijnboog door een subacromiaal syndroom wordt getest door de – door de patiënt zelf – geheven arm met de handpalm naar buiten langzaam via de zijkant te laten zakken. Wanneer er subacromiaal inklemming (impingement) optreedt,

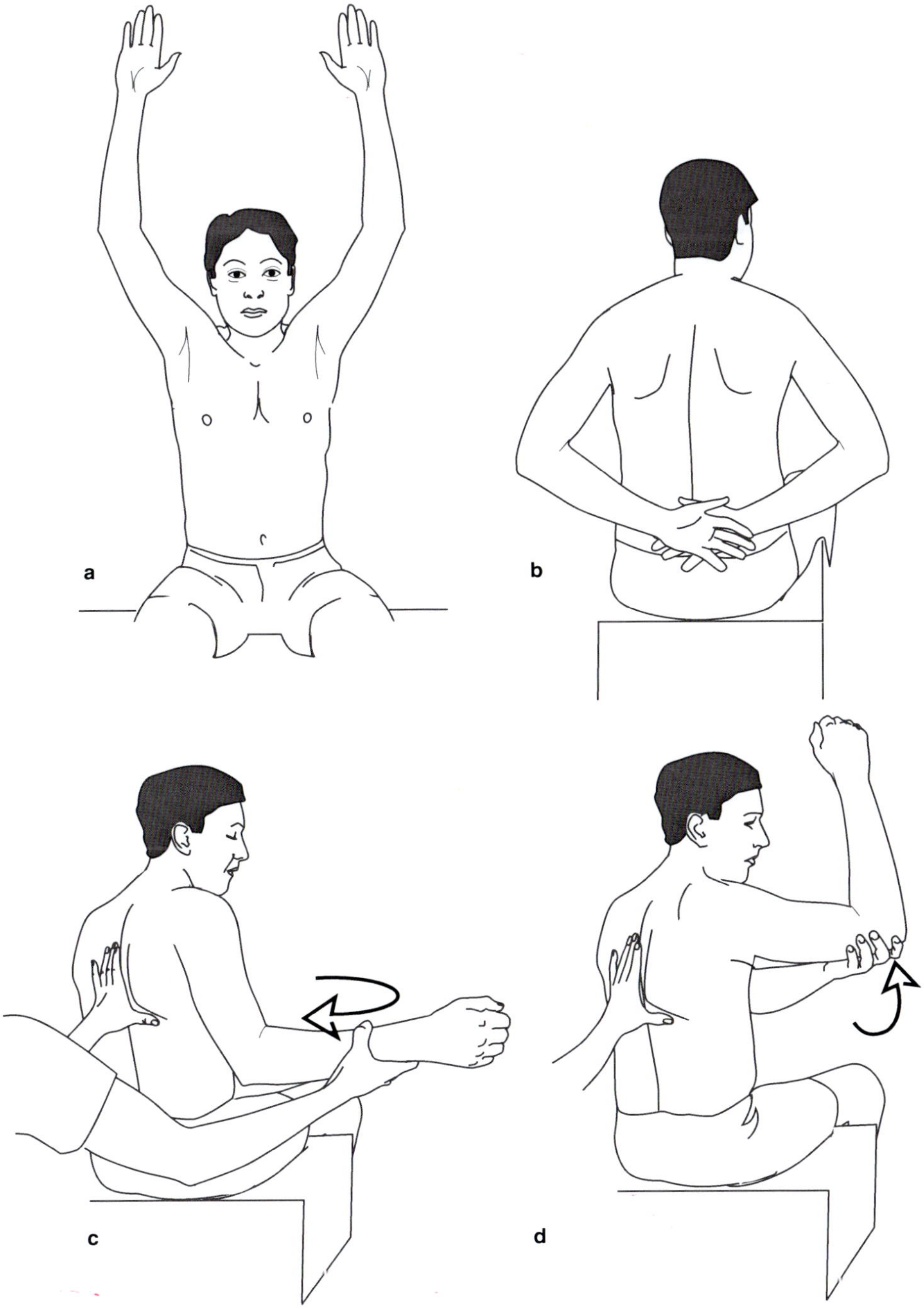

Figuur 3.2 **a** maximale elevatie van de schouders; **b** endorotatie van de schouders; **c** exorotatie van de schouder, de scapula wordt gefixeerd met de andere hand; **d** abductie in het glenohumerale gewricht, de scapula wordt gefixeerd met de andere hand.

geeft de patiënt pijn aan ongeveer in het gebied tussen 120°-60° met maximale pijn bij 90° ('painful arc').

Om de rotatorcuffspieren te testen vraagt u de patiënt om met zijn arm tegen de thorax aan – tegen weerstand – de bovenarm naar opzij te duwen (abductie), de onderarm naar binnen te draaien (endorotatie) en naar buiten te draaien (exorotatie).

De functionaliteit van de schouder kunt u beoordelen als u de patiënt observeert bij het aan- en uitkleden.

3.3.5 Ellebogen

Bij inspectie kunnen zwellingen, roodheid en standsveranderingen worden gezien. Zwelling van een bursa wordt aan de strekzijde van de elleboog, over het olecranon gevoeld als een weke verdikking. Vast-elastische zwellingen op de strekzijde zijn vaak (reuma)noduli of tofi. Zwelling van het elleboogsgewricht kunt u voelen in de sulci aan beide zijden van het olecranon en in de driehoek tussen de laterale epicondyl, het radiuskopje en het olecranon (figuur 3.3). Het radiuskopje is vaak erg pijnlijk bij een artritis van de elleboog.

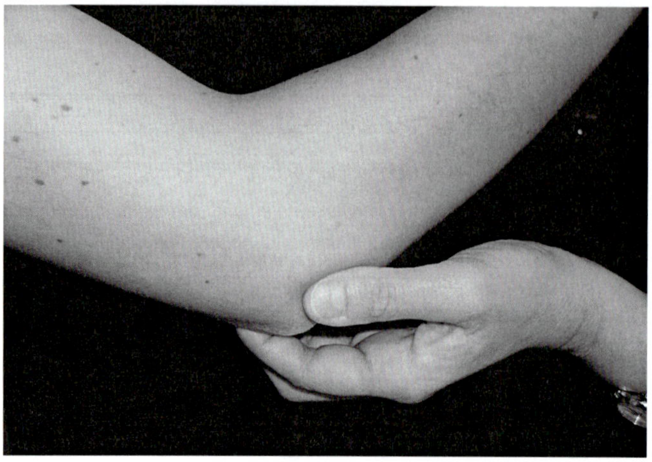

Figuur 3.3 Palpatie van het elleboogewricht.

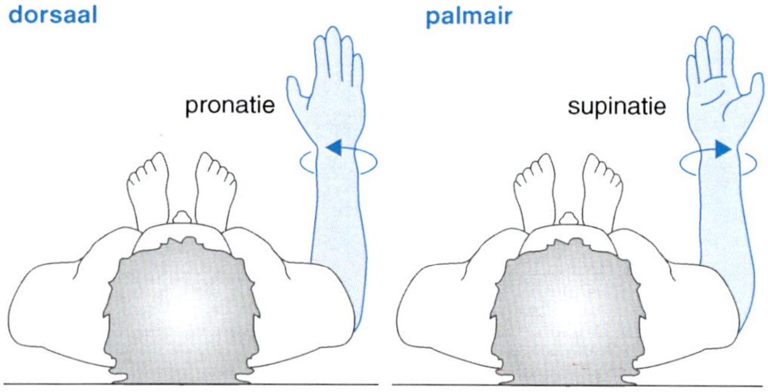

Figuur 3.4 Pro- en supinatie van de onderarm. Deze beweging vindt plaats in de elleboog en in het distale radio-ulnaire gewricht.

Palpatie van de laterale en mediale epicondyl is van belang om pijn behorende bij epicondylitis op te sporen.

De weerstandtesten in het traject van de polsextensoren (pols strekken tegen weerstand) en polsflexoren (pols buigen en naar binnen draaien tegen weerstand) helpen u om enthesiopathieën in het gebied van de elleboog op te sporen. Een elleboog vertoont een normale bewegingsuitslag tussen de 0° (volledige strekking) en 140°-160° buiging. Pro- en supinatie wordt getest door het olecranon te fixeren met de ene hand en met de andere hand de onderarm van de patiënt naar binnen en naar buiten te draaien. Vanuit de 0-stand (duim naar voren) moet de onderarm 90° naar links en naar rechts gedraaid kunnen worden. Voor bepaling wat voor elke individuele patiënt normaal is, is links-rechtsvergelijking nodig. Vrouwen kunnen vaak 5° tot 10° overstrekken.

De functionaliteit van de elleboog kan op dezelfde manier worden geobserveerd als die van de schouder (figuur 3.4).

3.3.6 Polsen en handen

Inspectie van pols en hand is heel belangrijk. Naast aandacht voor verkleuring, huidafwijkingen, zwellingen en standsafwijkingen moet er specifieke aandacht gaan naar afwijkingen van handpalmen, nagels en nagelriemen en standsafwijkingen van de vingers, zoals zwanenhalsdeformaties of ulnaire deviatie. Een aantal van deze afwijkingen is ook goed te palperen.

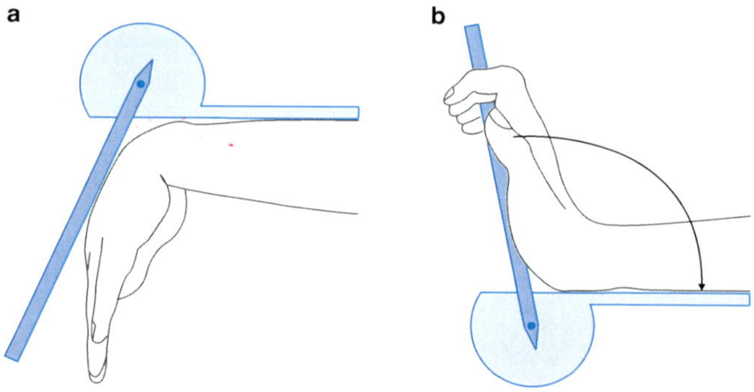

Figuur 3.5 Palmaire flexie (a) en dorsale extensie (b) van de pols.

De pols wordt gepalpeerd met beide duimen over de dorsum van de pols. Zowel de dorsale als de volaire zijde van de pols moet worden beoordeeld. Aan de volaire zijde kan zwelling worden gevoeld bij een tenosynovitis van de flexorpezen van de pols. In het geval van pijn en/of tintelen en/of krachtverlies van de hand test u ook de sensibiliteit van de vingers in het gebied van de nervus medianus en ulnaris. Tintelen kunt u soms opwekken door druk uit te oefenen op de carpale tunnel door sterk achteroverbuigen of flecteren van de pols (test van Phalen) of door middel van de test van Tinel (tikken op het gebied van de carpale tunnel geeft tintelen in de eerste drie vingers). Bij een niet-aangedane pols is dorsoflexie en palmairflexie tot 90° in beide richtingen mogelijk (figuur 3.5). Ook kan de patiënt dan met gemak op zijn polsen steunen en kan er bij knijpen voldoende kracht ontwikkeld worden.

Bij zwelling van de vingers moet er onderscheid gemaakt worden tussen wekedelenzwelling, zoals bij een (teno)synovitis, en benige zwelling bij artrose. De manier om de kleine handgewrichten te palperen wordt weergegeven in figuur 3.6.

Voor de beoordeling van de pijnlijkheid geeft u bij het palperen zo veel druk dat uw eigen vingernagels net wit worden. Pijn van de metacarpofalangeale (MCP-)gewrichten in het geval van artritis wordt ook beoordeeld door middel van tangentiële drukpijn over de MCP's. Ter vergelijking, drukpijn over de middenhand zou geen pijn moeten doen bij een artritis van de MCP's.

Beweeglijkheid en functie van de vingers kunnen getest worden door patiënt een vuist te laten maken en te laten knijpen. Bij een normale hand kunnen alle vingers een volledige vuist maken, inclusief volledige flexie van de interfalangeale gewrichten.

De pincetknijpkracht ('pinch grip') geeft informatie over de functie van de duim.

Pijn bij kracht zetten tegen weerstand in het gebied van een pees kan differentiëren tussen tendinitis en artritis.

3.3.7 Heupen

Bij inspectie kunnen grote flexiecontracturen worden opgemerkt, evenals standsafwijkingen in rust, zoals exorotatiestand van een been. Palpatie voor opsporen van drukpijn moet gebeuren ter hoogte van de bekkenrand en ter hoogte van de tro-

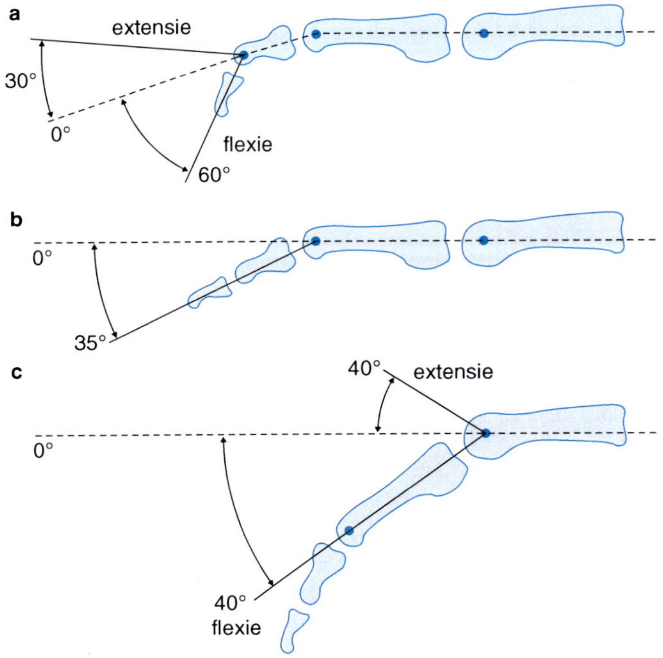

Figuur 3.6 a distaal interfalangeaal gewricht (DIP); b proximaal interfalangeaal gewricht (PIP); c metacarpofalangeaal of metatarsofalangeaal gewricht (MCP of MTP).

chanter major beiderzijds. Palpatiepijn over de laterale zijde van het trochanter kan duiden op een bursitis trochanterica. Dit kan vervolgens verder getest worden door het been tegen weerstand te laten abduceren.

Pijn en bewegingsuitslagen van de heup worden getest met flexie van de heup, abductie en adductie, endo- en exorotatie. Bij flexie wordt de knie richting buik geflecteerd. Bij een geflecteerde stand van de heup van 90° wordt voor het beoordelen van de exorotatie het onderbeen naar binnen gedraaid en voor de endorotatie het onderbeen naar buiten (figuur 3.7).

Voor de beoordeling van de beweeglijkheid van de heupgewrichten geldt weer dat vergelijking tussen links en rechts belangrijk is. Wanneer de patiënt te veel aanspant en derhalve de beweeglijkheid niet goed te beoordelen is kan het simpel 'rollen' van het been door de onderzoeker inzicht geven in de rotatiemogelijkheden van de heup en kan er een vergelijking gemaakt worden met de rotatie van de contralaterale heup. Het bestaan van een geringe flexiecontractuur kan beoordeeld worden door het contralaterale been te flecteren in de heup (figuur 3.8). Bij een flexiecontractuur zal het desbetreffende been mee opgelicht worden van de onderzoeksbank bij maximale flexie van het contralaterale been. De aangedane heup is immers niet volledig te strekken.

3.3.8 Knieën

Bij inspectie kunnen kleurveranderingen, zwelling en standsveranderingen en quadricepsatrofie opvallen. Inspectie in staande positie is van belang. Valgus- of varusstand van de knie zijn bekende standsveranderingen en kunnen verergeren bij belasten. Zwelling van de knie kan het beste worden gevoeld boven en terzijde van de patella ter hoogte van de suprapatellaire bursa. Bij een forse zwelling van de knie verdwijnen de 'kuiltjes' naast de patella. Geringe zwelling kan worden aangetoond door het zogeheten 'bulge sign' of door het aantonen van een 'danse patellaire'.

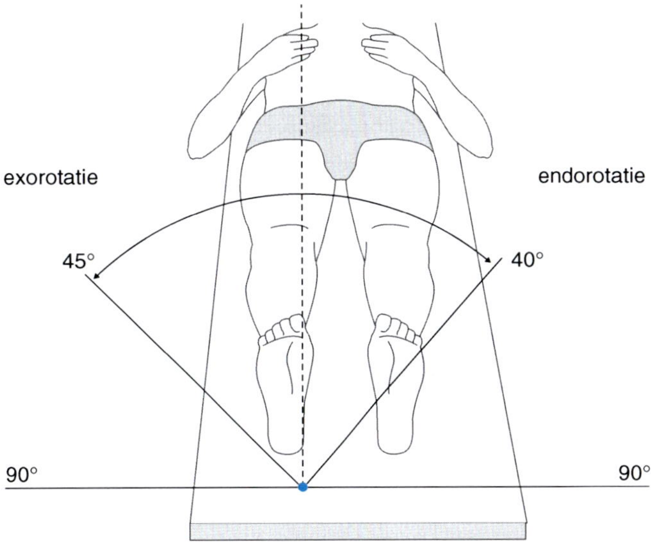

Figuur 3.7 Endo- en exorotatie in de heupgewrichten, gemeten aan de voet, bij gestrekte knie en heup.

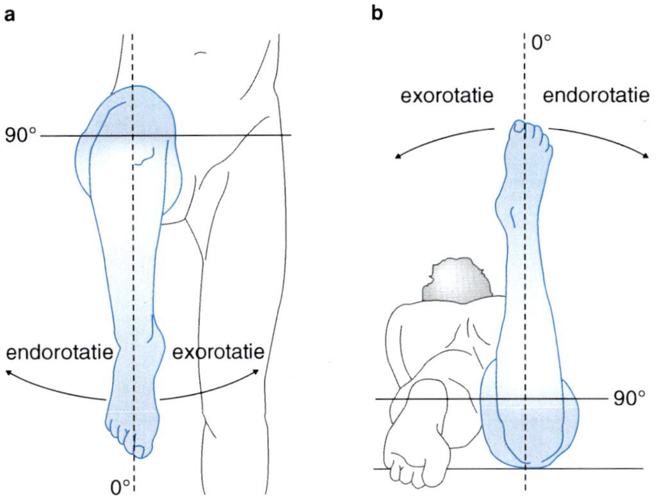

Figuur 3.8 Endo- en exorotatie van de heup: **a** gemeten in rugligging, met 90° flexie in heup en knie; **b** gemeten in buikligging, met gestrekte heup en 90° gebogen knie.

Bij het bulge sign wrijft u met de zijkant van uw hand van onder naar boven aan de mediale zijde van de patella het eventuele vocht naar de ander zijde van de bursa suprapatellaris. Hierna wrijft u aan de laterale zijde met uw hand op dezelfde manier van onder naar boven het vocht terug. Indien er vocht in de knie zit, ziet u dat terugvloeien als een golfje aan de mediale zijde.

Voor het aantonen van een danse patellaire drukt u met uw hand de bursa leeg aan de bovenzijde van de patella – duim en wijsvinger aan verschillende zijden van de patella. Tegelijkertijd tikt u met wijs- en middelvinger van uw andere hand op de patella. Als er vocht in de knie zit, voelt u als het ware de patella in het vocht op en neer wippen onder de druk van uw vingers.

Bij het onderzoek van de knie hoort palpatie van de knieholte. Zwelling in de knieholte, eventueel eivormig, wijst op het bestaan van een kniekuilcyste (Baker-cyste). Drukpijn op de aanhechtingspunten van diverse pezen rond de knie wijst op enthesiopathie.

Bij liggen op de onderzoeksbank moet de achterkant van de knie plat op de bank gedrukt kunnen worden, anders is er sprake van een (lichte) flexiecontractuur.

Een normale knie is heel licht overstrekbaar, wat te testen is door bij fixatie van het bovenbeen het onderbeen net met de hiel van de ondergrond te tillen. Een niet-aangedane knie is meestal wel te buigen tot ten minste 140°. Ook hier geldt weer de links-rechtsvergelijking.

Een eerste indruk over de stabiliteit kan worden verkregen in het bewegen van het onderbeen ten opzicht van het bovenbeen. Voor de specifieke instabiliteitstesten en meniscustesten wordt verwezen naar de orthopedische tekstboeken.

3.3.9 Enkels en voeten

Net als bij de handen is aan de voeten veel waar te nemen, zoals verkleuringen, zwellingen en standsveranderingen. Ook wondjes en ontstekingen op drukplekken komen regelmatig voor. De enkels worden staand, van achteren beoordeeld op standsafwijkingen. Hierbij kan een varus- of valgusstand van de enkel/achtervoet worden gezien. Tevens kunnen verdikkingen rond de achillespees opvallen, zoals bij tendinitis en enthesiopathie. Zwelling van het bovenste spronggewricht wordt gevoeld aan de voorzijde van de enkel. De plaats en uitbreiding van de zwelling en pijn bij bewegen van het gewricht of aanspannen van de extensorpezen in de voet bepalen of er sprake is van een artritis of tendinitis. Zwelling van het onderste spronggewricht wordt voornamelijk gevoeld onder en achter de beide malleoli. De beweeglijkheid van het bovenste spronggewricht wordt getest door maximale extensie en flexie van de voet in het betreffende gewricht.

De beweeglijkheid van het onderste spronggewricht wordt onderzocht door met een hand het onderbeen te fixeren en met de andere hand de calcaneus tussen duim en wijsvinger beet te pakken en losjes heen en weer te schudden. Normaal moet er duidelijk beweeglijkheid zijn in het onderste spronggewricht. Ook hier geldt weer dat een vergelijking tussen links en rechts een aanwijzing kan geven voor een afwijking.

De gewrichten van midden- en voorvoet kunnen door middel van lokale palpatie en met tangentiële druk worden onderzocht op pijnlijkheid. Tangentiële drukpijn van de voorvoet is een gevoelige maat voor het bestaan van een artritis van de voorvoet. Zwelling van de voorvoet is soms moeilijk te detecteren. Individuele palpatie van de metatarsofalangeale (MTP-) gewrichten en vergelijking onderling en vergelijking tussen links en rechts kunnen hierbij helpen.

Een aanwijzing voor zwelling in de voorvoeten is het verdwijnen van de contouren van de strekpezen van de tenen ter plekke van de gezwollen MTP-gewrichten.

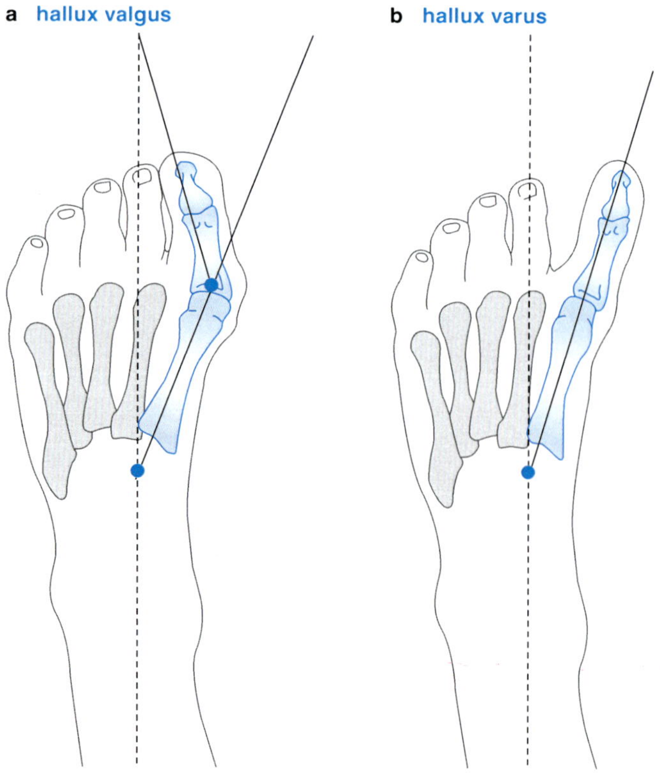

Figuur 3.9 a Hallux valgus. b Hallux varus.

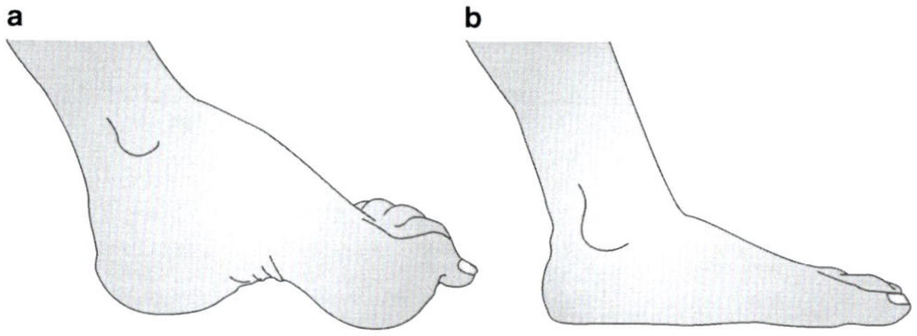

Figuur 3.10 a Holvoet ofwel pes cavus. b Platvoet ofwel pes planus.

Overmatig eelt op de bal van de voet ter hoogte van bepaalde MTP-kopjes wijst op ongelijkmatige belasting, dan wel standsafwijkingen.

U krijgt veel inzicht in de functie van de enkel en de voet door de patiënt een eindje op blote voeten te laten lopen en door hem op de tenen te laten staan.

Bij inspectie van de voeten is het belangrijk om de patiënt te laten staan om afwijkingen als hallux valgus en hallux varus (figuur 3.9), en platvoeten en holvoeten (figuur 3.10) te kunnen beoordelen. Meestal gaat een platvoet gepaard met een te sterke valgusstand van de hiel. Men spreekt dan van pes planovalgus.

3.3.10 Rugonderzoek

Bij het onderzoek van de rug kijkt u in staande positie van de patiënt naar de stand van de rug, de symmetrie van de ruimte tussen romp en afhangende armen en de hoogte van de bekken-

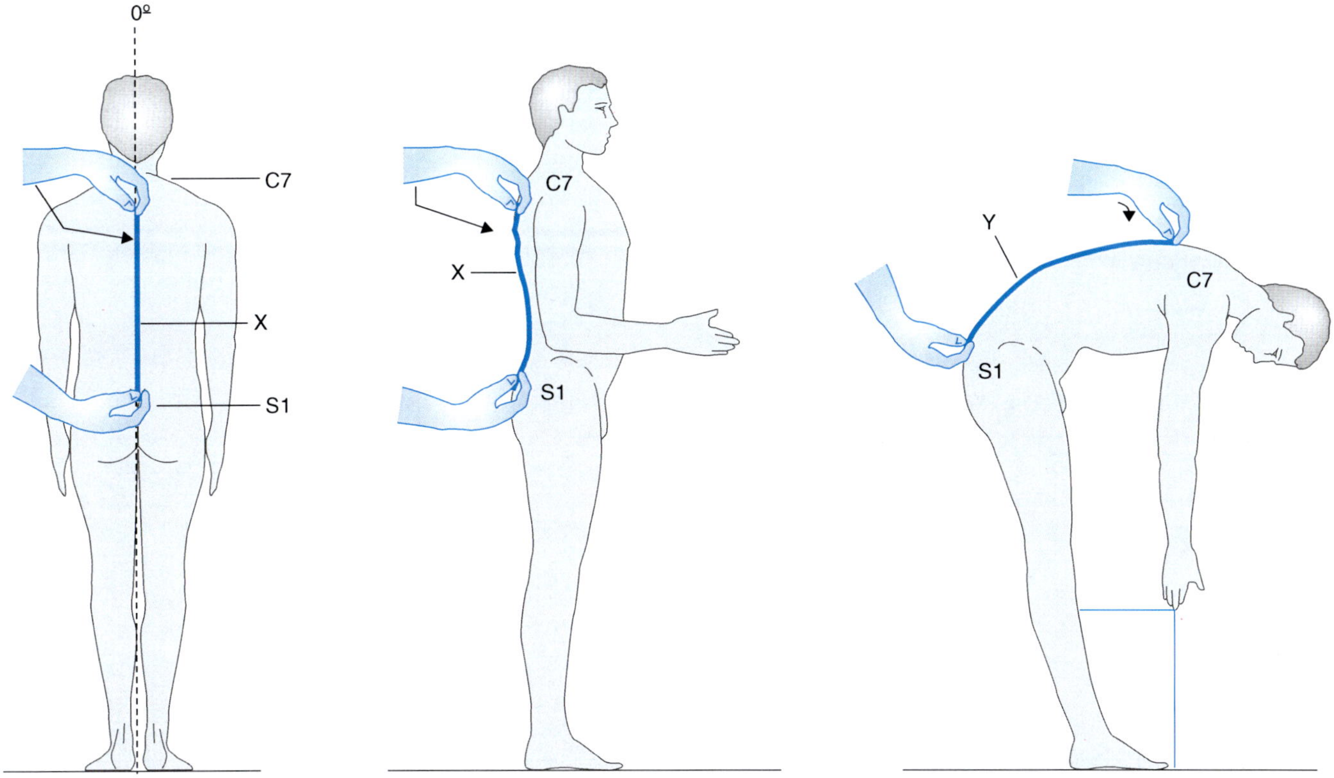

Figuur 3.11 Meting van de flexibiliteit van de wervelkolom (volgens Schober) met een centimeter: C7-S1-afstand in staande houding en in flexiestand: gemiddelde toename 10 cm (verschil tussen X en Y); tussen C7-Th12: gemiddeld 2,5 cm; tussen Th12-S1: gemiddeld 7,5 cm (bij volwassenen).

kam. Statiekafwijkingen worden onderzocht (hyperkyfose, scoliose). Gelokaliseerde slagpijn kan wijzen op een wervelfractuur.

U laat de patiënt voorover- en opzijbuigen, naar links en naar rechts roteren en kijkt of een eventuele standsafwijking (bijvoorbeeld scoliose) verdwijnt of blijft bestaan. De maximale flexie van de onderrug wordt gemeten met de lumbale flexie-index of lumbale Schober. De lumbale Schober wordt meestal gemeten door in stand 10 cm te markeren, uitgaande van de hoogte van de 'kuiltjes van Venus' tot 10 cm omhoog over de processi spinosi en daarna de patiënt voorover te laten buigen, de gemarkeerde afstand wordt opnieuw gemeten. Bij een normaal beweeglijke wervelkolom is deze afstand ten minste 5 cm toegenomen (figuur 3.11).

Verder wordt de lateroflexie beoordeeld door patiënt met de hand in het rechte vlak over de laterale zijde van het been te laten bewegen. De thoracale ademexcursie wordt gemeten bij spondylitis ankylopoetica. Dit doet u door een meetlint om de thorax te doen en het verschil in omvang te meten bij in- en uitademing. Ook wordt bij spondylitis ankylopoetica de occiput-muurafstand gemeten. Deze wordt gemeten door de patiënt met de rug tegen de muur te laten staan en recht vooruit te laten kijken en dan de afstand van de muur tot het achterhoofd te meten (figuur 3.12). Bij gezonde mensen staat het achterhoofd tegen de muur.

Palpatie van de rugmusculatuur geeft u een indruk over het bestaan van pijnlijkheid en hypertonie.

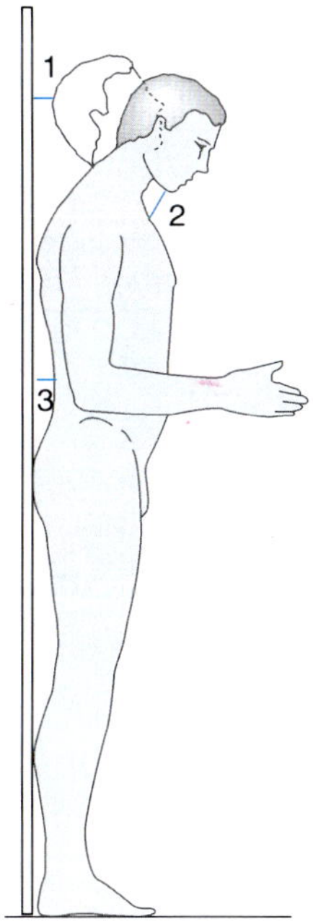

Figuur 3.12 Meting van kyfose-lordose: **1** afstand occiput-muur; **2** afstand kin-sternum; **3** afstand lordose-muur.

3.4 Tot besluit

De Europese organisatie voor de reumatologie (EULAR) heeft educatieve DVD's voor anamnese en lichamelijk onderzoek op haar website ▸ www.eular.org, waaronder een simpele en snelle screening van het bewegingsapparaat: de GALS (Gait, Arms, Legs, Spine). Deze gevalideerde screeningsmethode heeft een hoge sensitiviteit voor het vinden van afwijkingen van het bewegingsapparaat en correleert goed met het algemeen dagelijks functioneren.

Kernpunten

- **Inflammatoire gewrichtspijn wordt gekenmerkt door ochtenstijfheid (> 30 minuten) en afname van de pijn bij bewegen.**
- **Degeneratieve pijn wordt gekenmerkt door een korte startstijfheid en toename van de pijn bij bewegen.**
- **De hulpvraag en de beperkingen die de patiënt ondervindt, dienen actief uitgevraagd te worden.**
- **Bij een reumatologisch onderzoek hoort een volledig lichamelijk onderzoek.**
- **Het gewrichtsonderzoek heeft vier pijlers, die stuk voor stuk veel informatie opleveren: inspectie, palpatie, actief en passief bewegingsonderzoek, en weerstandstesten.**

Literatuur

Bijlsma JWJ, Voorn ThB (Eds.). Reumatologie. Houten/Diemen: Bohn Stafleu van Loghum, 2000.

Cush JJ, Kavanaugh AF, et al. Rheumatology and therapeutics, 2nd ed. Philadelphia: Lippincott Williams & Wilkins, 1999.

Landewé RBM, Heijde DMFM van Der, Woolf AD (guest editors). How to assess musculoskeletal conditions. Balliere's Best Practice & Research, clinical rheumatology, Vol. 17, June 2003.

Scott WW. Evaluation of the patient. In: Klippel JH, Crofford LJ, Stone JH, Weyand CM (Eds.). Primer on the rheumatic diseases, 13th ed, pp. 117-56. Atlanta Arthritis Foundation Atlanta, 2001.

Woolf AD. History and physical examination. In: Hochberg MC, Silman AJ, Smolen JS, Weinblatt ME, Weisman MH (Eds.). Rheumatology, third ed. Edenburg: Mosby, 2003, pp. 169-90.

▸ www.eular.org > education > EULAR training DVDs: 1. Principles of the musculoskeletal history and examination; 2. GALS-screen.

Aanvullend onderzoek bij diagnostiek

R.B.M. Landewé

4.1 Inleiding

Het aanvullend onderzoek neemt bij de diagnostiek van patiënten die zich presenteren met klachten van het bewegingsapparaat, een belangrijke plaats in. Het aantal klinisch toepasbare bloedtesten neemt snel toe. De technische vooruitgang met betrekking tot beeldvormende technieken gaat zo mogelijk nog sneller. Voortschrijdend wetenschappelijk inzicht in de pathogenese van chronische ontstekingsziekten heeft ertoe geleid dat testen die tot dusver alleen in het laboratorium werden toegepast nu ook steeds sneller de kliniek bereiken, om diagnostiek te bedrijven.

Het is de vraag of deze ontwikkelingen daadwerkelijk bijdragen aan een beter diagnostisch proces. De diagnostiek van reumatische aandoeningen berust vooral op een gedegen anamnese (▶ par. 3.2) en voorts op de ervaring van de clinicus die de verzamelde gegevens aggregeert en toetst aan zijn kennis over reumatische aandoeningen (patroonherkenning; ▶ par. 5.3).

In dit licht bezien speelt het aanvullend onderzoek, hier gedefinieerd als al het onderzoek dat na anamnese en lichamelijk onderzoek wordt verricht, een bescheiden doch meetbare rol in het diagnostisch proces. De realiteit van alledag is echter vaak dat in toenemende mate wordt gevaren op de uitkomsten van aanvullend onderzoek.

In dit hoofdstuk zal aandacht worden besteed aan de methodologische principes van diagnostisch onderzoek, die uiteindelijk mede (zouden moeten) bepalen of een diagnostische test dient te worden ingezet of niet. De verschillende types van aanvullend bloedonderzoek zullen kort worden belicht. Voor een meer inhoudelijke beschrijving van de testen wordt de lezer verwezen naar de hoofdstukken over de specifieke ziektebeelden. De principes en toepassingen van aanvullend beeldvormend onderzoek zullen in meer detail worden besproken.

4.2 Principes van diagnostisch testen

Wie als medicus een uitslag van een bloedonderzoek of van een 'magnetic resonance imaging' (MRI-)scan onder ogen krijgt, zal snel geneigd zijn deze te interpreteren als 'de waarheid'. Niets menselijks is ons dokters vreemd, en wat op papier staat gaat snel als onfeilbaar door het leven. Maar bloed- en MRI-onderzoeken voor diagnostiek zijn diagnostische testen en als zodanig onderhevig aan de principes van onzekerheid. Deze principes leren ons dat diagnostische testen foute uitslagen kunnen geven. Een uitslag is fout als zij aangeeft dat een patiënt ziek is, terwijl die patiënt dat in werkelijkheid niet is (fout-positieve uitslag), of dat een patiënt gezond is, terwijl hij daadwerkelijk een ziekte heeft (fout-negatieve uitslag). We drukken de prestaties van een diagnostische test vaak uit met de termen sensitiviteit en specificiteit (◘ Figuur 4.1).

De sensitiviteit is het percentage patiënten met een bepaalde ziekte dat een positieve testuitslag heeft (percentage terecht positieven, dus: 100 minus percentage fout-negatieven).

De specificiteit is het percentage niet-zieken dat een negatieve testuitslag heeft (percentage terecht negatieven, dus: 100 minus percentage fout-positieven).

Een optimale test heeft derhalve 100% sensitiviteit en 100% specificiteit. Zulke testen bestaan echter niet en het is zaak om

testuitslag	ziekte: aanwezig	ziekte: afwezig	
positief	a	b	a+b
negatief	c	d	c+d
totaal	a+c	b+d	a+b+c+d

Sensitiviteit = A/(A+C)
Specificiteit = D/(B+D)
Accuratesse = (A+D)/(A+B+C+D)

Voorspellende waarde van een positieve testuitslag (PPV) = A/(A+C)
Voorspellende waarde van een negatieve testuitslag = D/(C+D)

◘ **Figuur 4.1** Diagnostische twee-bij-tweetabel om de karakteristieken van diagnostische testen te berekenen.

elke testuitslag te interpreteren in het licht van deze onzekerheid, en de betrekkelijkheid van een testuitslag te beseffen.

Sensitiviteit en specificiteit lijken constante grootheden die de algemene waarde van een test duidelijk beschrijven. In de kliniek wordt het gebruik van een bepaalde test veelvuldig gerechtvaardigd met de opmerking dat 'de specificiteit heel hoog is'. Gebruikmaking van de grootheden sensitiviteit en specificiteit is echter niet zonder problemen.

4.2.1 Theorema van Bayes

De eigenlijke waarde van een test, de diagnostische opbrengst, wordt in sterke mate bepaald door de a-priorikans op de ziekte waarvoor de diagnostische test wordt ingezet. Dit principe, het theorema van Bayes, laat zich het best uitleggen aan de hand van een voorbeeld (▶ aandachtsbox 4.1).

Aandachtsbox 4.1
Veronderstel dat er een nieuwe test (test X) is ontwikkeld voor de diagnose van de reumatische ziekte axiale spondyloartritis (axiale SpA). Deze test X kan positief zijn, waarbij de diagnose axiale SpA wordt gesteld, of negatief, waarbij de diagnose axiale SpA kan worden verworpen, zo claimen de ontwikkelaars van de test. Zij geven op dat de sensitiviteit van test X 90% is en de specificiteit eveneens 90%.

'axial SpA' (uitslag test X)

	aanwezig (n=500)	afwezig (n=500)	
positief	450	50	500
negatief	50	450	500
totaal	500	500	1000

a

Sensitiviteit = 0.90
Specificiteit = 0.90

Voorspellende waarde van een positieve uitslag op test X = 90%
Voorspellende waarde van een negatieve uitslag op test X = 90%

'axial SpA' (uitslag test X)

	aanwezig (n=10)	afwezig (n=190)	
positief	45	95	140
negatief	5	855	860
totaal	50	950	1000

b

Sensitiviteit: 0.90
Specificiteit: 0.90

Voorspellende waarde van een positieve uitslag op test X = 32%
Voorspellende waarde van een negatieve uitslag op test X = 99%

Figuur 4.2 Diagnostische twee-bij-tweetabel om de karakteristieken van de (hypothetische) diagnostische test X voor het stellen van de diagnose van axiale SpA te berekenen. In beide gevallen worden 1000 patiënten met en zonder axiale SpA getest. De a-prioriwaarschijnlijkheid op axiale SpA bedraagt 50% in **a** en 5% in **b**.

Dit lijkt op het eerste gezicht een heel goede diagnostische test. Dat is ook wel zo, mits zij wordt toegepast in de juiste *setting* (Figuur 4.2a): in een kliniek met specifieke interesse in axiale SpA, waar 50% van de patiënten daadwerkelijk axiale SpA heeft, levert de test in 900 (= 450 + 450) van de 1000 geteste patiënten een correcte uitslag op. De *accuratesse* van de test (soms noemen we dit ook de *efficiëntie*) is 90%. Merk in dit kader op dat er voor de ziekte axiale SpA classificatiecriteria zijn ontwikkeld die in dit voorbeeld als gouden standaard worden gebruikt.

Voorts hebben 450 van de 500 patiënten met een positieve uitslag op test X daadwerkelijk axiale SpA. We spreken van de voorspellende waarde van een positieve testuitslag ('positive predictive value'; PPV) die hier 90% (450/500) is. Op dezelfde wijze kan ook een voorspellende waarde van een negatieve testuitslag ('negative predictive value' NPV) worden bepaald. Deze is in dit voorbeeld eveneens 90% (450/500).

Nu gaan we dezelfde test X toepassen in een situatie waarbij niet de helft van alle patiënten axiale SpA heeft, maar slechts 5% (dit lijkt veel meer op de gewone reumatologische praktijk). Figuur 4.2b toont dat dezelfde test X met dezelfde sensitiviteit en specificiteit als voorheen nu een PPV oplevert die geen 90% is, maar slechts 32% (45/140). De NPV is nu geen 90% maar 99% (855/860).

Deze belangrijke discrepantie met betrekking tot de PPV wordt veroorzaakt door het veel hogere percentage fout-positieve uitslagen ten opzichte van het percentage terecht positieve uitslagen.

Het theorema van Bayes heeft belangrijke consequenties voor de klinische praktijk: In de optimale situatie (Figuur 4.2a) kan worden vertrouwd op de uitslag van test X om een definitieve diagnose axiale SpA te stellen, en er behandelingsconsequenties aan te verbinden. De a-priorikans op de ziekte axiale SpA was 50%. Een positieve testuitslag van test X verhoogt deze kans van 50% naar 90%.

In een realistischer setting (Figuur 4.2b) daarentegen, blijkt een positieve uitslag voor test X slechts in 32% van de gevallen te wijzen op axiale SpA en in 68% van de gevallen op iets anders. De kans van 32% is in het algemeen te laag om therapeutische consequenties aan te verbinden (hoewel test X de a-prioriwaarschijnlijkheid – dat wil zeggen: voordat de aanvullende test wordt gedaan – van 5% naar een a-posterioriwaarschijnlijkheid van 32% verhoogt).

Test X biedt wél directe voordelen als de testuitslag negatief is. Zij sluit de ziekte axiale SpA vrijwel uit (de NPV is bijna 100%), maar bedenk wel dat de a-priorikans op axiale SpA sowieso al heel laag (5%) was. De winst is dus beperkt.

Als we de principes uit dit voorbeeld willen generaliseren, zeggen we vaak dat diagnostische testen het best presteren bij een gemiddelde (tussen de 40 en 60%) a-prioriwaarschijnlijkheid op ziekte, en belangrijk minder goed bij een lagere of juist hogere a-prioriwaarschijnlijkheid (in de laatste situatie is aanvullend onderzoek vaak niet meer nodig om voldoende zekerheid over de diagnose te verkrijgen).

4.2.2 Testkarakteristieken en de referentiepopulatie

Bij het beoordelen van de sensitiviteit en specificiteit van een diagnostische test is het belangrijk om een indruk te hebben van de context waarin deze testkarakteristieken zijn bepaald. Vaak wordt een nieuwe diagnostische test getest in een experiment waarbij zij wordt toegepast bij een aantal individuen die de ziekte zeker hebben en een aantal individuen die de ziekte zeker niet hebben (controlegroep). De testkarakteristieken die uit zo'n experiment op dezelfde wijze als in ◘ figuur 4.2 kunnen worden berekend, geven aan in welke mate de test zieke van gezonde individuen kan onderscheiden. Hoewel dit op zichzelf een waardevol gegeven is, sluit de opzet van zo'n experiment niet goed aan bij de klinische praktijk. Immers, de clinicus die de test in de praktijk zal toepassen, ziet geen gezonde individuen maar patiënten die hem consulteren in verband met klachten, en hij moet beoordelen of die patiënt aan een ziekte lijdt, en zo ja aan welke. Dat dit een reëel verschil met consequenties is, bewijst het voorbeeld van IgM-reumafactoren in ▶ aandachtsbox 4.2.

Aandachtsbox 4.2

Van de standaardtest op IgM-reumafactoren weten we uit testen met gezonde individuen en patiënten met reumatoïde artritis (RA) dat de specificiteit 90-95% is. Dit betekent dat 5-10% van de gezonde individuen positief test voor de IgM-reumafactortest. In zo'n geval is de reumafactortest dus fout-positief.

In het algemeen zal de patiënt bij wie de clinicus een IgM-reumafactortest aanvraagt, zich presenteren met gewrichtsklachten of wellicht gewrichtsontsteking. Patiënten met gewrichtsontsteking kunnen lijden aan RA (waarvoor de IgM-reumafactortest in beginsel dient), maar ook aan andere systeemaandoeningen met gewrichtsontstekingen, zoals bijvoorbeeld het syndroom van Sjögren of systemische lupus erythematosus (SLE). Nu blijkt dat de specificiteit van de IgM-reumafactortest in een experiment waarbij de helft van de patiënten gewrichtsklachten heeft op basis van RA, en de andere helft van de patiënten gewrichtsklachten op basis van een andere systemische aandoening (maar niet RA), belangrijk lager is (bijv. slechts 70%), doordat veel patiënten met andere auto-immuunziekten dan RA ook geregeld een positieve IgM-reumafactortest hebben. Met andere woorden, toegepast in de reumatologische kliniek blijkt de specificiteit van de IgM-reumafactortest belangrijk lager te zijn dan de 90% die voor deze test is gerapporteerd.

4.2.3 Testkarakteristieken en het ziektestadium

Voor veel patiënten met een chronische reumatische ziekte geldt dat de ziekte zich nog in zijn volle omvang moet ontwikkelen terwijl de patiënt zich reeds met beginnende klachten en verschijnselen heeft gemeld voor diagnostiek en behandeling. Een goed voorbeeld is de patiënt die zich presenteert bij de reumatoloog met artritis van kleine handgewrichten en een enkelgewricht. De ervaren reumatoloog zal direct begrijpen dat dit het begin van de ziekte RA kan zijn, wellicht de werkdiagnose RA al stellen, en een behandeling instellen. Het kan zijn dat hij een IgM-reumafactortest aanvraagt, die immers een gerapporteerde sensitiviteit van 70-80% op RA heeft. Net als voor de specificiteit geldt dat de sensitiviteit van de IgM-reumafactortest is bepaald in een setting met patiënten die allemaal al enige tijd 'klassieke RA' hebben (patiënten die aan de classificatiecriteria voor RA voldoen). Hierbij wordt dan geheel voorbijgegaan aan het feit dat er best veel tijd kan verstrijken vooraleer een patiënt met een beginnende RA een klassiek RA-beeld heeft ontwikkeld en vooraleer een voor RA diagnostische test positief is geworden.

Net als bij het voorbeeld over specificiteit kan ook de werkelijke sensitiviteit in praktijk vaak lager zijn dan de gerapporteerde sensitiviteit onder 'optimale' omstandigheden.

Er speelt in de hedendaagse reumatologie nog een andere overweging een rol: patiënten worden niet alleen vroeger verwezen, maar er wordt ook vroeger een behandeling ingezet. Meestal is onduidelijk of -en hoe- deze 'tijdsverschijnselen' (vroeger verwijzen; vroeger starten met behandeling) van invloed zijn op testkarakteristieken van diagnostische testen, maar in zijn algemeenheid zal gelden dat vroeger verwijzen en vroeger behandelen leidt tot minder grote verschillen tussen zieke en gezonde individuen.

4.3 Aanvullend onderzoek en het aantonen van ziekte

In de klinische praktijk wordt aanvullend onderzoek meestal ingezet om een reeds vermoede ziekte daadwerkelijk aan te tonen. De waarde van aanvullend onderzoek hangt in belangrijke mate af van de a-prioriwaarschijnlijkheid op de ziekte. Vaak wordt invasief, belastend en/of duur onderzoek met op zichzelf aanvaardbare testkarakteristieken (goede sensitiviteit en specificiteit) ingezet bij patiënten die een (veel) te lage a-prioriwaarschijnlijkheid op een ziekte hebben. Als die waarschijnlijkheid heel laag is (bijv. < 5%), krijgt het aanvullend testen het karakter van screenen.

Vrijwel geen enkele diagnostische test is op zichzelf goed genoeg om waardevolle informatie over het bestaan van een ziekte te verschaffen, als de kans op deze ziekte in de relevante context heel laag is. Zoals aangegeven is het grootste probleem het grote aantal fout-positieve uitslagen. Bij het screenen op ziekten met een relatief lage prevalentie in de bevolking (bijvoorbeeld het screenen op mammacarcinoom via mammografie of het screenen op prostaatcarcinoom via het prostaatspecifieke antigen (PSA)) geldt dat er veel meer fout-positieve dan terecht positieve uitslagen worden gevonden. Dit leidt tot veel aanvullend onderzoek, tot complicaties daarvan, tot veel onnodige kosten en tot ongerustheid bij patiënten.

De opbrengst (een *(ter)echte* diagnose) is verhoudingsgewijs gering, zeker als niet vaststaat of het vroegtijdig diagnosticeren leidt tot daadwerkelijke gezondheidswinst.

4.4 Aanvullend onderzoek en het uitsluiten van ziekte

Bij het uitsluiten van ziekte gaat het erom dat bij een individuele patiënt door het verrichten van aanvullend onderzoek de a-posterioriwaarschijnlijkheid op een bepaalde ziekte heel laag wordt gemaakt. Net als bij de vraag over welke waarschijnlijkheid op het bestaan van een ziekte de start van een behandeling rechtvaardigt, geldt ook hier dat deze waarschijnlijkheid niet vastligt in regels en protocollen.

De aard en prognose van de ziekte die moet worden uitgesloten, de eventuele behandelingsopties, en allerlei patiëntafhankelijke factoren maken dat het onmogelijk is precies aan te geven bij welke residuele kans we een diagnose voldoende uitgesloten mogen achten. In zijn algemeenheid geldt echter bij het uitsluiten van ziekte nog méér dan bij het aantonen van ziekte, dat een gedegen anamnese en een adequaat lichamelijk onderzoek een redelijke inschatting kan verschaffen over de kans dat een bepaalde ziekte aanwezig is.

Soms dringen patiënten aan op aanvullend onderzoek. Vaak wordt hiermee beeldvormend onderzoek (scan) bedoeld, soms ook andere vormen van aanvullend onderzoek met een meer belastend karakter (endoscopieën, biopsieën, enz.). Bij dergelijke verzoeken gaat het om de impliciete vraag van de patiënt om een gevreesde aandoening uit te sluiten of om 'op tijd' een diagnose te stellen. Vaak hebben patiënten een groot vertrouwen in aanvullend technisch onderzoek en een minder groot vertrouwen in de waarde van anamnese, klinisch onderzoek en expertise alléén. Zij accepteren niet de op expertise gebaseerde inschatting van de clinicus dat de a-prioriwaarschijnlijkheid op de ziekte zodanig laag is dat aanvullend onderzoek nauwelijks nog bijdraagt aan het verder verlagen van deze waarschijnlijkheid. Ook accepteren zij soms niet dat – zelfs na het verkrijgen van een geruststellende uitslag – er residuele onzekerheid blijft bestaan.

Het is moeilijk weerstand te bieden aan de op zichzelf invoelbare wens van patiënten om zekerheid te verkrijgen omtrent hun gezondheidstoestand. Het is nog moeilijker, en in elk geval tijdrovender, om patiënten uit te leggen dat aanvullend onderzoek om bovenvermelde redenen vaak weinig zin heeft.

4.5 Aanvullend laboratoriumonderzoek

Algemeen oriënterend laboratoriumonderzoek wordt in de reumatologie heel vaak toegepast. In het algemeen gaat het hierbij om onderzoek aangevraagd bij het klinisch chemisch en bij het hematologisch laboratorium. Veelal gaat het hier om relatief goedkope testen die op een 'labformulier' worden aangevinkt en snel en 'in bulk' worden uitgevoerd in de routinelaboratoria van de ziekenhuizen. Deze testen beogen een globaal overzicht te geven van de globale werking van diverse (orgaan)systemen (bijv. nierfunctietesten, leverproeven, volledig bloedbeeld) en richting te geven aan pathofysiologische overwegingen (bijv. het bepalen van de bezinkingssnelheid (BSE) en het C-reactief proteïne (CRP) bij de vraag of er een ontstekingsziekte aanwezig is).

Het doel van aanvullend laboratoriumonderzoek valt uiteen in drie te onderscheiden onderdelen:

1. ondersteuning bij diagnose en prognose;
2. screenen op complicaties of andere ziekten;
3. monitoren van het beloop van de ziekte en de behandeling.

4.5.1 Ondersteuning bij diagnose en prognose

Aanvullend laboratoriumonderzoek heeft zeker een plaats ter ondersteuning van een klinisch reeds vermoede diagnose. Het aantonen van een verhoogde BSE of CRP kan wijzen op een inflammatoire reumatische aandoening (maar een normale BSE en CRP sluiten zo'n aandoening geenszins uit), en heeft daarenboven soms prognostische waarde (bijv. radiologische progressie bij een RA-patiënt).

Soms bevatten de classificatiecriteria voor reumatische ziekten componenten van eenvoudig aanvullend laboratoriumonderzoek.

4.5.2 Screenen

Screenen op complicaties of andere ziekten is vaak van beperkte waarde als patiënten geen klachten hebben die in deze richting wijzen. In de paragrafen over aantonen en uitsluiten van aandoeningen met een lage a-prioriwaarschijnlijkheid werd reeds betoogd dat screenen alleen in uitzonderlijke gevallen, en met gebruikmaking van uitzonderlijk goede testen, waardevol kan zijn.

Aanvullend laboratoriumonderzoek wordt in toenemende mate geadviseerd om in te schatten of patiënten met een reeds bekende diagnose lijden aan een relevante comorbiditeit (bv. het bepalen van het serum cholesterolgehalte bij een RA-patiënt), dan wel of er absolute of relatieve contra-indicaties zijn voor het instellen van een bepaalde behandeling.

4.5.3 Monitoren

Laboratoriumonderzoek wordt in de reumatologische praktijk standaard ingezet om het beloop van de ziekte en het succes en de veiligheid van behandeling te monitoren.

Vanuit statistisch-epidemiologisch perspectief is het monitoren van patiënten via laboratoriumonderzoek onderhevig aan minder onzekerheid dan het gebruik van een eenmalig gemeten, en dus op zichzelf staande, test voor diagnostische doeleinden. De verklaring is dat er in monitoringsituaties een beginwaarde voorhanden is, die de interpretatie van de test in de context van een individuele patiënt mogelijk maakt en de meerwaarde van de test sterk verbetert. Een voorbeeld kan dit wellicht verduidelijken (► aandachtsbox 4.3).

Aandachtsbox 4.3

Een normale, eenmalig gemeten uitslag van de transaminasen heeft weinig betekenis met betrekking tot het aantonen of uitsluiten van een leverziekte of complicatie. Een normale levertestuitslag voor het starten van methotrexaat, die ge-

a

ANA-testuitslag	auto-immuunsysteemziekte aanwezig (n=100)	auto-immuunsysteemziekte afwezig (n=100)	
positief	50	20	70
negatief	50	80	130
totaal	100	100	200

Odds-ratio: 4
Sensitiviteit: 0.50
Specificiteit: 0.80
Voorspellende waarde v/e positieve ANA-test: 71%

b

ANA-testuitslag	auto-immuunsysteemziekte aanwezig (n=10)	auto-immuunsysteemziekte afwezig (n=190)	
positief	5	38	43
negatief	5	152	157
totaal	10	190	200

Odds-ratio: 4
Sensitiviteit: 0.50
Specificiteit: 0.80
Voorspellende waarde v/e positieve ANA-test: 12%

Figuur 4.3 Diagnostische twee-bij-tweetabel om de karakteristieken van de ANA-test voor het stellen van de diagnose auto-immuunsysteemziekte te berekenen. In beide gevallen worden 200 patiënten met- en zonder auto-immuunsysteemziekte getest.

volgd wordt door een stijging van de transaminasen tot vijf keer het uitgangsniveau na het starten van methotrexaat, maakt het heel waarschijnlijk dat de methotrexaat verantwoordelijk is voor de ontstane afwijkingen.

4.6 Aanvullend immunoserologisch onderzoek

Immunoserologisch onderzoek neemt een speciale plaats in binnen het palet van laboratoriumonderzoek in de reumatologie. Dit is niet zozeer omdat immunoserologische testen zich anders gedragen dan andere diagnostische testen, maar vooral omdat reumatologie in veel ziekenhuizen de medische discipline is die bij uitstek wordt geconfronteerd met afwijkende immunoserologische uitslagen, door collegae van andere disciplines aangevraagd. Een typisch voorbeeld staat in ▶ casus 4.1.

Casus 4.1

Een 72-jarige vrouwelijke patiënt wordt door de oogarts verwezen met de vraag of er sprake is van een reumatologische systeemziekte. Deze patiënte is door de oogarts gezien vanwege een 'pijnlijk rood oog'. De oogarts heeft vastgesteld dat er sprake is van episcleritis en weet dat deze aandoening in beginsel kan voorkomen bij tal van auto-immuunsysteemziekten, zoals RA, vasculitis en sarcoïdose. Hij heeft een positieve immunofluorescentietest op antinucleaire antilichamen (ANA) gevonden. Verdere typering van deze ANA leverde geen bekende antilichaamspecificiteit op.

De reumatoloog ziet patiënte, stelt vast dat er geen belangrijke voorgeschiedenis is die wijst op het bestaan van een systeemziekte, en verneemt van haar dat zij geen klachten of symptomen heeft die zouden kunnen wijzen op het bestaan van een systeemziekte.

Hij verricht een kort toegepast lichamelijk onderzoek en vindt evenmin afwijkingen. Omdat hij inschat dat de a-prioriwaarschijnlijkheid op het bestaan van een auto-immuunsysteemaandoening bij al deze negatieve bevindingen erg laag is – hij weet immers dat auto-immuunziekten zich zelden of nooit na het 70ste levensjaar manifesteren – en omdat hij de beperkte testkwaliteiten van de immunofluorescentietest op ANA kent, redeneert hij dat de positieve ANA-test een aspecifieke bevinding is (fout-positief) en ziet op basis daarvan af van verder onderzoek.

Casus 4.1 illustreert een veelvoorkomende misvatting in de medische praktijk van alledag. Het feit dat een bepaalde onderzoeksbevinding (hier: episcleritis en positieve ANA-test) op *groepsniveau* is geassocieerd met een bepaalde ziekte (hier: auto-immuunsysteemziekte) wil nog niet zeggen dat een *individuele* patiënt met zo'n bevinding een belangrijk verhoogde kans op die ziekte heeft.

De uitwerking van dit voorbeeld, die weer teruggrijpt op het theorema van Bayes, geeft dit goed aan (Figuur 4.3). Het voorbeeld lijkt op dat in ◘ figuur 4.2, maar steekt in vanuit een iets ander perspectief. De a-prioriwaarschijnlijkheid op auto-immuunsysteemziekte bedraagt 50% in het eerste voorbeeld (◘ Figuur 4.3a) en 5% in het tweede voorbeeld (◘ Figuur 4.3b).

De associatie tussen een positieve ANA-test en het bestaan van een auto-immuunsysteemziekte blijkt duidelijk uit de kruistabel in ◘ figuur 4.3a: De odds ratio (OR) op het bestaan van een auto-immuunsysteemziekte bij een positieve ANA-test is 4 (= (50:20)/(50:80)), of in andere woorden: in dit cohort van streng geselecteerde patiënten en controles is de kans op het bestaan van een auto-immuunsysteemziekte vier keer groter als de ANA-test positief is dan als de ANA-test negatief is. We spreken van een (statistische) associatie.

In de algemene praktijk waaruit dit klinische voorbeeld is genomen, geldt echter dat de a-prioriwaarschijnlijkheid op het bestaan van een auto-immuunsysteemziekte bij een 72-jarige patiënte zonder richtinggevende klachten en symptomen uitgesproken laag is (bijvoorbeeld 5%, maar waarschijnlijk nog lager). Het getallenvoorbeeld in ◘ figuur 4.3b beschrijft hoe dit uitpakt voor de hypothetische situatie dat tweehonderd patiënten met een presentatie gelijk aan die van de patiënte in het voorbeeld worden getest met behulp van de ANA-test. De kans dat een dergelijke patiënt een systemische auto-immuunziekte heeft als de ANA-test positief is (de PPV), bedraagt slechts 12% (en waarschijnlijk veel lager, als men bedenkt dat het a-priori-risico op systeemziekte in feite lager is dan de 5% die we als uitgangspunt hebben gekozen). Merk op dat de waarde van de odds ratio niet verandert door een aanpassing van de a-prioriwaarschijnlijkheid.

Deze schijnbare paradox (een relevante associatie op groepsniveau (OR=4), maar een tegenvallende diagnostische meerwaarde op individueel patiëntniveau) komt zo vaak voor in de medische praktijk van alledag, dat weinigen zich het belang er (nog) van realiseren. Het gevolg is nodeloze ongerustheid en onduidelijkheid bij patiënten en hun behandelaren, kostenverslindende overdiagnostiek en mogelijk overbehandeling. Duidelijk is dus dat het 'odds-ratio-concept' geen goed handvat biedt bij de toepassing van diagnostische testen in de praktijk van alledag. Het OR-concept overwaardeert een positieve (test)bevinding en plaatst het niet in de context van negatieve (test)bevindingen.

Probleem is dat vrijwel alle wetenschappelijke kennis op diagnostisch gebied is gebaseerd op dit OR-concept (dat veel gemakkelijker leidt tot statistisch significante resultaten). Er is echter een veel beter alternatief voorhanden om de waarde van een diagnostische test te kwantificeren: het 'likelihood-ratio(LR)-concept'.

De LR voor een positieve testuitslag (LR+) beschrijft de verhouding tussen het aantal keren dat een diagnostische test terecht positief is en het aantal keren dat een diagnostische test onterecht positief (fout-positief) is. Op identieke wijze kan een LR worden geformuleerd voor een negatieve testuitslag (LR-): de verhouding tussen het aantal keren dat een test onterecht negatief (fout-negatief) is en het aantal keren dat een test terecht negatief is. Merk op dat een test dus beter is naarmate de LR+ groter is en de LR- kleiner.

Hoewel er geen algemeen geaccepteerde afkappunten voor klinisch relevante LR's bestaan, wordt vaak aangegeven dat de LR+ ten minste 4 moet zijn, wil een diagnostische test enige waarde hebben in de klinische praktijk. De LR- zou lager dan 0,3 moeten zijn. Gebruikmakend van de getallen in ◘ figuur 4.3b kan worden berekend dat de LR+ van de ANA-test in dit voorbeeld 2,5 is en de LR- van de ANA-test 0,40: niet echt bijdragend, dus.

4.7 Aanvullend beeldvormend onderzoek

Beeldvormend onderzoek neemt een belangrijke plaats in binnen de reumatologische praktijk van alledag. De interpretatie van de uitslag van beeldvormend onderzoek verschilt niet wezenlijk van die van het aanvullend laboratoriumonderzoek (► par. 4.5). Ook hier geldt dat testen feilbaar zijn en de uitslag van onderzoek vaak een grotere mate van zekerheid suggereert dan in werkelijkheid kan worden waargemaakt.

Eerst en vooral ontbreken vaak de meest elementaire testkwaliteiten (sensitiviteit en specificiteit) van beeldvormende onderzoeken. Dit lijkt een ietwat triviale opmerking, maar dat is het niet wanneer men zich realiseert dat – in tegenstelling tot de hoge mate van standaardisatie die is bereikt bij routinelaboratoriumonderzoek – standaardisatie bij het verrichten van, en vooral het beoordelen van, beeldvormend onderzoek vaak ver te zoeken is.

In het algemeen geldt dat de diagnostische waarde van beeldvormend onderzoek sterk afhankelijk is van de uitvoerder ('operator-dependent') en de beoordelaar ('interpreter-dependent'). Het blijkt uitermate moeilijk om uitvoering en interpretatie te standaardiseren en voorts blijft in het algemeen onduidelijk welke invloed deze factoren precies hebben op het uiteindelijke resultaat.

Bij de popularisering van geavanceerd beeldvormend onderzoek wordt de diagnostische onzekerheid in het algemeen sterk onderbelicht. Het door reumatologen uitgevoerde echografisch onderzoek van het bewegingsapparaat (dat bij uitstek gevoelig is voor 'operator- and interpreter-dependency') maakt zijn snelle opmars in de praktijk van alledag zonder dat de diagnostische meerwaarde ervan voldoende is bewezen.

MRI van het bewegingsapparaat wordt steeds vaker in de reumatologische praktijk voor diagnostische doeleinden toegepast bij patiënten bij wie niet duidelijk is of ze een aandoening hebben, en zo ja, welke aandoening dat zou kunnen zijn. Vertaald in diagnostisch-epidemiologische termen gaat het hier om testen bij een (zeer) lage a-prioriwaarschijnlijkheid.

» Betekent dit dan dat aanvullend beeldvormend onderzoek van generlei waarde is in de reumatologische praktijk? «

Aanvullend beeldvormend onderzoek kan juist in belangrijke mate bijdragen aan het verkrijgen van voldoende diagnostische zekerheid wanneer het oordeelkundig wordt toegepast. Enkele regels zijn hier van belang.

Ten eerste dient – net als bij elke vorm van aanvullend onderzoek – de a-prioriwaarschijnlijkheid van ziekte voldoende hoog (tussen de 40 en 60%) te zijn. Er moet een gerede en beargumenteerbare kans zijn dat de betreffende patiënt aan de aandoening lijdt. Dus moet van tevoren impliciet vaststaan aan welke aandoening wordt gedacht. De MRI-aanvraag met de vraagstelling 'Zijn er afwijkingen?' voldoet niet aan deze eis.

Ten tweede dient de uitslag die wordt afgegeven, met de nodige omzichtigheid te worden geïnterpreteerd. Dat wil zeggen: in de context van de klachten en symptomen van de patiënt. Dit heeft tot gevolg dat onverwachte bevindingen (die niet passen bij het klinisch beeld van de patiënt) veel vaker worden toegeschreven aan toeval (meetfout) of worden bestempeld als toevalsbevinding zonder klinische consequenties.

Ten derde verdient het aanbeveling aanvullend beeldvormend onderzoek in het kader van diagnostische criteria of classificatiecriteria nauwgezet uit te voeren en te interpreteren volgens de richtlijnen van de ontwerpers van deze criteriasets (standaardisatie), en voorzichtig te zijn met de eigen ideeën over uitvoering en interpretatie, of die van de radioloog.

In de volgende paragrafen worden de verschillende vormen van beeldvormend onderzoek en hun plaats in de reumatologische praktijk kort beschreven.

4.7.1 Conventioneel röntgenonderzoek in de reumatologie

'Gewone' röntgenfoto's nemen een belangrijke plaats in binnen de diagnostiek van reumatische aandoeningen. Röntgenonderzoek leent zich prima voor het afbeelden van benige structuren van gewrichten en wervelkolom, maar beeldt het kraakbeen en de weke delen niet – of slechts indirect – af.

Bij RA wordt vrijwel routinematig geadviseerd om röntgenopnames van handen en voeten te maken. Het is bekend dat de mate van gewrichtsschade in gewrichten van handen en voeten representatief is voor beschadiging in andere gewrichten. In principe kan op röntgenfoto's van handen en voeten worden vastgesteld of er voor RA karakteristieke erosies zijn en of er sprake is van gewrichtsspleetversmalling. Gewrichtsspleetversmalling wordt beschouwd als indirecte maat voor kraakbeenverlies. Kraakbeen zelf wordt echter niet afgebeeld op een röntgenfoto en de gewrichtsruimte die door kraakbeen wordt ingenomen, beeldt zich op een röntgenfoto af als gewrichtsspleet. Bij reumatische ontstekingsziekten (zoals RA), maar ook bij degeneratieve ziekten (zoals artrosis deformans) treedt gewrichtsspleetversmalling op als uiting van kraakbeenverlies. Bij ernstige, onbehandelde RA ontstaan uiteindelijk de voor RA karakteristieke gewrichtsdeformaties, waarbij op de röntgenfoto's vaak de normale gewrichtsanatomie geheel verloren is gegaan. Heden ten dage is dit 'tekstboekvignet' zeldzaam geworden.

Herhaald radiologisch onderzoek van handen en voeten (eens per jaar of vaker indien gewenst) wordt in de klinische praktijk toegepast om 'radiologische progressie' vast te stellen. Deze progressie kan worden gemeten met behulp van speciale scoringsmethoden (bijv. Sharp-score), maar deze methoden zijn te arbeidsintensief om in de normale klinische praktijk toe te passen. Er zijn echter eenvoudiger methoden ontwikkeld voor de gangbare klinische praktijk (bijv. de 'simple erosion and narrowing score', SENS).

Röntgenonderzoek van de bekkengewrichten (sacro-iliacale (SI-)gewrichten) en van de wervelkolom wordt routinematig

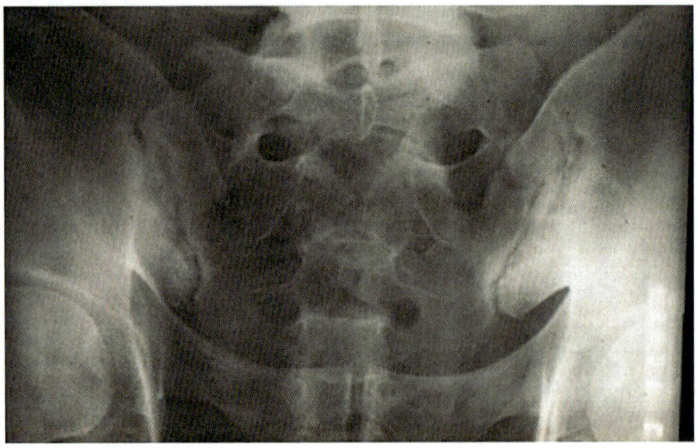

Figuur 4.4 Röntgenopname van het bekken met sacro-iliitis graad 3 beiderzijds.

toegepast bij de diagnostiek van aandoeningen uit het spondyloartritis (SpA-)spectrum, bijvoorbeeld spondylitis ankylopoetica (de ziekte van Bechterew) (Figuur 4.4). Ziekten uit het SpA-spectrum worden gekenmerkt door botnieuwvorming (ankylose, syndesmofiyten), die op röntgenfoto's kan worden vastgesteld. Bij SpA kunnen echter ook erosies van de SI-gewrichten en wervelkolom voorkomen.

Bij degeneratieve ziekten, zoals artrosis deformans, kan röntgenonderzoek dienen om de mate van beschadiging van het gewricht (of wervelkolom) in beeld te brengen. Bij artrose treedt primair kraakbeenverlies op, zich uitend in gewrichtsspleetversmalling of (in de wervelkolom) discopathie. Vaak worden echter ook verschijnselen van botnieuwvorming gezien. Voorbeelden zijn sclerose en osteofytvorming. Voorts worden bij een minderheid van de patiënten erosies gevonden (erosieve artrose). In dergelijke gevallen is het diagnostisch onderscheid tussen artrose en inflammatoire ziekten (RA, artritis psoriatica) soms lastig.

Conventioneel röntgenonderzoek heeft zijn plaats in de diagnostiek van een scala aan andere reumatische ziekten. Het gaat hierbij dan meestal om het aantonen van enige vorm van beschadiging van bot en/of kraakbeen.

Een speciale toepassing van röntgenonderzoek is contrastartrografie, waarbij een röntgencontrastmiddel, eventueel samen met lucht (dubbel-contrast), in het gewricht wordt ingebracht, waarna opnames worden gemaakt. Deze techniek wordt nog wel toegepast ter beoordeling van kraakbeenstructuren en ligamenten (bijv. in knie en schouder), maar is grotendeels vervangen door MRI.

4.7.2 Computertomografie (CT)

De voordelen van CT boven conventionele radiografie zijn:

- een betere resolutie;
- de mogelijkheid tot het vervaardigen van cross-sectionele afbeeldingen;
- de mogelijkheid om (via de computer) afbeeldingen te creëren in meerdere doorsnedes.

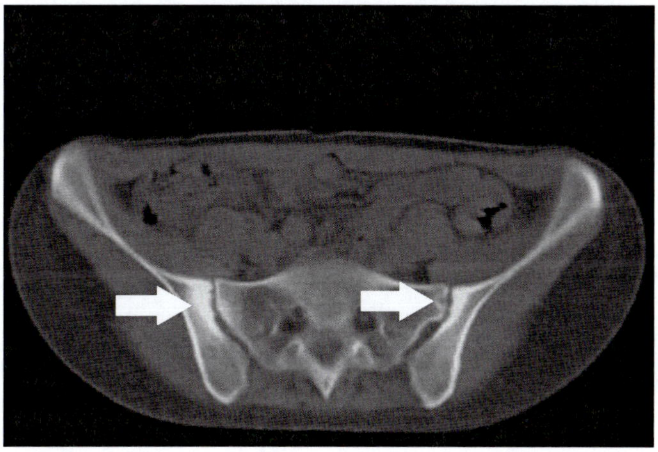

Figuur 4.5 Opname computertomografie van de SI-gewrichten met erosie en sclerose (pijlen).

CT heeft zijn waarde vooral bij de diagnostiek van aandoeningen in gewrichten, waarvan de beeldvorming wordt bemoeilijkt door overliggende structuren. Voorbeelden zijn het sternoclaviculaire gewricht, het enkelgewricht (met name subtalair) en het SI-gewricht (Figuur 4.5). Een relatief nadeel van CT in vergelijking met MRI is de stralenbelasting.

CT is superieur aan conventioneel röntgenonderzoek, en zelfs aan MRI, voor wat betreft het afbeelden van bot (hoge contrastresolutie voor bot versus weke delen), maar is niet of minder geschikt om kraakbeen en weke delen af te beelden. CT-artrografie, waarbij jodiumhoudend contrastmiddel (met of zonder lucht) wordt ingebracht, staat een betere beoordeling van synovium, kraakbeen en ligamenten toe, maar is heden ten dage vanwege het invasieve karakter merendeels vervangen door MRI-onderzoek.

4.7.3 Magnetic resonance imaging (MRI)

Een groot voordeel van MRI is dat er geen sprake is van ioniserende stralenbelasting. Een MRI-afbeelding is gebaseerd op de verdeling van waterstofkernen (protonen) die worden 'aangestraald' door een sterk magnetisch veld. MRI kan tomografische afbeeldingen van hoge kwaliteit leveren van elk vlak in het menselijk lichaam (van transversaal tot sagittaal), waarbij bot, kraakbeen, ligamenten, pezen en spieren goed van elkaar kunnen worden onderscheiden op basis van hun protondichtheid.

Er bestaan verschillende MRI-sequenties, elk met hun eigen doel. Een zogeheten 'T1-gewogen' opname en een 'proton-density' opname dienen voor het afbeelden van anatomische structuren (bot, kraakbeen, vetweefsel, ligamenten). Een 'T2-gewogen' opname en een 'short-tau inversion recovery' (STIR-)opname geven vooral informatie over de aanwezigheid van vocht (oedeem, ontsteking) en zijn in de reumatologie van grote waarde om pathologische processen (synovitis, hydrops, ontsteking) af te beelden.

MRI-onderzoek wordt in toenemende mate toegepast om artritis te detecteren in gewrichten die klinisch moeilijk zijn te beoordelen, of waarbij klinisch onderzoek geen eenduidig antwoord geeft. Opgemerkt dient te worden dat diagnostische criteria en classificatiecriteria gebaseerd zijn op de aanwezigheid van klinisch waarneembare artritis en dat een uitslag van MRI-onderzoek niet zomaar een uitslag van klinisch onderzoek in deze criteria kan vervangen.

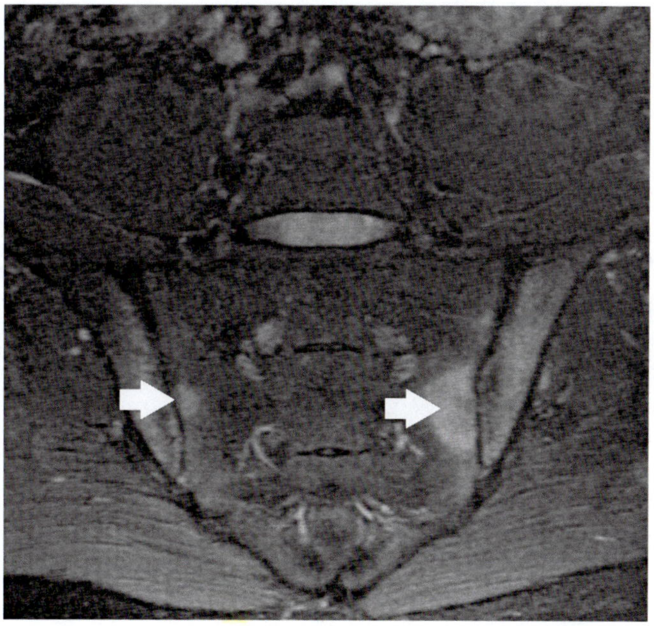

Figuur 4.6 MRI-opname (STIR-sequence) van de SI-gewrichten met typische afwijkingen passend bij beenmergoedeem (pijlen) beiderzijds.

Door middel van MRI kunnen ook erosies worden aangetoond bij patiënten met RA of artritis psoriatica. Punt van discussie is of MRI-erosies altijd overeenkomen met radiologische erosies. MRI lijkt gevoeliger voor het opsporen van erosies dan röntgenonderzoek, maar is ook minder specifiek (MRI-erosies verdwijnen soms na enige tijd).

MRI wordt in toenemende mate ingezet in klinische trials met RA-patiënten om ontstekingsactiviteit te vervolgen en progressie van erosies vast te stellen. Er zijn gevalideerde scoringsmethoden voorhanden (bijv. RAMRIS-score), die zich echter niet lenen voor toepassing in de klinische praktijk.

MRI-onderzoek wordt ook toegepast bij de diagnostiek, prognostiek en monitoring van aandoeningen uit het SpA-spectrum. MRI toont immers duidelijk of er sprake is van beenmergoedeem (ontsteking) van de SI-gewrichten en wervelkolom (Figuur 4.6). Botnieuwvorming (syndesmofieten, ankylose) kan eveneens via MRI worden gevisualiseerd. Ook voor het scoren van ontstekingsactiviteit bij patiënten met SpA zijn methoden ontwikkeld, bijvoorbeeld activity.

De belangrijkste nadelen van MRI in de reumatologie zijn beperkte beschikbaarheid, lange 'scan-time', hoge kosten en problemen met interpreteerbaarheid.

4.7.4 Echografie

Echografie is gebaseerd op de detectie van terugkaatsende geluidsgolven die worden uitgezonden door een zogeheten 'transducer'. Deze transducer ('echokop') wordt gehanteerd en be-

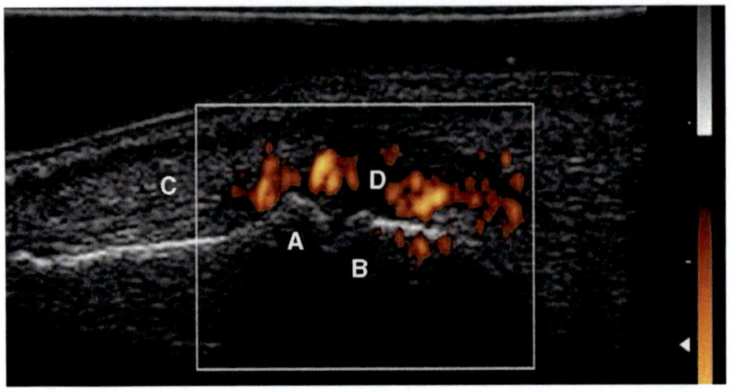

Figuur 4.7 Dorsale longitudinale scan van een PIP-gewricht van een patiënt met RA. De afbeelding toont 'PDUS-synovitis' graad 3 (ernstige synoviale hypertrofie (GS) en een sterk verhoogd dopplersignaal (oranje-geel)). **A** kopje van de proximale falanx; **B** basis van de distale falanx; **C** extensorpees; **D** gewrichtsruimte.

stuurd door de onderzoeker, voorheen de radioloog, tegenwoordig steeds vaker de in echografie gespecialiseerde reumatoloog. De werking van echografie berust op het principe dat geluidsgolven worden uitgezonden door de transducer, weerkaatst door de onderliggende weefsels, opnieuw worden opgevangen door dezelfde transducer en worden omgezet in zwart-witbeelden ('gray-scale ultrasound'). Een speciale techniek, de dopplerechografie, maakt het mogelijk bloedstromen te detecteren. De zogeheten powerdopplertechniek heeft een grotere sensitiviteit die het mogelijk maakt kleinere bloedvaten in weefsels te detecteren. De techniek heeft haar waarde bewezen bij de diagnostiek van ontstoken synovium (met toename van bloedvaten en bloeddoorstroming) (Figuur 4.7).

Door middel van echografie kunnen synovitis en erosies (RA) worden vastgesteld en kan de ernst ervan worden vervolgd. Daarom wordt echografie in toenemende mate toegepast bij de diagnostiek van inflammatoire ziekten met artritis en enthesitis (SpA). Scoringsmethoden zijn ontwikkeld voor toepassing in klinisch wetenschappelijk onderzoek.

Voorbeelden van andere klinische toepassingen in de reumatologie zijn het aantonen van cuff-rupturen in de schouder, kniekuilcysten (Baker-cyste), ontstoken (met vocht gevulde) bursae, ganglions en carpaletunnelsyndroom. Voorts kan echografie van nut zijn bij de precieze lokalisatie van intra-articulaire injecties, vooral bij moeilijk toegankelijke gewrichten, zoals het heupgewricht.

4.7.5 Radionuclidescintigrafie

Deze techniek – die berust op beeldvorming door gammastralen, uitgezonden door radio-isotopen die daartoe in de bloedbaan worden ingespoten – wordt nog steeds veelvuldig toegepast in de reumatologie om ontstekingsprocessen en actieve botprocessen op te sporen, maar verliest geleidelijk terrein aan MRI en echografie. De reden is dat de scintigrafische beelden van inferieure kwaliteit zijn in vergelijking met MRI en echografie. Benadrukt dient te worden dat scintigrafie, in tegenstelling tot MRI en echografie, informatie geeft over metabole processen (bijv. verhoogde botactiviteit).

De belangrijkste isotoop in de reumatologie is Technetium 99m (Tc 99m), die bindt aan het in bot aanwezige hydroxyapatiet. Een verhoogd botmetabolisme, dat kan optreden bij een scala aan pathologische processen, leidt zodoende tot stapeling van Tc 99m en lokaal verhoogde stralingsemissie, met een 'hot spot' tot gevolg. Andere 'tracer-isotopen' zijn Gallium 67 en Indium 111, beide met een gevoeligheid voor ontsteking.

In het algemeen kan worden gesteld dat radionuclidescintigrafie te weinig sensitief en specifiek is bij de diagnostiek van ontstekingsziekten in de reumatologie.

4.7.6 Positronemissietomografie (PET)

PET is een functionele beeldvormende techniek, waarbij gebruik wordt gemaakt van radionucliden die positronen (deeltjes met een massa van elektronen, maar een tegengestelde lading) uitzenden. Het meest frequent toegepaste radionuclide in PET is Fluor 18 (in de vorm van fludeoxyglucose F18; ^{18}FDG), dat stapelt in processen met een (verhoogd) glucosemetabolisme.

De PET-techniek wordt heden ten dage gecombineerd met CT-scanning (PET/CT) om een precieze lokalisatie van laesies mogelijk te maken. PET/CT vindt zijn toepassingen voornamelijk in de oncologie (diagnostiek en stadiëring van tumoren). De toepassingen van PET/CT in de reumatologie zijn beperkt, maar de aanwezigheid en activiteit van synovitis kan via deze techniek worden vastgesteld. Een interessante nieuwe toepassing is het detecteren van allerlei vormen van vasculitis (bijv. reuscelarteriitis).

4.8 Invasief onderzoek

Tot de categorie van invasief onderzoek behoren onderzoek van de synoviaalvloeistof (verkregen na gewrichtspunctie), onderzoek van weefsel (verkregen via synoviumbiopsie), artroscopisch gewrichtsonderzoek (in feite beeldvormend onderzoek) en een aantal minder frequent uitgevoerde diagnostische onderzoeken, zoals huidbiopsieën, huid-spier-fasciebiopsieën en spierbiopsieën.

Net als bij aanvullend laboratoriumonderzoek en aanvullend beeldvormend onderzoek geldt hier dat de diagnostische waarde in sterke mate wordt bepaald door de mate van waarschijnlijkheid op de gezochte aandoening (▶ casus 4.2).

Casus 4.2

Bij een patiënt met recidiverende aanvallen van pijn en zwelling van het eerste metatarsofalangeaal gewricht, die zich presenteert met een acuut gezwollen, extreem pijnlijk kniegewricht, geldt kristalonderzoek van het via punctie verkregen gewrichtsvocht uit de knie als sluitstuk voor de diagnose jicht. De a-prioriwaarschijnlijkheid op jicht als oorzaak van deze acute gewrichtsontsteking is bij deze patiënt ten minste 50%. Het aantonen van dubbelbrekende kristallen onder de polarisatiemicroscoop verhoogt deze a-priorikans tot een a-posterioriwaarschijnlijkheid van bijna 100%; meer dan genoeg om de diagnose jicht te stellen en een behandeling in te stellen.

Voor vele invasieve onderzoeken zijn deze getallen echter niet zo duidelijk. Onderzoek van synoviaal weefsel wordt in het algemeen verricht voor experimentele doeleinden en niet voor diagnostiek. Het is onduidelijk in welke mate 'sampling error' (door wie uitgevoerd? hoeveel biopten? op welke plaats?) de uitslag van de testen beïnvloedt. Het is onduidelijk of verschillende aandoeningen inderdaad kunnen worden onderscheiden op grond van hun histologisch beeld.

4.9 Sequentieel testen

In dit hoofdstuk werd betoogd dat aanvullend onderzoek het meest zinvol is wanneer er een voldoende hoge a-prioriwaarschijnlijkheid bestaat op de aanwezigheid van een bepaalde ziekte. Hierbij werd er steeds van uitgegaan dat deze a-prioriwaarschijnlijkheid werd 'vastgesteld' op basis van anamnese, lichamelijk onderzoek en klinische expertise (ervaring). Vaak blijkt dit 'klinische handwerk' inderdaad voldoende om een verantwoorde inschatting van de waarschijnlijkheid op een bepaalde ziekte te maken, en kan een gerichte aanvraag voor aanvullend onderzoek leiden tot voldoende diagnostische zekerheid. Het voorbeeld bij uitstek is jicht (► casus 4.2).

In toenemende mate wordt in de geneeskunde gebruikgemaakt van sequentieel testen. Hiermee wordt bedoeld dat opeenvolgende aanvullende testen worden toegepast om de diagnostische waarschijnlijkheid te vergroten. Bedenk hierbij dat in beginsel ook de anamnese en het lichamelijk onderzoek de typische kenmerken vertonen van diagnostisch onderzoek, met inherent daaraan de principes van onzekerheid. Elke vorm van aanvullend onderzoek is dus eigenlijk sequentieel diagnostisch onderzoek.

Meervoudig aanvullend onderzoek wordt tegenwoordig bijvoorbeeld toegepast bij de diagnostiek van axiale SpA. De classificatiecriteria voor axiale SpA zijn gebaseerd op het principe dat bij aandoeningen met verschillende – maar niet per se obligate – verschijnselen en symptomen de waarschijnlijkheid op de aanwezigheid van de ziekte toeneemt naarmate méér symptomen en verschijnselen bij dezelfde patiënt kunnen worden vastgesteld. Volgens deze theorie neemt de waarschijnlijkheid op de diagnose axiale SpA bij een 25-jarige mannelijke patiënt met chronische lagerugpijn in belangrijke mate toe naarmate hij respectievelijk een verhoogd CRP-gehalte in het bloed heeft, hij drager is van het HLA-B27 antigeen en hij een positieve MRI van de SI-gewrichten heeft.

Op dit principe van sequentieel testen zijn diagnostische algoritmes gebaseerd. In feite wordt door het toepassen van elke successieve aanvullende test de a-prioriwaarschijnlijkheid (dus voor het toepassen van de volgende test) verhoogd, totdat voldoende diagnostische zekerheid is verkregen. Dit is wat ervaren clinici automatisch doen wanneer zij complexe aandoeningen diagnosticeren: de aandoening waarnaar wordt gezocht staat bij voorbaat vast op basis van anamnese en lichamelijk onderzoek. De uitslag van elk afzonderlijk aanvullend onderzoek wordt geïnterpreteerd in de context van deze waarschijnlijkheidsdiagnose en vervolgstappen worden alleen genomen indien dit waardevol is. Op deze wijze ontstaat een logisch en dus begrijpelijk diagnostisch bouwwerk dat uiteindelijk geloofwaardigheid verschaft aan de gestelde (of verworpen) diagnose.

4.10 Conclusies

In dit hoofdstuk is beschreven hoe aanvullende diagnostische testen zich in het algemeen gedragen in de klinische praktijk. De mogelijkheden van aanvullend bloedonderzoek en aanvullend beeldvormend onderzoek in de reumatologie werden kort besproken.

Opgemerkt werd dat onzekerheid inherent is aan diagnostisch testen. Diagnostische onderzoeken kunnen foute uitslagen opleveren en de clinicus en de patiënt moeten met deze onzekerheid leven.

Elke vorm van aanvullende diagnostiek moet worden geïnterpreteerd in het licht van de klinische presentatie en moet hierin worden ingepast. Aanvullende diagnostiek is het meest doelmatig als er een voldoende hoge a-prioriwaarschijnlijkheid bestaat op een diagnose die voor het uitvoeren van de test al werd overwogen (differentiaaldiagnostisch denken).

In de reumatologische praktijk van alledag dient de reële waarde van aanvullend diagnostisch onderzoek niet te worden overschat. De ervaren reumatoloog kan vaak uit de voeten met zijn kennis en zijn opgebouwde ervaring, maakt gepast gebruik van aanvullend onderzoek en interpreteert de uitslagen van dit onderzoek in de context van de patiënt.

Kernpunten

- Elke diagnostische test kan foute resultaten geven. De sensitiviteit en specificiteit van een test zijn grootheden die enig inzicht geven in de kans op fout-positieve en fout-negatieve uitslagen.
- De waarde van aanvullende diagnostische onderzoeken (bloedonderzoek, beeldvormend onderzoek, invasief onderzoek) hangt in belangrijke mate af van de voorafkans op de aandoening waarnaar wordt gezocht. De meeste diagnostische testen 'presteren het best' bij een voorafkans op de ziekte van 40-60%.
- De voorafkans op een bepaalde diagnose wordt grotendeels bepaald door een gedegen anamnese en toegepast lichamelijk onderzoek.
- Immunoserologisch onderzoek neemt een speciale plaats in binnen het palet van laboratoriumonderzoek in de reumatologie.
- De interpretatie van de uitslag van aanvullend laboratoriumonderzoek en beeldvormend onderzoek verschilt niet wezenlijk van die van diagnostisch onderzoek in het algemeen. Ook hier geldt dat testen feilbaar zijn en de uitslag van onderzoek vaak een grotere mate van zekerheid suggereert dan dat in werkelijkheid kan worden waargemaakt.
- Elke vorm van aanvullende diagnostiek moet worden geïnterpreteerd in het licht van de klinische presentatie en moet hierin worden ingepast.

Differentiaaldiagnostische principes

E. Ton en J. Tekstra

5.1 Inleiding

Wanneer een patiënt zijn klachten aan de arts vertelt, zal er bij de arts een denkproces in gang worden gezet dat differentiaaldiagnostisch denken wordt genoemd. Naar aanleiding van het verhaal van de patiënt zullen er bij de arts richtinggevende vragen opgeroepen worden, waarmee hij het probleem voor zichzelf kan verduidelijken en waarmee hij verschillende mogelijke oorzaken (diagnoses) voor de klachten de revue laat passeren. Dit proces gaat ook nog door bij het lichamelijk onderzoek en bepaalt mede welke onderdelen van het lichamelijk onderzoek speciale aandacht zullen krijgen.

Het kan zijn dat het onderliggend probleem vrij snel helder is en dat er meteen een diagnose gesteld kan worden. Bij veel patiënten zijn er echter meerdere diagnoses mogelijk als verklaring voor de klachten en wordt er een differentiële diagnose (differentiaaldiagnose) opgesteld. De differentiaaldiagnose is een lijst van twee of meer mogelijke oorzaken (diagnoses) voor de klachten van de patiënt, gerangschikt in volgorde van waarschijnlijkheid. Deze differentiaaldiagnose bepaalt of er aanvullend onderzoek aangevraagd zal worden en welk onderzoek dat zal zijn.

Bij verwijzing naar de reumatoloog gaat het over het algemeen om klachten van de gewrichten of, in bredere zin, van het houdings- en bewegingsapparaat, al dan niet gepaard met klachten die doen denken aan een reumatische ontstekingsziekte (hieronder vallen ook de systemische auto-immuunaandoeningen). In dit hoofdstuk zullen we de kaders bespreken waarbinnen het differentiaaldiagnostisch denkproces voor reumatische ziektebeelden is vormgegeven.

5.2 Van probleemdefinitie naar differentiaaldiagnose

Het differentiaaldiagnostisch proces begint bij de anamnese, waarin klachten beschreven worden door de patiënt, gevolgd door uitdieping van deze klachten met behulp van gerichte vragen door de arts (▶ par. 3.2). Daarna volgt een gericht lichamelijk onderzoek (▶ par. 3.3). Op basis van de uitkomsten hiervan wordt het belangrijkste symptoom of hoofdprobleem gedefinieerd. Bij dit probleem hoort een differentiaaldiagnose. De meeste diagnoses in de reumatologie zijn klinische diagnoses, waarbij anamnese en lichamelijk onderzoek de belangrijkste pijlers zijn. Gericht aanvullend onderzoek (▶ H. 4) kan helpen de diagnose waarschijnlijker te maken of juist onwaarschijnlijker, en kan soms ook tot nieuwe probleemdefinities leiden met daarbij behorende differentiaaldiagnoses.

Er kunnen dus situaties zijn waarin meerdere problemen gedefinieerd worden, waarbij voor elk probleem apart een differentiaaldiagnose opgesteld kan worden (▶ casus 5.1).

Casus 5.1

Een 65-jarige man met zwelling, pijn en warmte van zijn rechterenkel vermeldt in de anamnese tevens gewichtsverlies en bij laboratoriumonderzoek worden anemie en een gestoorde nierfunctie gevonden.

Probleemlijst:
- artritis rechterenkel;
- gewichtsverlies;
- anemie;
- nierfunctiestoornis.

Elk van deze vier problemen heeft een eigen differentiaaldiagnose. Er zal uiteindelijk gestreefd worden naar een overkoepelende (differentiaal)diagnose.

Over het algemeen zal geprobeerd worden alle problemen of symptomen onder dezelfde diagnose onder te brengen. Dit is echter niet altijd mogelijk en dan kunnen er dus meerdere diagnostische trajecten naast elkaar lopen.

Bij het opstellen van probleemlijsten en bijbehorende differentiaaldiagnoses is het zo specifiek mogelijk benoemen van het probleem met de juiste terminologie van belang om tot een zo gericht mogelijke differentiaaldiagnose te komen. Alleen aan een diagnose kan uiteindelijk een gerichte behandeling gekoppeld worden.

Artritis is bijvoorbeeld geen diagnose, maar een beschrijving van een symptomatische gewrichtsafwijking (namelijk zwelling, warmte en pijn van een gewricht) en verdere uitwerking van het differentiaaldiagnostisch traject is nodig om tot de onderliggende diagnose te komen.

5.3 Patroonherkenning

Patroonherkenning is het kunnen onderscheiden van een patroon in de ruwe, ongezuiverde gegevens die gepresenteerd worden (klachten van de patiënt en specifieke bevindingen bij lichamelijk onderzoek), en die vertaald kunnen worden naar een mogelijke diagnose. Binnen het differentiaaldiagnostisch denkproces voor reumatische ontstekingsziekten speelt patroonherkenning een belangrijke rol. Reumatische ontstekingsbeelden hebben vaak karakteristieke patronen, waarbij epidemiologische kennis met betrekking tot reumatische ziekten belangrijk is, evenals het onderscheid tussen inflammatoire versus niet-inflammatoire klachten en het acuut versus chronisch ontstaan van de klachten. Patronen in het aantal, de grootte en de lokalisatie van aangedane gewrichten zijn eveneens richtinggevend aan de diagnose, evenals het vóórkomen van extra-articulaire verschijnselen. Deze patronen zullen hierna nader worden toegelicht.

5.3.1 Patroonherkenning op basis van epidemiologie

Voor het opstellen van een differentiaaldiagnose worden naast de aspecten uit de anamnese en het lichamelijk onderzoek ook epidemiologische gegevens gebruikt. Kennis van het vóórkomen van aandoeningen in relatie tot leeftijd en geslacht (▶ casus 5.2) is van belang om de waarschijnlijkheid van de mogelijke diagnoses te bepalen (◘ tabel 5.1 en ◘ tabel 5.2). Daarnaast spelen voor een aantal reumatische aandoeningen specifieke risicofactoren een rol, zoals comorbiditeit, leefstijl of

Tabel. 5.1 Kans op een reumatisch ziektebeeld in relatie tot de leeftijdscategorie*

Aandoening	Leeftijd (jaren)		
	0-30	31-65	> 65
acuut reuma	+++	+	-
ANCA-geassocieerde vasculitis	-	+++	++
artrose	-	+	+++
spondylitis ankylopoetica (ziekte van Bechterew)	+++	+	-
fibromyalgie	+	+++	+
periodieke koortssyndromen	+++	+	+
polymyalgia rheumatica/arteriitis temporalis	-	+	+++
pseudojicht	-	+	+++
reumatoïde artritis	+	+++	++
syndroom van Sjögren	-	+++	+
systemische lupus erythematosus (SLE)	++	++	+
systemische sclerose	-	+++	+
ziekte van Takayasu (Takayasu-arteritis)	+++	+	-

* De relatieve kans op ontstaan per diagnose per leeftijdscategorie: - vrijwel nooit, + zelden, ++ vaak, +++ meestal. De relatieve kansen op ontstaan zijn voor de verschillende diagnoses onderling niet te vergelijken: +++ voor RA in de leeftijdscategorie 31-65 jaar staat niet voor hetzelfde aantal patiënten met bijvoorbeeld koortssyndromen tussen 0-30.

Tabel. 5.2 Reumatische ziektebeelden met een evident verschil in voorkomen in relatie tot geslacht (verhouding man:vrouw)

Aandoening	Man	Vrouw
spondylitis ankylopoetica	1	1
fibromyalgie	1	9
jicht	8	1
polymyalgia rheumatica / arteriitis temporalis	1	3
reumatoïde artritis	1	3
systemische lupus erythematosus (SLE)	1	9
syndroom van Sjögren	1	10
systemische sclerose	1	5
Takayasu-arteritis	1	9

medicatiegebruik. Voorbeelden hiervan zijn nierinsufficiëntie bij jicht, roken bij reumatoïde artritis en het gebruik van immuunsuppressiva bij bacteriële artritis. Waar relevant worden deze risicofactoren in de desbetreffende ziektebeeldspecifieke hoofdstukken besproken.

Casus 5.2

Een 22-jarige vrouw met blanco voorgeschiedenis heeft sinds twee weken last van zwelling en pijn in haar rechterknie en komt op uw spreekuur. Bij deze minimale gegevens is de differentiaaldiagnose op basis van leeftijd en geslacht: reactieve artritis, een andere spondyloartritis, de ziekte van Lyme of traumatische artritis.

Betreft het echter een 65-jarige man met hypertensie en sinds een dag heftige pijn en zwelling van de rechterknie, dan wordt de differentiaaldiagnose: jicht, septische artritis, pseudojicht of artritis bij artrose.

5.3.2 Patroonherkenning op basis van inflammatoire versus niet-inflammatoire kenmerken

Inflammatoire gewrichtsklachten zijn gewrichtsklachten die primair worden veroorzaakt door een onderliggend ontstekingsproces. Niet-inflammatoire gewrichtsklachten zijn gewrichtsklachten die veroorzaakt worden door een primair mechanisch proces, zoals overbelasting of slijtage, of een verandering in pijnbeleving, zoals bij chronische pijn.

Na een open begin van de anamnese zal de reumatoloog een aantal gestructureerde vragen stellen voor een snelle en simpele oriëntatie richting een inflammatoire of niet-inflammatoire oorzaak (tabel 5.3). Bij lichamelijk onderzoek is de aanwezigheid van gewrichtsontsteking (zwelling, warmte, pijn van een gewricht en vaak bewegingsbeperking: artritis) al dan niet in combinatie met extra-articulaire verschijnselen richtinggevend voor een reumatische ontstekingsziekte als oorzaak voor de klachten. Bij reumatische ontstekingsziekten worden kenmerken die buiten het gewricht gelegen zijn, extra-articulaire ver-

Tabel. 5.3 Vragen bij anamnese (en de bijbehorende antwoorden) voor simpele en snelle oriëntatie richting inflammatoire versus niet-inflammatoire klachten

Vraag	Antwoord	
	Inflammatoir	Niet-inflammatoir
Op welk moment van de dag zijn de klachten het hevigst?	– 's ochtends en 's nachts – in rust	– 's middags en 's avonds – na belasting
Neemt de pijn toe door belasting?	nee, de pijn vermindert juist bij bewegen	ja, de pijn neemt toe bij belasting en vermindert juist bij rust
Wanneer is er stijfheid en hoe lang duurt de stijfheid?	er is ochtendstijfheid; deze duurt > 30 minuten	er is startstijfheid (en -pijn) na rust, ook gedurende de dag; deze stijfheid is kortdurend
Zijn er algemene verschijnselen, zoals koorts of gewichtsverlies?	ja, mogelijk	nee
Zijn er bijkomende klachten, zoals Raynaud of huidafwijkingen?	ja, mogelijk	nee

Tabel. 5.4 Globale indeling van reumatische ziektebeelden gerelateerd aan locatie van de klachten*

	Inflammatoir beeld	Niet-inflammatoir beeld
gewrichten/perifeer	jicht (monoartritis) RA (polyartritis)	osteonecrose (monoarticulair) artrose (mono- of polyarticulair)
rug/axiaal	spondylitis ankylopoetica	spondylose, osteoporotische wervelinzakking, lumbago
weke delen	SLE, systemische sclerose, dermatomyositis	gelokaliseerd: tenniselleboog gegeneraliseerd: fibromyalgie

* Per cel enkele voorbeelden. Voor de differentiaaldiagnostiek van inflammatoire gewrichtsaandoeningen zie ▶ aandachtsbox 5.1 en ◘ tabel 5.5.

schijnselen genoemd en deze kunnen velerlei zijn (zie verder onder ▶ aandachtsbox 5.1 en ◘ tabel 5.6).

Het onderscheid tussen inflammatoire en niet-inflammatoire klachten is zeer bepalend voor de differentiaaldiagnose en daarmee voor de behandeling. Bij pijn in of rond een gewricht zonder klinische tekenen van gewrichtsontsteking, zoals warmte en zwelling, wordt bij lichamelijk onderzoek nadrukkelijker naar de pezen en peesaanhechtingen, slijmbeurzen en kenmerken van artrose (benige verdikking en/of crepitaties en/of bewegingsbeperking) gekeken. Niet-inflammatoire aandoeningen, zoals trauma, lokale irritatie door overbelasting, fibromyalgie en artrose, zullen dan hoger in de differentiaaldiagnose staan. ◘ Tabel 5.4 geeft een globale indeling van reumatische ziektebeelden op basis van inflammatoire versus niet-inflammatoire kenmerken, gerelateerd aan locatie van de klachten.

5.3.3 Patroonherkenning op basis van acute versus chronische artritis

Gewrichtsontstekingen kunnen acuut of chronisch voorkomen, en dit kan mede richting geven aan de diagnose. Onder acute artritis wordt verstaan een artritis die binnen één tot enkele dagen is ontstaan, onder chronisch een artritis met bestaansduur van ≥ zes weken. Voorbeelden van typisch acuut optredende gewrichtsontstekingen zijn jicht en bacteriële artritis. Reumatoide artritis en spondyloartritis zijn voorbeelden van chronisch verlopende ziekten.

Het onderscheid tussen acute en chronische artritis is overigens niet zwart-wit; jicht kan bijvoorbeeld bij mensen met nierinsufficiëntie als een chronische vorm van artritis voorkomen, zonder de typische jichtaanvallen.

5.3.4 Patroonherkenning op basis van gewrichtsbetrokkenheid bij artritis

Differentiaaldiagnose op basis van het aantal ontstoken gewrichten

Als er sprake is van artritis, kan er op grond van het aantal betrokken gewrichten een differentiaaldiagnose worden opgesteld. ◘ Figuur 5.1 toont een eenvoudige beslisboom met de meest voorkomende diagnoses, die gevolgd kan worden na het vaststellen van artritis.

Er wordt onderscheid gemaakt tussen aandoeningen waarbij in zijn algemeenheid maar één gewricht is aangedaan (monoartritis) en aandoeningen waarbij meerdere gewrichten zijn aangedaan. Deze laatste groep is onder te verdelen in oligoartritis (2-4 gewrichten ontstoken) en polyartritis (≥ 5 gewrichten ontstoken). Voor het overzicht zijn deze twee groepen samengevoegd, omdat er grote overlap is tussen beelden met oligo- en

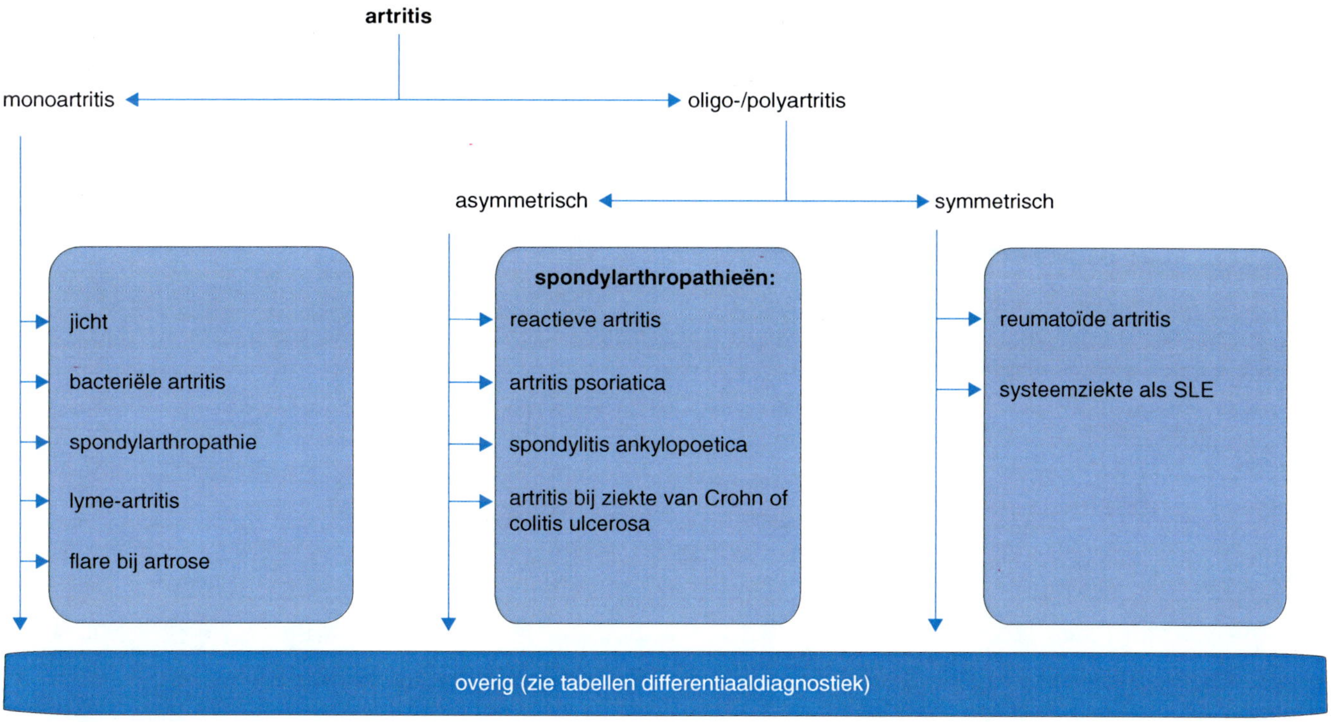

Figuur 5.1 Beslisboom diagnoses bij artritis.

polyartritis (zie voor differentiaaldiagnose van oligo-/polyartritis ▶ aandachtsbox 5.1.

Aandachtsbox 5.1 Differentiaaldiagnose van oligoartritis/polyartritis*

- reumatoïde artritis;
- spondylartropathie, zoals:
  - artritis psoriatica;
  - reactieve artritis;
  - spondylitis ankylopoetica;
  - artritis bij M. Crohn of colitis ulcerosa;
- juveniele idiopathische artritis;
- systeemziekten, zoals:
  - systemische lupus erythematosus (SLE);
  - systemische sclerose;
  - syndroom van Sjögren;
- microbieel/postmicrobieel:
  - gonokokkenartritis;
  - virale artritis (bijv. Parvo B19, rubella, hepatitis B);
  - poststreptokokken reactieve artritis;
- overig:
  - hemochromatose;
  - 'flare' van polyartrose;
  - polyarticulaire vorm van een ziektebeeld dat meestal monoarticulair voorkomt.

* Niet-uitputtend overzicht; weergave van de meest voorkomende ziektebeelden

Tabel. 5.5 Differentiaaldiagnose van monoartritis*

Monoartritis	Lijkend op monoartritis
– bacteriële artritis – jicht – pseudojicht – spondyloartritis (spondylartropathieën) – sarcoïdose (syndroom van Löfgren) – Lyme-artritis – artritis door een corpus alienum – ziekte van Behçet – paraneoplastische artritis – acuut reuma – artritis bij artrose ('flare')	– bursitis – hemartrose – artrose – osteomyelitis – osteonecrose – marsfractuur – erysipelas, cellulitis – intra- of periarticulaire maligniteit – ziekte van Paget van bot, bij een gewricht – dérangement interne, bijv. meniscuslaesie

* Niet-uitputtend overzicht; weergave van de meest voorkomende ziektebeelden.

Een kenmerkend voorbeeld van een aandoening met polyartritis is reumatoïde artritis; voor oligoartritis is dat reactieve artritis, een gewrichtsontsteking in reactie op een infectie elders in het lichaam (voor verdere informatie over deze ziektebeelden ▶ H. 7 en ▶ H. 8). Een uitgebreide differentiaaldiagnose van monoartritis staat vermeld in tabel 5.5. Een kenmerkend voorbeeld van monoartritis is jicht (voor verdere informatie over dit ziektebeeld ▶ H. 9).

Aandachtsbox 5.2

Het onderscheid tussen monoartritis en oligo-/polyartritis is niet altijd zwart-wit; aandoeningen die meestal monoarticulair voorkomen, kunnen zich (vaak onder speciale

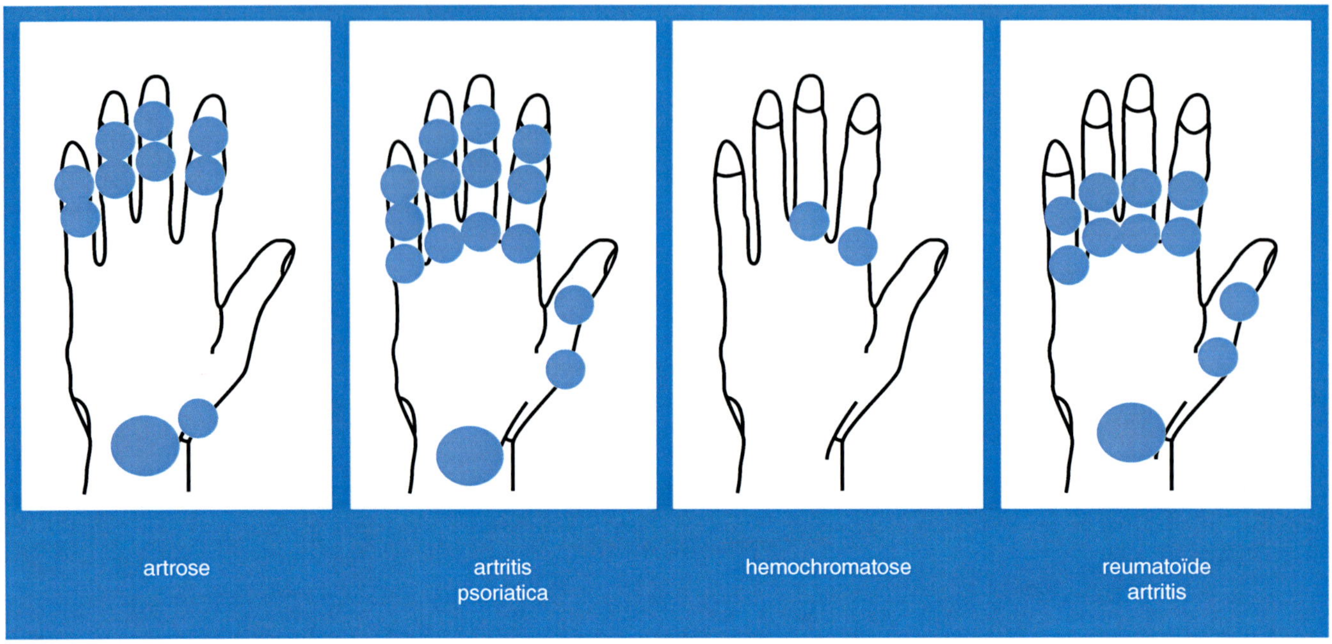

Figuur 5.2 Patroon van aandoeningen van pols- en handgewrichten bij enkele reumatische ziektebeelden.

omstandigheden) in meerdere gewrichten tegelijkertijd voordoen, zoals polyarticulaire jicht bij patiënten met nierinsufficiëntie. Daarnaast kunnen ziektebeelden, gekenmerkt door polyartritis, beginnen in één gewricht en zich pas later uitbreiden naar meerdere gewrichten. Een voorbeeld hiervan is reumatoïde artritis, met als eerste uiting artritis van een knie.

Differentiaaldiagnose op basis van grootte en lokalisatie van de ontstoken gewrichten

Het patroon van lokalisatie van de aangedane gewrichten bepaalt ook mede de differentiaaldiagnose. Er wordt onderscheid gemaakt tussen kleine gewrichten (hand, pols en voor- en middenvoet) of grote gewrichten (heupen, knieën, enkels, schouders en ellebogen) en symmetrie of asymmetrie in de gewrichtsbetrokkenheid.

RA is een typisch voorbeeld van een symmetrische artritis van de kleine hand- en voetgewrichten, waarbij van de kleine handgewrichten de PIP- en MCP-gewrichten ontstoken zijn en niet de DIP-gewrichten. Bij een spondyloartritis is er artritis van grote gewrichten (knie, heup, elleboog) met een asymmetrische verdeling.

Men moet zich realiseren dat de verschillende ziektebeelden vaak een kenmerkend patroon laten zien, maar zeker niet uitsluitend in dat patroon voorkomen. Dus andere mogelijke diagnoses moeten ook telkens worden overwogen.

Figuur 5.2 toont een illustratie van patronen van betrokken handgewrichten bij verschillende aandoeningen. Let op: niet bij iedereen met een van deze ziektebeelden zijn alle gewrichten op hetzelfde moment of tijdens het beloop van de ziekte betrokken.

Figuur 5.3 illustreert gewrichtsbetrokkenheid bij enkele veelvoorkomende reumatische ontstekingsziekten. Ook hier geldt dat niet bij iedereen met een van deze ziektebeelden alle gewrichten op hetzelfde moment of tijdens het beloop van de ziekte betrokken zijn. Bij de figuren waar aan één zijde een gewricht is ingekleurd, is dit ter illustratie van de asymmetrie (dus niet altijd rechtszijdig en niet uitsluitend eenzijdig).

5.3.5 Patroonherkenning op basis van extra-articulaire verschijnselen

Bij patroonherkenning van reumatische ontstekingsziekten worden, naast de patronen van de ontstoken gewrichten, ook extra-articulaire verschijnselen in ogenschouw genomen, omdat huid, nagels, ogen en slijmvliezen regelmatig onderdeel zijn van deze ontstekingsziekten en er tevens algemene verschijnselen kunnen optreden. Daarom wordt hier zowel bij de anamnese als bij het lichamelijk onderzoek nadrukkelijk aandacht aan besteed. De belangrijkste extra-articulaire manifestaties passend bij de verschillende ziektebeelden staan weergegeven in tabel 5.6.

5.4 Het aspect tijd

Alle hiervoor beschreven kenmerken tezamen leiden tot een klinisch beeld, dat in een aantal gevallen meteen typisch is voor een bepaalde diagnose, maar in andere gevallen meer tijd vraagt om tot een juiste diagnose te leiden. Voor diverse reumatische ontstekingsziekten geldt dat de diagnose vaak pas in de loop van de tijd duidelijk wordt, doordat zich steeds meer typische

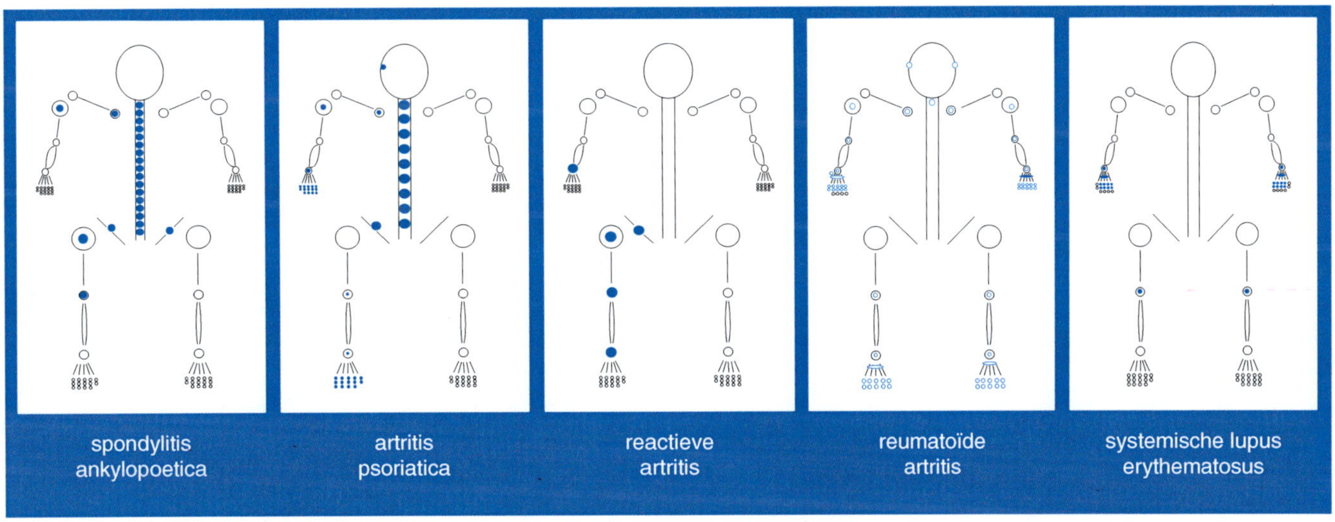

Figuur 5.3 Patroon van gewrichtsbetrokkenheid bij enkele reumatische ziektebeelden.

verschijnselen (na elkaar) kunnen manifesteren, die uiteindelijk bij elkaar genomen de diagnose vormen.

5.5 De rol van diagnostische criteria en classificatiecriteria

Diagnostische criteria

Diagnostische criteria zijn criteria die speciaal ontwikkeld zijn voor het stellen van een diagnose in de klinische praktijk.

Classificatiecriteria

Classificatiecriteria zijn criteria die speciaal ontworpen zijn om homogene, duidelijk omschreven groepen patiënten te selecteren voor wetenschappelijk onderzoek.

Diagnostische criteria hebben dus een ander doel dan classificatiecriteria. Reumatische diagnoses zijn overwegend klinische diagnoses, waarbij een gouden standaard en/of diagnostische criteria geheel of gedeeltelijk ontbreken. Voor het doen van wetenschappelijk onderzoek en om goed gedefinieerde patiëntenpopulaties te verzamelen zijn voor diverse reumatische diagnoses classificatiecriteria opgesteld. In de klinische praktijk worden, bij het ontbreken van diagnostische criteria, de classificatiecriteria nogal eens gebruikt om een diagnose te stellen. Omdat classificatiecriteria hiervoor niet zijn bedoeld, kan het gevaar bestaan dat hiermee een patiënt een terechte diagnose onthouden wordt, doordat hij nog niet aan de classificatiecriteria voldoet, terwijl hij de ziekte wel heeft. Andersom kan de patiënt ook een onterechte diagnose krijgen, doordat aan bepaalde classificatiecriteria voldaan wordt, terwijl de klinische diagnose toch anders is (▸ aandachtsbox 5.3).

Classificatiecriteria kunnen wel als leidraad in de klinische praktijk gebruikt worden, maar kunnen voor het stellen van de klinische diagnose niet doorslaggevend zijn

Aandachtsbox 5.3

Het onthouden van een terechte diagnose

Een jongeman met een klassieke klinische presentatie van beginnende spondylitis ankylopoetica zal niet aan de classificatiecriteria voldoen, omdat daarin radiologische afwijkingen zijn opgenomen die over het algemeen pas na een jaar of langer ontstaan.

Het stellen van een onterechte diagnose

Een patiënte met SLE, die daarbij symmetrische polyartritis met ochtendstijfheid heeft, voldoet aan de classificatiecriteria voor reumatoïde artritis, maar heeft dit niet. (Zij heeft artritis bij SLE.)

5.6 Bijdrage van aanvullende diagnostiek aan het differentiaaldiagnostisch proces

Het op onjuiste indicatie aanvragen en onjuist interpreteren van aanvullende diagnostiek kan leiden tot overdiagnostiek met potentiële gevaren voor de patiënt en onnodig hoge kosten voor de gezondheidszorg.

Artritis is een klinische bevinding en in ervaren handen eenvoudig vast te stellen; aanvullend onderzoek, zoals echo en MRI, draagt in de praktijk weinig bij aan het vaststellen ervan. Slechts bij uitzondering dragen echo en/of MRI bij aan de differentiaaldiagnose bij artritis.

Een gewrichtspunctie met inspectie van het synoviaalvocht en eventueel aanvullende diagnostiek op dit vocht kan zeker bijdragen aan de diagnostiek, bijvoorbeeld door het aantonen van jichtkristallen.

Gericht aanvullend onderzoek zal in de regel alleen plaatsvinden om een diagnose te ondersteunen of uit te sluiten, of om

Tabel. 5.6 Extra-articulaire verschijnselen en reumatische ontstekingsziekten

Verschijnselen	Reumatische inflammatoire ziektebeelden
Algemene verschijnselen	
– koorts	SLE, vasculitis, systemische sclerose, MCTD, RA, Sjögren, koortssyndromen
– gewichtsverlies	idem
– moeheid	idem
Huid	
– fotosensitiviteit	SLE, Sjögren, dermatomyositis
– ulcera	systemische sclerose, ziekte van Behçet, cryoglobulinemie, antifosfolipidensyndroom
– erytheem	SLE, dermatomyositis, AOSD
– livedo reticularis	SLE, antifosfolipidensyndroom, MCTD
– alopecia	SLE, MCTD
– pustulosis	psoriasis, gonokokkenartritis
– teleangiëctasieën	systemische sclerose, MCTD
– calcinose	systemsiche sclerose, MCTD, dermatomyositis
– tophi	jicht
– erythema nodosum	sarcoïdose, spondyloartritis, ziekte van Behçet
– psoriasis	artritis psoriatica
Slijmvliezen	
– ulcera	ziekte van Behçet, SLE
– droogte (sicca)	syndroom van Sjögren (secundair bij RA, SLE, systemische sclerose, MCTD)
– urethritis	reactieve artritis, gonokokkenartritis
– balanitis	reactieve artritis
Ogen	
– conjunctivitis	reactieve artritis, syndroom van Sjögren
– (epi)scleritis	RA, ANCA-geassocieerde vasculitis
– uveïtis	spondylitis ankylopoetica, sarcoïdose, ziekte van Behçet, JIA
Nagels	
– putjesnagels	artritis psoriatica
– olievleknagels	artritis psoriatica
– horlogeglasnagels	hypertrofische osteoartropathie
– splinterbloedinkjes	RA, vasculitis
fenomeen van Raynaud	systemische sclerose, MCTD, SLE
serositis	SLE, RA, hyper-IgD, FMF
trombose (arterieel en/of veneus)	antifosfolipidensyndroom, vasculitis, ziekte van Behçet
lymfadenopathie	SLE, syndroom van Sjögren, systemische sclerose, MCTD, AOSD
interstitieel longlijden	systemische sclerose, SLE, MCTD, syndroom van Sjögren, RA, vasculitis
perifere neuropathie	syndroom van Sjögren, vasculitis, SLE, RA, ziekte van Lyme
CZS-betrokkenheid	SLE, ziekte van Behçet, vasculitis, ziekte van Lyme, sarcoïdose

SLE: systemische lupus erythematosus; RA: reumatoïde artritis; MCTD: mixed connective tissue disease; JIA: juveniele idiopathische artritis; AOSD: adult-onset Still's disease; CZS: centraal zenuwstelsel; FMF: familial mediterranian fever.

andere uitingen van de ziekte aan te tonen. Hierbij moet aanvullend onderzoek aan de volgende voorwaarden voldoen:
- het moet aanvullende informatie geven op gegevens uit anamnese en lichamelijk onderzoek;
- de test moet voldoende onderscheidend zijn;
- de uitkomst moet therapeutische consequenties hebben (► aandachtsbox 5.4).

Aandachtsbox 5.4

Bij anamnestisch typische klachten van handartrose en bevindingen bij lichamelijk onderzoek die daarbij passen, zal een röntgenfoto van de handen met al dan niet afwijkingen passend bij artrose niets bijdragen. Deze uitslag heeft immers geen invloed op de diagnose, want die is klinisch al gesteld en zal ook niet van invloed zijn op de behandeling. Bovendien is de mate van klachten door artrose en de mate van radiologische afwijkingen bij artrose niet aan elkaar gerelateerd.

In sommige gevallen wordt aanvullend onderzoek alleen gebruikt als uitgangsituatie voor het monitoren van therapie, vaak gericht op het monitoren van bijwerkingen of ziekteprogressie.

Het bepalen van auto-immunoserologie moet worden beperkt tot die situaties waarin een systemische auto-immuunziekte sterk vermoed wordt op basis van gerichte anamnestische gegevens en bevindingen bij het lichamelijk onderzoek – en alleen om daarmee de diagnose te ondersteunen – of voor prognostische doeleinden. Het is voor de aanvragend arts dus belangrijk om te weten wat de betekenis is van aan- of afwezigheid van verschillende auto-antistoffen om de uitslag goed te kunnen interpreteren (► aandachtsbox 5.5). Vaak genoeg wordt auto-immunoserologie niet gericht aangevraagd, maar ter screening – dus zonder een goede indicatie. Een positieve uitslag kan dan leiden tot ongerustheid bij de aanvrager (en de patiënt), en onterechte doorverwijzing naar de reumatoloog of andere tweedelijnszorg kan het gevolg zijn. Dit geeft onrust bij de patiënt en werkt voor de gezondheidszorg kostenverhogend.

Aandachtsbox 5.5

Bij afwezigheid van artritis heeft bepaling van de reumafactor geen aanvullende waarde: zowel bij aan- als bij afwezigheid van reumafactoren wordt de diagnose reumatoïde artritis niet gesteld. De test is in de algemene populatie met lage pretest 'probability' (voorafkans) op de ziekte regelmatig positief; voor de diagnose RA is de aanwezigheid van artritis noodzakelijk.

Ook bij gericht aangevraagd aanvullend onderzoek kunnen overigens toevalsbevindingen voorkomen, die niet direct iets zeggen over de oorzaak (en dus de diagnose) die hoort bij de klachten van de patiënt. Een toevalsbevinding kan wel ten onrechte als oorzaak voor de klachten worden aangezien, zeker als te veel belang aan het aanvullend onderzoek alleen wordt gehecht zonder de hele casus in ogenschouw te nemen (► casus 5.3).

Casus 5.3

Bij een oudere dame met koorts en acute pijn in de rug is er vermoeden op een bacteriële spondylodiscitis (infectie van een tussenwervelschijf). Er wordt een röntgenfoto van de wervelkolom gemaakt, waarop artrose van de wervelkolom te zien is. Dit is een juiste constatering en dus een juiste diagnose op grond van de foto alleen, maar niet de diagnose die ten grondslag ligt aan haar klachten: koorts en acute pijn passen niet bij artrose van de wervelkolom.

Te allen tijde is dus geboden kritisch te blijven ten aanzien van onderzoeksuitslagen en de interpretatie hiervan in relatie tot de klachten en de mogelijke oorzaak van die klachten. Zeker bij oudere mensen is de kans op toevalsbevindingen bij aanvullende diagnostiek groter dan bij jonge mensen. Veelvoorkomende toevalsbevindingen bij ouderen staan in ► aandachtsbox 5.6.

Aandachtsbox 5.6 Toevalsbevindingen

Veelvoorkomende toevalsbevindingen (= bevinding die **niet de oorzaak is** van de klacht of het probleem) bij ouderen (> 65 jaar):

Bij laboratoriumonderzoek:
- verhoogd urinezuur;
- aanwezigheid van reumafactoren in serum;
- aanwezigheid van antinucleaire antistoffen (ANA) in serum;
- lichte tot matige verhoging van de BSE.

Bij röntgenonderzoek:
- artrose;
- spondylose;
- chondrocalcinose;
- vertebrale hyperostosis (diffuse idiopathische skeletale hyperostosis; DISH);
- wekedelenverkalkingen.

Binnen de reumatologie zijn er weinig aanvullende onderzoeken die als gouden standaard dienen voor het stellen van een diagnose. Microscopische en macroscopische beoordeling van synoviaalvloeistof (gewrichtsvloeistof) wordt vaak gebruikt voor het aantonen van kristalartritis of bacteriële artritis, maar geven niet altijd een definitief antwoord. De kweek van gewrichtsvloeistof bij een evident klinisch beeld van bacteriële artritis bijvoorbeeld laat lang niet altijd groei van bacteriën zien. Soms zijn andere kweken, zoals de bloedkweek, wel positief. De aanwezigheid van jichtkristallen in gewrichtsvloeistof zal in ieder geval jicht aantonen, maar het gelijktijdig voorkomen van een bacteriële infectie is daarmee niet uitgesloten.

Kernpunten

- Reumatische diagnoses zijn met name klinische diagnoses.
- Bij het differentiaaldiagnostisch proces inzake reumatische ziekten:
  - zijn vooral de anamnese en het lichamelijk onderzoek richtinggevend bij de probleemdefinitie en de daaruit voortvloeiende differentiaaldiagnose;
  - is bij het opstellen van de differentiaaldiagnose patroonherkenning bepalend, op basis van:
    - epidemiologische kennis;
    - herkenning van inflammatoir versus non-inflammatoir karakter;
    - acuut versus chronisch karakter;
    - het aantal betrokken gewrichten (monoarticulair vs. oligo-/polyarticulair);
    - locatie van de gewrichten (groot vs. klein, symmetrie);
    - het voorkomen van extra-articulaire verschijnselen;
  - moet bij het doen van aanvullende diagnostiek kritisch gekeken worden naar het nut hiervan:
    - Voegt het iets toe aan de klinische diagnose?
    - Is het onderscheidend voor de differentiaaldiagnostiek?
    - Heeft het behandelingsconsequenties?

Literatuur

Janssens HJEM, Lagro HAHM, Peet PG van, Gorter KJ, Pas P Van Der, Paardt M Van Der, Woutersen-Koch H. NHG-Standaard Artritis (M90). Huisarts Wet 2009;52(9):439-53.

Farmacotherapie van reumatische ziekten

M. Janssen

6.1 Inleiding

Het aantal farmacotherapeutische mogelijkheden voor de behandeling van reumatische ziekten is recent sterk toegenomen. Een beter inzicht in het ontstaan van de vele reumatische ziekten speelt hierbij een belangrijke rol. Omdat de meeste reumatische ziekten met pijn en stijfheid gepaard gaan, speelt een optimale behandeling van pijn en stijfheid een centrale rol in de begeleiding van patiënten met reumatische ziekten. Dit wordt het symptomatische deel van de behandeling genoemd. Dit symptomatische deel bestaat uit het bespreken van leefregels, adviseren van voldoende lichaamsbeweging in afwisseling met rust, voorschrijven van oefentherapie alsmede advisering door een ergotherapeut betreffende soms noodzakelijke hulpmiddelen en aanpassingen. Daarnaast is symptomatische medicamenteuze behandeling van pijn en stijfheid van belang.

Meer specifiek is genezing het doel van de behandeling van patiënten met reumatische ziekten. Vaak is dit echter nog niet mogelijk en dan is onderdrukken van ziekteactiviteit, waardoor schade aan gewrichten voorkomen wordt en de functie behouden blijft, het belangrijkste doel. Als curatieve behandeling kunnen bijvoorbeeld antibiotica bij bacteriële artritis aangemerkt worden, terwijl ziektemodulerende middelen (disease modifying antirheumatic drugs; DMARD's) de ziekteactiviteit van onder meer reumatoïde artritis onderdrukken alsmede schade en functieverlies beperken.

Kernpunt

- **De behandeling van reumatische ziekten is zowel gericht op symptoombestrijding als het zo effectief mogelijk onderdukken van ziekteactiviteit teneinde morbiditeit en schade op langere termijn te voorkomen.**

6.2 Behandeling van pijn, stijfheid en ontsteking

De medicamenteuze behandeling van pijn geschiedt volgens de pijnladder van de WHO (figuur 6.1). Start met een simpel pijnstillend middel (paracetamol). Indien onvoldoende effectief, voeg een niet-steroïd anti-inflammatoir middel (NSAID) toe. Indien de combinatie van paracetamol en NSAID niet effectief is, voeg een opioïd of zelfs een opiaat toe. Houd rekening met contra-indicaties en doseringinstructies. Probeer met de laagst mogelijke effectieve dosis uit te komen.

Analgetica worden onderverdeeld in niet-opioïden en opioiden. Hoewel de veiligheid van opiaten op korte en middellange termijn recentelijk beter onderzocht en gedocumenteerd is, dient chronische behandeling, gezien de kans op gewenning en verslaving, slechts in uitzonderlijke situaties te worden ingezet. De niet-opioïden oefenen hun werking uit via beïnvloeding van het perifere zenuwstelsel en kunnen worden onderverdeeld in een groep met uitsluitend pijnstillende werking (enkelvoudige analgetica) en een groep die zowel een pijnstillend als een ontstekingsremmend effect heeft (niet-steroïde anti-inflammatoire analgetica; NSAID's).

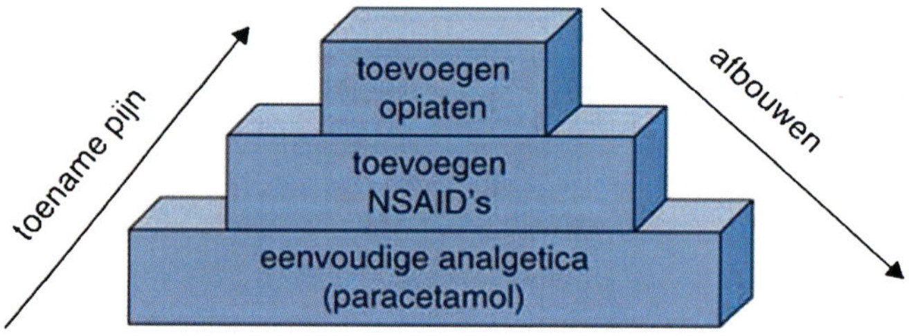

Figuur 6.1 Gemodificeerde pijnladder voor symptomatische behandeling van reumatische pijn.

6.3 Enkelvoudige analgetica

Van enkelvoudige analgetica, met als prototype paracetamol, wordt gebruikgemaakt wanneer de pijn beperkt of diffuus is en niet gepaard gaat met een actief ontstekingsproces. Dit betreft vooral niet-inflammatoire aandoeningen als artrose, schouderpijn en gegeneraliseerde pijnsyndromen met als voorbeeld het primaire-fibromyalgiesyndroom. Vooral ter behandeling van het primaire-fibromyalgiesyndroom worden naast paracetamol vele andere middelen toegepast. Van betekenis zijn tricyclische anti-depressiva (amitriptyline), noradrenaline/norepinefrine-heropnameremmers ofwel SNRI's (duloxetine), serotonine-heropnameremmers ofwel SSRI's (fluoxetine, paroxetine, venlafaxine) alsmede van oorsprong anti-epileptica als pregabaline en gabapentine, die ook ter behandeling van neuropathische pijnen worden gebruikt. Pregabaline en gabapentine hebben effecten op calciumkanalen en kunnen een analgetisch effect ontwikkelen door blokkade van het vrijkomen van verschillende neurotransmitters.

Tramadol is een morfineachtig middel of opioïd dat alléén of in combinatie met bijvoorbeeld paracetamol als analgeticum wordt toegepast. Bij alle genoemde middelen is maandelijkse/tweemaandelijkse controle op de werking en eventuele bijwerkingen gewenst.

Enkele voorbeelden van behandelschema's van niet-inflammatoire (gegeneraliseerde) pijn zijn weergegeven in tabel 6.1.

6.4 Anti-inflammatoire analgetica

Salicylaten verkregen uit het extract van wilgenbast (wilgenfamilie = *salicaceae*) werden al in de tijd van Hippocrates in de volksgeneeskunde toegepast als pijnbestrijders. Het lukte Felix Hoffman in 1899 om acetylsalicylzuur te synthetiseren. De ontdekking van cortison in 1948 door Hench vormde uiteindelijk (in 1952) de aanleiding tot het ontwikkelen van de eerste non-steroidal anti-inflammatory drug (NSAID), fenylbutazon. Men hoopte dat deze middelen niet de bijwerkingen, maar wel de werkzaamheid van cortison zouden hebben.

Anti-inflammatoire analgetica worden vaak gebruikt ter bestrijding van pijn en ontsteking bij inflammatoire aandoeningen. Daarnaast worden ze ook zeer frequent voorgeschreven ter bestrijding van pijn van andere origine, zoals door artrose en menstruatiepijn. De geregistreerde anti-inflammatoire analgetica zijn vaak zeer effectief, maar kennen bijwerkingen. Sommige NSAID's zijn zonder recept verkrijgbaar.

Tabel 6.1 Overzicht van geneesmiddelen, alsmede doseringen en mogelijke bijwerkingen, voor de behandeling van chronische niet-inflammatoire gegeneraliseerde pijn

Medicament	Doseringsschema	Mogelijke bijwerkingen
paracetamol	4dd 1000 mg	(zeer) zelden hoofdpijn
tramadol	4dd 50 mg, of 1dd 200 mg	sufheid, slaperigheid, een draaierig gevoel en een verminderd reactievermogen *Cave*: wisselwerking met antidepressiva
amitriptyline	startdosering 5-10 mg één uur voor slapen gaan; afhankelijk van effect via een tweewekelijks interval met 5 mg verhogen tot maximaal 50 mg	sufheid, slaperigheid, een verminderd reactievermogen en wazig zien, droge mond
duloxetine	startdosering 1dd 60 mg; zo nodig verhogen tot 2dd 60 mg	misselijkheid, duizeligheid, slaperigheid, droge mond
gabapentine	startdosering 1dd 300 mg; op geleide van de klachten in 3 weken verhogen tot maximaal 3600 mg, verdeeld over 3 giften	slaperigheid, duizeligheid, ataxie, virale infectie, vermoeidheid, koorts

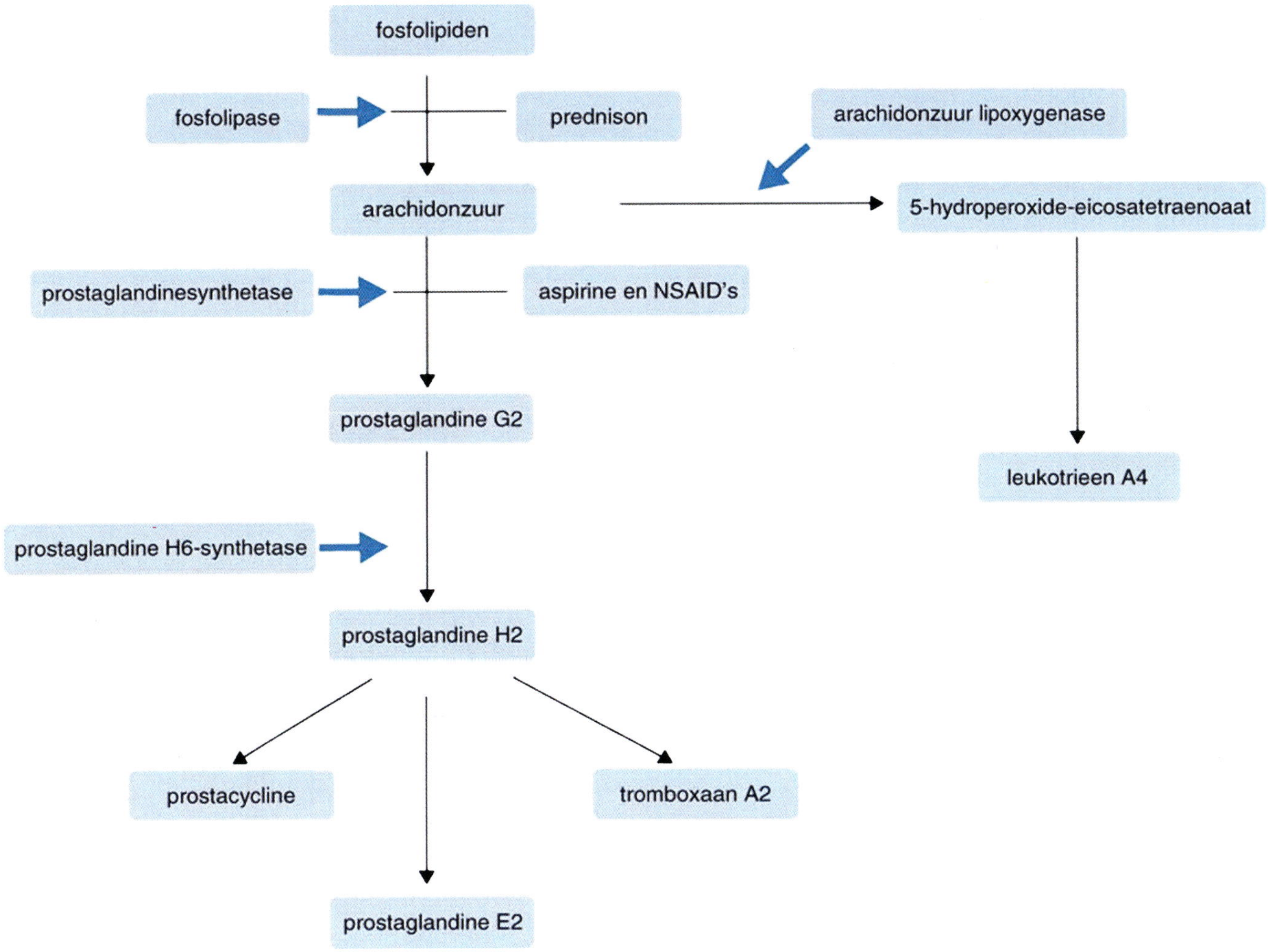

Figuur 6.2 Arachidonzuurmetabolisme.

6.4.1 Werking NSAID's

NSAID's behoren wereldwijd tot de meest voorgeschreven en gebruikte geneesmiddelen. Het werkingsmechanisme berust op de remming van de prostaglandinesynthese door remming van het enzym cyclo-oxygenase (COX). Naast dit belangrijke werkingsmechanisme, dat ook verantwoordelijk is voor de bijwerkingen van deze groep geneesmiddelen, zijn er andere gerelateerde mediatoren, zoals leukotriënen die onder invloed staan van NSAID's (figuur 6.2).

Tabel 6.2 Onderverdeling NSAID's in chemische groepen

Chemische groep	Stofnamen
salicylaten	acetylsalicylzuur, carbasalaatcalcium
azijnzuurderivaten	aceclofenac, diclofenac, indomethacine
oxicamderivaten	meloxicam, piroxicam
propionzuurderivaten	dexibuprofen, dexketoprofen, ibuprofen, ketoprofen, naproxen, tiaprofeenzuur
pyrazolinonderivaten	fenylbutazon
selectieve COX-2-remmers	celecoxib, etoricoxib, nabumeton, parecoxib

Aangenomen wordt dat de diverse NSAID's wat betreft effectiviteit onderling vergelijkbaar zijn. Tabel 6.2 toont een overzicht van de beschikbare groepen van NSAID's.

Gebleken is dat er een niet-voorspelbare interindividuele variabiliteit bestaat met betrekking tot werkzaamheid en tolerantie van NSAID's. Indien een patiënt onvoldoende reageert op een willekeurig NSAID, bestaat er een goede kans dat hij wel reageert op een NSAID uit een andere chemische groep. Het is ongewenst om combinaties van NSAID's te geven. Dat is immers niet effectiever dan monotherapie, maar vergroot wel de kans op bijwerkingen.

De salicylaten, die beschouwd worden als het prototype van de huidige NSAID's, werken iets anders dan de latere NSAID's. Door acetylering van de bindingsplaats ontstaat een blijvende blokkade van het COX-enzym, die in de meeste weefsels gecompenseerd wordt door een snelle turnover, maar in de kernloze trombocyt leidt tot een blijvende remming van de aggregatie van de trombocyt voor de rest van zijn levensduur. Dit is de reden waarom een lage dosis acetylsalicylzuur toegepast wordt bij cardiovasculaire profylaxe. Bij hogere doseringen acetylsalicylzuur, tot 7 gram per dag, treedt tevens de anti-inflammatoire werking in, die nog steeds gebruikt wordt in de behandeling van acuut reuma.

Aan het einde van de 20ste eeuw werd duidelijk dat de belangrijke bijwerking van NSAID's (ulceratie van de tractus digestivus, soms met bloedingen of perforatie) vooral te wijten is aan remming van een iso-enzym van cyclo-oxygenase: COX-1 (tabel 6.3).

Selectieve remming van het bij ontsteking tot expressie komende iso-enzym COX-2 leek de oplossing voor dit probleem. Helaas bleek de werkelijkheid een keerzijde te hebben. Omdat COX-2 ook tot expressie komt in de bloedvaten van cardiovasculair gecompromitteerde patiënten en het via de lokale productie van het vaatverwijdende prostacycline vaatafsluiting tegengaat, bleek de continue remming door deze geneesmiddelen van COX-2 te leiden tot een toename van cardiovasculaire incidenten. Daarom worden selectieve COX-2-remmers voorbehouden aan patiënten met een verhoogd risico op NSAID-gastropathie zonder risicofactoren voor cardiovasculair lijden.

Het is waarschijnlijk dat ook niet-selectieve NSAID's een licht verhoogd risico hebben op cardiovasculaire incidenten, waarbij naproxen wellicht de minst hoge kans hierop heeft. Parallel bleek ook dat de vochthuishouding en de nierfunctie vooral bij patiënten die al andere nefrotoxische medicamenten gebruiken of met een pre-existent verminderde nierfunctie of hartfalen, ongunstig beïnvloed werden. Bij deze patiënten zijn NSAID's gecontra-indiceerd (tabel 6.3). Bij patiënten met een verhoging van het risico op cardiovasculaire aandoeningen dient dan ook terughoudend te worden omgegaan met NSAID's en zeker geen COX-2-remmer te worden voorgeschreven.

Indien er sprake is van een verhoogde kans op ulcuslijden, is het verstandig een protonpompremmer (prototype omeprazol) als comedicatie te geven.

Sommige NSAID's (diclofenac, ibuprofen, naproxen) zijn ook als emulsie-gel verkrijgbaar ter behandeling van spier- en gewrichtspijn. Hoewel er misschien enige effecten op korte termijn zijn, zijn langdurige effecten nooit aangetoond. Van deze toedieningsvorm zijn geen renale of cardiovasculaire bijwerkingen gemeld.

Kernpunten

Aandachtspunten bij het gebruik van NSAID's:

- **Overweeg voorafgaand aan het gebruik van NSAID's eerst het gebruik van paracetamol.**
- **Bij het gebruik van NSAID's bestaat de kans op gastro-intestinale bijwerkingen.**
- **Bij het gebruik van NSAID's bestaat de kans op cardiovasculaire bijwerkingen.**
- **Bij het gebruik van NSAID's bestaat de kans op renale bijwerkingen.**
- **Vermijd combinaties van NSAID's (let op zelfmedicatie).**
- **Acetylsalicylzuur heeft interactie met NSAID's.**
- **Let op de balans tussen effect en risico's.**

6.5 Disease modifying antirheumatic drugs (DMARD's)

De laatste jaren heeft de behandeling van reumatische ziekten een enorme vlucht genomen door de introductie van veel nieuwe ziektemodificerende middelen (DMARD's). De behandeling met DMARD's werd geïntroduceerd met als doel de ziekteactiviteit te verminderen en schade te voorkomen. Vóór de introductie van de nieuwe DMARD's was het niet ongebruikelijk dat aandoeningen

Tabel 6.3 Bijwerkingen van NSAID's

gastro-intestinaal	– oesofagitis – ulcera/bloeding/perforatie – exacerbatie van colitis
cardiovasculair	– cardiovasculaire incidenten, zowel hart als CZS
beenmerg	– trombocytopenie – leukocytopenie – aplastische anemie – trombocytenaggregatieremming
nieren	– vochtretentie – (reversibele) nierinsufficiëntie – interstitiële nefritis – nefrotisch syndroom – papilnecrose
huid	– pruritis – exantheem – urticaria
centraal zenuwstelsel	– hoofdpijn – duizelingen

als reumatoïde artritis uitsluitend symptomatisch met NSAID's werden behandeld. De sterke toename in therapeutische mogelijkheden geldt vooral voor de patiënt met reumatoïde artritis (RA) en wordt geïllustreerd door een opvallende terugval van ziektecomplicaties als gewrichtsdestructie, vasculitis en amyloïdose.

Een of misschien wel de enige gemeenschappelijke eigenschap van DMARD's is dat ze de ziekte in gunstige zin modificeren en zelfs in remissie kunnen brengen. Tegenwoordig worden de DMARD's in vier groepen ingedeeld (tabel 6.4).

Methotrexaat (7,5-30 mg, 1× per week) heeft steeds duidelijker een centrale plaats in de behandeling van RA ingenomen. Als monotherapie is methotrexaat in staat om bij 50% van de recent ontstane RA-patiënten remissie te induceren en te behouden. In combinatie met andere DMARD's, waaronder hydroxychloroquine, sulfasalazine, prednison, ciclosporine en de biologicals, is methotrexaat evident synergistisch. Combinatietherapie vormt dan ook meer en meer de hoeksteen van de behandeling van RA en het wordt steeds duidelijker dat de resultaten van combinatietherapie beter zijn dan van monotherapie. Nagenoeg alle biologicals worden in combinatie met methotrexaat toegepast om het beste resultaat te bereiken, alleen tocilizumab (anti-IL-6R mAb) is als monotherapie even effectief.

In combinatie met methotrexaat wordt met biologicals bij ruim 60% van de patiënten een effectieve onderdrukking van de ziekteactiviteit bereikt. Biologicals worden parenteraal, waarvan sommige intraveneus in dagbehandeling, toegediend. Om het beste resultaat te bereiken is het van belang om in de vroegst mogelijke fase van de ziekte te starten en daarna de resultaten van de behandeling frequent te evalueren, zodat op geleide van de nog aanwezige ziekteactiviteit de behandeling kan worden bijgesteld.

Indien na het bereiken van remissie de DMARD-therapie wordt gestaakt, blijft ongeveer 15% van de patiënten in langdurige klinische remissie.

Tabel 6.4 Overzicht van DMARD's

werking via modulering van verschillende onderdelen van de ontstekingscascade	– hydroxychloroquine/chloroquine – sulfasalazine – methotrexaat – leflunomide – aurothiomalaat
targeted therapie (biologicals)	**TNF-blokker:** – adalimumab – certolizumab pegol – etanercept – golimumab – infliximab **B-celdepletie:** – rituximab **costimulatieblokkade:** – abatacept (CTLA-4-Ig) **anti-IL-6R:** – tocilizumab **anti-IL-1R:** – anakinra **anti-IL-1 monoklonaal antilichaam:** – canakinumab **kinaseremmers:** – tofacitinib – fostamatinib
glucocorticoïden	– prednison
immuunsuppressiva	– azathioprine – cyclofosfamide – ciclosporine – mycofenolaat mofetil

CTLA-4-Ig: Cytotoxisch T-lymfocyt-associated antigen 4 en het Fc-fragment IgG1 anti-IL-6R: anti-interleukine-6-receptor; anti-IL-1R: anti-interleukine-1-receptor

6.5.1 Biologicals

De verschillende biologicals hebben verschillende aangrijpingspunten. Toch zijn er grote overeenkomsten in effectiviteit en veiligheid.

Adalimumab is een humaan monoklonaal antilichaam, dat zich richt tegen TNF-α. Het bindt zich specifiek aan TNF en neutraliseert de biologische functie door de interactie met p55 en p75 celoppervlak-TNF-receptoren te blokkeren.

Certolizumab pegol is een gehumaniseerd antilichaamfragment tegen TNF-α, dat met behulp van recombinant-technologie is geproduceerd. Het bindt zich specifiek aan TNF-α, waardoor de activiteit ervan geblokkeerd wordt en een TNF-gemedieerde respons wordt voorkomen.

Etanercept is een humaan TNF-receptor-p75-Fc-fusie-eiwit (bestaande uit een humane TNF-α-receptor en een humaan immuunglobuline), geproduceerd met recombinant-DNA-technologie. Etanercept bindt zich specifiek en met grote affiniteit aan TNF-α en lymfotoxine, waardoor de biologische activiteit van TNF wordt geremd en een TNF-gemedieerde respons wordt voorkomen.

Golimumab is een humaan monoklonaal antilichaam. Het bindt zich specifiek aan TNF-α, waardoor de activiteit ervan wordt geblokkeerd en een TNF-gemedieerde respons wordt voorkomen.

Infliximab is een humaan-muis chimerisch IgG1-monoklonaal antilichaam dat met hoge affiniteit bindt aan zowel oplosbare als transmembrane vormen van TNF-α, maar niet aan TNF-β. Hierdoor wordt de biologische activiteit van TNF geremd.

Tocilizumab is een gehumaniseerd monoklonaal antilichaam, dat zich bindt aan de receptor voor IL-6. Daardoor voorkomt het binding van IL-6 aan zijn receptoren en vermindert de ontstekingsreactie.

Abatacept is een humaan fusie-eiwit, dat wordt geproduceerd met recombinant-DNA-techniek. Het remt costimulatie door selectieve competitieve binding aan CD80- en CD86-receptoren. Door verminderde activatie van humane T-lymfocyten wordt de productie van antigeenspecifiek TNF-α, interferon-γ en interleukine-2 door T-lymfocyten geremd.

Rituximab is een chimerisch humaan-muis monoklonaal antilichaam, dat bestaat uit een Fc-domein en Fab-domein. Het Fab-domein bindt zich specifiek aan het CD20-antigeen op B-lymfocyten en activeert via het Fc-domein immunologische effectorfuncties, resulterend in celdood van B-cellen. Het aantal B-cellen in perifeer bloed herstelt zich meestal vanaf zes maanden.

Kinaseremmers zijn de eerste oraal toepasbare biologicals. Op dit moment zijn er twee veelbelovende doelwitten, namelijk januskinase (JAK; prototype medicament tofacitinib) en milttyrosinekinase (Syk; prototype medicament fostamatinib). Remming van deze kinasen leidt tot een verminderde productie van pro-inflammatoire cytokinen en daardoor een vermindering van de ontstekingsactiviteit.

Anakinra is een interleukine-1-receptorantagonist die – in combinatie met methotrexaat – zelden wordt toegepast bij de behandeling van reumatoïde artritis. Anakinra wordt verder toegepast bij ernstige auto-inflammatoire aandoeningen en bij adult-onset Still's disease.

Canakinumab, een interleukine-1 monoklonaal antilichaam, wordt toegepast bij de behandeling van systemische juveniele idiopathische artritis en andere ernstige auto-inflammatoire koortssyndromen.

De behandelschema's van de verschillende biologicals worden weergegeven in tabel 6.5.

Tabel 6.5 Behandelschema's van biologicals

Klasse	Middel	Aanbevolen startdosering
TNF-α-blokkers	adalimumab	40 mg/sc per twee weken
	certolizumab pegol	400 mg/sc op tijdstip 0, 2 en 4 weken en vervolgens 200 mg per 2 weken
	etanercept	50 mg/sc per week of 2× 25 mg/sc per week
	golimumab	50 mg/sc 4 weken
	infliximab	3 mg/kg op tijdstip 0, 2 en 6 weken en vervolgens iedere 8 weken per infusie
anti-IL-6R monoklonale antilichamen	tocilizumab	8 mg/kg/4 weken (minimaal 480 en maximaal 800 mg per infusie)
anti-CD80/CD86 monoklonale antilichamen	abatacept	500 mg (tot 60 kg), 750 mg (60-100 kg) of 1000 mg (>100 kg) per infusie op tijdstip 0, 2 en 4 weken en vervolgens iedere 4 weken
anti-CD20 monoklonale antilichamen	rituximab	2× 500 mg of 2× 1000 mg i.v. op tijdstip 0 en 15 dagen

6.5.2 Voorzorgmaatregelen en veiligheid van biologicals

Alvorens te starten met biologicals dienen actieve en latente infecties, zoals tuberculose en hepatitis B, te worden uitgesloten.

De bijwerkingen van biologicals betreffen vooral gelokaliseerde en gegeneraliseerde overgevoeligheidsreacties, een verhoogde gevoeligheid voor infectieziekten en opportunistische infecties, waaronder reactivatie van tuberculose.

Sommige biologicals veroorzaken afwijkingen in het bloedbeeld of kunnen bestaand ernstig hartfalen verergeren.

Tocilizumab kan een verhoging van het cholesterolgehalte en hypertensie induceren.

6.5.3 Overige indicaties van biologicals

Na de introductie bij RA hebben DMARD's, waaronder de biologicals, ook een belangrijke plaats verkregen in de behandeling van andere reumatische ziekten, zoals artritis psoriatica, spondyloartritis (prototype spondylitis ankylopoetica) en juveniele idiopathische artritis (JIA). Combinatietherapie is bij deze aandoeningen minder gebruikelijk dan bij RA. Voor de behandeling van JIA met biologicals wordt de dosering aangepast aan het lichaamsgewicht.

Biologicals worden sporadisch toegepast bij de behandeling van sarcoïdose, ernstige therapieresistente polymyositis en de ziekte van Takayasu. De anti-interleukine-1-receptor anakinra wordt vaak met succes toegepast bij koortssyndromen als het Muckle-Wells-syndroom, het chronic inflammatory neurological cutaneous articular (CINCA)/neonatal onset multisystem inflammatory disease (NOMID-)syndroom en adult-onset Still's disease.

Tabel 6.6 In 2013 geregistreerde indicaties en rationele indicaties van de verschillende biologicals

	infliximab	adalimumab	etanercept	golimumab	certolizumab pegol	tocilizumab	anakinra	rituximab	abatacept
Geregistreerde indicaties									
RA	x[1]	x[2]	x[2]	x[1]	x[1]	x[1]	x[1]	x[3]	x
JIA		x	x			x			x
spondylitis ankylopoetica	x	x	x	x					
artritis psoriatica	x	x	x	x					
Rationele Indicaties (definitie zie tekst hierna)									
Muckle-Wells-syndroom							x		
CINCA-syndroom							x		
adult-onset Still's disease							x		
Takayasu-arteritis			x						
granulomatose met polyangiitis			x						
hidradenitis suppurativa	x		x						
sarcoïdose	x	x							
ziekte van Behçet	x	x							
pyoderma gangrenosum	x	x							
ernstige therapieresistente polymyositis	x		x						

[1] in combinatie met MTX; [2] voor optimaal effect in combinatie met MTX; [3] na falen TNF-blokker

Rituximab, een B-cel depleterend monoklonaal antilichaam, wordt binnen de oncologie en bij vele auto-immuunziekten toegepast. Bij reumatische ziekten wordt het naast RA ook toegepast bij ernstige vormen van het primaire syndroom van Sjögren, cryoglobulinemie, SLE, polymyositis/dermatomyositis en ANCA-geassocieerde vasculitis.

Biologicals hebben een enorme vlucht genomen in de behandeling van vele tot voor kort niet of zeer beperkt behandelbare ziekten.

De geregistreerde indicaties en niet-geregistreerde maar op grond van de etiopathogenese van de ziekte rationele indicaties voor deze geneesmiddelen staan vermeld in tabel 6.6. De verwachting is dat er in de nabije toekomst niet alleen tal van nieuwe indicaties voor het gebruik van biologicals zullen komen, maar dat er ook veel nieuwe middelen bij deze groep geneesmiddelen gevoegd kunnen worden.

De biologicals zijn zeer kostbare medicamenten en daarom gebonden aan regelgeving wanneer zij voorgeschreven mogen worden. Tot nu toe is het voorschrijven van deze middelen voorbehouden aan in het ziekenhuis werkende medici. Gezien de te verwachten groei van het toepassingsgebied van deze middelen en een verschuiving naar meer milde uitingsvormen van indicaties zal onderzoek moeten uitwijzen of en wanneer deze middelen weer kunnen worden gestopt.

Kernpunten

- Biologicals zijn vaak zeer effectief bij voorheen moeilijk behandelbare chronische reumatische ziekten.
- Bij gebruik van biologicals is screening vooraf op tuberculose noodzakelijk.
- Overweeg voor start van biologicals noodzakelijke vaccinatie.
- Instrueer de patiënt en zorgverleners over het verhoogde infectierisico bij het gebruik van biologicals.
- Overweeg met biologicals te stoppen na een periode van remissie.

6.5.4 Cyclofosfamide

Een DMARD die nauwelijks nog bij RA wordt toegepast, maar wel bij ernstig verlopende auto-immuunziekten is cyclofosfamide. Dit is een van de krachtigste immuunsuppressieve medicamenten die beschikbaar is. Het gebruik is beperkt door potentieel ernstige bijwerkingen. Cyclofosfamide is een prodrug die in het lichaam wordt omgezet.

Indicaties waarvoor dit middel – vaak kortdurend – wordt ingezet zijn: interstitiële longziekten bij bindweefselziekten, lupusnefritis, andere vormen van glomerulonefritis, reumatoïde vasculitis, microscopische polyangiitis, polyarteriitis nodosa, Churg-Strauss-syndroom, vasculitis van het centrale zenuwstelsel en therapieresistente vasculitis van de huid en ernstige complicaties van cryoglobulinemie. De meest gebruikelijke toediening is intraveneuze pulstherapie, veelal 750 mg/m^2, eenmaal per vier weken, in principe zes pulsen. Ter preventie van urotheelcelcarcinoom op langere termijn wordt uroprotectieve behandeling met mesna geadviseerd. Na enkele cycli, bijvoorbeeld drie, van cyclofosfamide intraveneus wordt gezien de kans op bijwerkingen vaak overgestapt op azathioprine (2 mg/kg) of mycofenolaat mofetil (2dd 1 gram) om de verkregen remissie te handhaven.

6.5.5 Mycofenolaat mofetil

Mycofenolaat mofetil (MMF) is een immuunsuppressief middel dat zich van andere immuunsuppressieve medicamenten onderscheidt door een ander specifiek werkingsmechanisme. MMF is een prodrug en na hydrolyse ontstaat het werkzame mycofenolzuur. Mycofenolzuur heeft een vrij specifiek cytostatisch effect op lymfocyten.

Studies met MMF hebben, vanwege het immuunsuppressieve effect, het eerste plaatsgevonden bij patiënten die een niertransplantatie hadden ondergaan. Later is ook duidelijke effectiviteit aangetoond bij systemische auto-immuunziekten. MMF is een effectief immuunsuppressivum bij vasculitis en bij SLE, en vooral ook de proliferatieve vormen van lupusnefritis. MMF is in de behandeling van proliferatieve glomerulonefritis mogelijk gelijkwaardig aan de klassieke inductietherapie via pulsen met intraveneus cyclofosfamide. Ook als onderhoudsbehandeling is MMF gelijkwaardig aan azathioprine of driemaandelijks cyclofosfamide intraveneus gedurende 1-3 jaar. MMF lijkt geschikt als middel voor zowel inductie als onderhoudsbehandeling van patiënten met een proliferatieve lupusnefritis. Grotere studies met voldoende follow-up zijn nodig om de definitieve plaats van MMF voor deze indicatie vast te stellen. In ieder geval is dit middel een alternatief voor vrouwen met een kinderwens, zeker wanneer zij al eerder zijn behandeld met cyclofosfamide, waarbij amenorroe als bijwerking voorkomt. Andere aandoeningen waarbij MMF mogelijk effectief is, zijn polymyositis/dermatomyositis, longfibrose bij systemische sclerose, ANCA-geassocieerde vasculitis en cryoglobulinemie.

Over het algemeen wordt MMF goed verdragen en zijn de bijwerkingen mild. Soms komt diarree voor. Uiteraard moet rekening gehouden worden met leukopenie en zal door de aard van het medicament de gevoeligheid voor infecties iets verhoogd zijn.

Kernpunten

- **Doelstelling bij het gebruik van DMARD's is het modificeren van ziekteactiviteit.**
- **Bij het gebruik van DMARD's is remissie mogelijk.**
- **Bij het gebruik van DMARD's is regelmatige evaluatie van de ziekteactiviteit noodzakelijk.**
- **Bij het gebruik van DMARD's is regelmatige monitoring op bijwerkingen noodzakelijk.**
- **Monitor bij het gebruik van DMARD's de balans tussen werking en bijwerking.**

6.5.6 Vaccinatiestatus

Alvorens te starten met DMARD's en met name de biologicals dient de vaccinatiestatus van de patiënt te worden geëvalueerd. Bij bepaalde comorbiditeit als longziekten is vooraf vaccinatie met een pneumokokkenvaccin aangewezen. Afhankelijk van de uitgebreidheid van toekomstige reisplannen worden, alvorens te starten met de behandeling, uitgebreidere vaccinaties aanbevolen. Vaccinatie met levende vaccins, waaronder het gelekoortsvaccin en het BMR-vaccin (bof, mazelen, rode hond), dient niet te worden toegediend tijdens behandeling met immuunsuppressieve middelen.

Voor verdere informatie over vaccinaties wordt verwezen naar de website van het Landelijk Coördinatiecentrum Reizigersadvisering: ▸ www.lcr.nl.

6.6 Glucocorticoïden

Glucocorticoïden (prototype prednison) nemen een speciale plaats in de behandeling van reumatische ziekten in. Door hun sterke ontstekingsremmende eigenschappen zijn zij een essentieel onderdeel van de farmacotherapie.

Glucocorticoïden kunnen zowel oraal, intraveneus, intramusculair, lokaal als intra-articulair worden toegediend. In hoge doseringen ($\geq$ 30 mg per dag) hebben glucocorticoïden ook immuunsuppressieve, niet-genomische effecten en worden ze als zodanig toegepast bij alle systemische auto-immuunziekten en vasculitiden. De niet-genomische effecten bestaan onder andere uit interactie van glucocorticoïden met de celmembraan, waarbij het klinische effect al binnen minuten kan optreden. Dit effect kan soms levensreddend zijn.

Zeer hoge dosis en pulstherapie (bijv. methylprednisolon 500-1000 mg i.v.; eenmalig of driemaal op drie achtereenvolgende of alternerende dagen, gevolgd door oraal prednison 1 mg/kg, maar niet hoger dan 80 mg/dag of continueren van pulstherapie eenmaal per maand gedurende zes maanden) worden toegepast ter behandeling van acute bedreigende situaties, zoals die kunnen voorkomen bij systemische lupus erythematosus (SLE), visusverlies bij arteriitis temporalis, inductietherapie van vasculitis, SLE en myositis, JIA en RA.

Systemisch in lagere doseringen (5-20 mg per dag) wordt prednison gebruikt in de behandeling van veel reumatische ziekten, zoals RA en polymyalgia rheumatica. Lage doseringen worden gezien als DMARD in de behandeling van RA en hebben dan ook de daarbij behorende ziektemodificerende effecten.

Bij lokale ontstekingen kunnen glucocorticoïden (bijv. triamcinolonacetonide) geïnjecteerd worden in gewrichten (intra-articulair) en in of rond peesscheden. De dosering hangt af van de grootte van het gewricht en varieert tussen 5 mg triamcinolonacetonide (interfalangeaal gewricht), 20 mg (polsgewricht) en 40 mg (kniegewricht). Voor de injectie van peesscheden zijn slechts kleine hoeveelheden (5-10 mg triamcinolonacetonide) nodig. Deze vorm van lokale therapie wordt wereldwijd zeer frequent toegepast, maar goed onderzoek ontbreekt nagenoeg volledig. Zo is onbekend of frequent intra-articulair toedienen van glucocorticoïden schadelijk voor een gewricht is of niet. In de dagelijkse praktijk wordt ervan uitgegaan dat 3-4 intra-articulaire injecties per jaar in hetzelfde gewricht niet schadelijk is.

Kernpunten
- Glucocorticoïden zijn krachtige remmers van de ontstekingsreactie.
- Glucocorticoïden kennen lokale en systemische toepassingen.
- Glucocorticoïden hebben DMARD-eigenschappen.
- Glucocorticoïden zijn levensreddend bij ernstige auto-immuunziekten

6.7 Bijwerkingen van DMARD's

Het controleren van en het bedacht zijn op bijwerkingen van DMARD's zijn belangrijke onderdelen in de behandeling van patiënten met reumatische ziekten. Duidelijke uitleg en instructie aan de patiënt zijn hierbij onmisbaar. Van alle DMARD's is uitgebreide patiëntinformatie beschikbaar.

Bij veel DMARD's zijn, zeker in het begin van de therapie, frequente controle en laboratoriumcontrole noodzakelijk. Medici die deze middelen voorschrijven, dienen voldoende kennis te hebben van de voor- en nadelen ervan. ◘ Tabel 6.7 geeft een overzicht van controles en mogelijke bijwerkingen van DMARD's.

Kernpunten
- Het veilig toepassen van DMARD's kan uitsluitend met een vast controleschema.
- Vaste controles op de werkzaamheid van DMARD's is vereist.
- Het voorschrijven van biologicals is voorbehouden aan bepaalde specialismen.
- Biologicals zijn zeer dure geneesmiddelen.
- Na verkregen remissie is het effect van stoppen van biologicals in onderzoek.

6.8 Overige geneesmiddelen bij systemische auto-immuunziekten

6.8.1 Iloprost, sildenafil en bosentan

Iloprost is in Nederland geregistreerd voor het gevorderd stadium van thromboangiitis obliterans en bij ernstige ischemie in de extremiteiten (*periferal arterial obstructive disease* (PAOD) stadium III en IV volgens Fontaine), wanneer reconstructieve vaatchirurgie of percutane transluminale angioplastiek niet meer mogelijk is. Toepassing van iloprost bij het fenomeen van Raynaud is vooralsnog experimenteel.

In de praktijk is behandeling met iloprostinfusen geïndiceerd bij patiënten met niet of slecht genezende digitale ulcera bij systemische sclerose, mixed connective tissue disease en systemische lupus erythematosus (SLE), en bij ischemie van de ledematen bij patiënten met thromboangiitis obliterans.

Iloprost is een chemisch stabiele prostacyclineanaloog met vasodilaterende en trombocytenaggregatieremmende effecten. Het middel wordt intraveneus toegediend, meestal op vijf opeenvolgende dagen, waarbij gezocht wordt naar de hoogst verdraagbare dosis. Vervolgbehandelingen kunnen met een interval plaatsvinden volgens hetzelfde protocol.

Sildenafil, een fosfodiësterase-5- (PDE-5-)remmer, is betrokken bij de afbraak van stikstofmonoxide (NO). Remming van de PDE 5 leidt dan ook tot een toename van het beschikbare NO in het vaatbed en vervolgens tot vasodilatatie. Sildenafil kan daarom gebruikt worden bij de behandeling van het fenomeen van Raynaud, maar ook van pulmonale hypertensie.

Een ander geneesmiddel dat wordt toegepast bij niet of slecht genezende digitale ulcera bij systemische sclerose en andere bindweefselziekten, en bij pulmonale arteriële hypertensie is de aselectieve endothelinereceptorantagonist *bosentan*. De belangrijkste bijwerking bestaat uit levertoxiciteit.

Alvorens deze dure geneesmiddelen kunnen worden toegepast, dienen eerst andere behandelopties te worden overwogen. Zeker bij het fenomeen van Raynaud hebben niet-farmacologische opties een plaats, zoals het voorkomen van temperatuurswisselingen, stoppen met roken en het dragen van handschoenen en elektrische handverwarmers. Daarnaast hebben calciumkanaalblokkers, zoals nifedipine, amlodipine en diltiazem, een plaats.

Kernpunten
- Bij het fenomeen van Raynaud hebben niet-farmacologische behandelopties een belangrijke plaats.
- Overweeg calciumkanaalblokkers.
- Iloprost en bosentan zijn tweedelijnsopties.

6.8.2 Belumimab

Belimumab is een recombinant, volledig humaan monoklonaal antilichaam van de IgG-klasse, gericht tegen opgelost B-lymfocytstimulator (BLyS). De proliferatie van B-lymfocyten wordt door belumimab geremd, waardoor het immuunsuppressieve effect ontstaat. Dit middel wordt als additionele therapie intraveneus bij SLE toegepast. De toekomst zal moeten uitwijzen bij welke manifestaties van de zeer heterogene ziekte SLE dit middel het meest op zijn plaats is.

6.9 Jichtspecifieke middelen en urinezuurverlagende therapie

Bij de behandeling van de acute jichtaanval kan – mede gelet op eventuele contra-indicaties – gekozen worden uit verschillende behandelopties. Als eerste kan gekozen worden uit anti-inflammatoire middelen als NSAID's, voorbeeld naproxen 2dd 500 mg, en glucocorticoïden, bijvoorbeeld prednison 30 mg/oraal per dag of triamcinolonacetonide intramusculair of intra-articulair. Voor het bepalen van de keuze van deze middelen ► par. 6.4 en ► par. 6.6.

Tabel 6.7 Gebruikte medicamenten bij reumatische ziekten, alfabetisch gerangschikt. Controles en mogelijke bijwerkingen

Naam	Controles	Mogelijke bijwerkingen
abatacept	tuberculose-screening en tekenen van infecties	hoofdpijn, misselijkheid, duizeligheid, allergie *Cave*: gebruik bij COPD-patiënten
anakinra (Kineret®)	geen	huiduitslag
aurothiomalaat	volledig bloedbeeld, urine op eiwit; aanvankelijk bij iedere injectie	huiduitslag, longafwijkingen, pancytopenie, eosinofilie, monocytose, proteïnurie of nefrotisch syndroom
azathioprine	volledig bloedbeeld, en ALAT; aanvankelijk tweewekelijks	GI-klachten, huiduitslag, anemie, leukopenie, trombopenie, leverfunctiestoornissen
ciclosporine	bloedbeeld, kalium, creatinine, ALAT en tensie; aanvankelijk tweewekelijks	GI-klachten, hypertrichosis, trillende handen; branderig gevoel in handen en voeten, gingiva, hypertrofie, menstruatiestoornissen, gynaecomastie, lichtflitsen, epilepsie, hypertensie, nierfunctiestoornissen, leverfunctiestoornissen, mineralenstoornissen
cyclofosfamide	bloedbeeld, ALAT; urinesediment aanvankelijk tweewekelijks	GI-klachten, verhoogde kans op infecties, leukopenie, trombopenie, anemie, haaruitval, hemorragische cystitis, amenorroe, leverfunctiestoornissen, verhoogde kans op maligniteit (o.a. blaascarcinoom) op langere termijn
hydroxychloroquine chloroquine	geen	GI-klachten, huiduitslag en jeuk, sufheid, vermoeidheid, hoofdpijn, wazig zien, lichtflitsen
leflunomide	volledig bloedbeeld, ALAT, creatinine, kalium, tensie; aanvankelijk tweewekelijks	GI-klachten; anorexie; mondulcera; vermagering; hoofdpijn, duizeligheid; smaakstoornis, huiduitslag; leukopenie, hypokaliëmie, anemie, trombopenie, leverfunctiestoornissen; hypertensie
methotrexaat	volledig bloedbeeld, ALAT; aanvankelijk tweewekelijks	anemie, trombopenie, leukopenie, leverfunctiestoornissen, pneumonitis, verhoogde kans op infecties (met name *Pneumocystis jiroveci* longen)
mycofenolaat mofetil	bloedbeeld	diarree
NSAID's	op indicatie Hb en creatinine	GI-klachten, hoofdpijn, slapeloosheid, duizeligheid, oedeem, huiduitslag, dyspnoe, ulcera tractus digestivus, maagbloeding, nierinsufficiëntie
prednison	glucose, botdensitometrie, tensie *Cave*: maskering infecties	GI-klachten, gewichtstoename en Cushingoïde habitus, verhoogde gevoeligheid voor infecties, onderdrukking van koorts, vertraagde wondgenezing, gladde en dunne huid, osteoporose, ontwikkeling diabetes mellitus, hypertensie, stemmingsveranderingen, glaucoom, nervositeit
rituximab	bloedbeeld, tekenen en symptomen van infecties	allergische reacties, verhoogde kans op infecties, cardiale problematiek
sulfasalazine	volledig bloedbeeld, ALAT; bij aanvang van therapie tweewekelijks	misselijkheid, duizeligheid, hoofdpijn, huiduitslag, mondulcera, leukopenie, trombopenie, leverfunctiestoornissen
tocilizumab	tuberculose-screening, leverfunctietesten, leuko's en trombo's, lipidenspectrum en tekenen van infecties	m.n. bovensteluchtweginfecties, hypertensie, hypercholesterolemie
TNF-blokkerende middelen (etanercept, adalimumab, infliximab, golimumab, certolizumab pegol)	tuberculose-screening, tekenen van infecties, facultatief ANA, anti-dsDNA *Cave*: maskering infecties, behandelend arts waarschuwen	verhoogde kans op infecties, (extrapulmonale) tuberculose, huiduitslag

6.9.1 Colchicine

Meer specifiek voor de behandeling van acute jicht is colchicine. Dit alkaloïd wordt bereid uit herfsttijloos (*Colchicum autumnale*). Recent is gebleken dat een acute aanval effectief behandeld kan worden met colchicine 1 mg oraal bij presentatie, gevolgd door 0,5 mg één uur later en in de dagen daarna 2dd 0,5 mg totdat de pijn over is. Colchicine (1-2dd 0,5 mg) wordt bij het starten van urinezuurverlagende therapie gedurende 3-6 maanden als preventief middel voorgeschreven om recidiefaanvallen te voorkomen.

Colchicine heeft verder een plaats in de behandeling van (de artritis van) familiaire mediterrane koorts (FMF). Bij patiënten met een creatinineklaring van < 50 ml/min is 0,5 mg/dag in de meeste gevallen voldoende. In geval van (pre)terminale nierin-

Tabel 6.8 Farmacotherapeutische opties voor urinezuurverlaging bij jicht

Geneesmiddel	Voorbeeldbehandeling	Overwegingen
allopurinol	Startdosering 50-100 mg oraal/dag. Verhoog de dosering elke 2-4 wk om het gestelde doel te behalen en pas dosering aan de nierfunctie aan. Gemiddelde dosering is 400 mg/d, soms zijn hogere doseringen nodig.	*Cave:* dosisaanpassing bij nierinsufficiëntie. De maximale dosering kan 800 mg of hoger zijn. Een milde rash wordt beschreven bij 2% van de patiënten. Het allopurinol-overgevoeligheidssyndroom is zeldzaam (0,1%), maar kan fataal verlopen.
febuxostat	Startdosering 40 mg oraal per dag. Verhoog de dosering na 2-4 weken tot 80 mg om gestelde doel te behalen.	Gebruik als tweedelijnsmiddel voor patiënten met contra-indicaties voor allopurinol of onvoldoende respons daarop. Geen dosisaanpassing nodig voor patiënten met milde nier- of leverinsufficiëntie. Voor toepassing bij een creatinineklaring < 30 ml per minuut zijn onvoldoende data beschikbaar. Niet toepassen samen met theofylline.
benzbromaron	Startdosering 50-100 mg oraal per dag. Verhoog de dosering na 2-4 weken tot maximaal 200 mg.	Zeldzaam is ernstige leverschade of fulminante hepatitis als bijwerking beschreven.Bij een creatinineklaring < 20 ml/min is weinig therapeutisch effect te verwachten. *Cave*: niet toepassen bij patiënten met nierstenen. Adviseer vochtinname > 2 liter per dag
probenecid	Startdosering 250 mg oraal per dag; verhoog de dosering met 500 mg per 4 weken tot een maximale dosering van 3000 mg/d verdeeld over 2 dagdoses	Niet toepassen bij patiënten met nierstenen of matige creatinineklaring < 30 ml/min. Adviseer vochtinname > 2 liter per dag.
uricase (pegloticase)	Intraveneuze infusie van 8 mg elke 2 weken. Premedicatie met antihistaminica en glucocorticoïden. Start > 1 week tevoren colchicineprofylaxe.	Uitsluitend klinisch ter behandeling van refractaire jicht.

sufficiëntie met creatinineklaring < 10 ml/min kan ter voorkoming van toxiciteit en specifieke bijwerkingen, zoals myopathie en neuropathie, beter worden afgezien van colchicine. Een gunstige reactie van artritis op colchicine kan niet als bewijs voor jicht worden beschouwd, omdat verscheidene artritiden ook spontaan kunnen verbeteren.

6.9.2 Urinezuurverlaging

Bij tofeuze of recidiverende jicht (> 2 aanvallen per jaar) is er een indicatie voor profylactische urinezuurconcentratie (SUA-) verlagende therapie. Asymptomatische hyperurikemie behoeft geen behandeling. Het optimaal instellen van de onderhoudsdosering van SUA-verlagende middelen geschiedt op geleide van het klinische effect:

- het voorkomen van jichtaanvallen zonder gebruik van colchicine en/of NSAID's;
- het verdwijnen van tophi op geleide van de SUA-concentratie bij tofeuze stapeling.

Het is aannemelijk dat voor het laten verdwijnen van tophi lagere SUA-streefwaarden moeten worden bereikt: ten minste normaal, maar bijvoorkeur laag-normaal (< 0,30 mM). Het is aannemelijk dat voor de preventie van aanvallen stabiele SUA-streefwaarden van ten minste < 0,36 vereist zijn, maar in geval van frequente of aanhoudende aanvallen < 0,30 mM.

Om het SUA te verlagen zijn er verschillende farmacotherapeutische opties. Enerzijds zijn er de xanthine-oxidaseremmers allopurinol en febuxostat en anderzijds de urinezuuruitdrijvende (uricosurische) middelen benzbromaron en probenecide. Tabel 6.8 geeft een overzicht van de opbouw van doseringen en overige overwegingen bij het toepassen van deze therapieën.

Overweeg profylaxe met colchicine in de eerste drie maanden van de urinezuurverlagende therapie om recidiefaanvallen te voorkomen.

6.9.3 Therapietrouw

De behandeling van patiënten met jicht staat of valt met de therapietrouw. Bewezen is dat een goede uitleg van de doelstellingen van de therapie en regelmatige follow-up om het resultaat van de therapie te evalueren via SUA-meting in hoge mate bijdragen aan de therapietrouw.

Het is nog niet duidelijk of na langdurig gebruik van SUA-verlagende therapie deze medicatie voor langere tijd gestaakt kan worden. In individuele gevallen is dit onder goede follow-up en afspraken zeker te proberen.

Kernpunten

- Behandel acute jicht met adequate dosering van anti-inflammatoire middelen of colchicine.
- Streef bij urinezuurverlagende therapie naar een SUA < 0,30 mM/l.

Tabel 6.9 Farmacologische interventies ter preventie van osteoporotische fracturen

remmers van botafbraak	bisfosfonaten, calcitonine, oestrogenen, selectieve oestrogeenreceptormodulators (SERM's; bijv. raloxifeen), tibolon, denosumab
stimulatoren van botaanmaak	PTH 1-34, PTH 1-84
werkingsmechanisme onbekend	strontiumranelaat

- **Tophi en recidiverende jichtaanvallen verdwijnen bij adequate SUA-verlaging.**
- **Follow-up van kliniek en daling SUA bevorderen therapietrouw.**

6.10 Behandeling van osteoporose

Het doel van de behandeling van osteoporose is de vermindering van de kans op fracturen en omvat drie aspecten:
- algemene maatregelen;
- niet-farmacologische interventies;
- farmacologische interventies.

Van de algemene maatregelen is de belangrijkste de correctie van de eventuele vitamine D- en calciumdeficiënties. Bij een serumspiegel van 25-OHD minder dan 50 nmol/l moet vitamine D gegeven worden (800 E per dag).

Als de inname van calcium met de voeding onvoldoende is, kan extra calcium worden toegevoegd, tot 1000 mg/dag. Inmiddels is duidelijk geworden dat te hoge doseringen van calcium debet kunnen zijn aan een verhoging van het cardiovasculaire risico van de patiënt.

Het doel van niet-farmacologische interventies is de vermindering van de frequentie of de impact van vallen. Farmacologische interventies corrigeren de bij osteoporose gestoorde balans tussen botaanmaak en botafbraak door remming van de botafbraak en stimulering van de botaanmaak. De meeste van de beschikbare middelen remmen de botafbraak (tabel 6.9).

Bisfosfonaten zijn de meest gebruikte geneesmiddelen bij de behandeling van osteoporose (▸ aandachtsbox 6.1). Zij remmen de botafbraak en botombouw, verhogen de BMD en verminderen de kans op fracturen.

Tijdens bisfosfonaattherapie worden bisfosfonaten ingebouwd in nieuw gevormd bot en het blijft betrokken bij de vele cycli van botafbraak en botopbouw. Bisfosfonaten blijven dus jarenlang aanwezig in het bot, ook na staken van deze medicatie.

Omdat er ernstige bijwerkingen zijn gemeld, zoals atypische femurfracturen, osteonecrose van de kaak en oesofaguscarcinoom is de vraag gerechtvaardigd hoe lang deze medicatie moet worden gecontinueerd. Het advies is om iedere 3-5 jaar opnieuw een risico-afweging te maken of de bisfosfonaattherapie gecontinueerd moet worden of niet. De therapie zou gestaakt kunnen worden bij patiënten met beperkte risicofactoren op osteoporose en een BMD buiten de range van osteoporose, terwijl bij anderen, bijvoorbeeld bij continu glucocorticoïdgebruik, de medicatie beter kan worden gecontinueerd.

Aandachtsbox 6.1

Beschikbare bisfosfonaten voor de behandeling van osteoporose.
- alendroninezuur (tablet) 70 mg eenmaal per week;
- alendroninezuur (tablet) 70 mg + colecalciferol 2.800 of 5.800 E (tablet) eenmaal per week;
- ibandroninezuur (tablet) 150 mg eenmaal per maand;
- ibandroninezuur i.v. (injectie) 3 mg eenmaal per drie maanden;
- pamidronaat (APD) i.v.(infuus) 30 mg viermaal per jaar;
- risedroninezuur (tablet) 35 mg eenmaal per week;
- risedroninezuur (tablet) 75 mg: één tablet per dag gedurende twee opvolgende dagen per maand;
- zoledroninezuur i.v. (infuus) 5 mg eenmaal per jaar.

Bisfosfonaten zijn de meest gebruikte middelen bij de behandeling van osteoporose. Zij remmen de botafbraak en de botombouw. Een ander middel dat de botafbraak remt, is denosumab (tabel 6.9). Subcutane toediening (60 mg per halfjaar) van denosumab kan, evenals de intraveneus toegediende bisfosfonaten, een alternatief zijn indien de inname-instructies voor orale bisfosfonaten niet (kunnen) worden opgevolgd of orale bisfosfonaten niet kunnen worden toegepast of niet worden verdragen.

Het enige middel dat de botaanmaak stimuleert is PTH. Dit wordt gegeven door middel van dagelijkse subcutane injecties gedurende maximaal twee jaar. Patiënten met osteoporose bij wie tijdens behandeling met een ander middel fracturen optreden, komen in aanmerking voor PTH-behandeling.

Kernpunten
- **Het doel van de behandeling van osteoporose is de vermindering van de kans op fracturen.**
- **De behandeling van osteoporose omvat algemene maatregelen, niet-farmacologische interventies en farmacologische interventies.**
- **Farmacologische interventies gericht op osteoporose corrigeren de gestoorde balans tussen botaanmaak en botafbraak of stimuleren de botaanmaak.**
- **Bisfosfonaten zijn de meest gebruikte geneesmiddelen bij de behandeling van osteoporose.**

Literatuur

Bijlsma JWJ, Da Silva JAP, Hachula E. Eular textbook on rheumatic diseases. London: BMJ Publishing Group, 2012.

Firestein GS, Budd RC, Harris ED. Kelly's textbook of rheumatology. Philadelphia: Elsevier Health Sciences, 2008.

Hochberg MC, Silman AL, Smolen JS, et al. Rheumatology, 3e druk. Edenburg: Mosby, 2008.

Klippel JH, Stone JH, Crofford LJ, White PH (Eds.). Primer on the rheumatic diseases. New York: Springer, 2008.

Stehouwer CDA, Koopmans RP, Meer J van der. Interne geneeskunde. Houten: Bohn Stafleu van Loghum, 2010.

Reumatoïde artritis

T.W.J. Huizinga en A.H.M. van der Helm-van Mil

7.1 Epidemiologie en pathogenese

Reumatoïde artritis (RA) is een systemische ziekte, die gekenmerkt wordt door chronische, vaak symmetrische ontsteking van meerdere gewrichten. De ontstoken gewrichten zijn gezwollen, pijnlijk en stijf. Daarnaast zijn vaak de structuren rond de gewrichten, zoals peesscheden, slijmbeurzen en aanhechtingsplaatsen van spieren, aangedaan. Reumatoïde artritis wordt gedefinieerd volgens classificatiecriteria, waarbij de meeste epidemiologische studies de criteria van 1987 gebruiken. RA is volgens deze criteria gedefinieerd als het hebben van vier of meer van de zeven items (◘ tabel 7.1).

Gebaseerd op deze criteria komt RA in ongeveer 1% van de Kaukasische bevolking voor. De prevalentie van RA in de Aziatische bevolking is iets lager. Van de prevalentie van RA in negroïde bevolkingsgroepen worden wisselende getallen opgegeven, waarbij de prevalentie Afro-Amerikanen ongeveer gelijk is aan die in Kaukasische groepen, maar de prevalentie in negroïde groepen in het Caribische gebied lager lijkt.

De incidentie van RA is leeftijdsafhankelijk, waarbij de incidentie stijgt van 7/100.000 voor de groep van 18-34 jarigen tot 107/100.000 voor de groep van 75-84 jarigen. Ook komt RA tweemaal zo vaak voor bij vrouwen als bij mannen.

Zie ook verderop (► par. 7.2.2).

Kernpunt

- De incidentie van RA is leeftijdsafhankelijk en hoger bij vrouwen dan mannen.

De immunopathogenese van RA wordt gemedieerd door cellen van zowel het aangeboren als het verworven immuunsysteem. Deze ontstekingscellen dringen het synoviale weefsel van het gewricht binnen, dat hyperplastisch wordt. Microscopisch onderzoek toont een groot aantal ontstekingscellen, met name macrofagen, maar ook een aanzienlijk aantal T- en B-lymfocyten. Gebaseerd op deze (en andere) bevindingen zijn er verschillende hypothesen geformuleerd om de chronische ontsteking in en beschadiging van het gewricht bij patiënten met RA te verklaren.

Een zeer gangbare theorie gaat uit van de belangrijke rol van T-lymfocyten, B-lymfocyten en macrofagen. Gedacht wordt dat autoantigenen gepresenteerd worden door dendritische cellen aan T-lymfocyten. De dendritische cel bepaalt de kwaliteit van de T-lymfocyt-respons, die op zijn beurt weer de B-lymfocytrespons helpt. Uiteindelijk leidt dit tot een immuunreactie, waarbij macrofagen het ontstekingsproces onderhouden. Deze immuunreactie activeert de synoviaal fibroblasten in het synoviale weefsel, waarop die prolifereren. Dit ontstekingsweefsel van hypertrofiërend synovium met daarin T-lymfocyten, B-lymfocyten en macrofagen wordt pannusweefsel genoemd (◘ figuur 7.1). Het exacte mechanisme waardoor dit ontstekingsweefsel ontstaat is onvoldoende bekend en het is de vraag of aan alle vormen van RA precies hetzelfde mechanisme ten grondslag ligt.

7.1.1 Risicofactoren

HLA-klasse II

De belangrijkste erfelijke risicofactor voor RA is het HLA-klasse-II-gen. Het hierdoor gecodeerde HLA-klasse-II-eiwit heeft als functie antigeenpresentatie aan $CD4^+$ T-lymfocyten en kent vele subklassen waardoor er een grote variabiliteit tussen individuen bestaat. Sommige subklassen komen vaker voor door een natuurlijke selectiedruk. Door de antigeenpresenterende functie van HLA-klasse II kan men zich voorstellen dat, als een bacterie beter gepresenteerd wordt door bepaalde HLA-varianten, er in de evolutie een overlevingsvoordeel was. Sommige HLA-klasse-II-varianten zijn geassocieerd met een grotere kans op RA. Deze subklassen lijken op elkaar en dragen samen de naam 'shared epitope'. Een hypothese is dat zij bepaalde antigenen presenteren en dat de eropvolgende afweerrespons RA veroorzaakt. RA-specifieke antigenen zijn echter nooit gevonden.

Antigeenpresenterende cellen

Antigeenpresenterende cellen (APC), met name monocyten/macrofagen, B-lymfocyten en dendritische cellen, zijn bij RA in groten getale aanwezig in het synoviale weefsel. Mogelijke antigenen kunnen door deze APC worden opgenomen en gepresenteerd aan $CD4^+$ T-lymfocyten. Na costimulatie worden deze T-lymfocyten geactiveerd en stimuleren ze B-lymfocyten en macrofagen tot secretie van cytokinen.

De gevonden associatie van HLA-klasse-II-varianten met RA en de interactie van deze HLA-klasse-II-moleculen met $CD4^+$ T-lymfocyten via de T-celreceptor heeft ook geleid tot klinische onderzoeken gericht op het verminderen van de activiteit van $CD4^+$ T-lymfocyten bij patiënten met RA. Een recent voorbeeld hiervan is de succesvolle behandeling van patiënten met actieve RA met abatacept, een biological (CTLA-4, abatacept), dat activatie van de T-lymfocyt voorkomt door blokkade van costimulatie via het oppervlaktemolecuul CTLA-4. Een duidelijke klinische respons onderstreept de belangrijke rol van T-lymfocyten in het onderhouden van het ontstekingsproces van RA.

Monocyten en macrofagen

De rol van monocyten en macrofagen in RA is goed gedocumenteerd: veel synoviale macrofagen worden bij de overgang van het ontstoken synoviale weefsel naar kraakbeen en bot (pannus) gevonden. Synoviale macrofagen en perifere bloed mononucleaire cellen zijn geactiveerd bij RA en produceren grote hoeveelheden pro-inflammatoire cytokinen, zoals tumornecrosisfactor alfa (TNF-α), interleukine-1 (IL-1) en IL-6, alsmede matrixmetallo-proteïnasen (MMP's) en chemokinen, zoals IL-8, macrofaag inflammatory protein (MIP-1) en monocyt chemoattractant protein (MCP-1). Al deze factoren dragen sterk bij aan de ontsteking en gewrichtsbeschadiging in zowel de acute als de chronische fase van RA.

De geactiveerde macrofagen vertonen een verhoogde expressie van antigeenpresenterende (HLA-klasse II) en costimulatoire moleculen (CD40, CD 80, CD86), hetgeen resulteert in activatie van artritogene T-lymfocyten. Succesrijke behandeling van RA gaat gepaard met een vermindering van het aantal en de activiteit van monocyten en macrofagen. Blokkade van

Tabel 7.1 ACR-classificatiecriteria voor RA (1987)

Criterium	Definitie
1. ochtendstijfheid	ochtendstijfheid in en rond de gewrichten van minstens 1 uur
2. artritis van 3 of meer gewrichtsgroepen	minstens 3 gewrichtsgroepen hebben wekedelenzwelling of gewrichtsvocht, geobserveerd door een arts; de 14 mogelijke gewrichtsgroepen zijn rechter en linker PIP-gewrichten, MCP-gewrichten, polsen, ellebogen, knieën, enkels en MTP-gewrichten
3. artritis van handgewrichten	op zijn minst een gewricht artritis van een pols, MCP- of PIP-gewricht
4. symmetrische artritis	simultane betrokkenheid van dezelfde gewrichtsgroep aan beide zijden van het lichaam; (bilaterale betrokkenheid van PIP's, MCP's of MTP's is mogelijk zonder absolute symmetrie)
5. reumanoduli	subcutane nodule boven botten of extensorpezen of in regio's in de nabijheid van een gewricht, geobserveerd door een arts
6. reumafactoren	aangetoonde hoeveelheid verhoogde serum-reumafactoren door een methode die in minder dan 5% van de bevolking positief is
7. radiologische veranderingen	radiologische veranderingen typerend voor reumatoïde artritis op hand- of polsfoto's, waarbij erosies of botontkalking periarticulair aanwezig moeten zijn

* Voor classificatie heeft een patiënt RA als hij 4 of meer criteria heeft; criteria 1-4 moeten minstens zes weken aanwezig zijn.

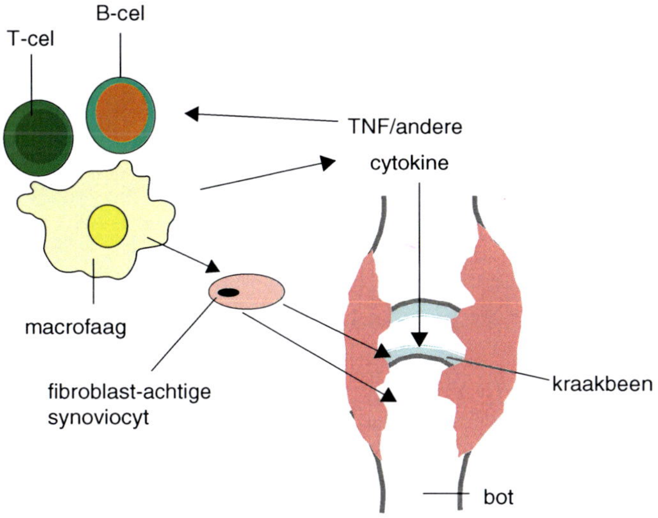

Figuur 7.1 Overzicht van belangrijke celtypen bij ontsteking van het gewricht bij RA.

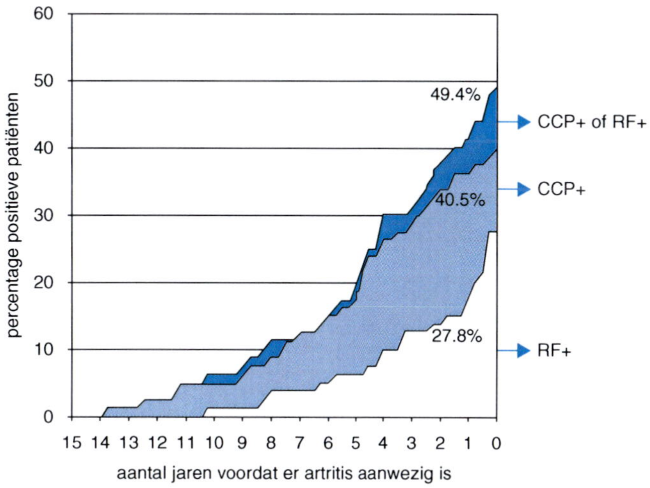

Figuur 7.2 Anti-CCP-antilichamen en reumafactoren: op de Y-as het percentage positieve patiënten, op de X-as het aantal jaren voordat er artritis aanwezig is.

pro-inflammatoire mediatoren die voornamelijk geproduceerd worden door geactiveerde macrofagen, zoals TNF en IL-6, met biologicals (monoklonale antilichamen, fusie-eiwitten of oplosbare receptoren) heeft geleid tot een revolutie in de behandeling van ernstige RA.

7.1.2 Nader focus op autoantilichamen en B-lymfocyten

De laatste jaren is duidelijk geworden dat de klinische manifestaties van RA bij een deel van de patiënten voorafgegaan worden door een antistofrespons tegen autoantigenen. In bloedmonsters die jaren voor het begin van klinische verschijnselen waren afgenomen, zijn al autoantistoffen gevonden. Figuur 7.2 laat zien dat deze autoantistoffen al veertien jaar voordat een klinische gewrichtsontsteking optreedt, aanwezig kunnen zijn. Bij ongeveer de helft van de patiënten is er dus al een autoantistofrespons voor de start van ziekte aanwezig.

Er is een aantal verschillende autoantistoffen beschreven bij RA. Van deze autoantistoffen is de reumafactor (autoantistoffen gericht tegen het Fc-deel van het immuunglobuline) het langst bekend. Reumafactoren zijn echter niet specifiek voor RA. In 1964 werd echter al gevonden dat de zogeheten antiperinucleaire-factorantistoffen wel zeer specifiek waren voor RA. Pas in de jaren 90 van de vorige eeuw bleek echter dat de antistoffen die met deze antiperinucleaire-factortest gemeten werden, in feite antistoffen waren tegen gecitrullineerde eiwitten.

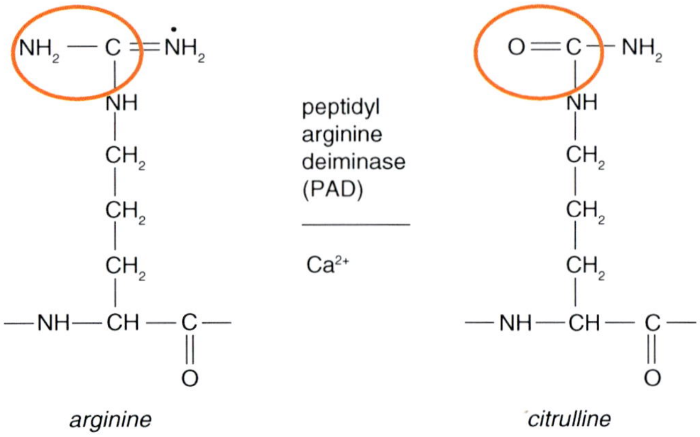

Figuur 7.3 De enzymatische verandering van argininebevattende eiwitten naar citrulline.

Citrullinering is de posttranslationele modificatie van het aminozuur arginine tot citrulline (figuur 7.3). Deze 'cyclic citrullinated peptide' (CCP-)antilichamen zijn nu, naast reumafactor, veel gebruikt in de diagnostiek van RA.

Kernpunt
- **De aanwezigheid van anti-CCP-antilichamen is zeer specifiek voor RA.**

Het is onduidelijk waarom de respons tegen citrulline optreedt en het is eveneens nog onduidelijk hoe specifiek de respons precies is. In Japans onderzoek, waarbij er bevolkingsonderzoek is gedaan in een dorpje boven Kobe, werd er bloed afgenomen bij 1213 willekeurige mensen. Van deze 1213 bleken er 29 anti-CCP-positief. Van deze 29 waren zes RA-patiënten en 23 gezonde mensen. Van de 1184 anti-CCP-negatieve mensen, was er één RA-patiënt en 1183 gezond.

Ook is er wel een leeftijdseffect: hoe ouder, des te groter de kans op een fout-positieve anti-CCP-test. De specificiteit van een positieve anti-CCP-test als screeningstest bij mensen die random geselecteerd zijn, lijkt derhalve niet hoog. Niettemin is de anti-CCP-test van alle nu beschikbare testen duidelijk de beste, met name als de test wordt uitgevoerd bij mensen met gewrichtsklachten. De klinische waarde van een positieve anti-CCP-test is duidelijk wel aanwezig, zodra artritis is vastgesteld: een positieve anti-CCP-test wijst op een grote kans op het ontwikkelen van RA bij artritispatiënten, bij wie het klinisch beeld nog onduidelijk is, de zogeheten ongedifferentieerde artritis.

Uit cohortonderzoek bij patiënten met een nieuw ontstane artritis blijkt dat 30-50% van de patiënten met een nieuw ontstane artritis waarvan geen andere oorzaak kan worden gevonden (ongedifferentieerde artritis), RA ontwikkelt zoals gedefinieerd volgens de 1987 ACR-criteria. De aanwezigheid van anti-CCP-antilichamen in ongedifferentieerde artritis geeft een odds ratio van 38 voor de ontwikkeling van RA.

Deze bevindingen leiden tot de hypothese dat de ontwikkeling van RA in verschillende stappen plaatsvindt (figuur 7.4). Mensen kunnen gepredisponeerd zijn door het hebben van genetische risicofactoren of omgevingsrisicofactoren; bij een deel van deze mensen ontwikkelen zich anti-CCP-antilichamen. Een deel van deze mensen met anti-CCP-antilichamen krijgt in de loop van de tijd gewrichtsklachten; een artritis hoeft dan niet altijd meteen klinisch waarneembaar te zijn. Vervolgens kan een klinisch waarneembare artritis ontstaan. Bij een deel van deze mensen met een ongeclassificeerde artritis ontwikkelt het ziektebeeld zich volledig tot RA.

Niet alle patiënten doorlopen al deze fasen. Niet alle patiënten hebben de bekende risicofactoren, zoals roken en de genetische risicofactor zoals de bovengenoemde HLA-varianten, en slechts ongeveer 60% van de RA-patiënten ontwikkelt anti-CCP-antilichamen. RA-patiënten met en zonder anti-CCP-antilichamen hebben aanvankelijk een identieke presentatie; bijvoorbeeld het type gewrichten of de leeftijd van ontstaan of andere specifieke kenmerken lieten geen verschil in nieuw ontstane artritis bij anti-CCP-positieve dan wel anti-CCP-negatieve RA-patiënten zien. Wel is het beloop van artritis in de aanwezigheid van anti-CCP-antilichamen ernstiger: een veel groter percentage van de ongedifferentieerde-artritispatiënten ontwikkelt RA en indien zich RA ontwikkelt, is deze gekenmerkt door meer gewrichtsschade.

Kernpunt
- **Anti-CCP-antilichamen komen al voor het begin van klinische verschijnselen van RA voor.**

Er zijn nu twee belangrijke vragen die achtereenvolgens behandeld worden:
- Wat zijn de risicofactoren voor het ontstaan van de antilichamen en met name de anti-CCP-antilichamen?
- Wat is de rol van de antilichamen bij het slechtere beloop van anti-CCP-positieve RA in vergelijking met anti-CCP-negatieve RA?

Risicofactoren voor het ontwikkelen van een anti-CCP-respons

Opvallend is dat de anti-CCP-antilichamen die in de diagnostiek gebruikt worden, IgG-antilichamen zijn. Er is nog weinig bekend van de precieze rijping van de anti-CCP-respons, maar het feit dat er een IgG-respons is, betekent dat er T-lymfocythulp van de B-lymfocyt moet zijn.

Citrullinering is een proces dat fysiologisch vooral intracellulair gebeurt en waarbij de B-lymfocyt het gecitrullineerde antigeen niet 'ziet'. Niettemin komen er tijdens allerlei vormen van ontsteking gecitrullineerde antigenen extracellulair tot expressie en kunnen deze gecitrullineerde antigenen gepresenteerd worden.

Wat betreft de genetische risicofactoren vormt de aanwezigheid van shared-epitope HLA-klasse-II-allelen de belangrijkste risicofactor voor het ontwikkelen van anti-CCP-antilichamen. Daarnaast verhoogt roken de kans op het ontwikkelen van anti-CCP-antilichamen bij dragers van shared-epitope HLA-allelen.

Het is onduidelijk hoe het effect van roken bewerkstelligd wordt. Het meest aannemelijk is dat roken tot citrullinering in de longen leidt en dat de grotere aanwezigheid van gecitrullineerde antigenen in een genetisch gevoelig mens leidt tot doorbreking van de natuurlijke tolerantie en het ontstaan van de autoantistofrespons. Voor deze theorie is enige ondersteuning gevonden, omdat een genetische variatie in een enzym verant-

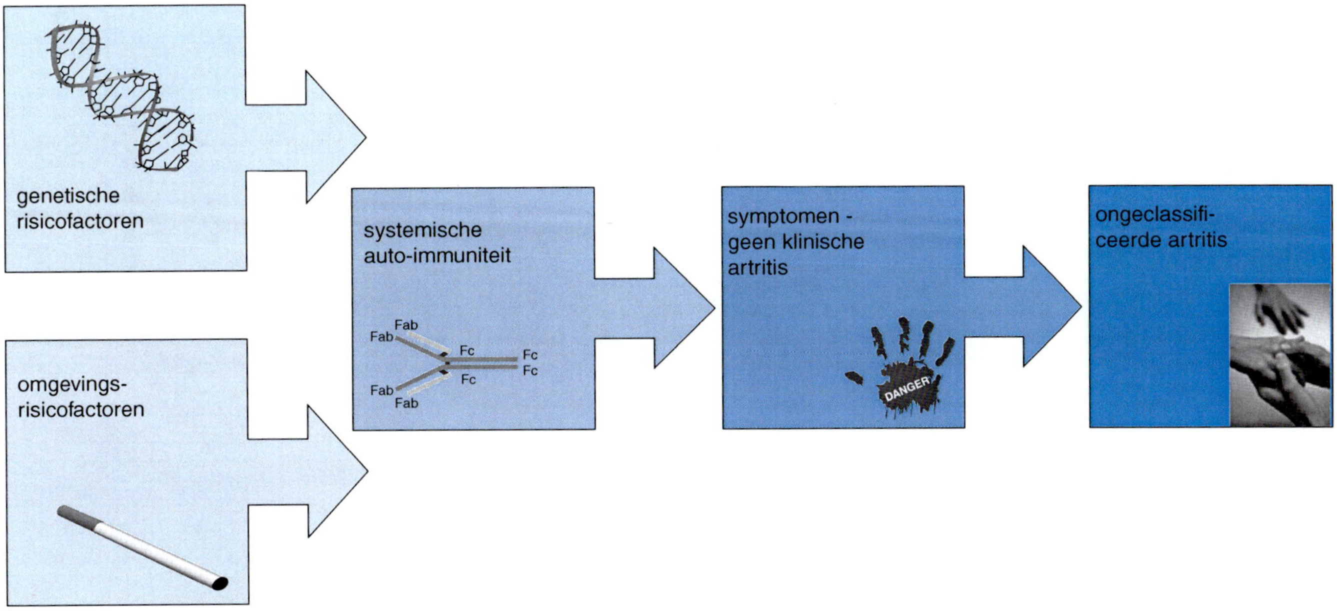

Figuur 7.4 Verschillende processen geschieden sequentieel, waardoor RA zich ontwikkelt.

woordelijk voor citrullinering (het PAD-enzym) in met name Aziatische bevolkingsgroepen associeert met RA.

Rol van antilichamen bij het slechtere beloop van anti-CCP-positieve RA vs. anti-CCP-negatieve RA

Zoals al eerder vermeld is onduidelijk wat de trigger is voor het ontstaan van artritis, zowel bij anti-CCP-positieve als anti-CCP-negatieve patiënten.

De huidige hypothese is dat het ontstaan van artritis geen random gebeurtenis is. Immers, als het random zou zijn, mag men verwachten dat bij een individu bij wie al anti-CCP-antilichamen aanwezig zijn, deze random gebeurtenis eerder tot een chronische artritis zal leiden vanwege het verschillend beloop van de RA tussen anti-CCP-positieve en anti-CCP-negatieve patiënten. Gezien de gelijke leeftijd van ontstaan van RA bij de anti-CCP-positieve en anti-CCP-negatieve RA, de gelijke klinische presentatie waarbij dezelfde gewrichten aangedaan zijn (in beide groepen komt artritis het meest frequent voor in MCP 2 & 3, alsmede PIP 2 & 3), lijkt het voor de hand te liggen dat er een specifieke trigger voor RA is.

Het is onbekend wat deze trigger is. Wel is bekend dat bij vele vormen van artritis gecitrullineerde antigenen in het gewricht tot expressie komen. Daardoor is het aannemelijk dat de gecitrullineerde antigenen herkend worden door Fc-receptordragende monocyten en macrofagen, die vervolgens geactiveerd worden. Deze geactiveerde macrofagen scheiden vervolgens zowel pro-inflammatoire cytokinen als eiwitsplitsende, matrixdegraderende enzymen uit, waardoor het chronische ontstekingsproces in gang wordt gezet. Bij dit ontstekingsproces zullen monocyten en granulocyten doodgaan, waarbij allerlei enzymen vrijkomen. Een subset van deze enzymen kan ook weer citrullineren, waardoor nieuwe gecitrullineerde antigenen ontstaan. In aanwezigheid van anti-CCP-antilichamen ontstaan zo weer antistof-/antigeencomplexen, waardoor de ontsteking weer bevorderd wordt.

Deze hypothese kan de observatie dat gewrichtsschade meer voorkomt bij RA-patiënten met anti-CCP-antilichamen goed verklaren.

Kernpunt

- **RA waarbij anti-CCP-antilichamen aanwezig zijn, is gekenmerkt door een slechtere prognose.**

7.2 Klinische presentatie en diagnostiek

De gewrichtsklachten, vooral pijn en functieverlies, staan op de voorgrond bij RA. Daarnaast kunnen algemene symptomen aanwezig zijn, zoals koorts, malaise, vermoeidheid en gewichtsverlies. Veel patiënten klagen ook over gegeneraliseerde ochtendstijfheid. Karakteristiek voor RA is de lokalisatie van de ontsteking van de gewrichten in met name handen en voeten. Hierbij zijn vooral de metatarsofalangeale (MTP-)gewrichten van de voeten, de polsen en de proximale interfalangeale (PIP-) en de metacarpofalangeale (MCP-)gewrichten van de handen aangedaan. Bij presentatie zijn de overige gewrichten – zoals de ellebogen, schouders, knieën, heupen en enkels – minder vaak aangedaan, maar deze kunnen later in het ziekteproces betrokken worden. Indien grote gewrichten (bijvoorbeeld de knie) bij de eerste presentatie ook aangedaan zijn, is dit geassocieerd met een ernstiger ziektebeloop. Ook de gewrichten in de cervicale wervelkolom kunnen betrokken zijn bij het ontstekingsproces, wat kan leiden tot instabiliteit op het niveau C1-2, maar dit is tegenwoordig een zeldzame complicatie.

De ziekte kan zich echter ook presenteren met een ontsteking van een of enkele (grotere) gewrichten en zich eventueel (veel) later pas uitbreiden. Een andere atypische presentatie doet zich voor als een patiënt aanvallen heeft van gewrichtsontstekingen die soms met koorts gepaard gaan, waarbij de patiënt tussen

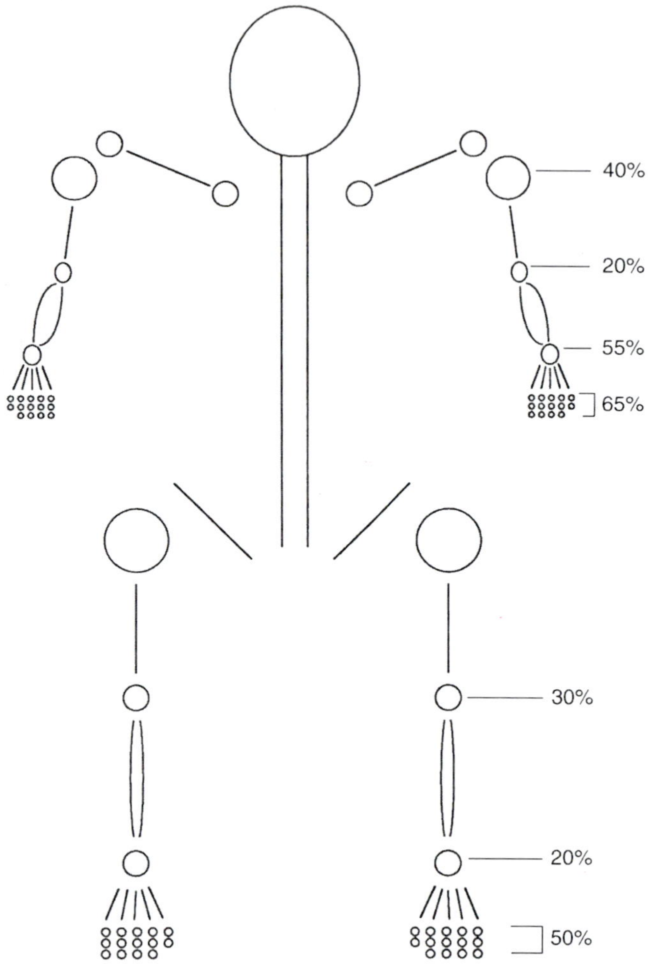

Figuur 7.5 De lokalisatie van de aangedane gewrichten vroeg in beloop van RA.

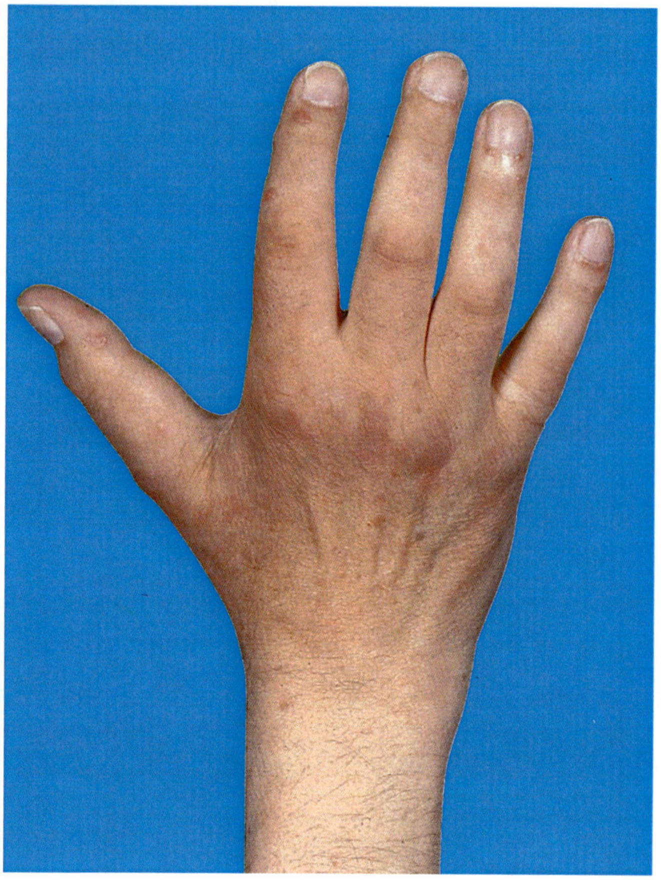

Figuur 7.6 Zwelling van MCP-, PIP-gewrichten en de rechterpols bij een patiënte met RA.

de aanvallen door volledig klachtenvrij is. Dit beeld wordt ook wel palindromisch reuma genoemd en gaat in ongeveer 30% van de gevallen over in RA.

De belangrijkste tekenen van ontsteking in een synoviaal gewricht zijn pijn en zwelling; in het begin kan er ook een minimale livide verkleuring zichtbaar zijn van de huid. Roodheid van een gewricht wordt bij RA zeer zelden waargenomen. In het geval van roodheid moet ernstig rekening worden gehouden met andere diagnoses, met name een septische artritis of kristalartritis. Bijna altijd zal een ontsteking van een gewricht ook leiden tot functieverlies en een bewegingsbeperking.

Dit laatste gegeven kan gebruikt worden wanneer bij klinisch onderzoek getwijfeld wordt over de vraag of een gewricht wel of niet gezwollen is. Wanneer de dorsoflexie van een polsgewricht beperkt is of een elleboog niet geheel gestrekt kan worden, kan dit erop wijzen dat er een ontsteking van het gewricht is.

In figuur 7.5 wordt het patroon van aangedane gewrichten bij RA aangegeven.

Bij RA zijn de distale interfalangeale (DIP-)gewrichten zelden aangedaan. Als een PIP-gewricht ontstoken is, kan een spoelvormige zwelling worden waargenomen (figuur 7.6). Dit is een zachte zwelling, in tegenstelling tot de benige zwellingen, zoals die voorkomen bij handartrose. Zwelling van de MCP-gewrichten kunnen het beste worden gevoeld wanneer de MCP-gewrichten in een stand van 90° flexie worden gehouden. Bij een synovitis van de pols doen vaak ook de peesscheden op de handrug mee. Bij de grotere gewrichten – zoals de polsen, ellebogen, schouders, knieën en enkels – kan bij een actieve ontsteking naast zwelling en drukpijnlijkheid ook vaak warmte worden waargenomen; de huid op het gewricht is in dat geval warmer dan de omgeving. Normaal voelt de huid over de gewrichten kouder aan dan de huid over de omliggende spieren.

Wanneer de MCP-gewrichten zijn aangedaan, kan pijn opgewekt worden bij drukken. Bij lichte vormen van ontsteking is de pijn soms alleen opwekbaar wanneer de MCP-gewrichten worden samengeknepen; dit heet ook wel tangentiële drukpijn. Ditzelfde fenomeen kan gevonden worden bij compressie van de MTP-gewrichten.

Kernpunt

- **Bij RA zijn de kleine hand- en voetgewrichten het meest frequent aangedaan.**

Tabel 7.2 Kenmerken die kunnen duiden op RA

anamnese	pijn in kleine hand- en voetgewrichten*
	ochtendstijfheid (minimaal 30 minuten)
	functio laesa (bijv. flessen niet meer open kunnen draaien)
lichamelijk onderzoek	zwelling bij palpatie (gouden standaard voor vaststellen artritis)
	tangentiële drukpijn MCP- of MTP-gewrichten
	bewegingsbeperking (bijv. niet-krachtige of onvolledige vuist)

* Hoewel RA meestal start met klachten in de hand- of voetgewrichten, kan ook een ontsteking in een groot gewricht een eerste symptoom van RA zijn.

7.2.1 De tijdige herkenning van een nieuwe RA-patiënt

Voor het tijdig herkennen van een nieuwe RA-patiënt door de huisarts is de eerste vraag of er een recent ontstane artritis is. Zo ja, is de volgende vraag of dit een vroege RA is.

Is er artritis?

Zoals genoemd zijn de klachten van artritis pijn en zwelling. Vaak treden hierdoor bewegingsbeperking en functio laesa op. Bijvoorbeeld bij artritis van een enkel (bovenste spronggewricht) zijn plantairflexie en dorsoflexie van de enkel belemmerd en bij artritis van MCP- of PIP-gewrichten is de vuist niet volledig gesloten of niet krachtig. Bij artritis van MTP-gewrichten is de voetafwikkeling pijnlijk; bewegingsbeperking is hier niet eenvoudig te bepalen. De meest gevoelige methode om artritis te herkennen is palpatie van de gewrichten.

Juist in geval van een vroege RA is het herkennen van artritis vaak niet gemakkelijk. De klachten zitten meestal in kleine gewrichten en artritis in hand- en voetgewrichten is vaak subtiel. In een vroege fase is zwelling (artritis) van deze gewrichten met het oog niet te zien. Palpatie is de gouden standaard. Het vereist evenwel een grote dosis ervaring om in een vroege fase van artritis een ontstoken MCP-, PIP- of MTP-gewricht te herkennen.

Is er reumatoïde artritis?

Iedere nieuwe gewrichtsontsteking kan het begin zijn van RA. In de vroege fase ontbreken vaak specifieke kenmerken van RA. In deze fase zijn vaak nog geen polyartritis en symmetrie aanwezig. Ook reumanoduli zijn een teken van lange ziekteduur en zijn in een vroege fase niet aanwezig. Het advies is daarom om bij iedere recent ontstane gewrichtsontsteking een patiënt door te verwijzen naar een polikliniek Reumatologie voor verdere beoordeling.

Het herkennen van vroege RA is niet alleen moeilijk doordat de afwijkingen bij lichamelijk onderzoek in deze fase subtiel zijn, maar ook omdat in geval van RA de klachten vaak een sluipend en geleidelijk begin hebben en daardoor aanvankelijk niet ernstig aandoen. Kenmerken die kunnen helpen om aan RA te denken zijn ochtendstijfheid (minimaal 30 minuten), functio laesa (bijvoorbeeld nieuw ontstane belemmeringen bij (hard)lopen of flessen opendraaien) en tangentiële drukpijn van MCP- of MTP-gewrichten (tabel 7.2).

Het bepalen van reumafactor of anti-CCP-antilichamen in de huisartspraktijk is van beperkte waarde. Het is een misvatting dat positiviteit van een van deze antistoffen gelijk staat aan het hebben van RA. Reumafactor komt bij ongeveer 5% van de bevolking voor en in verhoogde frequentie op hogere leeftijd. De prevalentie van anti-CCP-antilichamen in de normale bevolking is minder goed bekend en wordt geschat op ongeveer 1%.

Door de relatief lage voorafkans op RA in de huisartspraktijk is de absolute kans op het hebben van RA in geval van een positieve uitslag niet heel hoog. Dit kan als volgt worden geïllustreerd. De sensitiviteit en specificiteit van reumafactor zijn respectievelijk 69% en 86%. Als de voorafkans op RA 1% is (de prevalentie), kan met behulp van de theorema van Bayes worden berekend dat in geval van de aanwezigheid van reumafactor de kans op RA gestegen is tot 5% (▶ par. 4.2). Eenzelfde berekening kan gemaakt worden voor anti-CCP (sensitiviteit 54%, specificiteit 96%). Hier is de kans op RA in geval van testpositiviteit 12%.

Deze kansen zijn niet hoog en het doen van aanvullend onderzoek levert mogelijk tijdverlies op. Het advies is daarom om in de eerste lijn deze antistoffen niet te testen, maar bij enige verdenking op artritis of RA een patiënt direct te verwijzen naar een reumatoloog.

Kernpunten
- **Bij verdenking op RA dient een patiënt direct verwezen te worden naar een reumatoloog.**
- **Aanvullend onderzoek, bijvoorbeeld rontgenfoto's of anti-CCP-antilichamen, heeft in de huisartsenpraktijk geen zin vanwege de lage voorafkans op RA.**

7.2.2 Nieuwe classificatiecriteria voor RA

De ACR-classificatiecriteria voor RA stammen uit 1987 (tabel 7.1) en zijn niet geschikt om patiënten in een vroege fase van RA te herkennen. Ze zijn bedoeld om een homogene groep van patiënten te definiëren voor wetenschappelijk onderzoek en zijn ontworpen op basis van gegevens van patiënten met 'klassieke' RA, die een gemiddelde ziekteduur van acht jaar hadden. De 1987-criteria bevatten daardoor diverse elementen die meer te maken hebben met de ernst van het ziekteverloop dan met vroege ziekte. Dit zijn het hebben van reumanoduli en gewrichtsschade op röntgenfoto's van de handen. In 2010 zijn

Tabel 7.3 ACR/EULAR-criteria (2010) voor RA

Gewrichtsbetrokkenheid	Punten
1 medium-groot* gewricht	0
2-10 medium-grote gewrichten	1
1-3 kleine gewrichten (met of zonder betrokkenheid van grote gewrichten)	2
4-10 kleine gewrichten (met of zonder betrokkenheid van grote gewrichten)	3
> 10 joints (ten minste 1 klein gewricht)	5
Serologie	
RF en anti-CCP-negatief	0
RF of anti-CCP-positief maar < 3x normaal	2
RF of anti-CCP-positief en > 3x normaal**	3
Acutefase-eiwitten	
CRP en BSE normaal	0
CRP of BSE verhoogd	1
Symptoomduur	
< 6 weken	0
≥ 6 weken	1

* Grote gewrichten zijn schouder, elleboog, heup, knie, enkels. Kleine gewrichten zijn metacarpofalangeale, proximale interfalangeale, de tweede tot de vijfde metatarsofalangeale, de duiminterfalangeale gewrichten en de polsen.

** Indien de hoogte van de reumafactor of anti-CCP-titer drie of meer keer hoger is dan de referentiewaarde van de gebruikte test, worden drie punten toegekend.

Indien 6 of meer punten behaald zijn kan RA geclassificeerd worden. Per categorie kan een aantal punten behaald worden (maximaal 5, 3, 1 en 1 per categorie).

nieuwe classificatiecriteria ontwikkeld, de zogeheten 2010 ACR/EULAR-criteria (tabel 7.3).

Deze criteria zijn bedoeld om toe te passen bij patiënten die ten minste één gezwollen gewricht hebben, en wier klachten niet eenvoudig anderszins verklaard kunnen worden. Indien een patiënt zes of meer punten scoort, kan hij/zij geclassificeerd worden als RA.

De sensitiviteit van deze nieuwe criteria is hoger dan de sensitiviteit van de 1987-criteria, terwijl de specificiteit van de 2010-criteria lager is. Ook zijn deze criteria bedoeld als classificatiecriteria en is het nog niet bekend of ze geschikt zijn om individuele patiënten met RA te herkennen. Het onderscheidend vermogen van deze criteria in de huisartspraktijk is ook nog niet onderzocht. Vooralsnog hebben deze criteria dan ook weinig waarde als diagnosticum in de eerste lijn.

Een aanvullend gegeven aan de 2010-RA-criteria is dat de aanwezigheid van een specieke röntgenafwijking passend bij RA al voldoende is om de diagnose RA te verkrijgen. Drie erosieve afwijkingen in de kleine gewrichten van handen en voeten is daarbij redelijk specifiek voor RA. Lang bestaande RA-karakteristieke röntgenafwijkingen worden geïllustreerd (figuur 7.7). Echter, ook voor het aanvragen van hand- en voetfoto's in de eerste lijn geldt dat de voorafkans op een positieve testuitslag zo laag is, dat geadviseerd wordt bij verdenking op RA te verwijzen naar een reumatoloog in plaats van het verrichten van dit onderzoek in de eerste lijn.

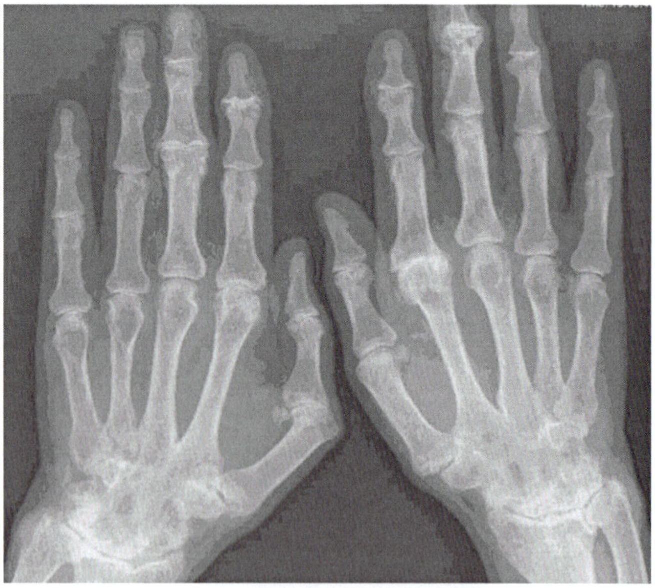

Figuur 7.7 Röntgenafwijkingen bij lang bestaande RA: erosieve veranderingen met kraakbeenverlies en subluxatiestand ter plaatse van metacarpale 1 t/m 5 beiderzijds, alsmede enig kraakbeenverlies ter plaatse van PIP-gewricht 2 beiderzijds en PIP-5 links. Eveneens enig kraakbeenverlies radiocarpaal rechts.

7.3 Klinische presentatie van het beloop

Vóór de introductie van effectieve behandelingsstrategieën en biologicals kenmerkte het beloop van RA zich door progressieve gewrichtsschade van bot en kraakbeen, en van gewrichtskapsel en omliggende pezen. Door tijdige herkenning, intensieve monitoring van ziekteactiviteit en effectieve behandeling komt dit minder vaak voor, maar in ernstige gevallen kan RA leiden tot vervormingen van de gewrichten, die in het algemeen irreversibel zijn. Typische vervormingen van de PIP-gewrichten zijn de zwanenhals- en knoopsgatdeformiteiten ('swanneck' en 'boutonnière') en de ulnaire deviatie aan de MCP-gewrichten. Aan de voeten kunnen de MTP-gewrichten subluxeren, waardoor de tenen in een hamerteenstand komen te staan; daarnaast deformeert de grote teen vaak naar lateraal (hallux valgus), waardoor de andere tenen opzij worden geduwd. Hierdoor kunnen op diverse plaatsen door knellend schoeisel drukplekken ontstaan.

Bij een actieve gewrichtsontsteking kan er een uitpuiling van het gewrichtskapsel ontstaan: een cyste. Dit kan in principe bij alle gewrichten gebeuren, maar de meest voorkomende cysten zijn de kniekuilcyste (ook wel Baker-cyste genoemd), cysten bij de PIP-gewrichten en bij het schoudergewricht. De Baker-cyste geeft klachten van een strak gevoel in de knieholte en eventueel pijnklachten uitstralend naar de kuit en een gering eenzijdig pitting oedeem distaal van het kniegewricht door afvloedbelemmering van de kuitvenen. Wanneer de Baker-cyste barst, lekt er synoviaal vocht in de kuit, hetgeen symptomen geeft die vergelijkbaar zijn met die bij een trombosebeen.

Bij een ontsteking van het polsgewricht kan in de carpale tunnel de nervus medianus gecomprimeerd worden, waardoor er een drukneuropathie ontstaat. Een andere complicatie in deze regio is een ruptuur van de extensorpezen van de vijfde en/of vierde straal van de vingers ten gevolge van een ernstige tenosynovitis ter plaatse. In de wervelkolom kan ten gevolge van het ontstekingsproces ter plaatse van het atlantoaxiale gewricht een verhoogde beweeglijkheid ontstaan bij het naar voren buigen van het hoofd op het niveau C1-2. Dit kan leiden tot myelumcompressie en zich uiten in ernstige nekklachten en alarmsymptomen als urine-incontinentie en opspringende benen. Deze complicatie is tegenwoordig zeldzaam.

Er bevindt zich ook synoviaal weefsel rond het cricoarytenoidgewricht, waardoor heesheidklachten kunnen ontstaan of zelfs ernstige kortademigheidsklachten; in zeldzame gevallen kan een spoedtracheotomie noodzakelijk zijn.

RA is een systeemaandoening, zodat naast de gewrichten in het beloop vele organen aangedaan kunnen zijn (◘ figuur 7.8). Extra-articulaire afwijkingen die kunnen voorkomen, zijn bijvoorbeeld pericarditis, pleuritis en reumanoduli. De noduli kunnen op vele plaatsen van het lichaam voorkomen, zoals aan de strekzijde van de onderarmen, vingers, rond de achillespezen, maar ook op het oor of in organen als longen en hart. Daarnaast kunnen ontstekingen van de vaten optreden (vasculitis), die afhankelijk van de locatie en de uitgebreidheid diverse afwijkingen kunnen veroorzaken, zoals nierfunctiestoornissen, neuropathieën en huidafwijkingen (ulcera).

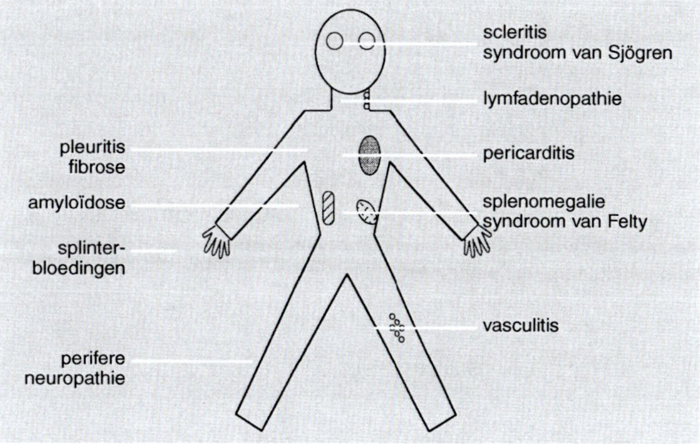

◘ **Figuur 7.8** Extra-articulaire afwijkingen bij RA.

Sedert de implementatie van de tijdige en doelgerichte farmacotherapie is het voorkomen van genoemde extra-articulaire manifestaties sterk verminderd.

7.4 Behandeling en prognose

De twee hoekstenen van de behandeling van RA zijn tijdige behandeling en het effectief onderdukken van de ziekteactiviteit. Patiënten bij wie de RA vroeg herkend is en de behandeling met een DMARD binnen twaalf weken na het ontstaan van de eerste klachten start, ontwikkelen aanzienlijk minder functieverlies en gewrichtsbeschadiging dan patiënten bij wie de behandeling later start.

In de afgelopen 10-15 jaar zijn veel interventiestudies uitgevoerd met als doel de behandeling van RA te verbeteren. Samenvattend komen uit deze studies twee belangrijke behandeldoelen naar voren. Enerzijds het streven naar een zo laag mogelijk niveau van ziekteactiviteit en anderzijds het streven zo snel mogelijk de behandeling te starten voordat irreversibele schade ontstaan is.

De meting van ziekteactiviteit wordt gedaan op basis van een samengestelde score, waarin zowel het aantal gezwollen en pijnlijke gewrichten telt, als de aanwezigheid van een acutefasereactie, als de mening van de patiënt over het niveau van ziekteactiviteit. De ziekteactiviteitsscore wordt gemeten met een zogenoemde lineaal van 0-10 cm, waarbij 'zo goed als maar kan' 0 cm en 'zo slecht als maar kan' 10 cm is. Deze samengestelde score wordt de DAS genoemd, de 'disease activity score'.

Vele studies hebben inmiddels aangetoond dat het streven naar een lage DAS mogelijk is en gunstig is voor de patiënt. Een fraai voorbeeld van de voordelen van het streven naar een lage ziekteactiviteit staat in ▶ aandachtsbox 7.1.

Aandachtsbox 7.1

In een studie werden RA-patiënten met een ziekteduur van minder dan vijf jaar gerandomiseerd om ofwel routinezorg van een reumatoloog te ontvangen ofwel om intensief gecontroleerd te worden. Bij de intensieve controle werd getracht de ziekteactiviteitsscore met behulp van DMARD's (disease modifying antirheumatic drugs), zoals methotrexaat en intra-articulaire glucocorticoidinjecties, beneden een bepaalde waarde te krijgen. Het bleek dat er in de groep van patiënten die intensief gecontroleerd werden, een lagere ziekteactiviteit was, minder progressie van gewrichtsschade en er minder invaliditeit was, wat gepaard ging met een betere kwaliteit van leven. Ook bleken de kosten niet hoger.

7.4.1 Medicamenteuze behandeling

De individuele medicamenten worden besproken in het hoofdstuk farmacotherapie (▶ H. 6), zodat hier slechts kort wordt ingegaan op de verschillende categorieën, de strategie en algemene behandelingsprincipes.

Bij de behandeling van RA worden *NSAID's* (non-steroidal anti-inflammatory drugs) en de coxibs (selectieve cyclo-oxygenase-2-remmers) gebruikt voor symptoomverlichting.

Voor symptoomverlichting en het beïnvloeden van het beloop van de ziekte worden *DMARD's* (disease modifying antirheumatic drugs) gebruikt. Hiertoe behoren onder andere methotrexaat, sulfasalazine, hydroxychloroquine, leflunomide, goudinjecties en azathioprine. Deze middelen kunnen ook in combinatie worden gebruikt.

Glucocorticoïden in diverse toedieningsvormen (intra-articulair, intramusculair, intraveneus en oraal) beïnvloeden symptomen en het beloop van ziekte, waarbij voor elke individuele patiënt de afweging effectiviteit/toxiciteit gemaakt moet worden.

Tot slot zijn er *biologische middelen* beschikbaar, die op een meer specifieke wijze aangrijpen in het ontstekingsproces. Hiertoe behoren de TNF-antagonisten, de IL-6-antagonisten, de middelen die specifiek celoppervlaktemoleculen herkennen, zoals rituximab, CD20 op B-lymfocyten en abatacept, CD80 op antigeenpresenterende cellen.

Kernpunten

- **Methotrexaat, sulfasalazine, hydroxychloroquine, leflunomide, goudinjecties en azathioprine zijn de conventionele DMARD's.**
- **De TNF-antagonisten en de IL-6-antagonisten zijn middelen om cytokinen te blokkeren.**
- **Rituximab en abatacept zijn medicamenten gericht tegen witte bloedcellen.**

7.4.2 Niet-medicamenteuze behandeling

Naast de medicamenteuze behandeling dient er aandacht te zijn voor de niet-medicamenteuze behandeling. Het doel van fysiotherapie is vooral het in stand houden van de spierkracht en is daarnaast het geven van gericht bewegings- en houdingsadvies. Het doel van ergotherapie is het behoud van de zelfstandigheid in het algemeen dagelijks functioneren. Hierbij is het streven om met behulp van hulpmiddelen de handelingen die nodig zijn voor zelfstandigheid, te kunnen blijven verrichten ondanks de verminderde beweeglijkheid van het gewricht.

Tot slot heeft de orthopedisch chirurg een belangrijke rol, waarbij door middel van gewrichtsvervangende chirurgie vermindering van pijn en behoud van functie wordt nagestreefd.

Kernpunten

- **RA komt bij ongeveer 1% van de bevolking voor.**
- **Anti-CCP-antilichamen zijn specifiek voor RA en geassocieerd met een ongunstig beloop.**
- **De farmacotherapeutische behandelprincipes bij RA zijn tijdige behandeling en het gestructureerd onder controle houden van de ziekteactiviteit.**

Literatuur

Huizinga TW, Pincus T. In the clinic. Rheumatoid arthritis. Ann Intern Med 2010;153(1):ITC1-1-ITC1-15; quiz ITC1-16.

McInnes IB, Schett G. The pathogenesis of rheumatoid arthritis. N Engl J Med 2011;365(23):2205-19.

Scott DL, Wolfe F, Huizinga TW. Rheumatoid arthritis. Lancet 2010;376(9746):1094-108.

Spondyloartritis

D.L.P. Baeten

8.1 Epidemiologie en pathogenese

8.1.1 Inleiding

Spondyloartritis (SpA) is de op een na meest voorkomende inflammatoire aandoening van het bewegingsapparaat en wordt gekenmerkt door een combinatie van ontsteking van de wervelkolom, ontsteking van perifere gewrichten, extra-articulaire symptomen en structurele schade door vorming van nieuw bot. In het verleden zijn voor dit ziektebeeld verschillende namen gebruikt: seronegatieve spondyloartropathie, spondylartropathie en spondyloartritis. Recent is er een internationale consensus om het ziektebeeld spondyloartritis te noemen.

SpA is een heterogeen ziektebeeld dat zich op verschillende manieren kan presenteren. Het beeld werd dan ook oorspronkelijk gedefinieerd door de verschillen met RA (◘ tabel. 8.1) te benoemen, zoals afwezigheid van reumafactoren en afwezigheid van subcutane noduli. De verschillende fenotypische vormen van spondyloartritis werden vervolgens apart beschreven, waarbij werd voorgesteld dat het een verzameling van afzonderlijke ziekten is met een aantal gezamenlijke kenmerken.
De fenotypische vormen zijn:

- spondylitis ankylopoetica ofwel ziekte van Bechterew genoemd;
- artritis psoriatica (PsA);
- reactieve artritis (ReA; ▸ par. 10.2.4);
- 'inflammatory bowel disease' (IBD-)geassocieerde artritis;
- HLA-B27-geassocieerde uveïtis;
- ongedifferentieerde SpA (USpA).

Voortschrijdende inzichten in de genetica en pathogenese van SpA duiden er echter op dat het om een enkel ziektebeeld gaat (◘ figuur 8.1). Drie belangrijke argumenten hierbij zijn:

1. De verschillende fenotypische vormen komen samen familiaal voor: het is niet zo dat in één familie AS en in een andere familie PsA voorkomt. Integendeel, de verschillende subtypen komen in een en dezelfde familie voor.
2. Een patiënt kan in de loop van de ziekte de verschillende subtypen ontwikkelen. Hij kan bijvoorbeeld starten met een artritis en conjunctivitis na een uretritis (ReA), later inflammatoire rugpijn en sacro-iliitis ontwikkelen (AS), en nog later psoriasis krijgen (PsA).
3. Ratten die humaan HLA-B27 tot overexpressie brengen, krijgen een mengbeeld van alle SpA-subtypen met colitis, axiale aantasting, perifere artritis, uveïtis en huidlaesies.

8.1.2 Classificatie

Om het ziektebeeld beter te omschrijven voor klinisch onderzoek zijn verschillende sets van criteria ontwikkeld. De European Spondylarthropathy Study Group (ESSG-)criteria en de Amor-criteria zijn ontwikkeld om het volledige ziektebeeld in een set van criteria te omschrijven. In de ESSG-criteria wordt uitgegaan van hetzij inflammatoire rugpijn hetzij perifere artritis en moet de patiënt een aantal additionele symptomen hebben. De Amor-criteria bestaan uit een lijst van kenmerken gekoppeld aan een puntensysteem. Beide criteriasets hebben het voordeel dat ze het volledige ziektebeeld omvatten en de voornaamste klinische verschijnselen samenvatten. Het nadeel is echter wel dat de specificiteit niet heel hoog ligt en dat ze dus niet erg bruikbaar zijn voor het stellen van de klinische diagnose bij een individuele patiënt.

Een andere set criteria heeft zich specifiek gericht op een van de subvormen van SpA. De belangrijkste hiervan zijn de modified New York-criteria voor AS en de CASPAR-criteria voor PsA. De modified New York-criteria hebben als hoeksteen de aanwezigheid van manifeste afwijkingen van de sacro-iliacale (SI-)gewrichten op röntgenonderzoek. Hierdoor hebben ze een heel hoge specificiteit. Nadeel is echter dat ze weinig gevoelig zijn voor vroege vormen van de ziekte. De CASPAR-criteria zijn recent ontwikkeld voor PsA. Het voordeel van de CASPAR-criteria is dat ze ook in een diagnostische setting bij patiënten met vroege perifere artritis een goede sensitiviteit en specificiteit behouden en daardoor ook geschikt lijken te zijn voor diagnostisch gebruik.

Recent heeft de internationale ASAS-werkgroep nieuwe criteria ontwikkeld voor axiale en perifere SpA (◘ figuur 8.2, ◘ figuur 8.3). Het voordeel van deze criteria is dat ze uitgaan van de belangrijkste symptomen van de patiënt (inflammatoire rugpijn of perifere artritis/enthesitis/dactylitis), dat ze de ziekte benaderen als een enkel beeld en dat ze door inclusie van nieuwe beeldvormingstechnieken, zoals MRI, ook vroege vormen van SpA omvatten.

Met name binnen de groep van axiale SpA omvatten de criteria niet enkel de klassieke AS, maar ook de 'niet-röntgenologische' axiale SpA. Patiënten die onder deze noemer vallen, hebben klachten van inflammatoire rugpijn in combinatie met andere SpA-kenmerken, zoals ontsteking van de SI-gewrichten op MRI en aanwezigheid van HLA-B27, maar geen uitgesproken SI-afwijkingen op röntgenonderzoek. De niet-röntgenologische axiale SpA omvat zowel vroege vormen van de ziekte, die later tot full-blown AS gaan evolueren, als 'formes frustres' van de ziekte, die nooit uitgesproken nieuw-botvorming gaan ontwikkelen. Belangrijk hierbij is dat de ziekteactiviteit van patiënten met niet-röntgenologische axiale SpA vergelijkbaar is met die van patiënten met AS en dus dat ook deze groep recht heeft op adequate anti-inflammatoire behandeling.

Ten slotte dient opgemerkt te worden dat sacro-iliitis op MRI een gevalideerd instrument is voor classificatie en voor monitoring van behandeling in klinische studies, maar niet gevalideerd is als diagnostisch middel bij vroege inflammatoire lagerugpijn.

8.1.3 Epidemiologie

De prevalentie van SpA wordt geschat op 0,5 tot 1%. Een recent onderzoek in de VS geeft een prevalentie aan van 0,9% (Amor-criteria) tot 1,4% (ESSG-criteria). Het meeste frequente subtype is AS, met een prevalentie van 0,3 tot 0,5%. Net zoals AS, maakt PsA ongeveer een derde uit van de totale SpA-populatie. De andere vormen zijn minder frequent en maken het laatste derde deel uit van de totale SpA-populatie.

Tabel 8.1 Vergelijking tussen RA en SpA

RA	SpA
meer bij vrouwen	meer bij mannen
begint rond 50-60 jaar	begint rond 20-30 jaar
perifere gewrichten	axiale en perifere gewrichten
symmetrisch	niet symmetrisch
polyartritis	oligoartritis
botdestructie	nieuw-botvorming
HLA-DR4	HLA-27
reumafactor en ACPA-autoantistoffen	geen autoantistoffen

De eerste symptomen van SpA verschijnen meestal tussen 18- en 40-jarige leeftijd. Slechts 5% van de SpA-patiënten ontwikkelt de ziekte na 45 jaar. De ziekte kan ook voor de leeftijd van 16 jaar ontstaan en wordt dan als juveniele SpA benoemd.

In tegenstelling tot klassieke auto-immuunziekten, zoals RA, is er geen voorkeur voor vrouwen in SpA. Recente studies wijzen op een gelijke verdeling tussen mannen en vrouwen. Nieuwbotvorming treedt echter frequenter op bij mannen, waardoor de man-vrouwratio bij AS ongeveer 2:1 is.

Er bestaan grote verschillen in prevalentie van SpA tussen verschillende rassen. Deze verschillen lopen parallel aan de frequentie van HLA-B27 in de populatie. Zo is de frequentie van zowel HLA-B27 als SpA relatief hoog in Scandinavië en heel laag in tropisch Afrika.

8.1.4 Pathogenese

De pathogenese van SpA is complex en nog onvoldoende opgehelderd, maar het is duidelijk dat er een sterke interactie is tussen genetische predispositie en externe factoren, zoals infecties en mechanische belasting.

De voornaamste genetische factor is HLA-B27. HLA-B27 komt voor bij ongeveer 8-10% van de Europese bevolking; daarentegen zijn 50-70% van de SpA-patiënten HLA-B27 positief. Dit percentage ligt zelfs tussen de 80 en 90% in de AS-subgroep. Aanwezigheid van HLA-B27 geeft dus een tienvoudig verhoogd relatief risico. Het absoluut risico om SpA te ontwikkelen blijft echter nog steeds relatief laag, zo rond 5%.

Er bestaan drie hypothesen om de link tussen HLA-B27 en SpA te verklaren:

1. Het HLA-B27-molecuul kan specifieke antigenen presenteren aan $CD8^+$ cytotoxische T-cellen die hierdoor geactiveerd worden en ontsteking veroorzaken. Het is denkbaar dat de T-cellen oorspronkelijk aangezet worden door bacteriële antigenen, bijvoorbeeld bij een darminfectie, en vervolgens gaan recirculeren naar de gewrichten, waar ze opnieuw geactiveerd worden door een autoantigeen.
2. Het eiwit HLA-B27 ontplooit zich abnormaal in het endoplasmatisch reticulum van de cel (meest waarschijnlijk myeloïde cellen, zoals dendritische cellen en macrofagen), waardoor een 'unfolded protein respons' (UPR) ontstaat, waarbij de cel pro-inflammatoire cytokinen gaat produceren.
3. HLA-B27 vormt op de celmembraan homodimeren, die rechtstreeks killer immuunglobuline-receptors op T-lymfocyten en natural killer (NK-)cellen gaan activeren en hierdoor deze cellen gaan aanzetten tot het produceren van ontstekingseiwitten.

De eerste hypothese is gebaseerd op een klassiek auto-immuunproces, waarbij specifieke autoantigenen herkend worden door T-lymfocyten. Deze hypothese wordt echter ondergraven door de observatie dat HLA-B27-transgene ratten zonder $CD8^+$ T-lymfocyten nog steeds de ziekte ontwikkelen. In een breder perspectief pleiten deze experimenten, de gelijke verdeling van de ziekte tussen mannen en vrouwen, de afwezigheid van autoantistoffen en het falen van T- en B-celgerichte behandelingen in SpA tegen een klassiek auto-immuunproces.

De andere twee hypothesen wijzen op een belangrijke rol voor cellen van het aangeboren immuunsysteem in het ontstaan van de ziekte. Dit pleit voor een auto-inflammatoire herkomst van de ontsteking. Kenmerkend voor auto-inflammatoire fenomenen is dat ze worden uitgelokt door cellulaire stress. Bij SpA kan die stress veroorzaakt worden door intracellulaire processen zoals de UPR, door bacteriële infecties zoals in ReA, en door mechanische stress. Het is inderdaad opvallend dat SpA voornamelijk gewrichten en structuren aantast die blootgesteld worden aan mechanische belasting. Een typisch voorbeeld hiervan is het ontstaan van ontstekingen ter hoogte van peesaanhechtingen, met name de fascia plantaris en de achillespees ter hoogte van de hiel.

Verschillende cytokinen die aangemaakt worden door myeloïde cellen, zijn in verband gebracht met de ontsteking bij SpA. Tumornecrosefactor (TNF) is hiervan de belangrijkste. SpA is genetisch geassocieerd met polymorfismen in genen die coderen voor TNF-receptoren en TNF-signaling. Bovendien ontwikkelen TNF-transgene muizen bepaalde symptomen die lijken op humaan SpA. Ten slotte is TNF-blokkade uitermate effectief voor het behandelen van de symptomen en ontsteking bij SpA-patiënten.

Ook interleukine-1 (IL-1) vertoont genetische associaties met SpA. Waarschijnlijk gaat het hier voornamelijk om IL-1 alfa. In tegenstelling tot IL-1 bèta, is IL-1 alfa voornamelijk in de cel werkzaam. Dit kan verklaren waarom proof-of-concept trials met anakinra (IL-1-receptorantagonist) gefaald hebben. De rol en functie van IL-1 blijft verder onbekend.

De derde belangrijke cytokine familie is IL-23/IL-17. Polymorfismen in de receptor voor IL-23 zijn gelinkt aan SpA. De UPR die wordt veroorzaakt door foutieve ontplooiing van HLA-B27 resulteert ook in hoge IL-23-productie. IL-23 is een sleutelcytokine voor de productie van IL-17, een krachtig pro-inflammatoir cytokine, door T-cellen en andere cellen van het aangeboren immuunsysteem. Recent is aangetoond dat overexpressie van IL-23 in muizen een SpA-achtige ziekte veroor-

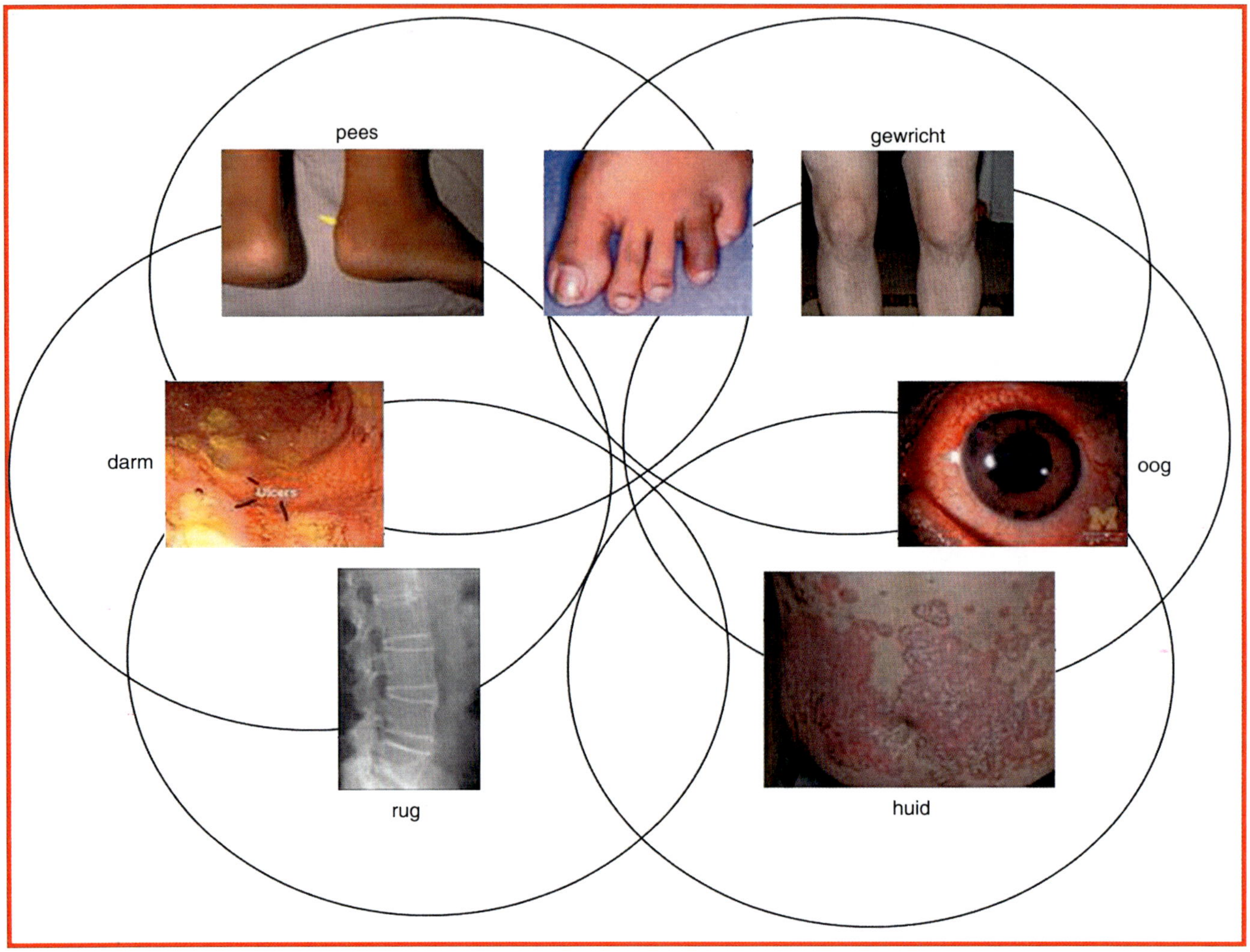

Figuur 8.1 Fenotypen van spondyloartritis.

In patiënten met > 3 maanden rugpijn en begin van de klachten < 45 jaar:
- sacro-iliitis op beeldvorming en minstens 1 bijkomend SpA-kenmerk of
- HLA-B27 en minstens 2 bijkomende SpA-kenmerken

SpA-kenmerken zijn:
- ontstekingspijn van de rug
- artritis
- enthesitis (hiel)
- uveïtis
- dactylitis
- psoriasis
- inflammatoire darmziekte
- goede respons op NSAID's
- familieanamnese van SpA
- HLA-B27
- verhoogd CRP

sacro-iliitis op beeldvorming:
- actieve ontsteking op MRI
- zekere sacro-iliitis op Röntgen

Figuur 8.2 ASAS-classificatiecriteria voor axiale spondyloartritis.

zaakt, die wordt gemedieerd door IL-17-producerende cellen in de peesaanhechtingen. Een recente proof-of-concept studie heeft ook aangetoond dat IL-17-blokkade effectief is in de behandeling van patiënten met AS.

artritis of enthesitis (hiel) of dactylitis plus

minstens 1 van de volgende:
- uveïtis
- psoriasis
- inflammatoire darmziekte
- voorafgaande infectie
- HLA-B27
- sacro-iliitis op beeldvorming

of

minstens 2 van de volgende:
- artritis
- enthesitis
- dactylitis
- ontstekingspijn thv rug (ooit)
- familieanamnese van SpA

Figuur 8.3 ASAS-classificatiecriteria voor perifere spondyloartritis.

Nieuw bot

Naast chronische ontsteking is het aanmaken van nieuw bot een belangrijk pathofysiologisch proces in SpA. Histopathologisch onderzoek toont dat de botvorming bij SpA berust op chondroïde metaplasie, gevolgd door endochondrale botvorming. Verschillende moleculaire processen zijn hierbij betrokken, wat met name voor de 'bone morphogenic protein' (MBP) en Wnt-signaling goed onderbouwd is in experimentele SpA-modellen. Grote genetische studies tonen echter geen manifeste associaties met polymorfismen van deze genen.

De vraag blijft dus staan hoe en waarom deze botvormende processen worden aangezet in SpA. De twee voornaamste hypothesen zijn:

» 1. De ziekte start met inflammatie, waardoor er ook botschade ontstaat. Als de inflammatie vermindert, treedt er reparatieve botaanmaak op, die echter niet goed gecontroleerd wordt en doorslaat naar overdreven botvorming. «

Deze hypothese zou pleiten voor heel vroege anti-inflammatoire behandeling als strategie om botvorming tegen te gaan. Deze hypothese klopt echter niet met de observaties dat:

a. initiële botschade niet nodig is voor pathologische botvorming in experimentele SpA-modellen; en
b. krachtige anti-inflammatoire behandeling met onder meer TNF-blokkers de nieuw-botvorming niet tegengaat, maar ook niet versnelt.

» 2. De ziekte wordt veroorzaakt door een (nog ongekende) trigger, die enerzijds aanleiding geeft tot ontsteking en anderzijds stromale cellen aanzet tot nieuw-botvorming. «

In een dergelijk scenario zal anti-inflammatoire behandeling slechts de eerste arm beïnvloeden en nooit effect hebben op de botvorming. Recent werd aangetoond dat IL-23-overexpressie in cellen die dicht tegen de peesinsertie liggen, aanleiding geeft tot nieuw-botvorming in de pezen via IL-22, wat bij deze hypothese kan passen.

Ten slotte dient te worden opgemerkt dat twee klinische studies suggereren dat NSAID's in staat zijn nieuw-botvorming bij SpA tegen te gaan. Het is bekend dat prostaglandine E2 (met name via de EP4-receptor) in staat is botvorming te stimuleren. In hoeverre dit mechanisme ook daadwerkelijk relevant is bij SpA, dient verder onderzocht te worden.

8.2 Klinische presentatie

8.2.1 Axiale klachten

Axiale klachten zijn vaak het eerste en belangrijkste symptoom van SpA. Het gaat dan met name over inflammatoire rugpijn, die zich kan manifesteren in de lage rug en billen (buttock pain), tussen de schouderbladen en in de nek. Aangezien rugpijn een veelvoorkomend symptoom is in de bevolking, dienen de klachten zorgvuldig uitgevraagd te worden om vast te stellen of de rugpijn inderdaad als inflammatoir en passend bij SpA kan worden bestempeld (▶ aandachtsbox 8.1)

Aandachtsbox 8.1 Uitvragen rugpijn

Bij het uitvragen van rugpijn als symptoon van SpA zijn de volgende punten van belang:

- Rugpijn start voor 45 jaar, meestal zelfs voor 35 jaar. Rugpijn op latere leeftijd berust meestal op degeneratief lijden.
- Rugpijn is geleidelijk ontstaan over een periode van minstens drie maanden. Acuut ontstane rugpijn wijst op discuslijden, hernia, indeukingsfracturen, infectie.
- Rugpijn gaat gepaard met nachtelijke pijn. Patiënt kan vlot inslapen, maar wordt in de tweede helft van de nacht (typisch vroege ochtenduren) wakker van de rugpijn en kan dan niet meer inslapen (ook niet in andere houding). Vaak moet de patiënt uit bed en bewegen.
- Rugpijn gaat gepaard met ochtendstijfheid. Patiënt is heel stijf bij het opstaan. Het duurt minstens 30 minuten, maar vaak zelfs 2-3 uur voordat de stijfheid verdwenen is.
- Overdag neemt de pijn af bij beweging en toe bij rust.
- Rugpijn reageert goed op NSAID.

Bij inflammatoire rugpijn die geleidelijk ontstaan is voor de leeftijd van 45 jaar, is de belangrijkste differentiële diagnose discuslijden, omdat dit beeld klinisch vaak niet te onderscheiden is van de rugpijn bij SpA. Degeneratief discuslijden, met name lumbaal, kan inderdaad anamnestisch bijzonder moeilijk te onderscheiden zijn van axiale SpA. Daarom is beeldvorming van de lumbale wervelkolom steeds aangewezen (▶ par. 8.3.2).

8.2.2 Perifere articulaire klachten

Perifere articulaire klachten in SpA bestaan uit artritis, enthesitis of dactylitis.

Artritis

Artritis bij SpA is typisch oligoarticulair, asymmetrisch en ter hoogte van de grote dragende gewrichten van de onderste ledematen, zoals enkels, knieën en heupen. Aantasting van hangende gewrichten, zoals schouders, ellebogen en polsen, wordt zeer zelden gezien bij SpA-patiënten.

Aantasting van kleine handgewrichten kan optreden, met name bij artritis psoriatica. In vergelijking met RA is de artritis echter vaak asymmetrisch, worden MCP-gewrichten en polsen minder aangetast en doen DIP-gewrichten vaak mee. Differentiaaldiagnostisch moet handartrose worden overwogen in geval van asymmetrische DIP- en PIP-artritis bij een patiënt met psoriasis.

Enthesitis

Enthesitis is een pathofysiologisch belangrijk begrip bij SpA. Enthesitis bij SpA geeft ook vaak klinische klachten. Het is echter belangrijk op te merken dat enthesitis op zich weinig specifiek is en heel wat andere oorzaken kan hebben.

Twee belangrijk vragen in deze context zijn:

- Gaat het om een enthesitis of een enthesopathie? Is er daadwerkelijk ook klinische ontsteking (rubor, calor, dolor, zwelling en functiebeperking)?
- Welke peesinserties zijn aangetast? In het kader van SpA zijn met name enthesitis ter hoogte van de hiel (achillespees en fascia plantaris) belangrijk. Andere enthesitiden zijn weinig specifiek en zijn bijgevolg ook niet opgenomen in de eerder besproken classificatiecriteria van SpA (▶ par. 8.1.2).

Dactylitis

Dactylitis is het volledig opzwellen van een straal van de handen of voeten, ook wel 'worstvinger' of 'worstteen' genoemd.

Dit komt overeen met zwelling van de drie gewrichten van deze straal in combinatie met een uitgebreide tenosynovitis. Dit beeld is karakteristiek voor SpA en – in combinatie met huidpsoriasis of psoriasis nagelletsels – met name voor PsA.

Bij de perifere klachten dienen ook nog sternocostale pijn en zwelling te worden genoemd. Dit manifesteert zich meestal ter hoogte van de sternoclaviculaire gewrichten. Deze klachten kunnen op zichzelf staan, maar passen vaak bij een meer uitgebreid SpA-ziektebeeld. Het syndroom van SAPHO (synovitis, acne, pustolosis, hyperostose, osteïtis) is een SpA-achtig ziektebeeld met frequent voorkomen van sternoclaviculaire artritis.

8.2.3 Extra-articulaire klachten

Extra-articulaire klachten bij SpA omvatten uveïtis, darmklachten en huidklachten.

Uveïtis

Uveïtis is een frequent symptoom bij HLA-B27-positieve patiënten. Het gaat dan specifiek over recidiverende acute uveitis anterior of iridocyclitis. Klinisch wordt dit gekenmerkt door plots ontstane pijn en roodheid van een oog. Dit kan optreden bij ongeveer een derde van de HLA-B27-positieve SpA-patiënten.

De differentiaaldiagnose van het pijnlijke rode oog is echter breed en andere vormen van uveïtis en scleritis zijn niet specifiek voor SpA. Bij klinische verdenking is een advies van de oogarts daarom steeds gewenst.

Darmklachten

Darmklachten bij SpA kunnen zich op drie manieren manifesteren.

Acute bloederige gastro-enteritis

Dit berust meestal op bacteriële infectie met *Shigella*, *Salmonella*, *Campylobacter* of *Yersinia*. Vier tot zes weken na een dergelijke gastro-intestinale infectie ontstaat dan een acute mono- of oligoartritis van een enkel of knie, geduid als reactieve artritis. Bij HLA-B27-positieve individuen kan dit evolueren tot een full-blown SpA.

Hierbij dient te worden opgemerkt dat een gelijkaardig ziektebeeld kan ontstaan na een genito-urethrale infectie met Chlamydia. Ook uretritis kan dus passen bij SpA.

Klinisch inflammatoir darmlijden, ziekte van Crohn en colitis ulcerosa

Ongeveer 5-10% van de SpA-patiënten heeft ook een klinisch manifeste IBD met buikkrampen, diarree, bloed- en slijmverlies. De darmziekte kan voorafgaan aan de SpA of omgekeerd. Bij IBD-geassocieerde SpA zijn de perifere klachten vaak meer uitgesproken dan de axiale klachten. Bovendien loopt de activiteit van de perifere artritis vaak parallel met de activiteit van de darmziekte.

Sub-klinisch inflammatoir darmlijden

Coloscopisch onderzoek in grote cohorten heeft aangetoond dat ongeveer de helft van de SpA-patiënten zonder klinisch manifeste darmklachten toch microscopische darmontsteking heeft. Milde darmklachten (krampen, diarree) in de afwezigheid van klinisch IBD kan dus ook passen bij SpA. Laagdrempelig verder onderzoek is hierbij aangewezen.

Differentiaaldiagnostisch dient ook te worden gedacht aan bijwerking van medicatie, met name bij NSAID-gebruikers.

Huidklachten

Huidklachten en symptomen bij SpA hangen voornamelijk samen met psoriasis. In zeldzame gevallen kan het ook gaan om erythema nodosum of pyoderma gangrenosum (vooral bij IBD-geassocieerde SpA) of om pustolosis en hydradenitis (bij SAPHO-achtige beelden).

Psoriasis bij SpA kan alle vormen aannemen en gaat vaak (maar niet altijd) vooraf aan het ontstaan van de articulaire klachten. De huidklachten omvatten dus alle klassieke klachten bij psoriasis: vlekken, roodheid, schilfering en jeuk.

Omdat de patiënt niet onmiddellijk het verband legt tussen extra-articulaire manifestaties en het articulair (axiaal en/of perifeer) ziektebeeld, dienen deze klachten bij een vermoeden van SpA steeds actief te worden uitgevraagd door de arts.

8.2.4 Familieanamnese

SpA heeft een sterke genetische achtergrond en het familiaal voorkomen van SpA of aanverwante ziekten is dus een belangrijk punt in de diagnostische uitwerking. Het gaat met name om eerste- en tweedegraadsfamilieleden. Omdat SpA-subtypen niet separaat segregeren in families, is het belangrijk om niet alleen axiale klachten, maar ook andere manifestaties actief uit te vragen: perifere artritis, psoriasis, IBD, uveïtis.

8.2.5 Lichamelijk onderzoek

Naast het algemeen internistisch onderzoek omvat het lichamelijk onderzoek bij SpA de volgende specifieke onderzoeken.

Onderzoek van de stand en mobiliteit van de rug

Typische standsafwijkingen zijn een verstreken lumbale lordose, een thoracale hyperkyfose en een verstreken cervicale lordose, met als gevolg anteflexie van het hoofd. Onderzoek van de mobiliteit van de rug omvat de anteflexie/retroflexie en rotatie van alle segmenten. Voor klinisch onderzoek zijn hiervoor goed gestandaardiseerde metingen ontwikkeld, die worden samengebracht in samengestelde parameters als de BASMI.

In de klinische praktijk zijn de meest eenvoudige en relevante metingen de Schober-index (meet de anteflexie van het lumbaal segment), de thoraxexpansie (meet aantasting van costovertebrale gewrichten), de cervicale rotatie (eenvoudig te meten met een goniometer bij een zittende patiënt) en de tragus-muurafstand (patiënt staat recht tegen een muur en de afstand tussen de ooringang en de muur wordt gemeten als maat voor cervicale anteflexie).

Voor een gedetailleerde beschrijving van deze en andere testen verwijzen we naar de websites van ASAS.

Perifeer articulair onderzoek

Dit onderzoek gebeurt bij spondyloartritis op dezelfde wijze als bij andere vormen van artritis. Het aantal gezwollen en pijnlijke gewrichten wordt in kaart gebracht, inclusief de DIP-gewrichten. Speciale aandacht gaat uit naar enthesitis van de achillespees en de fascia plantaris en naar dactylitis.

Huidonderzoek

Dit omvat gedetailleerd onderzoek van de huid naar de aanwezigheid van psoriasis, inclusief nagels (pitting, olievlek) en predilectieplaatsen, zoals strekzijden van gewrichten, behaarde hoofdhuid, bilspleet en navel.

Oogonderzoek

Dit is vooral gericht op roodheid.

8.3 Diagnostiek

8.3.1 Laboratoriumonderzoek

De waarde van aanvullende laboratoriumdiagnostiek is bij SpA beperkt. Een verhoogde CRP en/of bezinking komt bij ongeveer een derde van de patiënten voor. Indien dit het geval is, is dit een bijkomend argument om aan een inflammatoire oorzaak van de klachten te denken, maar afwezigheid van acutefase-eiwitten sluit de diagnose geenszins uit. Hierbij dient ook opgemerkt te worden dat acutefaserespons bij SpA niet goed correleert met ziekteactiviteit en dus ook niet gebruikt kan worden om de ernst van de ziekte vast te stellen.

Andere laboratoriumafwijkingen kunnen voorkomen, maar zijn niet specifiek, zoals anemie bij chronische inflammatie of bij chronisch GI-bloedverlies in het kader van IBD of NSAID-gebruik.

8.3.2 Röntgenonderzoek

Axiale SpA kan gepaard gaan met een aantal typische afwijkingen ter hoogte van het axiaal skelet. Veel van deze afwijkingen zijn specifiek voor SpA en kunnen dus bijdragen tot de diagnose.

Ter hoogte van de sacro-iliacale gewrichten zien we dat de demarcatie van de gewrichtsspleet minder scherp wordt, pseudoverbreding van de gewrichtsspleet, sclerose en uiteindelijk verdwijnen van de gewrichtsspleet door nieuw-botvorming. Deze afwijkingen zijn zowel sacraal als iliacaal te zien en starten meestal caudaal.

Ten behoeve van onderzoek zijn de afwijkingen van de SI-gewrichten in vier graden onderverdeeld. Bij graad 2 bilateraal of graad 3 of 4 unilateraal kan de patiënt ook officieel voldoen aan de criteria voor AS. Graad 1 sacro-iliitis is echter een sterke predictor van verdere aantasting. In de klinische praktijk betekent dit dat afwijkingen ter hoogte van de SI-gewrichten steeds sterk suggestief zijn voor een SpA.

In geval dat de structurele schade op conventionele röntgenfoto twijfelachtig is, kan worden overwogen om een CT te maken. Het herhalen van röntgenonderzoek is niet zinvol, omdat de letsels maar heel traag progressief zijn (over 2-4 jaar). Nadeel van CT is echter de hoge stralingsbelasting. Bij de interpretatie van de radiologische bevindingen moet rekening worden gehouden met het feit dat de positieve predictieve waarde van SI-afwijkingen hoog is (indien er afwijkingen zijn, is dit heel suggestief voor SpA), maar dat de negatief predictieve waarde laag is. Inderdaad betekent de afwezigheid van structurele schade op röntgenonderzoek helemaal niet dat er geen sprake is van SpA. Hierbij wordt vooral benadrukt dat structurele schade maar traag optreedt (en dus dat röntgenonderzoek niet sensitief is bij vroege ziekte) en vaak veel minder uitgesproken is bij vrouwen dan bij mannen.

Naast de afwijkingen ter hoogte van de SI-gewrichten kan men ook afwijkingen zien ter hoogte van de wervels. Het betreft hier met name afwijkingen ter hoogte van de hoeken van de wervels ('shiny corners'), blokvorming van de wervels ('squaring') en ossificatie van de ligamenten (vaak anterieur), wat leidt tot syndesmofyten. Deze syndesmofyten groeien verticaal van de ene wervelhoek naar de andere en zijn morfologisch dus duidelijk te onderscheiden van de osteofyten bij artrose (groeien horizontaal) en de plompe unilaterale osteofyten bij DISH. Verder kan nieuw-botvorming ook de facetgewrichten aantasten. De beschreven afwijkingen van de wervels kunnen op alle niveaus (cervicaal, thoracaal, lumbaal) worden gevonden.

Zoals eerder aangegeven, is discuslijden een belangrijke klinische differentiaaldiagnose van inflammatoire lagerugpijn. Een laterale röntgenfoto van de lumbale wervelkolom is dus steeds aangewezen.

Röntgenonderzoek kan ook ter hoogte van de perifere gewrichten typische afwijkingen tonen, bijvoorbeeld ter hoogte van de heupen bij coxitis of ter hoogte van de kleine gewrichten bij PsA. Het beeld kenmerkt zich dan meestal door een combinatie van kraakbeenverlies (door de ontsteking), botafbraak en nieuw-botaanmaak. Het concept dat SpA een niet-erosieve ziekte is, is onjuist. Ook bij SpA kan heel uitgesproken botafbraak optreden, bijvoorbeeld bij het 'artritis mutilans' subtype van PsA. Wat het beeld echter onderscheidt van RA is het tegelijk optreden van nieuw-botaanmaak. Ook ter hoogte van perifere gewrichten kan dit evolueren tot totale ankylose van een gewricht.

Ten slotte dient te worden opgemerkt dat de diagnostische waarde van skeletscintigrafie laag is bij SpA. Vaak wordt er enig aspecifiek signaal gezien ter hoogte van het bekken of de SI-gewrichten zonder dat dit additionele diagnostische waarde heeft. Het kan wel soms nuttig zijn in specifieke gevallen, zoals bij sternoclaviculaire of sternocostale klachten.

MRI

MRI heeft de laatste jaren een snelle ontwikkeling doorgemaakt in het kader van klinisch onderzoek in SpA. Het principe is dat MRI het – in tegenstelling tot röntgen en CT – toelaat om actieve inflammatoire letsels te visualiseren en niet louter structurele schade. Twee typen afwijkingen zijn belangrijk in de context van SpA:

- beenmergoedeem (best te zien op STIR), wat gedacht wordt overeen te komen met acute ontsteking (histopathologisch bewijs hiervoor ontbreekt echter);
- zogeheten 'fatty lesions' (best te zien na watersuppressie), wat mogelijk overeenkomt met chronische laesies.

Dergelijke afwijkingen zijn uitvoerig beschreven bij full-blown AS en kunnen ook gevonden worden bij niet-radiologische axiale SpA. Daarom is het verleidelijk om te denken dat MRI ook kan worden gebruikt voor vroegdiagnose van axiale SpA. De diagnostische (positief predictieve waarde) van MRI in vroege inflammatoire rugpijn is echter nog niet onderzocht. Drie aspecten zijn hierbij uitermate relevant voor de klinische praktijk.

- Uit gepubliceerde data is het reeds duidelijk dat niet alleen de aanwezigheid, maar ook de uitgebreidheid van de letsels belangrijk is. Bij kleine laesies blijkt de specificiteit voor SpA bijzonder laag zijn. Enkel bij grote, meer uitgebreide MRI-afwijkingen kan er een matige tot goede specificiteit voor SpA zijn (60-80%).
- De diagnostische waarde van een onderzoek in het algemeen – en dus ook van MRI voor SpA – hangt niet alleen af van de specificiteit van het onderzoek, maar ook van de a-priorikans op de ziekte, dus de graad van klinische verdenking. Bij lage klinische verdenking (bijvoorbeeld een patiënt met rugpijn zonder manifeste inflammatoire kenmerken, negatieve familie anamnese) is de kans op vals-positieve bevindingen dus uitermate groot.
- De sensitiviteit van MRI is ook matig: 30-40% van de AS-patiënten met actieve ziekte vertoont geen afwijkingen op MRI. Dit houdt ook in dat de afwezigheid van MRI-afwijkingen niet betekent dat een patiënt de ziekte niet heeft.

Samengevat betekent dit dat de plaats van MRI als diagnostisch middel op dit moment beperkt is (zie verder ▶ par. 8.3.4). Het breed inzetten van MRI als screening, het overschatten van de specificiteit van dit onderzoek en het verkeerd interpreteren van het type letsels kan tot ernstige overdiagnostiek leiden.

8.3.3 HLA-B27

Net als MRI heeft HLA-B27 op zich een beperkte diagnostische waarde. HLA-B27 komt voor bij 50-70% van de SpA-patiënten en bij 80-90% van de AS-patiënten, maar ook bij 8% van de normale bevolking. De sensitiviteit is dus matig (50-70%) en het onderzoek heeft dan ook geen negatief voorspellende waarde: afwezigheid van HLA-B27 zegt niets over afwezigheid van SpA. De specificiteit is redelijk tot hoog: 92%. De diagnostische waarde van het onderzoek zal dan ook heel sterk afhangen van de a-prioriverdenking op SpA.

Indien HLA-B27 wordt gebruikt als screening in de algemene bevolking (kans op SpA ongeveer 1%), zal de diagnostische (positief voorspellende) waarde van HLA-B27 ongeveer 5% zijn. Met andere woorden: in dat geval is het aantal vals-positieve bevindigen 95%. Indien de test echter wordt gebruikt in een populatie jonger dan 40 jaar met inflammatoire lagerugpijn (a-priorikans 25%), wordt de diagnostische waarde 70-80%.

Net als MRI kan HLA-B27 dus een nuttige diagnostische test zijn, maar alleen bij patiënten bij wie er op klinische grond al een hoge verdenking is voor SpA (zie verder ▶ par. 8.3.4).

8.3.4 Diagnostisch algoritme en differentiële diagnostiek

Geen enkele laboratoriumtest of beeldvormingstechniek heeft dus een heel hoge intrinsieke diagnostische waarde voor SpA. Uitzondering is sacro-iliitis op een röntgenfoto, maar dit heeft dan weer een relatieve lage sensitiviteit, met name in vroege ziekte en bij vrouwen. Bijgevolg berust de diagnose van SpA op een combinatie van factoren uit de anamnese en het klinisch onderzoek, eventueel aangevuld met:

- röntgenfoto van de SI-gewrichten;
- CRP en bezinkingssnelheid;
- HLA-B27;
- MRI.

De diagnose hangt dus volledig af van een nauwkeurige anamnese en klinisch onderzoek. Indien de verdenking op SpA op basis hiervan heel hoog of heel laag is, is de waarde van aanvullend onderzoek heel beperkt. Enkel bij matig klinische verdenking heeft aanvullend onderzoek waarde.

Op basis van een groot cohortonderzoek is voor axiale SpA (maar helaas nog niet voor perifere SpA) een diagnostisch algoritme opgesteld (figuur 8.4). Hierbij dient nogmaals opgemerkt te worden dat de verschillende classificatiecriteria (ESSG, New York, ASAS) ontwikkeld zijn voor klinisch onderzoek, maar niet gevalideerd zijn voor klinische diagnose bij een individuele patiënt.

De differentiële diagnostiek van SpA hangt af van de klinische presentatie en is reeds deels besproken.

Kernpunten

- **Bij overwegend axiale klachten: discuslijden, facetartrose, indeukingsfracturen (sluit axiale SpA niet uit, omdat bij axiale SpA de kans op wervelfracturen is toegenomen), DISH, Paget.**
- **Bij artritis van de grote gewrichten: septische artritis, kristalgeïnduceerde artritis, osteoartrose, beginnende RA.**
- **Bij artritis van de kleine gewrichten: RA, osteoartrose.**
- **Bij enthesopathie: overbelasting, fibromyalgie.**

8.4 Behandeling

8.4.1 Oefentherapie

Oefentherapie is en blijft een hoeksteen van de behandeling van SpA, zeker bij axiale vormen. Hierbij dient aandacht te worden besteed aan:

a. een goede houding, ook in rust;
b. actieve oefeningen.

Een goede lichaamshouding in rust is belangrijk om progressieve kyfose van de rug tegen te gaan. Bij het slapen wordt aangeraden om zo vlak mogelijk te liggen op een stevige matras met

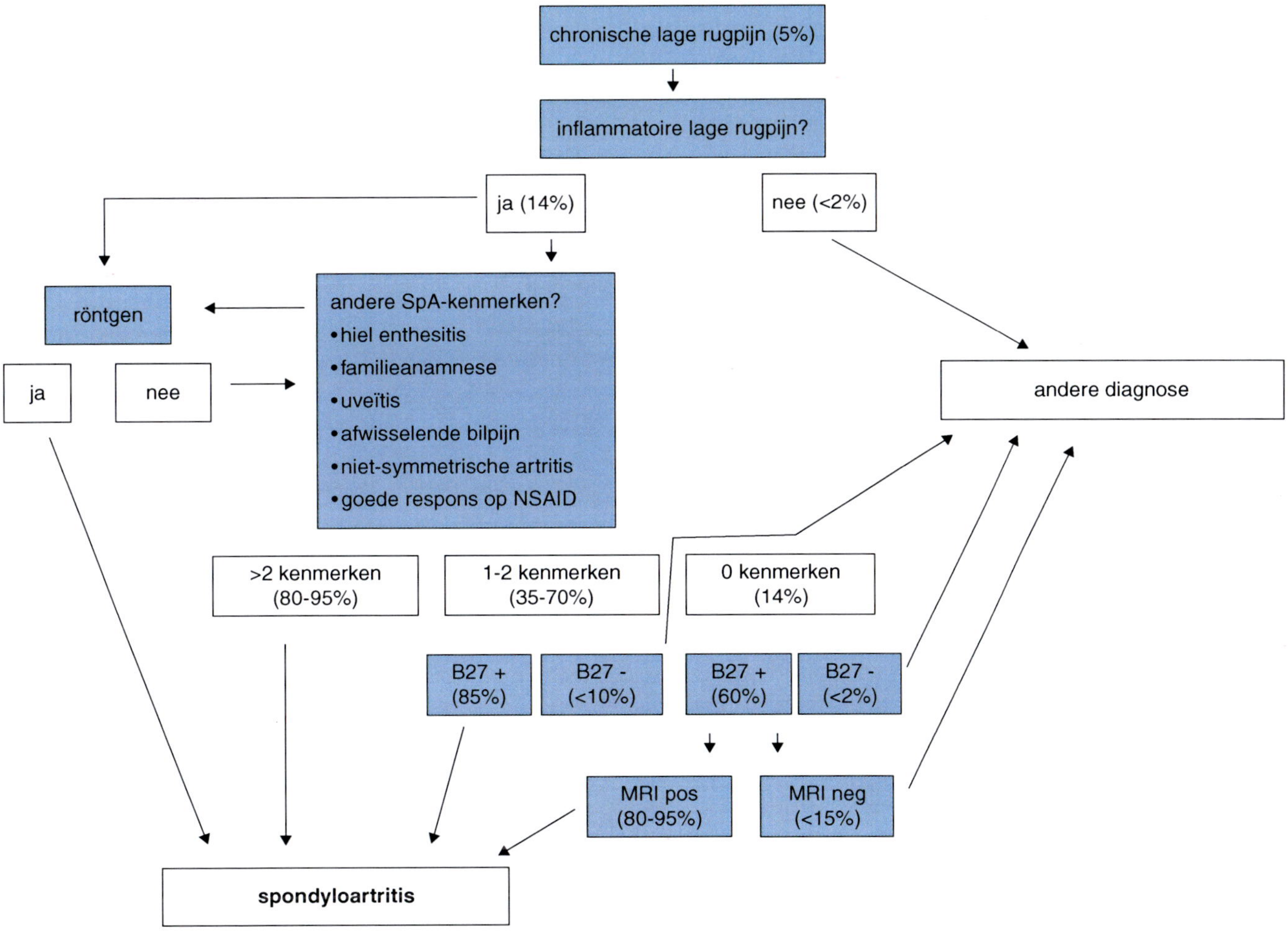

Figuur 8.4 Diagnostisch algoritme voor axiale spondyloartritis.

een klein kussen. Buikligging helpt om kyfose tegen te gaan. Bij zittende houding moet gelet worden op een rechte rug en nek; in elkaar zakken is weer slecht voor kyfose. Goede buikspieren behouden of trainen is hiervoor essentieel.

Oefentherapie heeft drie doelen:
1. het behouden van beweeglijkheid;
2. het tegengaan van vergroeiingen;
3. het behouden van een goede algemene conditie.

Informatie over oefentherapie bij SpA kan worden gevonden op de website van het Reumafonds.

Het aanleren van de juiste oefeningen kan vaak beter gebeuren onder begeleiding van een gespecialiseerde fysiotherapeut. Naast specifieke oefeningen is sporten heel belangrijk. De beste sporten zijn die waarbij de beweeglijkheid van alle gewrichten (inclusief thoraxexpansie door ademhaling) en de spierkracht worden getraind zonder overmatige belasting van de gewrichten of geforceerde langdurige houdingen. Voorbeelden van 'goede' sporten zijn zwemmen en badminton. Voorbeelden van minder geschikte sporten zijn krachttraining (te veel belasting) en wielrennen (langdurige kyfose). Belangrijk bij zowel oefentherapie als sporten is dat het op regelmatige basis gebeurt: minstens drie keer per week.

8.4.2 NSAID

Non-steroidal anti-inflammatory drug (NSAID) ofwel ontstekingsremmers zijn in de eerste lijn de medicamenteuze behandeling van SpA. NSAID's hebben een snelle en krachtige invloed op SpA-ontsteking en daardoor op symptomen, zoals ontstekingspijn en ochtendstijfheid. Ze zijn ook belangrijk in de bestrijding van nachtelijke pijn. Inname op regelmatige basis geniet de voorkeur boven 'on demand'.

Er is weinig bewijs dat bepaalde ontstekingsremmers beter zijn dan andere bij SpA. Wel is het zo dat de bestrijding van de inflammatoire symptomen van SpA vaak hogere doseringen of sterkere NSAID's vergt dan bijvoorbeeld bij artrose. Fenylbutazon en oxicams worden daarom regelmatig gebruikt bij SpA. Er dient hierbij rekening gehouden te worden met mogelijke bijwerkingen (bijv. COX-2-remmers of maagprotectie bij het risico op GI-bijwerkingen) en veiligheidsprofiel (bijv. bij nierlijden).

Een recente en belangrijke bevinding is dat het continue gebruik van voldoende hoge doseringen van NSAID's structurele schade door nieuw-botvorming tegengaat. Dit betekent dat NSAID's niet alleen de symptomatologie beïnvloeden, maar ook een 'disease modifying' effect hebben. Hoewel de pathofysiologie-grondslag nog onvoldoende bekend is, pleit dit weer voor continue en adequaat gedoseerde NSAID-behandeling bij axiale SpA.

8.4.3 Glucocorticoïden

Systemische glucocorticoïden zijn weinig tot niet effectief bij SpA en in elk geval veel minder effectief dan bij RA. Een recente studie toont dat 20 mg/d prednisolon geen effect heeft bij AS en dat een significant (maar gering) effect pas wordt gezien bij doseringen van 50 mg/d of hoger.

Daarentegen is lokale intra-articulaire behandeling met glucocorticoïden nog steeds de voorkeursbehandeling bij mono- en oligoartritis. Ook bij enthesitis hebben ze goed effect.

8.4.4 DMARD

Er is een beperkte indicatie voor disease modifying antirheumatic drugs (DMARD's) bij SpA. Voor axiale SpA heeft geen enkele DMARD (methotrexaat, sulfasalazine, leflunomide, hydroxychloroquine) bewezen effectiviteit en deze middelen zijn dan ook niet aangewezen.

Wat betreft perifere artritis zijn de meeste en beste data beschikbaar voor PsA. Hierbij toonde leflunomide bewezen effectiviteit in een goed gerandomiseerde studie. Ook sulfasalazine heeft significant doch gering effect. In tegenstelling tot het veelvuldig gebruik ervan in de klinische praktijk tonen de gerandomiseerde studies met methotrexaat geen significant effect bij PsA. Op basis van de beschikbare studies moeten we dus concluderen dat het gebruik van leflunomide wellicht het best onderbouwd is. Het effect van hogere doseringen methotrexaat (20-30 mg/week) dient verder te worden geëvalueerd.

Voor andere vormen van perifere artritis (dus niet in de context van PsA) is het bewijs voor het gebruik van DMARD's nog beperkter. Alleen sulfasalazine heeft hier een gering doch bewezen effect. Doseringen van 2 tot 3 gram/d zijn aangewezen.

8.4.5 TNF-blokkade

TNF-blokkade is een bijzonder krachtige en effectieve behandeling van SpA. Zowel monoklonale antistoffen (infliximab, adalimumab, golimumab) als soluble receptoren (etanercept) hebben bewezen effectiviteit bij zowel AS als PsA.

Voordelen

De voordelen van deze behandeling zijn:

- TNF-blokkade beïnvloedt zowel axiale als perifere symptomen, inclusief enthesitis.
- TNF-blokkade heeft ook een gunstig effect op extra-articulaire manifestaties, zoals uveïtis, psoriasis en IBD (dit laatste uitsluitend voor de monoklonale antistoffen).
- TNF-blokkade heeft een significant effect op functioneren en op de kwaliteit van leven, zelfs bij vergevorderde ziekte met bijvoorbeeld complete ankylose.
- TNF-blokkade is effectief bij ongeveer twee derde van de patiënten.

Nadelen

Nadelen en beperkingen van TNF-blokkade bij SpA zijn:

- Veiligheidsprofiel: dezelfde overwegingen (infecties, TB, maligniteiten) dienen in overweging genomen te worden als bij andere indicaties voor TNF-blokkade. Zie hiervoor ook de CBO-richtlijnen over het gebruik van biologicals.
- TNF-blokkade is tot recent louter bij AS en PsA, maar niet bij andere SpA-subtypes bestudeerd, geregistreerd en vergoed. Recent zijn er echter ook studies bij niet-röntgenologisch axiale SpA en bij niet-AS, niet-PsA perifere SpA die aantonen dat TNF-blokkade bij deze andere vormen van SpA even effectief zijn als bij AS en PsA.
- Het is tot op heden niet mogelijk om te voorspellen wie wel en wie niet gaat reageren op TNF-blokkade. Op groepsniveau is er een correlatie tussen effect van behandeling en ziektekenmerken, zoals verhoogd CRP of actieve MRI-laesies. Deze correlatie is echter veel te zwak om een adequate vertaling naar een individuele patiënt te verantwoorden. In de klinische praktijk hebben deze 'voorspellers' dus geen voorspellende waarde.
- In tegenstelling tot RA blijkt het bij SpA niet mogelijk om na het induceren van een klinische remissie de TNF-blokkers succesvol te stoppen. Twee verschillende studies bij AS en een studie in perifere SpA hebben aangetoond dat een overgrote meerderheid (> 80-90%) binnen 3-6 maanden na het stoppen van de medicatie terugvalt.
- TNF-blokkade onderdrukt krachtig botafbraak, bijvoorbeeld bij PsA, maar lijkt alsnog geen significant effect te hebben op de progressie van nieuw-botaanmaak. De structurele schade gaat dus onverminderd door.

Deze beperkingen en nadelen van TNF-blokkade geven aan dat er dus nog steeds een belangrijke medische vraag is voor additionele (biologische) behandelingen bij SpA. Studies met IL-1-blokkade en IL-6-blokkade lieten geen effect zien. Abatacept heeft een matig effect op perifere artritis bij PsA (duidelijk minder effectief dan TNF-blokkade), maar is helemaal niet effectief voor axiale aantasting bij AS. Rituximab heeft geen significant effect bij SpA. IL-23- en IL-17-blokkade hebben gunstige resultaten getoond in vroege klinische studies, maar deze resultaten moeten worden bevestigd in grotere studies. Op dit ogenblik zijn er dus weinig biologische alternatieven voor TNF-blokkade in SpA.

8.4.6 Chirurgische behandeling

Indicaties voor chirurgische behandeling zijn beperkt. In het geval van invaliderende kyfose, waarbij de patiënt geen horizontaal zichtlijn meer kan behouden, kan correctieve wervelosteotomie worden overwogen. Bij destructieve perifere artritis, met name bij coxitis en gonartritis, zijn prothesen aangewezen. Zeker coxitis kan snel en destructief verlopen.

8.4.7 Monitoring

Bij monitoring van ziekteactiviteit in de klinische praktijk wordt, net zoals bij diagnose, voornamelijk gesteund op een zorgvuldige anamnese en klinisch onderzoek. Het is bijzonder nuttig om hierbij zo veel mogelijk aspecten te objectiveren en kwantificeren: doordat SpA een traag progressieve ziekte is, riskeert men anders dat een verslechtering van de ziekte niet of te laat wordt opgemerkt. Factoren die meegenomen moeten worden zijn:
- ernst van de klachten: het best vast te leggen door een VAS ‘algemene ziekteactiviteit’ van de patiënt;
- ernst van de pijn: het best vast te leggen door een VAS ‘pijn’;
- frequentie (‘Hoeveel keer per week wordt u wakker?’) en ernst (‘Hoe laat wordt u wakker?’) van de nachtelijke pijn;
- duur van de ochtendstijfheid;
- functioneren overdag (‘Wordt u beperkt in bepaalde dagelijkse activiteiten?’);
- mobiliteit: Schober-index, thoraxexpansie, tragus-muurafstand, cervicale rotatie;
- aantal gezwollen en pijnlijke perifere gewrichten;
- CRP en bezinking (indien verhoogd bij start van de behandeling);
- röntgenfoto’s van de perifere gewrichten indien erosieve schade.

Voor klinische studies zijn verschillende instrumenten ontwikkeld die meerdere van deze individuele parameters combineren en daardoor een betere en meer integraal beeld geven van de ziekteactiviteit. Belangrijke voorbeelden zijn de BASDAI (ziekteactiviteit), BASFI (functie), BASMI (beweeglijkheid) en de recente ASDAS (ziekteactiviteit inclusief acute fase). Hoewel deze instrumenten allemaal voor AS zijn ontwikkeld, tonen recente data dat bijvoorbeeld de ASDAS ook nuttig is bij andere vormen van SpA. Het kan dus nuttig zijn om bij SpA ook in de dagelijkse praktijk de ASDAS te gebruiken, zoals het bij RA nuttig is om de DAS(28) te monitoren.

Er is op dit moment geen bewijs dat het gebruik van beeldvorming, inclusief MRI, rechtvaardigt in dagelijkse praktijkvoering.

Kernpunten
- Spondyloartritis (SpA) is een veelvoorkomend ziektebeeld, dat veel breder is dan spondylitis ankylopoetica (ziekte van Bechterew) alleen.
- De typische kenmerken van SpA zijn ontsteking van de rug, ontsteking van perifere gewrichten en peesaanhechtingen, extra-articulaire manifestaties zoals uveïtis, psoriasis en Crohn, familiaal voorkomen wat sterk samenhangt met de genetische achtergrond en in het bijzonder HLA-B27, en overdreven botaanmaak wat leidt tot ankylose.
- SpA wordt tegenwoordig niet meer volgens subtype (bijv. spondylitis ankylopoetica) geclassificeerd, maar als axiale of perifere SpA.
- TNF, IL-1 en IL-23/IL-17 lijken een belangrijke rol te spelen in de ontsteking bij SpA; de relatie tussen ontsteking en botvorming blijft echter onduidelijk.
- De diagnose van SpA berust op een geheel van klinische, biologische en radiologische kenmerken; de waarde van HLA-B27 en MRI in afwezigheid van hoge klinische verdenking is beperkt.
- Behandeling bestaat voornamelijk uit oefentherapie, NSAID’s en TNF-blokkers. Systemische steroïden en DMARD’s hebben weinig tot geen effect.
- TNF-blokkers zijn mogelijk bij alle SpA-typen effectief.

Literatuur

Dougados M, Baeten D. Spondyloarthritis. Lancet 2011;18(377):2127-37.
Heijde D van der, Sieper J, Maksymowych WP, Dougados M, Burgos-Vargas R, Landewé R, Rudwaleit M, Braun J. 2010 Update of the international ASAS recommendations of the use of anti-TNF agents in patients with axial spondyloarthritis. Assessment of SpondyloArthritis international Society. Ann Rheum Dis 2011;70:905-8.
Rudwaleit M, Heijde D van der, Khan MA, Braun J, Sieper J. How to diagnose axial spondyloarthritis early? Ann Rheum Dis 2004;63:535-43.
Rycke L de, Maas M, Tak PP, Baeten D. ‘MRI-tis’ in the early diagnosis of axial SpA: issues and limitations. Nat Rev Rheumatol 2010;6:666-9.
▶ www.asas-group.org
▶ www.reumafonds.nl

Kristalartritis

T.L. Jansen

9.1 Inleiding

Kristalartritis is een vorm van gewrichtsontsteking, waarbij kristallen in een gewricht kunnen worden aangewezen als de oorzaak van de ontsteking. De meest voorkomende zijn natriumuraat- en calciumpyrofosfaatkristallen, verantwoordelijk voor respectievelijk jicht- en pyrofosfaatartritis (vroeger: pseudojicht). Deze kristallen zijn pathologisch wanneer ze intra-articulair worden gevonden. Fysiologisch komt kristalvorming voor bij bot-/tandvorming. Pathologisch is kristalvorming rondom gewrichten, zoals bij basische calciumfosfaatzouten, i.c. hydroxyapatiet. Zoutneerslag berust op een biochemisch proces (▶ aandachtsbox 9.1). Het optreden van een ontstekingsreactie wordt door immunologische factoren bepaald en hierbij speelt het inflammasoom met interleukineproductie (met name interleukine-1) een belangrijke rol.

Aandachtsbox 9.1 Scheikunde

Positief en negatief geladen ionen blijven in oplossing zolang de lokale concentraties een zekere drempel, het oplosbaarheidsproduct (OP), niet overschrijden: de ionconcentraties van verzadigde vloeistoffen vermenigvuldigd met elkaar leidt tot een OP. Het OP is afhankelijk van temperatuur en zuurgraad. In een zure en koudere omgeving zal het OP lager zijn en zullen concentraties (uitgedrukt in mmol/l = mM) van beide ionen gemakkelijker boven het OP uitstijgen en dus neerslaan. Veilige serumwaarden of normaalwaarden zijn dan ook moeilijk aan te geven.

Stel pH ≈ 7,2 en [Na^+] ≈ 150 mM: dan is de oplosbaarheid:

- bij 37,0° C: max 0,45 mM uraat;
- bij 35,0° C: max 0,40 mM uraat;
- bij 30,0° C: max 0,30 mM uraat;
- bij 25,0° C: max 0,22 mM uraat;
- bij 20,0° C: max 0,12 mM uraat.

Bij temperatuurdaling van circulerend bloed van 37,0° C in het centraal compartiment naar 20,0° C in een perifeer compartiment, zoals in de tenen, zal de oplosbaarheid van uraat halveren waardoor gemakkelijker een oververzadigde situatie ontstaat en natriumuraat neerslaat

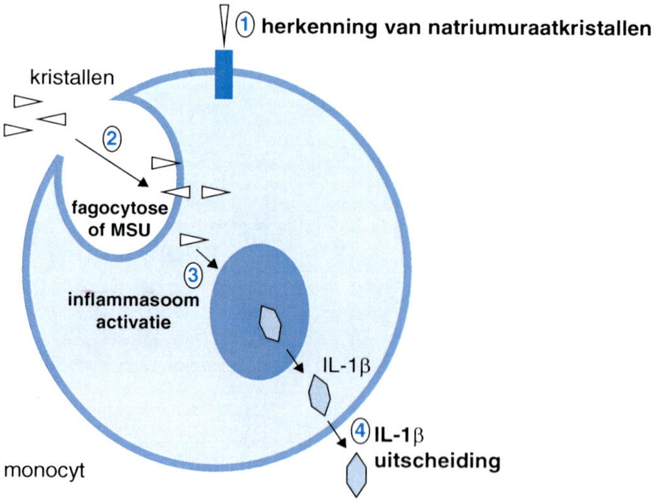

Figuur 9.1 Activatie van het 'innate immune system' door natriumuraatkristallen. 1 = herkenning van natriumuraatkristallen door het 'innate immune system'; 2 = opname van natriumuraat door macrofagen; 3 = activatie van het NALP3 inflammasoom; 4 = uitscheiding van IL-1β door monocytaire cellen.

Tabel 9.1 Indeling van kristalartritis versus kristalartropathie

Kristal	Acuut beeld	Chronisch beeld
natriumuraat (MSU)	jichtaanval	uraatartropathie tofeuze stapeling
calciumpyrofosfaat (CPP)	pyrofosfaatartritis*	toevalbevinding bij artrose** pyrofosfaatartropathie chondrocalcinose
hydroxyapatiet	acute periartritis (m.n. schouder)	schouderkopnecrose** (m.n. 'Milwaukee shoulder')
calciumoxalaat (CaOx)	oxalaatartritis	oxalaatartropathie oxalaatstapeling
cholesterolmonohydraat***	cholesterolsynovitis	cholesterolsynovitis

* Vroeger ook wel pseudojicht; ** associatie, geen direct causaal verband; *** weinig inflammatoire respons.

Vrije kristallen kunnen in en rondom gewrichten neerslaan. Deze kristallen worden herkend door het immuunapparaat met soms heftige ontstekingsreacties tot gevolg. Hierbij worden de volgende processen onderscheiden: opsonisatie via complementfactoren, fagocytose door macrofagen, immuunactivatie door interleukines/andere ontstekingsmediatoren en radicaalvorming met destructie van weefsels (figuur 9.1). Hoe frequenter en langduriger dergelijke ontstekingsreacties voorkomen, des te meer gewrichtsdestructie zal ontstaan.

Kristalvorming kan aanleiding geven tot acute ontstekingsreacties, maar ook tot een meer chronisch beeld met gemitigeerde artritis leidend tot artropathie. Derhalve wordt de volgende indeling wel gehanteerd (tabel 9.1). In dit hoofdstuk zullen deze achtereenvolgens worden besproken, evenals de rol van polarisatiemicroscopie.

Van de artritiden is jicht de meest voorkomende, zelfs tweemaal frequenter dan de prevalentie van reumatoïde artritis. De afgelopen vijftig jaar is de prevalentie van jicht verdubbeld in welvarende landen, voornamelijk ten gevolge van veroudering, het meer voorkomen van overgewicht en gebruik van uraatbalansverstorende medicatie.

Bij mannen komt jicht vaker voor dan bij vrouwen en bij ouderen frequenter dan bij jongeren: 7% bij mannelijke 65-plussers en 3% bij vrouwelijke 85-plussers. De man-vrouwverhouding van acute jichtaanvallen is 8:1. Van de volwassen bevolking heeft 5% een serumuraat boven de norm; slechts 2% heeft echter jichtaanvallen. Een tweede factor lijkt hierbij dus nog nodig. Enkele erfelijke factoren zijn sterk met jicht geassocieerd: het

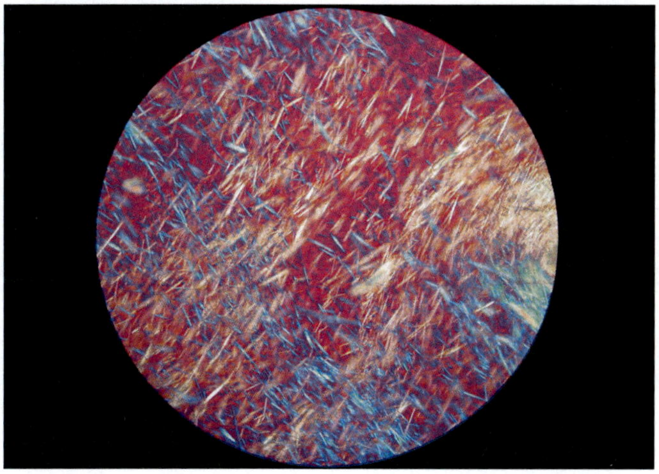

Figuur 9.2 Polarisatiemicroscopie van negatief dubbelbrekende uraatnaaldjes met rood filter (400×).

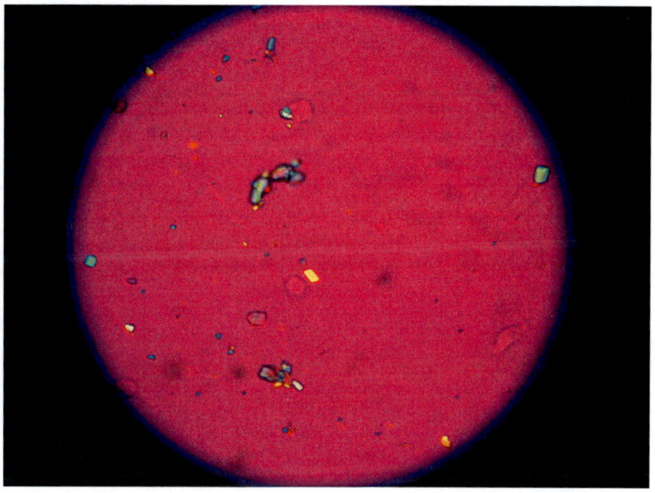

Figuur 9.3 Calciumpyrofosfaatkristallen met tubulaire en romboïde structuren bij polarisatiemicroscopie met rood filter (1000×).

metabool syndroom (overgewicht, hypertensie, hyperlipidemie, en hyperglykemie), chronische nierfunctiestoornissen en medicatie, zoals diuretica en salicylaten. Daarnaast is er een aantal renale uraattransporters met onderliggend genetisch defect, die geassocieerd zijn met het voorkomen van jicht (URAT1, OAT10, OAT4, SLC5A8).

9.2 Polarisatiemicroscopie

Antonie van Leeuwenhoek beschreef in 1679 als eerste de microscopische bevindingen van uraatkristallen (figuur 9.2). Microscopie vormt nog steeds de gouden standaard om de diagnose jicht te stellen.

Kristallen, zoals calciumpyrofosfaat, natriumuraat als ook calciumoxalaat en cholesterolhydraat kunnen licht zodanig breken dat gepolariseerde lichtbundels door een tweede loodrecht erop gerichte polarisator heen komen: hierdoor wordt geel en blauw uit het paarse lichtspectrum gescheiden: positief (gele lichtas: \) of negatief (gele lichtas: /) dubbelbrekend. Kristallen worden geclassificeerd al naar gelang hun karakteristieken bij polarisatiemicroscopie: de richting van dubbelbrekendheid bij polarisatiemicroscopie en de vorm van het kristal. Deze kenmerkende eigenschappen staan in tabel 9.2.

Tabel 9.2 Fysische eigenschappen van klinische relevante kristallen bij polarisatiemicroscopie

Kristal (naar frequentie van voorkomen)	Dubbelbreking bij polarisatie	Vorm bij microscopie
natriumuraat	sterk-negatief dubbelbrekend	naald clusters van microtophi
calciumpyrofosfaat	zwak-positief dubbelbrekend	tubulus (buisje) plomp, romboïd vormsel
hydroxyapatiet	niet goed zichtbaar; duidelijk zichtbaar met alizarineroodkleuring of elektronenmicroscopie	semicirculair, rotsblok
calciumoxalaat	sterk dubbelbrekend	bipiramidaal envelopje
cholesterolmonohydraat	sterk-negatief dubbelbrekend	geometrische plaat met uitgeponste hoekjes kommavormig
iatrogeen glucocorticoïd	niet-classificeerbaar	plomp vormsel

9.2.1 Natriumuraatkristallen

Jicht is kristalbewezen als er natriumuraatkristallen worden gezien bij microscopie: sterk negatief dubbelbrekende naalden (figuur 9.2, figuur 9.3, figuur 9.4). Soms zijn deze naaldjes zo talrijk dat er bundels ontstaan van naaldjes tot microtophi c.q. samengeklonterde massa's. Echografisch kunnen natriumuraatstapelingen zichtbaar zijn op de overgang van kraakbeen en gewrichtsholte, waardoor de normale 'interface' als een verdikte lijn zichtbaar is. Op een röntgenfoto is een dergelijke depositie vanwege het ontbreken van kalk niet zichtbaar.

9.2.2 Calciumpyrofosfaat (CPP-)kristallen

CPP-kristallen kunnen zich stapelen in fibreus en hyalien kraakbeen, wat nogal eens op een röntgenfoto wordt gezien bij chondrocalcinose, een degeneratieve gewrichtsziekte. Een snel begin van een inflammatoire artritis is suggestief, maar niet bewijzend voor CPP-geassocieerde artritis. Een definitieve diagnose hangt echter af van de gouden standaard i.c. identificatie van CPP-kristallen via polarisatiemicroscopie: zwak-positief dubbelbrekende kristallen met romboïde configuratie (tabel 9.1, tabel 9.2 en figuur 9.3).

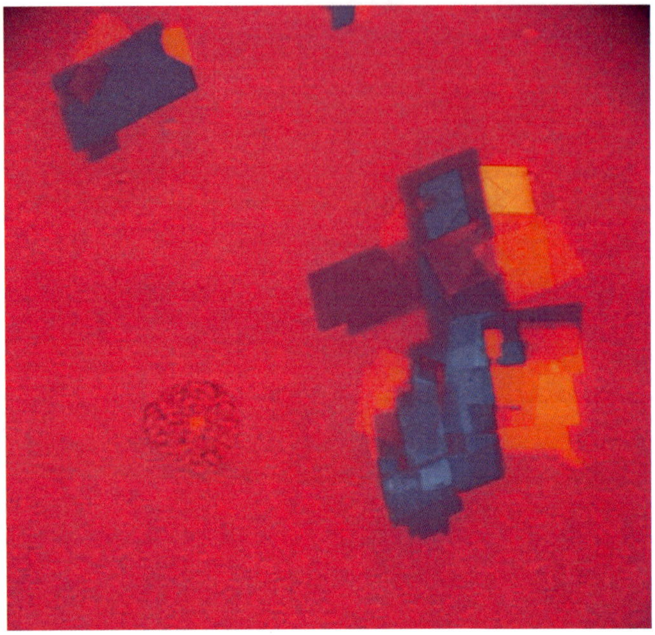

Figuur 9.4 Polarisatiemicroscopie van cholesterolmonohydraatplaatjes en 1 leukocyt met een spoortje intracellulair lipide met rood filter (1000×).

9.2.3 Calciumoxalaat

Sporadisch komt men biconcave envelopjes met sterk dubbelbrekend karakter tegen. Door het calciumgehalte zijn deze kristallen ook waar te nemen met behulp van echografie en radiografie.

9.2.4 Cholesterolmonohydraatplaatjes

Cholesterolplaatjes kan men sporadisch vinden in synoviaalvocht bij chronische synovitis of langbestaande artritis: grote platte rectangulaire plaatjes met een negatieve dubbelbrekendheid en karakteristieke uitgeponste hoekjes, afmeting 8 tot 100 µm lang (figuur 9.4).

9.2.5 Rice bodies

Rijstlichaampjes ('rice bodies') kunnen voorkomen bij chronische synovitis, met name reumatoïde artritis. Macroscopisch lijken ze op rijstkorrels. Ze bestaan uit collageen, fibrinogeen, fibrine, fibronectine, mononucleaire cellen en amorf materiaal. Bij polarisatiemicroscopie is amorf materiaal niet dubbelbrekend, maar vele collageen- en fibrinecomponenten wel. Dit verklaart de presentatie van rijstkorrels als grote semicirculaire ballonnen met dubbelbrekende randen. Waarschijnlijk dankzij een effectievere behandeling van reumatoïde artritis worden rijstlichaampjes tegenwoordig minder vaak in gewrichtspunctaten of gewrichtspoelingen aangetroffen.

9.2.6 Glucocorticoïdeninjectaat en andere artefacten

Als men een intra-articulaire glucocorticoïdeninjectie heeft gehad met bijvoorbeeld triamcinolonacetonide of methylprednisolon, kunnen drie tot zes maanden later nog restanten hiervan in de vorm van multiforme dubbelbrekende kristallen worden gevonden in het synoviaalvocht. Andere artefacten, zoals talkpoeder (van handschoenen) of glasslijpsel vanuit het fabricatieproces kan men soms als artefact tegenkomen. Sporadisch kunnen synoviale neerslagen van eiwitten met een negatief dubbelbrekend karakter tot verwarring leiden.

9.2.7 Hydroxyapatiet of Basisch CalciumPhosphaat (BCP)

Periartritis of artritis kan optreden wanneer BCP-kristallen zijn neergeslagen in of rondom een gewricht. In een snel-destructieve omartritis, zoals de 'Milwaukee shoulder' kan men deze kristallen tegenkomen en spelen deze kristallen mogelijk een rol; maar deze zijn niet eenvoudig waarneembaar zonder kleuringstechniek. Eventueel zijn ze aan te kleuren via alizarinerood. Als er genoeg calcium is gebonden, zijn ze ook echo-/radiografisch waarneembaar.

9.3 Jicht

Jicht is een aandoening die het gevolg is van een veelal heftige immunologische reactie op natriumuraatkristallen. Jichtaanvallen betreffen vaak intermitterend hevige aanvallen van gewrichtsontsteking, acuut optredend meestal mono-, soms oligo- en zelden polyarticulair. Het aantonen van uraatkristallen bewijst dat lokaal het natriumuraatoplosbaarheidsproduct is overschreden. Dit neerslaan van natriumuraat gebeurt meer in koudere en zure lichaamscompartimenten, veelal na een periode met een positieve uraatbalans: door een hoog purineaanbod in relatie tot lage uitscheiding.

Natriumuraatneerslagen kunnen plaatsvinden met of zonder ontsteking in huid/onderhuidse weefsels als ook in de nieren/urinewegen en op tal van andere plaatsen, leidend tot tofeuze stapeling en respectievelijk uraatnefropathie of uraatstenen. Urinezuur wordt gevormd uit de stofwisseling van purines afkomstig uit eigen cellen (apoptose) en voeding (peulvruchten/orgaanvlees, enz.). Meestal is er behoudens een calorierijk en purinerijk dieet geen onderliggende oorzaak aantoonbaar.

Frequente risicofactoren zijn overgewicht, nierfunctiestoornissen en/of diureticagebruik. Aan sommige risicofactoren kan men slechts weinig, maar aan andere duidelijk wel veel doen (tabel 9.3). Het is aan de behandelaar de jichtpatiënt te wijzen op deze laatste, beïnvloedbare factoren: het beperken of stoppen van gebruik van (alcoholvrij) bier en fructoserijke drankjes, en juist het gebruik van koffie en zuivel aan te moedigen.

Tabel 9.3 Risicofactoren voor jicht

Beïnvloedbaar	Niet te beïnvloeden
hyperurikemie	leeftijd
purinerijk dieet	mannelijk geslacht
alcoholconsumptie ((alcoholvrij) bier)	aziatisch ras/etniciteit
fructoserijke dranken	genetische factoren
overgewicht	chronische nierziekte
uraatverhogende medicatie: – lisdiuretica en thiazidediuretica – acetylsalicylaat – enzovoort	

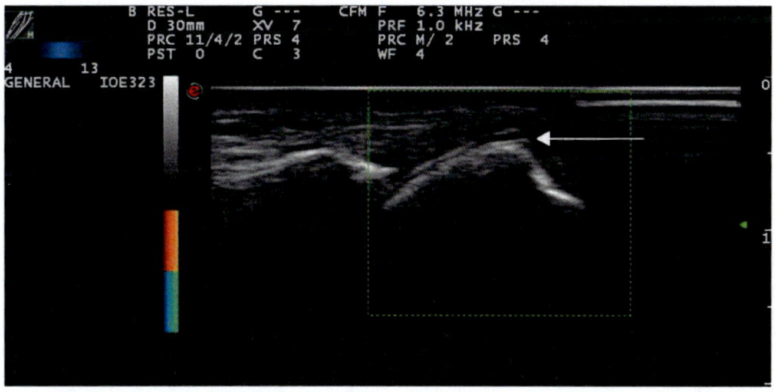

Figuur 9.5 Natriumuraatnaaldjes presenteren zich als echodens laagje aan het grensoppervlak tussen kraakbeen en synoviaalruimte, wat echografisch opvalt als dubbelcontour (pijl).

9.4 Diagnostiek

Het polarisatiemicroscopisch aantonen van natriumuraatnaaldjes in een gewrichtspunctaat geldt als gouden standaard voor de diagnose jicht. Bepaling van serumurinezuur (SUZ) tijdens een acute aanval heeft weinig nut, aangezien het SUZ heel goed normaal kan zijn, terwijl een verhoogd SUZ niet diagnostisch is.

Gewrichtsechografie kan behulpzaam zijn bij het aantonen van kristallen: de aanwezigheid van een dubbelcontour (laagje op het kraakbeen; ook wel 'icing') suggereert de aanwezigheid van natriumuraatkristallen (figuur 9.5).

Wanneer men de microscoop niet ter beschikking heeft, valt men terug op lagere zekerheidsgraden als 'klinische mogelijkheid' of 'klinische waarschijnlijkheid' (tabel 9.3); dit in tegenstelling tot hogere zekerheidsgraden, zoals 'echosuspecte', of zelfs zekere, zoals via 'polarisatiemicroscopie kristalbewezen' jicht.

9.5 Klinisch beeld

Bij de anamnese van een patiënt met een acute jichtartritis valt op dat een dergelijke artritis snel opvlamt, meestal in de nachtelijke uren begint en daarnaast erg pijnlijk verloopt (soms erg heftig met hoge koorts). Het betreffende gewricht is vaak rood en gezwollen en daardoor moeilijk te differentiëren van infectieuze artritis. Daarnaast duurt de artritis in aanvang veelal kort (enkele dagen tot een week) om volledig te verdwijnen tot een volgende aanval: na een eerste aanval volgt bij twee op de drie patiënten nog een tweede aanval binnen het eerste jaar.

Een jichtaanval begint bij drie op de vier patiënten in het eerste metatarsofalangeale gewricht (MTP1), maar wordt ook regelmatig gezien in enkel, knie, kleine handgewrichten, pols of elleboog. Wanneer het een podagra (Latijn voor 'pootje' c.q. ontsteking in basisgewricht van grote teen) betreft, zal dit in 75-90% ook werkelijk jichtartritis betreffen, maar MTP1-artritis kan ook heel wel osteoartritis bij kraakbeendegeneratie of eventueel een bacteriële artritis blijken te zijn. Is er alvorens behandeling te starten behoefte aan meer zekerheid over de oorzaak, dan kan men met behulp van echografie specifieke afwijkingen zoeken, zoals een dubbelcontour (echogeen laagje bovenop het kraakbeen) en uiteindelijk dient er gepuncteerd te worden om zekerheid te verkrijgen: de kristallen microscopisch aan te tonen.

De klinische presentatie van jicht kan lijken op die van andere artritiden. Diagnostische criteria voor jicht hebben een matige specificiteit. Het microscopisch aantonen van kristallen is daarom onontbeerlijk, temeer daar uraatnaaldjes slechts zelden tegelijkertijd voorkomen met een microbiologisch agens. Toch zal men in specifieke gevallen ook bij jicht synoviaalvocht voor microbiologisch onderzoek insturen: gramkleuring en kweek.

Wekedelenstructuren rondom een gewricht kunnen flink ontstoken raken en zo veel doorbloeding opeisen, dat deze structuren zo veel extra doorbloeding krijgen dat de huid rood kleurt. Roodheid rondom een (gewrichts)ontsteking kan derhalve doen denken aan een kristalartritis als jicht, maar ook aan een bacteriële artritis of cellulitis. Citogram en kweek zijn dan nodig om dit uit te sluiten.

9.5.1 Chronische jicht

In de loop van de tijd verandert vaak het karakter van jicht. Aanvallen volgen elkaar sneller op, duren langer en het aantal getroffen gewrichten stijgt van mono-, naar oligoarticulair tot polyarticulair.

Ongeveer 10% van de patiënten ontwikkelt chronische tofeuze jicht, wat wordt gekarakteriseerd door één of meerdere tophus/tophi. In het algemeen gaat men ervan uit dat dit het gevolg is van een positieve uraatbalans (meer aanmaak van uraat dan afvoer) en derhalve ontwikkeling van de ziekte door uitblijven van diagnose en uraatverlagende behandeling. Structureel is een tophus een granulomateuze laesie met natriumuraatnaalden in de kern ingekapseld door dicht bindweefsel. Macroscopisch leidt dit tot palpabele nodi, subcutaan in de vingertoppen, aan de randen van de oren, aan de strekzijde van ellebogen, enzovoort. Uiteindelijk kunnen deze plekken gaan ulcereren of fistelen, waarbij afscheiding van wit tandpasta-achtig materiaal optreedt. Tijdige herkenning en behandeling is erop gericht dit zo veel mogelijk te voorkomen. Toch zijn er situaties waarbij uraatverlagende medicatie niet verdragen wordt en er een nieuwe problematiek ontstaat: 'treatment failure gout' (TFG). TFG is een stapelingsziekte, waarbij traditionele uraatcorrigerende medicamenten hebben gefaald of niet inzetbaar zijn.

9.6 Behandeling en prognose

Bij de behandeling van jicht dient men rekening te houden met de leeftijd van de patiënt, aanwezigheid van eventuele nierfunctiestoornis, comorbiditeit en farmacotherapeutische interacties. Effectieve jichtbehandeling wordt vaak bemoeilijkt door compliantieproblematiek. Fructoseverrijkte drankjes en purinerijke diëten kunnen de behandeling compliceren op individueel niveau.

Jicht treedt meer op bij ouderen, is geassocieerd met cardiovasculair risicoprofiel en additionele cardiovasculaire mortaliteit en is veelal geassocieerd met suboptimale zorg. Bij de oudere vrouw wordt frequenter een polyarticulaire jicht gezien, inclusief vingergewrichten, en het serumuraat is bij hen dan nogal eens hoger dan bij mannen.

9.6.1 Acute jichtaanval

De conservatieve behandeling voor pijn bij een acute aanval bestaat uit applicatie van koude pakkingen gedurende tien tot maximaal dertig minuten, eventueel tot viermaal daags, plus een NSAID, oraal of als suppositorium dan wel via intramusculaire injectie. Als NSAID kan men denken aan diclofenac 3dd 50 mg (snelwerkend en goedkoop, echter regelmatig inductie van leverfunctiestoornis) of naproxen 2dd 500 mg (mogelijk milder cardiovasculair profiel dan diclofenac) of eventueel een COX-selectief NSAID, zoals etoricoxib 1dd 120 mg gedurende drie dagen (maagvriendelijker, maar induceert soms vochtretentie). Verbeteringen kunnen binnen 4 uur gezien worden. Relatieve contra-indicaties voor NSAID's zijn:

- hoge leeftijd (75+);
- een verleden met gastro-intestinale bloeding;
- nierfunctiestoornissen (eGFR < 50 ml/min);
- klinisch hartfalen.

Glucocorticoïden 35 mg per dag gedurende vijf dagen zijn equipotent aan NSAID's, en kunnen derhalve gebruikt worden bij bestaande contra-indicaties voor NSAID's mits de glucosehuishouding acceptabel is. Intra-articulaire glucocorticoïden zijn ook effectief gebleken. Maar voor gebruik dient men dan eerst een bacteriële gewrichtsontsteking uit te sluiten. Ook intramusculaire glucocorticoïden kunnen effectief zijn.

Bij normale en bij licht verlaagde nierfunctie kan men veelal colchicine tot 1 mg daags voorschrijven. Hierbij dient men te waken voor tekenen van overdosering, zoals ontstaan van diarree. Het risico op diarree en maagklachten kan beheersbaar blijven door toepassing van lagere, maar nog steeds effectieve dagdoseringen van 0,5-1,5 mg. In uitzonderlijke gevallen kan men colchicinedoseringen ophogen tot 2 mg per dag (mits getolereerd).

Colchicine kan worden overwogen bij contra-indicaties of intolerantie voor NSAID's en glucocorticoïden, maar kan interactie geven met statines: meer dan 50% pijnreductie binnen 24 uur kan bij gebruik van colchicine worden bereikt bij 40% van de patiënten.

Voor de behandeling van acute jicht en ter voorkoming van recidiverende aanvallen kan men zich met anticytokinetherapie richten tegen het inflammasoom, met name tegen interleukine(IL)-1β (◘ tabel 9.3). Drie IL-1-blokkers zijn er nu bij jicht onderzocht: anakinra, rilonacept en canakinumab. De plaats in het behandelalgoritme van deze middelen, die hiervoor momenteel nog niet in Europa geregistreerd zijn, zal afhankelijk van prijsstelling hooguit voor de meest complexe jichtpatiënten bij nierfunctiestoornissen (klaring < 30 ml/min) en suikerziekte zijn.

9.6.2 Chronische jicht

Algemene maatregelen moeten worden genomen, hoewel hun effectgrootte maar beperkt is: dieet, geen alcohol (m.n. geen bier en maltbieren), gewichtsreducerende diëten en het verbod op fructoserijke drankjes ('low calory drinks').

Als er geen contra-indicatie bestaat, dient men bij iedere patiënt met tophi en/of meer dan twee, drie jichtaanvallen per jaar urinezuurverlagende farmacotherapie te starten (◘ tabel 9.4): gewoonlijk is de xanthineoxidaseremmer (XOI) allopurinol eerste keus, indien nodig aangevuld met een uricosuricum. Allopurinol 300 mg daags (25% bereikt hiermee de serumuraatstreefwaarde < 0,30 mmol/l), eventueel op te hogen tot allopurinol 600 mg daags (75% bereikt hiermee de serumuraatstreefwaarde < 0,30 mmol/l), eventueel aan te vullen met benzbromaron 100 mg daags.

Bij intolerantie/allergie voor allopurinol in de behandeling met allopurinol plus benzbromaron of ineffectiviteit van benzbromaronmonotherapie valt een nieuwere XOI te overwegen: febuxostat, een non-purine XOI. Febuxostat wordt gedoseerd in 40 mg daags of 80 mg daags tot maximaal 120 mg daags. Als men onvoldoende serumuraatverlaging bereikt met alleen XOI, is toevoeging van een uricosuricum te overwegen. De beschikbaarheid van sulfinpyrazon alsook probenecide wisselt nogal tussen Europese landen: in Nederland is met een artsenverklaring probenecide wel, maar sulfinpyrazon niet te verkrijgen.

Als men uraatverlaging nastreeft, dient men tevens te denken aan een langdurige bescherming tegen aanvallen, meestal gedurende 6 tot 9 maanden colchicine 2dd 0,5 mg. Eventueel kan gedacht worden aan een prednisolonschema. *Cave*: interacties, zoals colchicine met atorvastatine/erytromycine. De allopurinoldosering dient langzaamaan opgehoogd te worden met bijvoorbeeld 100 mg per 2-4 weken, afhankelijk van het serumuraat. Bij tofeuze jicht dient men regelmatig nog langere profylaxe (tot één jaar) met colchicine te overwegen (mits getolereerd). Bij diarree als bijwerking zal men de dosering colchicine weer verlagen.

Langetermijnprognose

Behandeling van symptomatische hyperurikemie geeft een significante verbetering van prognose en mortaliteit. Het primaire doel van behandeling is de concentratie dusdanig te verlagen dat het oplosbaarheidsproduct niet meer overschreden wordt

Tabel 9.4 Praktische adviezen vanuit richtlijn met niveau van bewijs

	Advies	*Niveau van bewijs*
Leefstijl		
1	streef reductie van overgewicht na; vermijd Atkins-type dieet	II
2	stimuleer gebruik van zuivelproducten/sojabonen/verse groenten	IV
3	beperk rood vlees/orgaanvlees/schaaldieren enz.	III
4	verhoog inname van water > 2 l/dag	II
5	beperk alcoholconsumpties: man < 21 / vrouw < 14 glazen per week: ontmoedig bier, alcoholvrij bier en port	IIb
Acute aanval		
6	rust + koude pakkingen op aangedane gewricht	IV
7	– anti-inflammatoire medicatie dient men direct te starten voor optimaal effect – snelwerkende NSAID's/Coxibs zijn eerste keus: op groepsniveau zijn de NSAID's equipotent	– Ia – Ia
8	– colchicine is een goed alternatief, maar werkt trager – dosis: 0,5 mg 2dd 1tb (*Cave*: diarree)	– Ia – IIb
9	– IA-glucocorticoïden zijn zeer effectief – p.o./i.m. kunnen glucocorticoïden overwogen worden m.n. in refractaire casus/ polyarticulair beeld	– I – I
10	diuretica voor hypertensie gegeven zouden bij voorkeur verwisseld worden voor alternatief antihypertensivum diuretica voor hartfalen (overvulling) dient men niet te verwisselen/staken	III
Chronische jicht		
11 12 13	– streefwaarde voor behandelaar: serumuraat < 0,36 mmol/l, – maar bij voorkeur eerste jaar < 0,30 mmol/l, vooral bij tofeuze stapeling – start uraatverlaging bij aanvalsfrequentie 2 of meer per jaar, mits ongecompliceerde jicht	– IV – III – IIa
14	start uraatverlagende medicatie 3 tot 7 dagen na aanval	IV
15	start allopurinol 50-100 mg/dag, verhoog elke 2 weken tot streefwaarde overweeg HLA-B*5801 ter screening op ernstig allopurinol hypersensitiviteitsreactie (bij Aziaat)	II
Uricolytica		
16	uricasederivaten zijn effectief bij herhaalde toediening ter 'debulking' en derhalve te overwegen bij TFG ter overbrugging gedurende 1 jaar: – rasburicase: 1× per week i.v. – PEG-uricase: 1× per maand i.v.	IIb

* Onderbouwing door middel van niveau van bewijs: Ia meta-analyse van cohortstudies; Ib RCT of meta-analyse van case-control studies; IIa gecontroleerde studie zonder randomisatie; IIb case control studies, III niet-vergelijkende beschrijvende studie; IV expert opinion.

op weefselniveau en gevormde kristallen oplossen dan wel niet meer gevormd kunnen worden. Men kan als doel van behandeling aanhouden een stabiele serumuraatspiegel < 0,36 mmol/l volgens EULAR-richtlijnen, maar bij tophi zelfs < 0,30 mmol/l volgens Britse richtlijnen minimaal gedurende enkele jaren. Minder dan 10% van de jichtpatiënten heeft een alternatief voor allopurinol en/of benzbromaron nodig vanwege ineffectiviteit of bewezen intolerantie/allergie.

Mogelijk heeft additioneel vitamine C 500-1000 mg/dag bij allen of juist bij subgroepen met hypovitaminose C waarde vanwege een gering uraatverlagend effect. Nieuwe opties met nieuwe aangrijpingspunten zijn in de toekomst wellicht de purine nucleoside phosphorylase inhibitor (PNPi) BCX4208 en het uricosuricum lesinurad (figuur 9.6). BCX4208 kan naast het individueel maximaal getolereerde allopurinol (bijvoorbeeld 300 mg) 55% reductie in serumuraatspiegel bewerkstelligen, waarmee iedereen onder de serumuraatstreefwaarde van 0,36 mmol/l komt.

De mens moet het stellen zonder het enzym uricase, essentieel voor de omzetting van urinezuur in het hydrofiele allantoïne. Op dit werkingsmechanisme is uricase gebaseerd, primair geschikt voor snelle biochemische debulking en mogelijk zelfs voor onderhoudstherapie. Serumuraatconcentraties dalen lytisch tot onmeetbare spiegels onder invloed van uricasederivaten. Uricase met polyethyleenglycolstaarten (gePEGyleerd) heeft een lange halfwaardetijd en is onderzocht ten behoeve van

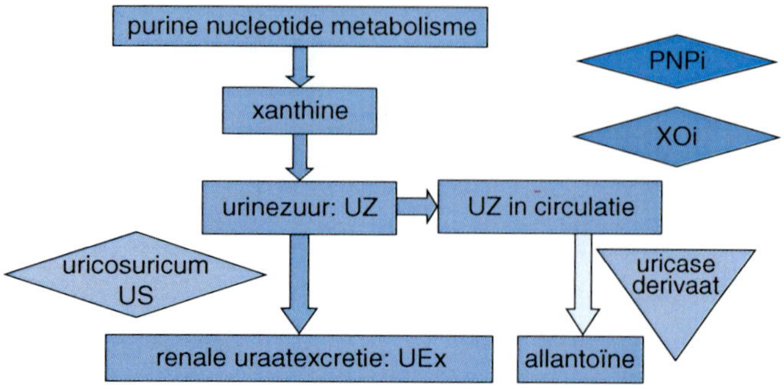

Figuur 9.6 Purine-uraat metabolisme en potentiële farmacotherapeutische aangrijpingspunten. PNPi = purine nucleoside phosphorylase inhibitor; XOi = xanthine oxidase inhibitor; US = uricosuricum

repetitief gebruik. Veel patiënten krijgen hierbij op de lange termijn echter infusiereacties en ontwikkelen 'flares' van artritiden. Antilichamen tegen PEG-uricase ontstaan bij ±75% van de patiënten binnen vier maanden en dit stijgt tot 90% bij chronisch repetitieve blootstelling.

In een zes maanden durende placebogecontroleerde klinische trial induceerde PEG-uricase 8 mg i.v. elke twee weken een lytische daling in serumuraatconcentratie en het oplossen van tophi bij ongeveer 40% van de proefpersonen. Echter, 60% bleek non-responder als gevolg van antilichaamvorming. Infusiereacties werden ervaren bij 30%, terwijl drie op de vier leed aan jichtaanvallen.

Er is een strategie nodig om PEG-uricaseantilichaamproductie te remmen of een inertere PEG-uricase te produceren. Een PEG-uricase kan een belangrijke rol krijgen om gedurende een vastgestelde periode snel debulking van natriumuraat te realiseren bij treatment failure gout (TFG).

Daarnaast is PEG-uricase geassocieerd met een mogelijke toename in cardiovasculair overlijden. Deze associatie is controversieel, aangezien jicht op zich al wordt geassocieerd met comorbiditeit en met een verslechterde endotheelfunctie. De potentieel verhoogde cardiovasculaire risico's en dood als gevolg van lytische verlaging van uraatconcentraties dienen nader opgehelderd te worden voordat wijdverbreid gebruik kan worden gepropageerd.

9.6.3 Behandelplan van jicht

Het voorstaande geeft onderbouwing voor het navolgende behandelplan: allereerst dient men een behandeldoel te formuleren en met patiënt te bespreken: aanvalscouperend en/of profylaxe en/of instellen tot (biochemische) serumuraatstreefwaarde. Vervolgens kiest men hierbij de optimale farmacotherapie. Het expliciteren van het behandeldoel geeft meer inzicht bij de patiënt, stimuleert naleven van leefstijladviezen en geeft een betere therapietrouw.

9.7 CPP-artritis (voorheen 'pseudojicht')

CalciumPyroPhosphaat(CPP)-artritis is de nummer drie van meest voorkomende inflammatoire reumatische ziekten na jicht en reumatoïde artritis. Bij dit type artritis ontstaat de ontsteking primair doordat pyrofosfaatkristallen het inflammasoom aanzetten tot heftige ontstekingen, veelal bij verouderd hyalien of fibreus kraakbeen (figuur 9.7). Hierbij ontstaat soms ook een koortsende ziekteperiode.

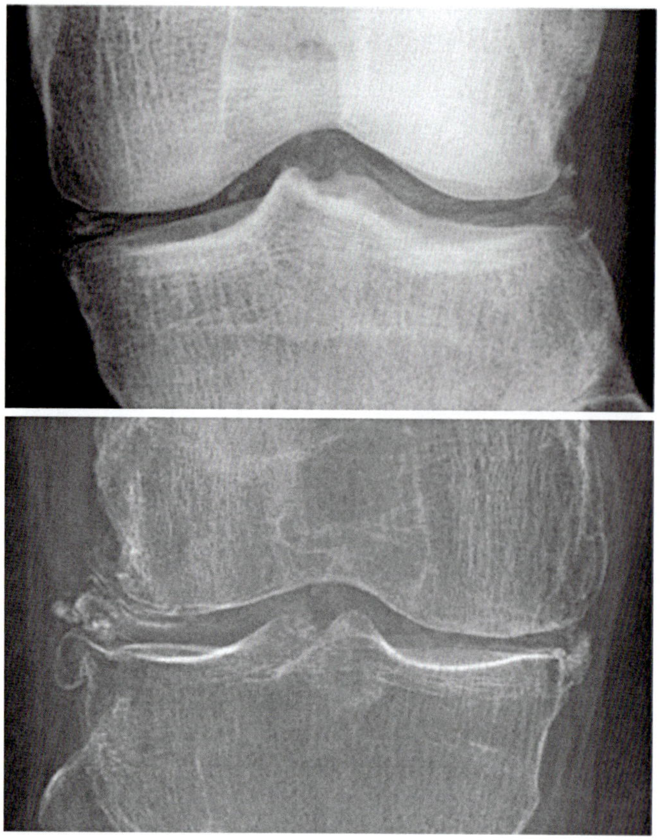

Figuur 9.7 Chondrocalcinose op röntgenfoto met calcificaties in fibreus en hyalien kraakbeen.

CPP-artritis met of zonder radiografisch chondrocalcinose wordt nogal eens gezien bij degeneratieve gewrichtsziekte, met name in knie en pols. De prevalentie van chondrocalcinose bij 40-plussers is 4,5% en betreft voornamelijk de knie en pols. CPP-depositie (figuur 9.8), wordt vaker gezien in associatie met hyperparathyreoïdie, hypomagnesiëmie en (repetitieve) traumata of na stressvolle momenten als operatie en myocardinfarct. Bij chondrocalcinose is er wel CPP-stapeling, maar geen evidente artritis. Daarentegen is er bij CPP-artritis wel evidente en soms zelfs zeer heftige artritis klinisch waarneembaar.

Echografie kan calcificaties in het kraakbeen tonen en daarmee is gewrichtsechografie een sensitief diagnosticum voor CPP-artritis. De intracartilagineuze calcificaties hebben een diagnostische waarde met 'likelihood ratio' (sensitiviteit/(1-specificiteit)) voor een positieve test van ruim 20. Microscopisch onderzoek kan met 100% zekerheid de kristallen aantonen. Als eenmaal een zekere kristaldiagnose gesteld is, dient men behandeling te overwegen, die zich in de acute fase richt op symptoombestrijding en onderdrukking van inflammatie.

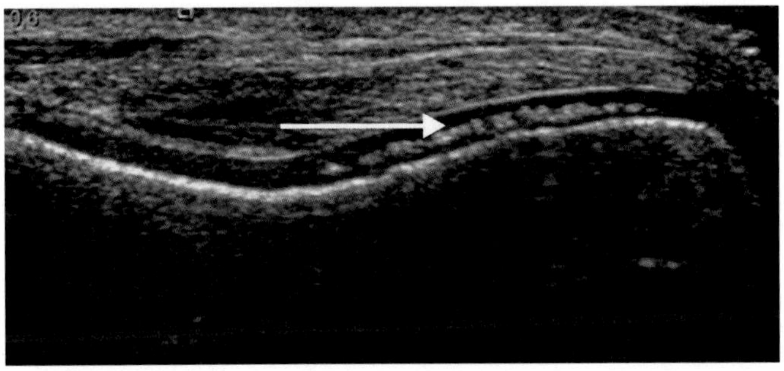

Figuur 9.8 Echo van knie met chondrocalcinosecalcificaties in hyalien kraakbeen: witte spatten in middenzone (pijl).

9.7.1 Behandeling acute CPP-artritis

Bij de acute CPP-artritis kan behandeling bestaan uit NSAID's (per tablet of per suppositorium of evt. intramusculair), intra-articulair glucocorticoïdeninjectie en soms colchicine of prednisolon (oraal of intramusculair).

Er is weinig bewijs gepubliceerd over de effectiviteit van NSAID's. Wel is er veel bewijs voor de bijwerkingen van de NSAID's beschreven: (maag-darm)zweren of bloedingen, cardiovasculaire incidenten en nierfunctieverslechtering (zelfs oligo-/anurie) door NSAID's, en diarree en/of misselijkheid bij te hoge doses colchicine. Een kleine RCT vergeleek eenmalige intramusculaire injectie 7 mg betamethason bij tien patiënten met eenmalige intraveneuze injectie van 125 mg methylprednisolon bij zeven patiënten, versus diclofenac 150 mg per dag gedurende drie dagen bij een tiental patiënten.Hierbij bleek glucocorticoïdeninjectie effectiever dan diclofenac om 50% pijnreductie te realiseren op dag 1, maar niet meer op dag 3, 6 en 15. Dit suggereert dat glucocorticoïden sneller effectief zijn voor pijnreductie bij CPP-artritis. Dit is later bevestigd met één of twee intramusculaire injecties van 60 mg triamcinolonacetonide.

9.7.2 Behandeling chronische CPP-artritis

Bij chronische CPP-artritis kan men overwegen orale NSAID's (met z.n. maag-darmbescherming conform richtlijn) of colchicine 0,5-1,0 mg per dag, laaggedoseerd glucocorticoïden of bij chronische synovitis methotrexaat of hydroxychloroquine, hoewel het bewijs voor effectiviteit hiervan beperkt is.Er zijn geen data voorhanden voor laaggedoseerd glucocorticoïden bij chronische CPP-artritis. Wel zijn er suggesties in de literatuur dat IL-1-blokkade zeer effectief is bij deze vorm van artritis.

9.7.3 Recidiverende acute CPP-artritis

Profylaxe voor recidiverende acute CPP-artritis kan men bereiken met behulp van colchicine 0,5-1,0 mg per dag of laaggedoseerd NSAID's: in een ongecontroleerde studie van tien patiënten met recidiverende aanvallen bleek 0,6 mg colchicine per dag gedurende één jaar het aantal en de ernst van de aanvallen te reduceren. Een dubbelblind placebogecontroleerde studie toonde effectiviteit van colchicine 0,5 mg 2dd1 gedurende acht weken bij 39 patiënten met knieosteoartrose (OA) met persisterende ontsteking door CPP: 30%-pijnreductie na vier maanden. Acute artritis werd nog maar bij een derde gezien tijdens colchicinebehandeling, waarbij 90% van de patiënten voordeel bleek te hebben van colchicineprofylaxe. Of verschillende NSAID's of laaggedoseerd prednisolon equipotent zijn qua profylaxe is nog niet onderzocht.

9.8 Overige kristalartritiden

9.8.1 Apatietartritis

Tanden en botten bestaan voor het merendeel uit hydroxyapatiet, een basisch calciumfosfaat. Naast fysiologisch apatiet kan het ook pathologisch voorkomen in gal-urinewegen of ectopisch in atheroomplaques van arteriën en oude tuberculosehaarden. In de schoudercuff wijzen calcificaties in het algemeen op hydroxyapatietneerslag ten teken van ontstekingsreacties in het (recente) verleden.

Symptomatische therapie bestaat uit NSAID's, colchicine en glucocorticoïdeninjectie. Ook kan men pogen met ultrasonore schokgolftherapie de kristaldeposities te verpulveren.

9.8.2 Oxalaatartritis

Calciumoxalaatverkalkingen kunnen in de perifere weefsels voorkomen, maar ook in de gewrichten, vooral de handgewrichten of knieën. Een zeldzame oorzaak is een stofwisselingsziekte, genaamd primaire oxalose (enzymdefect), maar het kan secundair zijn aan vitamine C-gebruik bij nierinsufficiëntie. Vitamine C wordt omgezet in oxalaat, dat niet voldoende geklaard kan worden en derhalve gestapeld wordt. Klinisch kunnen de wittige kalkdeposities niet goed onderscheiden worden van calciumpyrofosfaat of hydroxyapatiet of zelfs natriumuraat. Bij polarisatiemicroscopie van het punctaat kan calciumoxalaat pas worden onderscheiden van de andere typen van deposities: sterk-positief dubbelbrekende bipiramidale kristallen.

Symptomatische therapie bestaat uit NSAID's, colchicine en glucocorticoïdeninjectie.

9.8.3 Cholesterolsynovitis

Cholesterolkristallen kan men sporadisch vinden in het synoviaalvocht. Er is geen relatie met hypercholesterolemie. Deze grote geometrische plaatjes zijn lastig te klaren uit een gewricht of een cyste en daarmee houden ze waarschijnlijk de zwelling in stand en de synovitis op gang. Cholesterolkristallen worden door macrofagen gefagocyteerd, waarbij grote schuimcellen ontstaan.

Cholesterolplaten kunnen sporadisch worden gevonden in structuren met synoviale omgrenzing, zoals een gewricht of slijmbeurs/bursa. Als cholesterol zich bij een artritis manifesteert, kan men pogen de artritis met behulp van DMARD's of biologicals

Tabel 9.5 Behandelopties bij kristalartritis

Jicht: MSU-geassocieerde artritis	
acute aanval	koude pakking 3-6× per dag 15 minuten
	NSAID maximaal gedurende 6 weken
	prednisolon 30-35 mg maximaal 10 dagen
	prednisolon i.a. of i.m.
	colchicine 2dd 0,5 mg, max. tot 1 jaar (ter preventie van jicht-flares)
	anakinra 'off label'/rilonacept/canakinumab in toekomst?
profylaxe door ULT	1ste keuze: allopurinol 100-600 (max. 900) mg/dag*
	2de keuze: allopurinol + benzbromaron < 200 mg/dag
	3de keuze: febuxostat 40-120 mg/dag*
	4de keuze: febuxostat + benzbromaron/probenecide
	TFG: rasburicase off label/PEG-uricase in toekomst?
CPP-geassocieerde artritis	
acute aanval	koude pakking 3-6× per dag 15 minuten
	NSAID en/of colchicine
	anakinra 'off label'/rilonacept/canakinumab in toekomst?
profylaxe	colchicine 2dd 0,5 mg, of
	dagelijks NSAID, of
	prednisolon 5-10 mg/dag
Cholesterolmonohydraatsynovitis	reduceer algehele ziekteactiviteit (van RA?)
	overweeg: statine
Rice bodies	reduceer algehele ziekteactiviteit van chronische artritis

TFG = treatment failure gout, ofwel falen van alle voorgaande jichtbehandelingen; ULT = uraat lowering therapy.

rustiger te krijgen. Hierover bestaan in de literatuur maar weinig gegevens. Individuele case reports suggereren dat statines hier wel effectief kunnen zijn: ondanks dat er geen hyperlipidemie bestaat, kunnen statines dergelijke stapeling gunstig beïnvloeden.

Statines staan al in reumatologische belangstelling sinds zij een gunstig effect op de ziekteactiviteit bij RA blijken te hebben. Statines hebben naast een cholesterolverlagend ook een immuunmodulerend en anti-inflammatoir effect.

9.8.4 Rice bodies

Rijstlichaampjes (rice bodies) zijn oorspronkelijk zo genoemd vanwege hun macroscopische gelijkenis met eetbare rijstkorrels. Ze zijn in 1895 voor het eerst beschreven door Reise en werden geassocieerd met tuberculeuze artritis en later chronische synovitis.

Rice bodies bestaan uit collageen, fibrinogeen, fibrine, fibronectine, mononucleaire cellen en amorf materiaal. De frequentie van voorkomen van rice bodies in de knie is niet bekend: bij lavage van de knie komen wel regelmatig loose bodies voor.

Voor de invoering van intensieve behandelingsstrategieën, werden rijstlichaampjes wel bij ruim 70% van RA-patiënten gezien, maar tegenwoordig is de prevalentie sterk afgenomen.

Rijstlichaampjes worden geassocieerd als epifenomeen van continue synoviale ontsteking. Derhalve dient men behandeling hiervan te zoeken in onderdrukking van de chronische ontsteking en waarschijnlijk niet zozeer in chirurgische verwijdering.

Glucocorticoïden en andere artefacten

Depotglucocorticoïden, zoals triamcinolon hexacetonide, kan men nog maanden na een lokale injectie tegenkomen bij analyse van een vers punctaat. De vormsels zijn onregelmatig in grootte en wisselend in dubbelbrekende karakteristieken, wat aanleiding tot verwarring kan geven, te meer als de patiënt een injectie niet heeft gemeld.

Ook verwarrend zijn glasslijpsels (uit fabrikage) of talkpoeder. Schoonmaken van objectglaasjes en uitkijken met rubber-/plastic handschoenen is derhalve geboden. Zodra hieromtrent twijfel ontstaat zal men een tweede preparaat moeten bereiden, op extra zorgvuldige wijze.

9.9 Tot slot

Kristalartritis komt frequent voor en het type valt snel te bepalen door middel van polarisatiemicroscopie. Dit is van cruciaal belang voor doelgerichte behandeling (tabel 9.5). Naast oudere middelen zijn er nieuwere medicamenten die aan de horizon gloren. Deze medicamenten op de juiste wijze inzetten vormt een uitdaging voor de moderne tijd, met name qua kosteneffectiviteit.

Literatuur

Jansen TL, Rasker JJ. Therapeutic consequences of crystals in the synovial fluid: a review for clinicians. Clin Exp Rheumatol 2011;29:1032-9.

Jansen TL, Richette P, Perez-Ruiz F, et al. International position paper on febuxostat. Clin Rheumatol 2010; DOI 10.1007/s10067-010-1442-2.

Jordan KM, Cameron JS, Snaith M, et al. British society for rheumatology and British Health Professionals in Rheumatology guideline for the management of gout. Rheumatology 2008;46:1372-4.

Khanna D, Fitzgerald JD, Khanna PP, et al. 2012 American College of Rheumatology Guidelines for management of gout. Part 1: systematic nonpharmacologic and pharmacologic therapeutic approaches to hyperuricemia. Arthritis Care & Res 2012;64:1431-46.

Schumacher HR. Section 14. Crystal related arthropathies in Rheumatology 3rd edition (Eds.: Hochberg MC, Silman AJ, et al.). New York: Mosby, 2003.

Zhang W, Doherty M, Bardin T, et al. EULAR evidence based recommendations for gout – part II Management: report of a task force of the EULAR standing committee for international clinical studies including therapeutics (ESCISIT). Ann Rheum Dis 2006;65:1312-24.

Zhang W, Doherty M, Bardin T, Barskova V, Guerne P-A, Jansen TL, et al. EULAR evidence based recommendations for calcium pyrophosphate deposition (CPPD) – part I: terminology and diagnosis. Ann Rheum Dis 2011;70: 563-70.

Zhang W, Doherty M, Pascual E, et al. EULAR evidence based recommendations for gout – part I Diagnosis: report of a task force of the EULAR standing committee for international clinical studies including therapeutics (ESCISIT). Ann Rheum Dis 2006;65:1301-11.

Zhang W, Doherty M, Pascual E, Barskova V, Guerne P-A, Jansen TL, et al. EULAR evidence based recommendations for calcium pyrophosphate deposition (CPPD) – part II: management. Ann Rheum Dis 2011;70:571-5.

Septische artritis

I.E. van der Horst-Bruinsma en B.A.C. Dijkmans

10.1 Epidemiologie en pathogenese

Septische artritis ofwel infectieuze artritis is een gewrichtsontsteking die wordt veroorzaakt door een micro-organisme in het gewricht, meestal een bacterie, en vormt een spoedindicatie van antibiotische behandeling om gewrichtsdestructie te voorkomen. Dit in tegenstelling tot reactieve artritis, die ontstaat als reactie op een bacteriële infectie elders in het lichaam, meestal van de tractus urogenitalis of digestivus. Antistoffen gericht tegen de bacterie kunnen een kruisreactie aangaan met het synovium, waardoor een passagère, steriele ontsteking ontstaat. De reactieve artritis wordt meestal gezien in het kader van de spondyloartritis (▶ H. 8) en behoeft geen antibiotische behandeling. 'Acuut reuma' is een vorm van reactieve artritis die wordt veroorzaakt door een groep-A-streptokok. Deze ziekte komt nog maar zelden in Nederland voor.

Een andere vorm van steriele, passagère artritis wordt veroorzaakt door virale infecties, zoals rubella, hepatitis B, humaan parvovirus B19 en het humaan immunodeficiëntievirus (hiv).

De incidentie van septische artritis in Nederland is 5,7 per 100.000 inwoners per jaar. Risicofactoren voor het krijgen van een septische artritis bij volwassenen zijn: hoge leeftijd (65 jaar en ouder), onderliggende gewrichtsaandoening (zoals reumatoïde artritis), gewrichtsprothese, diabetes mellitus en verminderde gastheerweerstand door immuunsuppressie (prednison, TNF-α-remmers), maligniteit, alcoholisme of intraveneus drugsgebruik. Het gebruik van methotrexaat bij reumatoïde artritis geeft geen verhoogde kans op septische artritis.

Bij kinderen is er meestal geen sprake van een onderliggende aandoening.

De septische artritis ontstaat meestal door hematogene verspreiding vanuit een infectiehaard elders in het lichaam en minder vaak (5-10%) door directe inoculatie, zoals een penetrerend letsel, gewrichtspunctie of gewrichtsoperatie.

10.1.1 Verwekkers

De meest voorkomende verwekkers van septische artritis zijn bacteriën: in 70% van de gevallen is de verwekker de *Staphylococcus aureus* en deze artritis ontstaat meestal na lokale huidinfecties (◘ tabel 10.1). De overige bacteriële verwekkers bij gezonde volwassenen zijn voornamelijk streptokokken. Gonokokkenartritis, veroorzaakt door *Neisseria gonorrhoeae*, komt eveneens frequent voor, met name bij jongvolwassenen.

Infecties met gramnegatieve bacteriën treden met name op na gastro-intestinale infecties en komen vooral voor bij patiënten met een verminderde weerstand. Spirocheten, zoals *Borrelia burgdorferi* kunnen eveneens artritis veroorzaken (Lyme-artritis). Septische artritis veroorzaakt door schimmels en mycobacteriën komt voor als opportunistische infecties bij hiv-geïnfecteerde patiënten.

10.2 Klinische presentatie

Het klinisch beeld van septische artritis is in 80% van de gevallen een monoartritis, meestal van de grote gewrichten. De artritis is bij ruim de helft van de gevallen gelokaliseerd in de knie, gevolgd door de heup (een vijfde), schouder en enkel. Septische artritis van polsen met lokale tenosynovitis wordt vaak veroorzaakt door infecties met *Neisseria gonorrhoeae* en mycobacteriën. Septische artritis van het sternoclaviculair gewricht, de sacro-ilicale (SI-)gewrichten of de axiale gewrichten treedt minder frequent op en wordt gezien bij intraveneus drugsverslaafden.

In de minderheid van de gevallen presenteert septische artritis zich met een oligoarticulair of polyarticulair beeld, waarbij er dan meestal sprake is van onderliggende reumatoïde artritis of een andere systeemziekte.

De lokale symptomen van septische artritis zijn pijn, zwelling, warmte en bewegingsbeperking. De algemene symptomen zijn koorts, meestal zonder hoge koortspieken of koude rillingen. De koorts kan echter ook afwezig zijn, vooral bij ouderen. Daarnaast kunnen andere tekenen van infectie optreden, zoals een huidinfectie, urineweginfectie of luchtweginfectie, die aanwijzingen opleveren voor de soort verwekker (bijv. *Staphylococcus aureus* bij een huidinfectie en artritis).

Bij een geïnfecteerde gewrichtsprothese staat pijn meer op de voorgrond en minder vaak koorts. Bij lokale hematomen, ischemie en diabetes mellitus is de kans op een infectie van een prothese extra groot.

10.2.1 Gonokokkenartritis

Het klinisch beeld van een gonokokkenartritis wijkt enigszins af van de hiervoor genoemde verschijnselen. Gonokokkenartritis onstaat namelijk bij gezonde volwassenen – meestal op relatief jonge leeftijd – en bij seksueel actieve personen. In de huisartsenpraktijk is de gonokokkenartritis, die wordt veroorzaakt door de gramnegatieve 'coc' *Neisseria gonorrhoeae*, de meest voorkomende vorm van septische artritis. Deze artritis wordt soms voorafgegaan door een korte fase met koorts, algemene gewrichtspijnen en vluchtige huiduitslag (erythemateus of papuleus), met name rond enkels en onderbenen. Het betreft in de helft van de gevallen een polyartritis, waarbij de artritis vaker in de pols is gelokaliseerd en gepaard kan gaan met tenosynovitis.

Gonokokkenartritis komt vaker voor bij vrouwen, omdat bij mannen de ziekte eerder wordt opgemerkt doordat de voorafgaande uretritis vaker symptomen veroorzaakt dan de vaginitis bij vrouwen. Slechts bij 50% van de gevallen zijn de gonokokken in het gewrichtsvocht aantoonbaar; de gramkleuring en kweek zijn vaak negatief. Belangrijk is dat het laboratorium op de hoogte is van de verdenking om zodoende een speciaal kweekmedium te gebruiken. De bloedkweek is bij ongeveer 10% van de gevallen positief. Een positieve kweek uit vagina, urethra, rectum of keel kan bijdragen aan het stellen van de diagnose.

Gonokokkenartritis wordt behandeld met ceftriaxon intraveneus gedurende minimaal 7-14 dagen.

10.2.2 Lyme-artritis

Een tekenbeet komt in Nederland relatief vaak voor met een incidentie van 564 huisartsconsulten van patiënten met een

■ **Tabel 10.1** Oorzaken septische artritis

Verwekker	% oorzaak bij volwassenen	Patiëntkarakteristieken	Klinische kenmerken
Staphylococcus aureus	50-70	gezonde volwassenen	huidafwijkingen beschadigd gewricht (RA) gewrichtsprothese
streptokokken	10-20	gezonde volwassenen	hyposplenisme/asplenisme
Neisseria gonorrhoeae	10-30	jongvolwassenen	50% polyartritis tenosynovitis vesiculair/pustuleus huidbeeld
gramnegatieve bacteriën (E. coli, *Klepsiella, Proteus Mirabilis*)	5-7	immuungecompromitteerde patiënt	gastro-intestinale infectie
mycobacteriën (o.a. tuberculose)	3	immuungecompromitteerde patiënt	reizigers uit of patiënten afkomstig uit tbc-endemisch gebied
fungi (*Cryptococcus, Blatsomycosis*, enz.)	zeldzaam	immuungecompromitteerde patiënt	
spirocheten (*Borrelia burgdorferi*)	1-2	gezonde kinderen of volwassenen	na tekenbeet huidafwijkingen vaak gonartritis

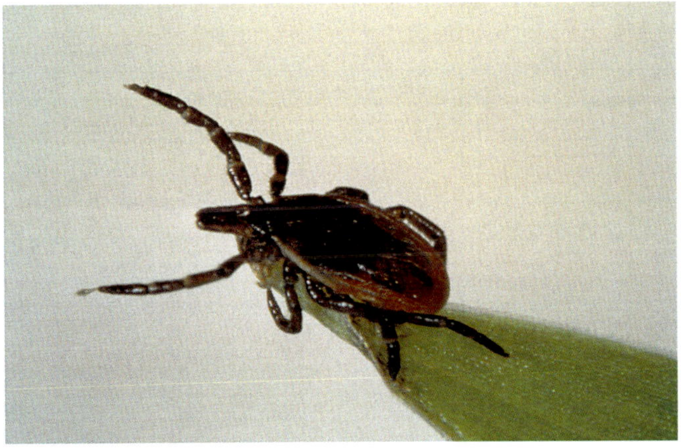

■ **Figuur 10.1** Volwassen teek. (Bron: CDC/Anna Perez)

tekenbeet per 100.000 inwoners/jaar. Lyme-borreliose wordt veroorzaakt door de beet van een besmette teek (■ figuur 10.1), die langer dan 24 uur is vastgehecht alvorens te zijn verwijderd. Indien de teek binnen 24 uur wordt verwijderd, is er slechts 3% kans op besmetting. Het percentage teken in Nederland dat besmet is met de spirocheet *Borrelia burgdorferi* is ongeveer 20%.

Na de tekenbeet kan lokaal een erythema migrans ontstaan, een rode kring die zich geleidelijk centrifugaal uitbreidt en centraal opbleekt, met een doorsnede van 2-40 cm (■ figuur 10.2). Deze huidafwijking kan een maand bestaan. Meestal gaat een erythema migrans enkele maanden aan de Lyme-artritis vooraf, maar in veel gevallen presenteert de patiënt zich met een artritis zonder deze verschijnselen weken tot maanden na een tekenbeet.

Lyme-artritis manifesteert zich vaak als een asymmetrische mono- of oligoartritis, meestal in de knie. In een later stadium kan chronische artritis ontstaan met kraakbeendestructie en boterosies.

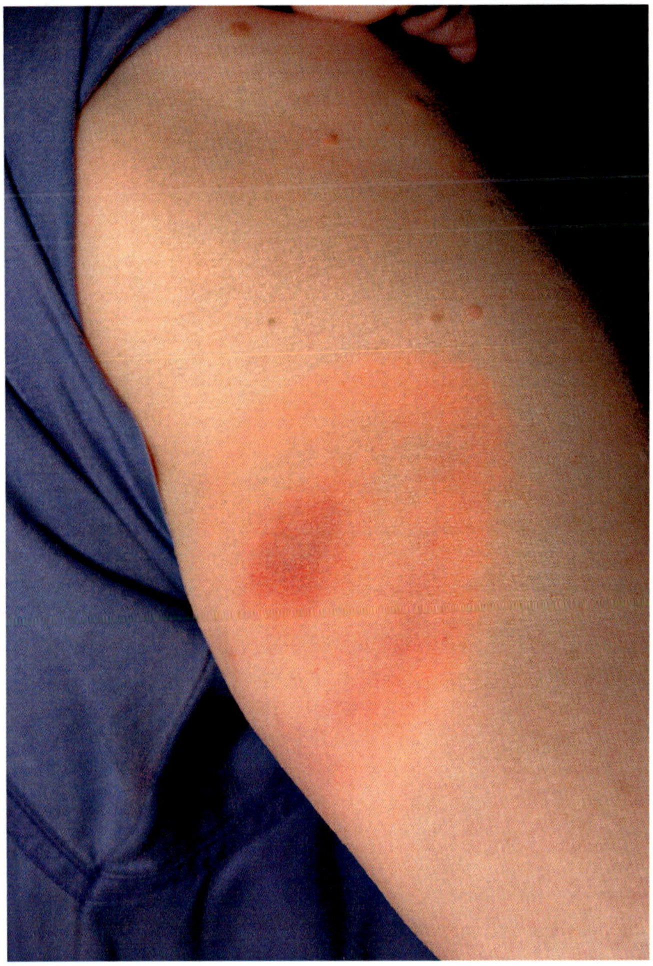

■ **Figuur 10.2** Erythema migrans bij de ziekte van Lyme. (Bron: CDC/James Gathany)

Andere symptomen van de ziekte van Lyme zijn: verspringende artralgieën, neurologische verschijnselen bij 15-20% (facialisparese, meningitis, radiculitis en mononeuritis multiplex), cardiale afwijkingen bij 4-8% (atrioventriculair blok, myocarditis) en regionale lymfadenopathie.

De diagnose wordt gesteld door het aantonen van positieve *Borrelia*-serologie, ELISA, bevestigd door immunoblots waarmee IgG- en IgM-antistoffen kunnen worden aangetoond. De IgM-antistoffen zijn na 4-6 weken aanwezig en de IgG-antistoffen pas later. Bij ongeveer 4-8% van de bevolking zijn de IgG-antistoffen overigens positief (bij boswachters ligt dit percentage zelfs op 20%), zonder dat er ooit klinische verschijnselen van de ziekte van Lyme zijn geweest. Ook kan fout-positieve serologie optreden bij patiënten met syfilis en auto-immuunziekten. Aanvullend kan een PCR-onderzoek naar *Borrelia*-DNA worden verricht op een biopt van een huidlaesie of het synovium, maar slechts bij een minderheid van de patiënten kan *Borrelia* uit het synoviumbiopt worden geïsoleerd.

De behandeling van Lyme-artritis bestaat uit een kuur doxycycline 2dd 100 mg oraal gedurende 30 dagen of ceftriaxon 1dd 2 gram i.v. gedurende 14 dagen (als de kuur met doxycycline heeft gefaald).

10.2.3 Tuberculeuze artritis

Septische artritis veroorzaakt door Mycobacterium tuberculosis komt zelden voor en komt vooral voor bij patiënten afkomstig uit een endemisch gebied en treedt vaak op als reactivatie. De aandoening manifesteert zich meestal in de wervelkolom (spondylodiscitis, ziekte van Pott) en minder vaak in de gewrichten, met name heup en knie.

Slechts 30% van de patiënten heeft algemene symptomen die kunnen wijzen op een reactivatie van tuberculose, zoals koorts en gewichtsverlies. De spinale lokalisatie kan leiden tot rugpijn met in enkele gevallen myelumcompressie met paraplegie. Ook kunnen er extraspinale 'koude' abcessen optreden, die wel gezwollen en pijnlijk zijn maar niet warm aanvoelen.

Bij verdenking op tuberculose is de algemene diagnostiek (mantouxreactie, X-thorax) belangrijk, evenals een gewrichtspunctie met kweek van het synoviaalvocht op tuberculose. Bij twijfel over de diagnose is het afnemen van een synoviumbiopt soms noodzakelijk om adequaat materiaal voor kweek te verkrijgen.

De behandeling van het aangedane gewricht berust op dagelijks leeg puncteren, in combinatie van tuberculostatica, op geleide van het resistentiepatroon en is langduriger dan bij andere vormen van septische artritis. Immuunsuppressieve therapie (TNF-α-blokkers) moet worden gestaakt.

10.2.4 Reactieve artritis

Reactieve artritis is een steriele artritis, die ontstaat binnen 2-6 weken na een infectie elders in het lichaam, zoals een enteritis of een uretritis. Reactieve artritis is geassocieerd met het HLA-B27-antigeen en geneest meestal spontaan binnen 6-12 maanden (▶ par. 8.1.4, ▶ par. 8.3.3).

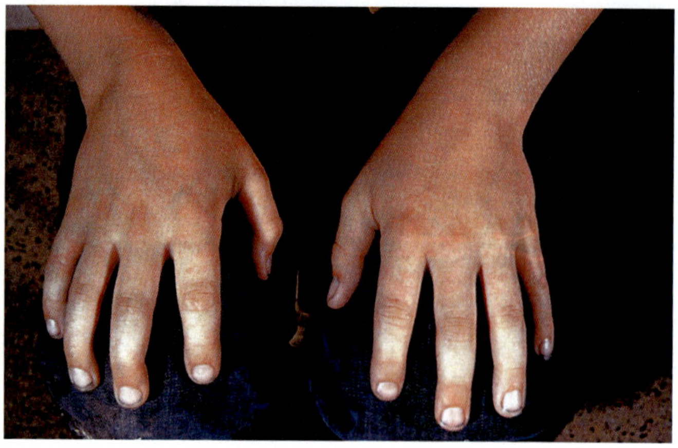

Figuur 10.3 Symmetrische polyartritis na parvovirusinfectie.

10.2.5 Acuut reuma

Acuut reuma is een vorm van reactieve artritis, veroorzaakt door de groep-A-streptokok na een keelinfectie. Dankzij verbeterde hygiëne en de beschikking over antibiotica (penicilline) komt deze aandoening in westerse landen, in tegenstelling tot vroeger, nog maar zelden voor.

Dit ziektebeeld trad voorheen vooral op bij kinderen met een verspringende artritis, gepaard gaande met cardiale problemen (pericarditis, myocarditis en/of endocarditis met soms blijvende hartklepafwijkingen), huidverschijnselen (erythema marginatum of subcutane noduli) en soms cerebrale symptomen (chorea minor 'sint-vitusdans').

10.2.6 Virale artritis

Een groot aantal virusinfecties gaat gepaard met artralgieën, soms ook met passagère artritis die meestal binnen ongeveer zes weken volledig geneest. Serologisch onderzoek van bepaalde virussen kan ondersteuning bieden bij deze diagnose.

Virale artritis

Virale artritis komt frequent voor bij 60% van de volwassenen die een infectie met het humaan parvovirus B19 doormaken (figuur 10.3). Bij kinderen geeft deze virusinfectie een erytheem in het gelaat en staat bekend als de vijfde ziekte, oftewel erythema infectiosum.

Het beeld kan veel lijken op een beginnende reumatoïde artritis door het klinisch beeld van een polyartritis in de PIP- en MCP-gewrichten. De parvoartritis is meestal binnen enkele weken tot maanden restloos genezen.

Rubellavirus

Infectie met het rubellavirus (rode hond) kan eveneens tot artritis leiden. Twee weken na vaccinatie tegen dit virus kunnen er gewrichtsklachten ontstaan met een polyarticulair beeld dat goed reageert op NSAID's en na enkele dagen tot weken verdwijnt.

Hepatitis

Hepatitis-A, -B- en -C-infecties kunnen ook artritis geven. De kans hierop is het grootst in de prodromale fase van hepatitis B-infectie, namelijk 10-25%. Dit gaat gepaard met polyartritis van kleine en grote gewrichten gedurende dagen tot weken, huidafwijkingen, urticariële en maculopulaire erupties en verdwijnt meestal op het moment dat icterus ontstaat.

Humaan immunodeficiëntievirus

Het humaan immunodeficiëntievirus (hiv) kan tot een voorbijgaande, steriele oligoartritis leiden van met name de onderste extremiteiten. De prevalentie van reactieve artritis is licht verhoogd bij hiv-geïnfecteerde patiënten (ongeveer 2-11%) en is mogelijk gerelateerd aan een verhoogd risico op seksueel overdraagbare aandoeningen en darminfecties bij deze patiëntengroep en niet direct gerelateerd aan het virus zelf.

Artritis psoriatica komt bij deze patiënten even vaak voor als in de gezonde bevolking (1-2%), maar de ziekte verloopt ernstiger, met name bij patiënten die geen antiretrovirale therapie krijgen. Het kan gepaard gaan met hardnekkige enthesitis en sacro-iliitis.

Alfavirus

Diverse alfavirussoorten uit de familie van de Togaviridae kunnen artritis veroorzaken, zoals het 'Ross River-virus' (in Australië) en het Chikungunyavirus (in Azië en Afrika). Deze komen vooral in de tropen voor, maar de laatste heeft ook tot uitbraken in Italië en India geleid.

Deze groep virussen wordt overgedragen door muggen. Gezien de incubatietijd (tot drie weken) is het mogelijk dat reizigers uit endemische gebieden zich presenteren met koorts, rash, maar ook met artralgieën die bij 12% tot een jaar na de infectie kunnen persisteren.

Het denguevirus (knokkelkoorts), uit de familie van de Flavirussen, is de meest voorkomende door muggen overgedragen virusinfectie ter wereld en is endemisch in Zuid-Azië, Zuid-Amerika en het Caribisch gebied. De infectie presenteert zich na een incubatietijd van 3-14 dagen met acute koorts, rash, hoofdpijn en bij 60-80% van de patiënten met hevige artralgieën.

Het denguevirus kan gepaard gaan met een leukopenie, trombocytopenie en een transaminasestijging (ASAT), en is berucht omdat een klein percentage van de patiënten de lethale vorm ontwikkelt met een hemorragisch beeld en het dengueshocksyndroom.

10.3 Diagnostiek

Verdenking op septische artritis is een spoedindicatie voor verwijzing naar een reumatoloog of orthopedisch chirurg.

10.3.1 Anamnese

Bij een artritis, met name bij een monoartritis, zijn in de anamnese de volgende punten belangrijk: leeftijd en geslacht, de medische voorgeschiedenis (is de patiënt immuungecompromitteerd?), de medicatie, intoxicaties (alcohol?), eerdere gewrichtsziekten, koorts, klachten passend bij een infectie aan de huid, darmen, luchtwegen, zieke personen in de omgeving (kinderen met parvovirus bijvoorbeeld), recent verblijf in de tropen en/of buitenlands ziekenhuis of contact met vee (MRSA-dragerschap) (tabel 10.2).

Tabel 10.2 Diagnostiek bij verdenking op bacteriële artritis

anamnese	leeftijd, geslacht
	gezond of comorbiditeit (diabetes mellitus, alcoholmisbruik)
	immuungecompromitteerd
	gewrichtsziekte/gewrichtsprotheses
lichamelijk onderzoek	artritis: lokalisatie, aantal gewrichten
	huidlaesies
	infectie elders
laboratoriumonderzoek	BSE/CRP, bloedbeeld
	bloedkweek
	kweek elders
gewrichtspunctie*	kleur, helderheid
	gramkleuring
	kweek, inclusief ZN/PCR op tuberculose**
	kristalonderzoek
radiodiagnostiek	röntgenfoto gewricht

* Indien geen synoviale vloeistof wordt verkregen of bij onverwacht negatieve uitslag eventueel synoviumbiopsie verrichten.
** Bij negatieve kweek aanvullende kweektechnieken gebruiken (i.g.v. verdenking gonorroea, schimmels, enz.).

10.3.2 Lichamelijk onderzoek

Bij het lichamelijk onderzoek zijn van belang of de patiënt koorts heeft, de lokalisatie van de artritis en de hoeveelheid aangedane gewrichten, en tekenen van infectie met name aan de huid.

10.3.3 Laboratoriumonderzoek

Laboratoriumonderzoek omvat de bepaling van bloedbezinking (BSE) of C-reactief proteïne (CRP), bloedbeeld (leukocytose?), een bloedkweek en eventueel kweken van urine of sputum.

Het belangrijkste onderzoek is echter analyse van het gewrichtsvocht. Er moet bij verdenking op septische artritis dan ook zo snel mogelijk een gewrichtspunctie worden gedaan. Het macroscopisch beeld van het punctaat is van belang: is het helder/kleurloos of troebel, wordt er zelfs pus verkregen of is er sprake van een hemartrose?

Het celgetal van het synoviaalvocht – met name indien het aantal leukocyten boven de $50 \times 10^3/mm^3$ is – maakt de kans dat er sprake is van een septische artritis zeer groot. Onderzoek op kristallen met de polarisatiemicroscoop is nuttig bij verdenking op een kristalartropathie.

Het grampreparaat is slechts in 50% van de gevallen positief. Een negatief resultaat sluit de diagnose septische artritis dus niet uit. De kweek van het synoviaalvocht is in 75% van de gevallen positief in geval van een *Staphyloccus aureus*-infectie, 50% indien de verwekker een gramnegatieve bacterie is en slechts in 25% bij een gedissemineerde gonokokkeninfectie. Ook een negatieve kweek sluit een septische artritis dus niet uit.

Na het afnemen van materiaal voor kweek moet bij een sterke klinische verdenking op een bacteriële verwekker direct gestart worden met antibiotica in afwachting van de definitieve kweekuitslag en het resistentiepatroon. Ook is het raadzaam om bij verdenking op tuberculose een Ziehl-Neelsen-kleuring en een PCR op Mycobacterium tuberculosis te verrichten (naast een mantouxtest en eventueel X-thorax).

Bij verdenking op een gonokokkenartritis – zeker in geval van een artritis bij voorheen gezonde, seksueel actieve personen – is een speciaal kweekmedium noodzakelijk. Bij verdenking op schimmels als oorzaak van de artritis – met name bij een geleidelijk begin van de klachten en immmuungecompromitteerde personen – moet het resultaat van de kweek langer worden afgewacht.

Serologisch onderzoek kan aanwijzingen geven voor de ziekte van Lyme of een virale infectie.

De antistreptolysinetiter (AST) wordt ten onrechte veel aangevraagd bij patiënten met artritis. Een positieve uitslag levert steun voor de diagnose acuut reuma, maar deze ziekte komt vrijwel niet meer voor in Nederland, terwijl deze test vanwege de hoge frequentie van streptokokkeninfecties ook vaak positief is bij afwezigheid van acuut reuma.

Bij twijfel en een negatieve week kan door middel van een artroscopie een synoviumbiopt worden afgenomen voor een kweek en eventueel PCR op mycobacterium tuberculosis en/of *Borrelia*.

10.3.4 Beeldvormend onderzoek

Beeldvormend onderzoek in de vorm van röntgenfoto's is zinvol als uitgangssituatie om latere schade of het ontstaan van osteomyelitis vast te stellen en in geval van de knie en pols om chondrocalcinose op te sporen. Echografie, CT-scan en MRI-onderzoek kunnen, indien nodig, bijdragen aan de beeldvorming met betrekking tot de uitgebreidheid van het ontstekingsproces naar aangrenzend bot en weke delen. Botscintigrafie is vaak positief en kan eventueel worden gebruikt bij de lokalisatie van ontstekingshaarden, met name in het axiale skelet.

10.4 Behandeling en prognose

Bacteriële artritiden, die pus vormen (bijvoorbeeld streptokokken, stafylokokken), vereisen klinische behandeling in het ziekenhuis, met drainage van het gewricht en parenterale toediening van antibiotica. Intra-articulaire toediening is niet nodig, omdat antibiotica via de synoviale bloedbaan goed in het gewricht kunnen doordringen en lokale toediening van antibiotica het gewricht kan beschadigen.

Tabel 10.3 Behandeling septische artritis

	Gramkleuring positief	Gramkleuring negatief
antibiotica intraveneus	i.g.v. grampositieve coc: flucloxacilline	flucloxacilline + gentamycine
antibiotica intraveneus	i.g.v. gramnegatieve bacterie: flucloxacilline + gentamycine	kweek afwachten
gewrichtsdrainage		
staken immuunsuppressieve medicatie (TNF-α-blokkers)		

Het is van groot belang zo spoedig mogelijk te starten met de intraveneuze behandeling met antibiotica, zelfs voordat de kweekuitslagen bekend zijn, om gewrichtsschade te voorkomen (tabel 10.3).

Bij de meeste antibioticaregimes geldt een intraveneuze behandeling in een hoge dosering van 10-14 dagen, gevolgd door orale toediening tot in totaal ongeveer 4-6 weken.

Therapie van de eerste keus is flucloxacilline 6 gram per dag, omdat dit werkzaam is tegen de meest voorkomende verwekker (*Staphylococcus aureus*), eventueel in combinatie met gentamycine (1-5 mg/kg i.v.) gedurende drie dagen.

Bij patiënten met een pre-existente gewrichtsaandoening, diabetes mellitus of immuunsuppressie wordt gestart met amoxicilline-clavulaanzuur (6dd 1200 mg i.v.) gedurende zes weken in combinatie met gentamycine (1-5 mg/kg i.v.) gedurende drie dagen. Bij streptokokkeninfecties heeft benzylpenicilline (6 dd 1 ME i.v.) vier weken de voorkeur en bij gonokokkeninfecties of enterobacteriaceae wordt ceftriaxon gegeven 1dd 2 gram i.v. gedurende zes weken.

Aan de hand van de kweekuitslagen kan het regime worden bijgesteld. Na twee weken i.v.-behandeling kan worden geswitcht naar clindamycine 3dd 600 mg in geval van *Staphylococcus aureus* of amoxicilline 4dd 500 mg in geval van een streptokokkeninfectie. Dit hangt ook af van het klinisch beeld van de patiënt en de ontstekingsparameters.

Drainage van het ontstoken gewricht is van groot belang. Zeker in de beginfase moet er dagelijkse een gewrichtspunctie (in geval van knie, pols, enz.) of chirurgische drainage (schouder, heup) plaatsvinden om zo veel mogelijk vocht te verwijderen.

In het geval van een geïnfecteerde gewrichtsprothese zal het antibiotische regime vooral gericht zijn tegen stafylokokken en streptokokken. Eventuele punctie of debridement van een kunstgewricht wordt uitsluitend door de orthopedisch chirurg gedaan.

Bij patiënten met immuunsuppressieve medicatie, zoals prednison en TNF-α-blokkers, is het raadzaam deze medicatie af te bouwen of te staken (TNF-α-blokkers). Het is niet aangetoond dat het gebruik van methotrexaat in voor de reumatologie gebruikelijke dosering nadelige invloed heeft op het genezingsproces, maar dit is niet grootschalig onderzocht.

Complicaties bij een septische artritis kunnen worden veroorzaakt door uitbreiding van het ontstekingsproces naar de weke delen (abcesvorming) of naar het aangrenzende bot (osteomyelitis). In het laatste geval is langduriger toediening van hoge doses intraveneuze antibiotica geïndiceerd.

Een andere lokale complicatie van een bacteriële artritis is het ontstaan van secundaire artrose door kraakbeenafbraak, met name indien de infectie te laat wordt onderkend en behandeld.

10.4.1 Prognose

De prognose van een septische artritis is matig, met name wat betreft de gewrichtsfunctie, en hangt mede af van een snelle diagnose en behandeling. Uit oudere studies blijkt dat de mortaliteit sterk is verhoogd (tussen de 10-15%) bij vooral ouderen en bij comorbiditeit, zoals nierfalen en hart- en vaatziekten. De mortaliteit is zelfs extreem hoog (50%) bij een polyarticulaire septische artritis veroorzaakt door een *Staphylococcus aureus* bij patiënten met reumatoïde artritis.

Ongeveer een derde van de patiënten houdt irreversibele restschade met een sterk beperkte gewrichtsfunctie over of heeft een amputatie, artrodese of een gewrichtsvervangende operatie ondergaan. De prognose qua gewrichtsfunctie hangt ook af van de verwekker, waarbij pneumokokkeninfecties vaak restloos genezen, terwijl de kans op blijvende schade na een *Staphylococcus aureus*-infectie rond de 50% ligt. Bij een geïnfecteerde gewrichtsprothese en bij patiënten met een reumatische ziekte is de prognose slechter dan bij voorheen gezonde volwassenen.

Kernpunten

- Bij een acute monoartritis, al dan niet met koorts, met name bij een gestoorde afweer en ouderen, moet een septische artritis worden uitgesloten.
- Er moet bij verdenking op een septische artritis zo spoedig mogelijk een gewrichtspunctie worden verricht.
- Een negatief grampreparaat en een negatieve kweek van het synoviaalvocht sluiten een septische artritis niet uit.
- De meest voorkomende verwekker van septische artritis bij volwassenen is de *Staphylococcus aureus*, die in korte tijd tot gewrichtsdestructie kan leiden.
- Septische artritis veroorzaakt door bacteriën dient zo snel mogelijk te worden behandeld met antibiotica.
- Gonokokkenartritis treedt vooral op bij jongvolwassenen, gaat vaak samen met een tenosynovitis en vereist bij verdenking hierop dat het synoviaalvocht wordt verwerkt in een speciaal kweekmedium.
- Lyme-artritis kan ontstaan na infectie met een besmette teek die pas na 24 uur is verwijderd en indien een eventueel huidbeeld (erythema migrans) niet is behandeld met antibiotica.
- Tuberculeuze artritis treedt meestal op bij immunogecompromitteerde patiënten of patiënten afkomstig uit een endemisch gebied, en kan zich ook in de wervelkolom manifesteren.
- Diverse virusinfecties (onder andere het parvovirus) kunnen een passagère artritis veroorzaken, die meestal restloos geneest.

Literatuur

Clerc O, Prod'hom G, Greub G, Zanetti G, Senn L. Adult native septic arthritis: a review of 10 years of experience and lessons for empirical antibiotic therapy. J Antimicrob Chemother 2011;66(5):1168-73.

Galloway JB, Hyrich KL, Mercer LK, Dixon WG, Ustianowski AP, Helbert M, Watson KD, Lunt M, Symmons DP; BSR Biologics Register. Risk of septic arthritis in patients with rheumatoid arthritis and the effect of anti-TNF therapy: results from the British Society for Rheumatology Biologics Register. Ann Rheum Dis 2011;70(10):1810-4.

Kaandorp CJ, Dinant HJ, Laar MA van de, Moens HJ, Prins AP, Dijkmans BA. Incidence and sources of native and prosthetic joint infection: a community based prospective survey. Ann Rheum Dis 1997;56(8):470-5.

Kaandorp CJ, Schaardenburg D van, Krijnen P, Habbema JD, Laar MA van de. Risk factors for septic arthritis in patients with joint disease. A prospective study. Arthritis Rheum 1995;38(12):1819-25.

Polymyalgia rheumatica en reuscelvasculitis

A.E. Voskuyl en C.J. van der Laken

11.1 Inleiding

Polymyalgia rheumatica (PMR) is een inflammatoire reumatische aandoening, die wordt gekenmerkt door pijn en stijfheid van de schouder- en heupgordel alsmede de nek. Het kan als zelfstandige entiteit voorkomen, maar kan ook gerelateerd zijn aan reuscelvasculitis. Bij reuscelvasculitis (RCV) zijn voornamelijk grote en middelgrote vaten betrokken. Binnen de groep van RCV wordt onderscheid gemaakt tussen vasculitis van de grote vaten (aorta, arteria subclavia, arteria axillaris) en die van de craniale vaten, oftewel arteriitis temporalis (AT), waarbij voornamelijk de takken van de arteria carotis externa zijn betrokken. In hoeverre PMR en RCV aparte ziekte-entiteiten vormen dan wel een spectrum van één ziekte zijn, is vooralsnog onduidelijk.

11.2 Epidemiologie

PMR komt twee tot drie keer zo vaak voor als RCV. De incidentie van PMR varieert in Europa van 12-68/100.000 inwoners en is het hoogst in de Scandinavische landen en het laagste in de Mediterrane landen. De incidentie van RCV varieert van 7-76 per 100.000 inwoners, met ook hier weer een hogere incidentie in Noord-Europa dan in Zuid-Europa. In Arabische en Aziatische landen is de incidentie van RCV zeer laag. De incidentie van PMR neemt toe met de leeftijd en lijkt stabiel te blijven over de jaren heen. Bij RCV lijkt de incidentie iets toe te nemen, mogelijk als gevolg van betere diagnostiek.

PMR en RCV komen, op een enkele uitzondering na, alleen voor bij individuen van 50 jaar of ouder. Beide ziektebeelden komen twee- tot driemaal vaker voor bij vrouwen dan bij mannen. De mortaliteit bij PMR en RCV is gelijk aan die van de algemene populatie van dezelfde leeftijd en geslacht, met de uitzondering van patiënten met RCV en tevens een thoracaal aneurysma. Zij hebben een hogere mortaliteit als gevolg van aortadissectie.

11.3 Pathogenese

De oorzaak van PMR en RCV is onbekend. Zowel genetische factoren als omgevingsfactoren lijken een rol te spelen. De inzichten van de pathogenese bij RCV zijn voornamelijk gebaseerd op onderzoek bij AT (figuur 11.1).

11.3.1 Rol van ontstekingscellen

Kenmerkend voor AT is de aanwezigheid van granulomen met lymfocyten, macrofagen en reuscellen, gelokaliseerd bij de overgang van de intima en media van arteriën. Bij 50% van de gevallen van RCV en AT is een dergelijk kenmerkend beeld echter niet aanwezig en bestaat het infiltraat uit mononucleaire cellen, met enkele neutrofielen en eosinofielen zonder reuscellen.

Vaatwandinfiltrerende dendritische cellen lijken betrokken te zijn in de initiële fase van de ziekte. Geactiveerde vasculaire dendritische cellen activeren het adaptieve immuunsysteem, waarna specifieke T-cellen ($CD4^+$ en $Th17^+$) prolifereren en pro-inflammatoire cytokinen, vooral interferon-γ, worden geproduceerd. Deze cytokinen activeren macrofagen, die accumuleren en granulomen vormen in de celwand. De tunica elastica interna raakt gedestrueerd en het lumen van de arterie wordt geoblitereerd als gevolg van myofibroblastenproliferatie in de intima.

Verondersteld wordt dat veroudering van het immuunsysteem en de daarmee gepaard gaande veranderingen van de aangeboren en verworven immuunprocessen een rol speelt bij het ontstaan van RCV/AT en PMR. De veroudering van het immuunsysteem wordt geïllustreerd door onder andere een vermindering van het aantal naïeve T-cellen, een toename van het aantal $CD8^+CD28^-$ T-cellen, verminderde accumulatie van $CD4^+CD28^-$ T-cellen, gestoord transport van dendritische cellen, verminderde dendritischecelrespons op toll-like receptorstimulatie. Tevens wordt verondersteld dat veroudering van de vaatwand een rol speelt, bijvoorbeeld door aanwezigheid van kalkdeposities, verhoogde vaatwandstijfheid en biochemische veranderingen van matrixproteïnen.

Bij patiënten met PMR worden in weefselbiopten van synoviaal materiaal van proximale gewrichten of periarticulaire structuren kenmerken van synovitis gevonden met infiltratie van voornamelijk macrofagen en $CD4^+$ T-lymfocyten. Afwezigheid van B-cellen en γδ T-lymfocyten differentieert de synovitis bij PMR van reumatoïde artritis. Bij ongeveer 10-20% van de PMR-patiënten wordt subklinische ontsteking in de arteria temporalis gevonden. Deze ontstekingen laten bij PMR wel IL-1 en IL-6 in weefselbiopten zien, maar nauwelijks interferon-γ, dat wel prominent aanwezig is in geval van AT.

11.3.2 Rol van cytokinen

De productie van pro-inflammatoire cytokinen door de aanwezige macrofagen is verantwoordelijk voor de systemische kenmerken van de ziekte. Hoge bloedspiegels van IL-6 zijn zowel bij PMR als bij RCV aangetoond. Hoge expressie van IL-10 is ook bij PMR beschreven en zou een anti-inflammatoire rol spelen bij de bescherming van arteriitisontwikkeling. Een significant toegenomen expressie van toll-like receptor 7 in circulerende T-, B- en mononucleaire cellen is zowel bij patiënten met PMR als met RCV gevonden. Het is nog niet duidelijk of deze cytokineprofielen slechts een uiting zijn van het actieve inflammatoire proces of een specifieke pathogenetische betekenis hebben.

11.3.3 Genetische factoren

De relatie van PMR met RCV blijkt ook uit de genetische overeenkomsten. Zowel PMR als RCV zijn geassocieerd met HLA-DRB1, hoewel de associatie van specifieke DRB1-genen bij PMR variabeler is dan bij RCV. De distributie van het allel DRB1 * 04 komt vaker voor bij AT dan bij PMR, maar exacerbaties van geïsoleerde PMR kwamen vaker voor in de groep met dit allel.

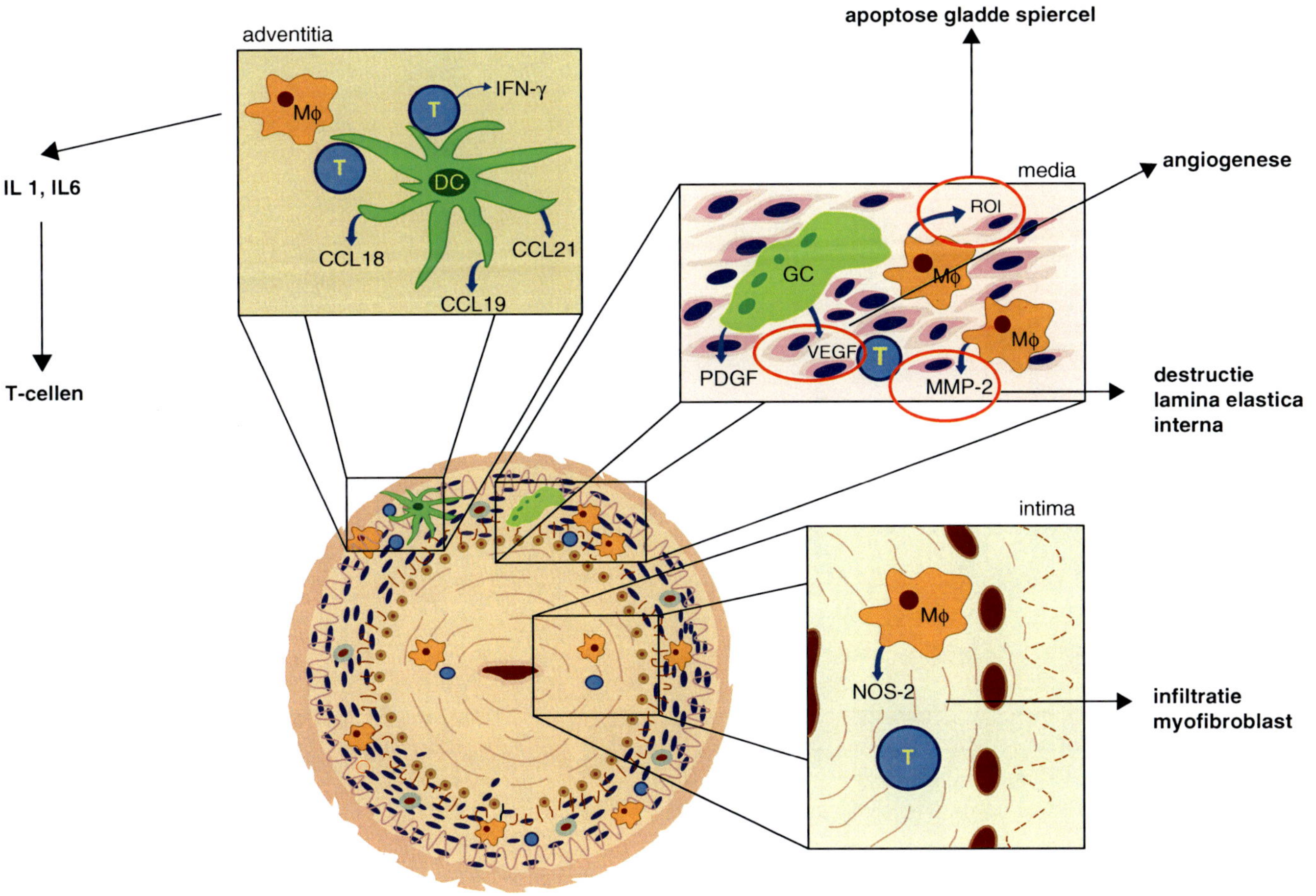

Figuur 11.1 Schematische weergave van histologische afwijkingen en betrokken cellen bij arteriitis temporalis. T = T-cellen; DC = dendritische cellen; GC = granulomen; M = macrofagen.

11.3.4 Omgevingsfactoren

Er zijn aanwijzingen dat omgevingsfactoren een rol spelen bij PMR en RCV. De seizoensvariatie en de cyclische patronen van deze ziektebeelden suggereert mogelijk een rol voor infecties. Er is echter nog geen concreet bewijsmateriaal van virale of bacteriële infecties in arteria temporalis of synoviaal materiaal gevonden.

Een aantal gevallen van PMR en RCV is beschreven na influenzavaccinatie. Dus mogelijk speelt bij een subgroep vaccinatie als trigger voor inductie van auto-immuniteit een rol. Roken en atherosclerotische hart- en vaatziekten worden als mogelijke risicofactoren verondersteld bij het ontstaan van RCV.

11.4 Klinische presentatie

11.4.1 Symptomen

PMR wordt gekarakteriseerd door subacute of chronische pijn en stijfheid in de schouders, heupgordel en nek bij patiënten die meestal ouder zijn dan 50 jaar. De pijn en stijfheid moeten ten minste enkele weken bestaan en dagelijks gedurende minstens dertig minuten. De symptomen kunnen in de proximale bovenste en onderste extremiteiten voorkomen, meestal symmetrisch. De klachten kunnen aan één kant beginnen en later bilateraal en symmetrisch voorkomen. De schouders zijn vaker betrokken dan de heupen en nek (70-95% versus 50-70%). De pijn neemt toe bij beweging en kan interferen met de slaap. Functioneel geeft de patiënt bijvoorbeeld vaak aan problemen te hebben met aankleden, verder kan de ochtendstijfheid problemen geven bij het opstaan. De pijn in de schouders en heupregio straalt meestal uit naar distaal richting de ellebogen en knieën.

Systemische symptomen, waaronder algemene malaise, vermoeidheid, depressie, anorexia, gewichtsverlies en koorts kunnen tot bij 40% van de PMR-patiënten voorkomen. Symptomen van RCV kunnen ook bij 15-30% van de PMR-patiënten voorkomen. De verwevenheid van PMR met vasculitis van de grote vaten blijkt uit het feit dat ongeveer 16-21% van de patiënten een onderliggende RCV/AT heeft, terwijl 40-60% van de via biopsie bewezen arteriitis temporalis gepaard gaat met PMR-manifestaties.

Symptomen van RCV worden in het geval van AT gekenmerkt door hoofdpijn zonder specifiek patroon, meestal ernstig van aard, soms kloppend en meestal gelokaliseerd ter hoogte van de temporaalstreek. De pijn kan verergeren door aanraken en de arteria temporalis is in typische gevallen (nodulair) verdikt en gevoelig.

Een andere veelvoorkomende klacht is kaakclaudicatie, wat verergert door langdurig spreken of kauwen. Er zijn ook tal

Tabel 11.1 Classificatiecriteria polymyalgia rheumatica

Obligaat: leeftijd ≥ 50 jaar, bilaterale schouderpijn en verhoogd CRP en/of BSE		
	punten zonder echografie (0-6)	*punten met echografie (0-8)*†
ochtendstijfheid met een duur van > 45 minuten	2	2
pijn aan of bewegingsbeperking van de heup	1	1
afwezigheid van RF of ACPA	2	2
afwezigheid van betrokkenheid van andere gewrichten	1	1
ten minste 1 schouder met bursitis subdeltoïdea en/of biceps tenosynovitis en/of glenohumerale synovitis EN ten minste 1 heup met synovitis en/of bursitis trochanterica	n.v.t.	1
beide schouders met bursitis subdeltoïdea, biceps tenosynovitis of glenohumerale synovitis	n.v.t.	1

Een score van 4 of meer wordt geclassificeerd als polymyalgia rheumatica in het algoritme zonder echografie, en een score van 5 of meer wordt geclassificeerd als PMR in het algoritme met echografie.
CRP = C-reactief proteïne; BSE = bezinkingssnelheid; RF = reumafactor; ACPA = anti-gecitrullineerd-eiwit-antilichaam; n.v.t. = niet van toepassing.
† Optioneel: echografiecriteria.

van andere verschijnselen (tabel 11.1), waarvan sommige tot ernstige invaliditeit kunnen leiden. Van groot belang is de aanwezigheid van tijdelijke blindheid (amaurosis fugax) of andere visusstoornissen, omdat dit een voorbode kan zijn van blijvende, ernstige visusstoornis c.q. blindheid. Snelle (binnen 24 uur), adequate diagnostiek en therapie is dan van het grootste belang.

11.4.2 Lichamelijk onderzoek

Bij lichamelijk onderzoek van patiënten met PMR is er sprake van verminderde actieve en soms ook passieve bewegingsuitslagen van de schouders, heupen en/of nek. Dit is meestal gerelateerd aan periarticulaire ontstekingen, zoals bursitis subdeltoïdea en subacromialis, tenosynovitis van de bicepspees en soms ook artritis. Distale musculoskeletale manifestaties worden tot bij 50% van de PMR-patiënten (in de tweedelijnszorg) gezien. Voorbeelden zijn carpaletunnelsyndroom (als gevolg van lokale tenosynovitis), zwelling van de handen en voeten met pitting oedeem (door lokale tenosynovitis en artritis) en perifere artritis voornamelijk aanwezig in de polsen, knieën en metacarpofalangeale gewrichten. De artritis is meestal mild, niet-erosief en kan asymmetrisch voorkomen. Hoewel de naamgeving polymyalgia anders suggereert zijn de spieren niet opvallend pijnlijk. De spierkracht is meestal normaal.

Bij het lichamelijk onderzoek van patiënten met RCV en/of AT is een veelheid aan afwijkingen mogelijk, waarvan bij AT de meestal unilaterale abnormaal verdikte arteria temporalis met verminderde of afwezige pulsaties de meest frequente afwijking is (tabel 11.2). Vaak kan door aanraken van de huid ook pijn in de temporaalstreek worden opgewekt. Daarnaast kan het spreken als gevolg van kaakclaudicatie verstoord zijn. Bij fundoscopie kan een bleke papil gezien worden, die het gevolg is van een infarct van de nervus opticus, terwijl bij fluorescentieangiografie uitgebreide choroïdale hypoperfusie wordt gevonden. Meestal wordt de blindheid veroorzaakt door anterieure ischemische opticus neuropathie (AION), die weer het gevolg is van vernauwing van de posterieure ciliaire arterie. In uitzonderlijke gevallen is er sprake van blindheid door corticale ischemie en zijn er bij fundoscopie geen afwijkingen zichtbaar.

11.5 Diagnostiek

11.5.1 Diagnostische criteria en classificatiecriteria

Er zijn geen universeel bepaalde diagnostische criteria voor PMR. Daarentegen bestaan er wel classificatiecriteria, waarvan de meest recente onlangs zijn gepubliceerd. Deze nieuwe classificatiecriteria zijn tot stand gekomen door de vergelijking van patiënten met nieuw gediagnosticeerde PMR met patiënten met soortgelijke klachten doch zonder de diagnose PMR. Deze vergelijking resulteerde in een score-algoritme (tabel 11.1), waarbij een score van ≥ 4 aangehouden werd voor de categorie PMR en een score ≥ 5 indien echografie meegenomen werd.

Zoals ook in de eerder gepubliceerde criteria, zijn leeftijd ≥ 50 jaar, bilaterale schouderpijn en acutefaserespons zeer belangrijke criteria. De belangrijkste verschillen met eerder gebruikte criteria zijn onder andere dat echografie mede gebruikt kan worden als criterium voor classificatie en dat de afwezigheid van reumafactoren en ACPA nu ook is meegenomen als een van de criteria voor PMR-classificatie.

Ook voor RCV en AT bestaan geen diagnostische criteria. Voor AT zijn classificatiecriteria aanwezig, bedoeld om deze vorm van vasculitis te onderscheiden van andere vormen van vasculitis (▶ aandachtsbox 11.1). Hoewel deze criteria uitdrukkelijk niet bedoeld zijn als diagnostische criteria, worden zij wel vaak als zodanig gebruikt. De gouden standaard voor de diagnose AT is de histologische bevestiging in een biopt van de arteria temporalis.

Tabel 11.2 Symptomen van reuscelvasculitis en arteriitis temporalis

Symptomen gerelateerd aan vaatstoornis	Lichamelijk onderzoek	Laboratoriumonderzoek
Frequent (30-80%):		
– hoofdpijn: acuut, meestal unilateraal – pijn temporaalstreek, haarpijn bij kammen – kaakclaudicatie	– abnormaal verdikte arteria temporalis, met verminderde of afwezige pulsaties – pijnlijke temporaalstreek	– verhoogde BSE en CRP
Minder frequent (30-80%):		
– visustoornissen: blindheid, amaurosis fugax, diplopie, wazig zien, oogspierdisfunctie – pijnlijke dysfagie – droge, niet-productieve hoest – claudicatio intermittens	– gezichtsvelduitval – afwijking fundoscopie – afwezige of asymmetrische pulsaties bij grotevatenvasculitis – asymmetrische bloeddrukmetingen bij grotevatenvasculitis	
Zelden (< 5%):		
– ischemie centraal zenuwstelsel: vertebrobasilaire insufficiëntie, verwardheid, onzeker lopen – tongclaudicatie – myocardinfarct – perifere neuropathie – gehoorvermindering, doofheid – gangreen (hoofd, tong, extremiteiten bij vasculitis grote vaten)	– uitval van hersenzenuwen – aorta-insufficiëntie bij grotevatenvasculitis	
Symptomen gerelateerd aan systemische ontsteking	**Lichamelijk onderzoek**	**Laboratoriumonderzoek**
Frequent (40-100%):		
– koorts – verminderde eetlust of gewichtsverlies – malaise – polymyalgia rheumatica	– koorts	– hoge BSE, CRP – anemie, trombocytose – verhoogde AF, ASAT, ALAT
Minder frequent (< 20%):		
– perifere artritis, meestal polsen	– artritis, meestal polsen	

Aandachtsbox 11.1 Classificatiecriteria voor AT

Arteriitis temporalis is aanwezig als aan tenminste drie van de volgende vijf criteria wordt voldaan:

1. leeftijd ten tijde van ontstaan > 50 jaar;
2. nieuw ontstane hoofdpijn: nieuw ontstaan of nieuw type gelokaliseerde hoofdpijn;
3. abnormaal arteria temporalis: pijnlijke arterie bij palpatie of verminderde pulsaties;
4. BSE ≥ 50 mm/uur;
5. abnormale arteriebiopsie: weefsel toont arterie met vasculitis, gekenmerkt door voornamelijk mononucleair celinfiltraat of granulomateuze ontsteking, meestal met reuscellen.

11.5.2 Histologie

Het histopathologisch beeld van arteriitis temporalis bestaat uit mononucleair celinfiltraat of granulomateuze ontsteking van de media en de overgang van media-intima, waarbij in 50% van de biopten reuscellen gevonden worden (figuur 11.2). Daarnaast treedt onderbreking op van de lamina elastica externa, wat voor het stellen van de diagnose een essentieel criterium is. Van belang is te melden dat slechts een deel van de klassieke RCV gelegen is in de arteria temporalis en dat om die reden de afwezigheid van eerder genoemde typische afwijkingen in een arteria-temporalisbiopt de diagnose RCV niet uitsluit.

Biopt arteria temporalis

Het verrichten van een arteria-temporalisbiopt dient in principe bij alle patiënten met een verdenking op AT verricht te worden. Echter, het starten van de therapie dient niet uitgesteld te worden indien sprake is van visusstoornissen. Het biopt kan tot twee weken na aanvang van prednison nog van diagnostische waarde zijn, maar in het algemeen wordt aanbevolen de biopsie binnen 2-3 dagen te verrichten. De lengte van het biopt moet bij afname minimaal 2-3 cm te zijn, waarna door krimp van het biopt ten minste 0,5-1 cm voor beoordeling door de patholoog beschikbaar is. De adequate lengte van het biopt is van belang vanwege de sprongsgewijze aanwezigheid van afwijkingen in de arterie en er een hogere diagnostische opbrengst verkregen dient te worden.

Bij patiënten met PMR is een arteria-temporalisbiopt in beginsel niet geïndiceerd, tenzij er klinische tekenen zijn van RCV en/of AT of de initiële behandeling met 20 mg prednison onvol-

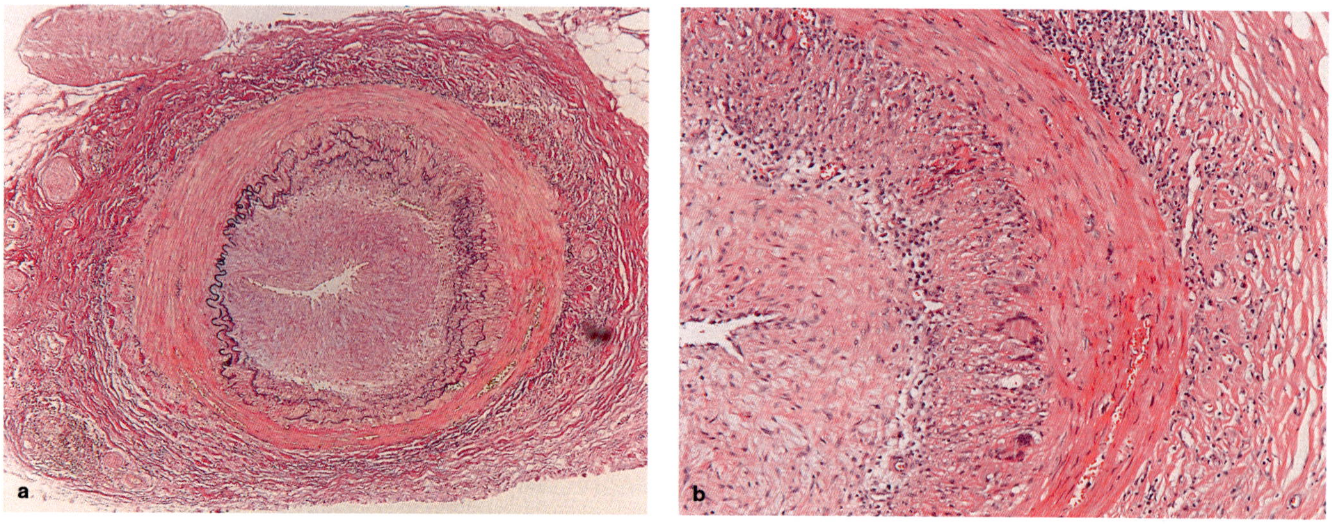

Figuur 11.2 a EvG-kleuring van arteria temporalis met onderbreking van lamina elastica externa en interna. b EvG-kleuring van arteria temporalis met lymfocytair infiltraat in media en adventitia, ophoping van reuscellen en histiocyten.

doende effect heeft. Bij patiënten met een grotevatenvasculitis, vastgesteld met vasculaire beeldvorming, bijvoorbeeld CT-scan, MRI of positronemissietomografie (PET), is de opbrengst van een arteria-temporalisbiopt relatief laag vergeleken bij patiënten met het klinisch beeld van een AT, maar kan het zeker overwogen worden indien er twijfel bestaat over de diagnose.

11.5.3 Laboratoriumonderzoek

Bij zowel PMR als RCV en AT zijn de acutefase-eiwitten bij de eerste presentatie verhoogd. Meestal is de bezinking boven 40 mm/uur. C-reactief proteïne (CRP) is minstens zo vaak verhoogd als de bezinking. Echter, tot bij 20% van de patiënten zijn de BSE en CRP normaal.

CRP lijkt een sensitievere parameter voor het vaststellen van de activiteit dan BSE, omdat CRP minder beïnvloed wordt door andere factoren, waaronder leeftijd. Voorts kan een normocytaire anemie en trombocytose worden gevonden (tabel 11.2). Een enkele keer is het alkalische fosfatase verhoogd, maar dit komt vaker voor bij patiënten met arteriitis temporalis. Het creatinekinase (CK) is normaal. Antinucleaire antistoffen (ANA), IgM-reumafactor en anti-cyclic citrullinated peptide (anti-CCP-) antistoffen zijn negatief.

In verband met de differentiaaldiagnose worden veelal serumcalcium, TSH, eiwitspectrum, leverenzymtesten en creatinekinase en urineonderzoek verricht.

11.5.4 Beeldvorming

Conventioneel röntgenonderzoek laat in de regel geen afwijkingen zien. MRI en echografie zijn beide geschikte technieken om de extra- en intra-articulaire synoviale ontstekingen zichtbaar te maken. Zowel MRI als echografie lieten bij vrijwel alle PMR-patiënten bursitis subacromialis/subdeltoïdea zien. Over het algemeen wordt er een goede correlatie gezien tussen de bevindingen op MRI en echografie. MRI of echografie kunnen aanvullende informatie leveren als de klinische presentatie en laboratoriumbevindingen onvoldoende aanknopingspunten voor de diagnose opleveren.

De plaatsbepaling van positronemissietomografie (PET) voor de diagnose van PMR is nog niet uitgekristalliseerd. Vooralsnog is de belangrijkste reden tot het verrichten van PET bij PMR bij diegenen die onvoldoende reageren op 20 mg prednison. Deze bevindingen ondersteunen de hypothese dat grotevatenvasculitis en PMR manifestaties met verschillende ernst van dezelfde ziekte kunnen zijn.

In verschillende studies is de aanwezigheid van een typisch dubbel halo-fenomeen gemeld, dat met behulp van echografie van de arteria temporalis is vast te stellen. De sensitiviteit van de echografie varieert sterk en is afhankelijk van de ervaring van de onderzoeker. De specificiteit varieert tussen de 80-100%. Daarmee kan echografie nog niet de diagnostische waarde van een biopt van de arteria temporalis vervangen.

Voor het aantonen van grotevatenvasculitis, RCV in het bijzonder, is PET recentelijk in verschillende studies van waarde gebleken. Er zijn aanwijzingen dat het aantonen van grotevatenvasculitis prognostische waarde heeft en mogelijk ook therapeutische consequenties kan hebben. Deze aanwijzingen dienen echter in grotere studies bevestigd te worden alvorens PET in de dagelijkse praktijk geïmplementeerd wordt bij patiënten die verdacht worden van een grotevatenvasculitis.

Vooralsnog is onduidelijk of bij elke patiënt met een histologisch bewezen AT de prognose of therapie wordt beïnvloed door het aantonen van een grotevatenvasculitis. Daarom is terughoudendheid geboden bij de aanvraag van aanvullend onderzoek naar grotevatenvasculitis.

Daarentegen hebben verschillende studies aangetoond dat aortadilatatie bij 15-23% van de patiënten met RCV en/of AT voorkomt, in het bijzonder in de thorax en in mindere mate abdominaal. Aorta-aneurysma's en aortadissectie c.q. -ruptuur komt bij 9-18% van deze groep patiënten voor. Dergelijke afwijkingen kunnen gedetecteerd worden met CT-angiografie, MRI of PET, of PET-low dose CT. Deze bevindingen zijn aanleiding geweest om bij patiënten met een grotevatenvasculitis elke twee jaar een conventionele röntgenopname van de thorax te adviseren voor het opsporen en/of vervolgen van thoracale aneurysma's.

Aandachtsbox 11.2 DD PMR

In de differentiële diagnose van polymyalgia rheumatica moet gedacht worden aan:

- IgM-RF en anti-CCP negatieve reumatoïde artritis (vaak een minder complete respons op prednison dan PMR);
- Remitting Seronegative Symmetrical Synovitis with Pitting Edema (RS3PE): meestal meer distale symptomen dan proximaal in de extremiteiten. Dit klinisch beeld wordt gekenmerkt door een symmetrische polysynovitis met polyartritis van de schouders, polsen en vinger- en teengewrichten en een tendovaginitis van de flexorpezen van de vingers en tenen, pitting oedeem van de handen (ook wel 'bokshandschoenhanden' genoemd) en van de voeten. Per definitie kunnen geen antistoffen tegen anti-CCP of reumafactoren in het bloed worden aangetoond. Het syndroom heeft vaak een acuut invaliderend begin. Er is vrijwel altijd sprake van een spontaan herstel zonder relaps. Een ander kenmerk van dit syndroom is het vaak vóórkomen van langdurige ochtendstijfheid en een carpaletunnelsyndroom; dit laatste secundair aan de synovitis van de flexorpezen en de polsen. Het syndroom komt voornamelijk voor bij bejaarden en driemaal zo vaak bij mannen als bij vrouwen;
- spondyloartritis: enthesitis, dactylitis en extra-articulaire manifestaties alsmede HLA-B27 kunnen differentiëren;
- bursitis, tendinitis of artrose van schouder of heup: geen verhoogde acutefasereactie in het laboratoriumonderzoek;
- Calcium Pyro Phosphate Disease (CPPD): beeldvorming en kristalonderzoek van gewrichtspunctaat kunnen differentiëren;
- voorts kunnen symptomen van infecties, maligniteit, hypothyreoïdie, hypovitaminosis D, hyper-/hypoparathyreoïdie, chronisch-pijnsyndroom, fibromyalgie, maligniteit, endocarditis, inflammatoire of statinemyopathie en vasculitis overeenkomsten met PMR vertonen.

Aandachtsbox 11.3 DD RCV en AT

In de differentiële diagnose van reuscelvasculitis en arteriitis temporalis moet gedacht worden aan:

- andere vormen van vasculitis, bijvoorbeeld granulomatose met polyangiitis, microscopische polyangiitis (meestal meerdere orgaansystemen betrokken, ANCA vaak positief), ziekte van Takayasu (meestal alleen grote vaten betrokken en leeftijd < 40 jaar);
- PMR (geen craniële verschijnselen, geen perifeer neurologische verschijnselen);
- infecties;
- maligniteit;
- migraine of andere vormen van hoofdpijn (meestal geen verhoogde BSE en afwezigheid van andere symptomen passend bij AT);
- ernstige intracraniële pathologie, bijvoorbeeld retro-orbitale massa (oogonderzoek door oogarts kan differentiëren).

11.6 Behandeling

11.6.1 Polymyalgia rheumatica

PMR wordt behandeld met prednison, standaard startdosis 15 mg per dag. Afhankelijk van het gewicht en comorbiditeit (waaronder diabetes mellitus, hypertensie, decompensatio cordis) kan de startdosis prednison worden aangepast naar 10-20 mg per dag. Patiënten reageren typisch snel op deze behandeling: meer dan 75% globale reductie van pijn en stijfheid binnen zeven dagen na het starten van prednison. Indien de initiële respons matig tot slecht is, moet aan andere oorzaken van de klachten worden gedacht, met name aan geassocieerde grotevatenvasculitis. Buiten prednison is er geen andere medicatie die een bewezen gelijkwaardige of superieure initiële behandeling van PMR geeft.

Het afbouwen van prednison moet langzaam gebeuren. Per 2-4 weken kan de prednison 2,5 mg worden afgebouwd tot een dosis van 10 mg per dag. Daarna kan de dosis rustig verder worden afgebouwd met 1 mg per maand of alternerend, bijvoorbeeld 7,5/10 mg per dag. Met dit beleid kunnen patiënten zonder exacerbatie na ongeveer één jaar stoppen met prednison. Het sneller afbouwen gaat gepaard met een hogere kans op exacerbatie.

De effectiviteit van de behandeling wordt beoordeeld door evaluatie van symptomen (naast PMR ook aandacht voor de aanwezigheid/ontwikkeling van symptomen van grotevatenvasculitis) en met laboratoriumonderzoek bepaald. Een tweede controle van deze parameters volgt na 1-2 maanden en daarna eenmaal per drie maanden. Bij blijvende verhoging van BSE en/of CRP moet grotevatenvasculitis of een andere oorzaak, zoals een maligniteit, worden uitgesloten.

Er zijn diverse definities van remissie en exacerbatie van PMR gepubliceerd. Van belang zijn bilaterale schouder- en heuppijn, ochtendstijfheid, pijnlijk beperkte schouders en/of heupen bij lichamelijk onderzoek, BSE en CRP. De definitie van exacerbatie omvat in alle publicaties in ieder geval een toename of recidief van inflammatoire pijn en ochtendstijfheid ten gevolge van de ziekte en wordt gemeld bij 25-50% van de patiënten, zowel tijdens als na prednisonbehandeling. Meestal stijgt de BSE en/of CRP bij een exacerbatie. Indien een exacerbatie optreedt, wordt geadviseerd de dosis prednison aan te passen naar de dosis waarbij eerder een goede behandeling van de ziekte werd bereikt. Zodra met de dosisaanpassing van prednison controle van de ziekte is verkregen, kan de prednison weer volgens het genoemde afbouwschema worden verlaagd. Indien er meerdere exacerbaties ten tijde van het afbouwen van prednison optreden, moet het tijdsinterval tussen de afbouwstappen worden verlengd naar 2-3 maanden.

Ingeval het afbouwen van prednison < 7,5 mg per dag binnen twee jaar faalt c.q. gepaard gaat met exacerbaties, wordt gesproken van prednisonresistentie. In deze situaties kan een prednisonsparende behandeling met methotrexaat worden overwogen, hoewel de uitkomsten van onderzoeken geen consistente resultaten hebben opgeleverd.

Bij een lage dosis prednison kunnen NSAID's worden toegepast voor het analgetische en/of anti-inflammatoire effect op coexistente artrose of (mechanische) tendinitis. NSAID's hebben geen toegevoegde waarde als prednisonsparende therapie.

Ten slotte kan fysiotherapie bijdragen aan het verbeteren van de mobiliteit van de aangedane delen van het bewegingsapparaat, in het bijzonder als de mobiliteit achterblijft bij de behandeling van de ontsteking met behulp van medicatie.

11.6.2 Reuscelvasculitis en arteriitis temporalis

De initiële behandeling van AT is prednison 24 uur binnen het stellen van de diagnose, bij een ongecompliceerde AT in dosis van 40-60 mg per dag. Indien oogheelkundige symptomen aanwezig zijn of een anamnese bestaat voor amaurosis fugax, is intraveneus methylprednison 500-1000 mg gedurende drie dagen te verkiezen. De initiële dosis prednison wordt na 2-4 weken geleidelijk afgebouwd op geleide van het verdwijnen van de klachten en normalisatie van BSE en/of CRP, waarbij de niet-oogheelkundige klachten veelal na 1-2 weken zijn verbeterd en de oogheelkundige klachten pas na een langere periode kunnen verbeteren. Indien blindheid aanwezig is, is de kans op verbetering c.q. herstel zeer klein.

Na de initiële periode wordt de dosis prednison met 10 mg per twee weken afgebouwd tot 20 mg, vervolgens 2,5 mg per 2-4 weken tot 10 mg en ten slotte met 1 mg elke 1-2 maanden, vooropgesteld dat er geen exacerbatie is van de ziekte. Meestal kan na 1-2 jaar de medicatie worden afgebouwd, hoewel 50% van de patiënten een exacerbatie kan hebben, met name in de eerste 12-16 maanden, vooral als de dosis 5-10 mg per dag is. Behandeling van een exacerbatie is afhankelijk van de klinische symptomatologie en gaat meestal gepaard met een verhoging van BSE en/of CRP. Een verhoging van BSE en/of CRP zonder symptomatologie is geen reden voor intensivering of hervatten van de behandeling, behalve als er sprake is van oogheelkundige afwijkingen. Als alleen sprake is van hoofdpijn, dan de laatst effectieve prednisondosering voorschrijven. Indien er sprake is van hoofdpijn in combinatie met kaakclaudicatie, dan 40-60 g prednison gebruiken. Indien oogheelkundige symptomen aanwezig zijn, is de dosis 60 mg prednison of intraveneus methylprednison. Voor patiënten met frequente exacerbaties of hoge prednisonbehoefte is methotrexaat en eventueel anti-TNF-α te overwegen.

Er zijn geen studies naar de initiële behandeling van grotevatenvasculitis, maar het lijkt gerechtvaardigd de behandeling met prednison 60 mg te starten, tenzij er sprake is van ernstige orgaanschade. In dat geval is initiële behandeling met intraveneus methylprednison te overwegen al dan niet in combinatie met additieve immuunsuppressie, zoals methotrexaat, azathioprine, cyclofosfamide. Deze middelen kunnen bij grotevatenvasculitis ook overwogen worden als er sprake is van exacerbaties of hoge prednisonbehoefte.

Indien er geen contra-indicaties zijn, dient aspirine (80-100 mg) overwogen te worden. Uit enkele retrospectieve ongecontroleerde studies zijn er aanwijzingen dat patiënten met AT een lagere kans hebben op oogheelkundige en neurologische afwijkingen tijdens het gebruik van aspirine dan patiënten met AT zonder aspirine.

Bijwerkingen van prednison treden op bij 65% en 86% van respectievelijk de PMR- en AT-patiënten en zijn geassocieerd met de duur van de behandeling en de cumulatieve dosis van steroïden. De meest voorkomende bijwerkingen zijn hypertensie en steroïdgeïnduceerde DM type 2; er wordt aangeraden regelmatig de bloeddruk te meten en het glucosegehalte te controleren. Gastroprotectie dient overwogen te worden. Daarnaast is osteoporose (en daaraan gerelateerde fracturen) een belangrijke complicatie. Osteoporosepreventie volgens de CBO-richtlijn wordt geadviseerd (▸ zie ook par. 20.3.1).

11.7 Prognose

PMR en AT zijn niet geassocieerd met een hogere mortaliteit dan in de algemene bevolking. Het streven moet zijn de ziekte met een zo laag mogelijke dosis prednison onder controle te krijgen. In het geval van PMR en AT kan in de meest gunstige situatie prednison na één, respectievelijk twee jaar worden gestaakt. Het beloop van PMR en AT kenmerkt zich echter door de neiging tot exacerbaties. Een aanzienlijke groep patiënten behoeft prednisonbehandeling gedurende twee tot drie jaar, sommige patiënten nog langer, in het bijzonder bij de combinatie van PMR en AT, waardoor prednison niet kan worden afgebouwd onder de 5 mg per dag. Bij ongeveer 10% van de PMR-patiënten treedt binnen tien jaar na het staken van de behandeling nog een exacerbatie op.

Bij grotevatenvasculitis is de mortaliteit van patiënten met een aneurysma verhoogd in vergelijking met de algemene populatie. Richtlijnen adviseren om elke twee jaar aanvullend onderzoek te verrichten bij patiënten met grotevatenvasculitis en dit te overwegen bij elke patiënt met AT, bijvoorbeeld met conventioneel röntgenonderzoek van de thorax en/of echografie.

Kernpunten

- Polymyalgia rheumatica is een inflammatoire ziekte die zich kenmerkt door pijn en stijfheid in schouder en meestal ook in heupgordel of nek.
- Reuscelvasculitis is een vasculitis van de grote en middelgrote vaten, waaronder de proximale vertakkingen van de aorta en van arteria temporalis (dan ook genaamd arteriitis temporalis). Het wordt vaak gekenmerkt door hoofdpijn met wisselend aanwezig systemische symptomen als koorts, malaise en gewichtsverlies. Het kan gecompliceerd worden door visusstoornissen c.q. blindheid.
- Reuscelvasculitis van de grote vaten kan gecompliceerd worden door aneurysma's of dissectie.

- PMR en RCV/AT kunnen tegelijkertijd aanwezig zijn.
- Een biopt van de arteria temporalis is de enige gouden standaard voor de bevestiging van de diagnose AT, maar een negatief biopt sluit de diagnose niet uit vanwege sprongsgewijze afwijkingen in de arterie.
- Echografie, MRI en PET zijn van waarde bij de diagnostiek van PMR en RCV/AT.
- Prednison is de hoeksteen van de behandeling van PMR en RCV/ AT. De initiële dosis bij PMR is 10-20 mg/dag. Bij RCV/ AT is de initiële dosis 40-60 mg/dag, maar patiënten met visusstoornissen dienen een hogere dosis te krijgen.
- Prednison moet langzaam worden afgebouwd om vroegtijdige recidieven te voorkomen. De gemiddelde behandeling duurt 1-3 jaar, soms langer.
- Methotrexaat kan als prednisonspaarder bij refractaire ziekte of bij complicaties van prednison voorgeschreven worden.

Literatuur

Blockmans D. PET in vasculitis. Ann N Y Acad Sci 2011;1228:64-70.

Dasgupta B, Cimmino MA, Maradit-Kremers H, et al. 2012 provisional classification criteria for polymyalgia rheumatica: a European League Against Rheumatism/American College of Rheumatology collaborative initiative. Ann Rheum Dis 2012;71(4):484-92.

Dejaco C, Duftner C, Cimmino MA, et al.; International Work Group for PMR and GCA. Definition of remission and relapse in polymyalgia rheumatica: data from a literature search compared with a Delphi-based expert consensus. Ann Rheum Dis 2011;70(3):447-53.

Mohan SV, Liao YJ, Kim JW, Goronzy JJ, Weyand CM. Giant cell arteritis: immune and vascular aging as disease risk factors. Arthritis Res Ther 2011;13(4):231.

Salvarani C, Cantini F, Hunder GG. Polymyalgia rheumatica and giant-cell arteritis. Lancet 2008;372:234.

Vasculitis

C.G.M. Kallenberg en J.W. Cohen Tervaert

Casus 12.1

Een 36-jarige vrouw met blanco voorgeschiedenis maakte een kaakontsteking door die spontaan herstelde. Enkele maanden later ontwikkelde zij verspringende gewrichtsklachten. Vanwege persisterende pijn met zwelling van het linkerenkelgewricht bezocht zij haar huisarts. Bloedonderzoek liet een positieve test voor reumafactoren zien. Een diagnose van vroege reumatoïde artritis werd overwogen, waarna behandeling volgde met ibuprofen.

De klachten bleven bestaan. Zij ontwikkelde subfebriele temperatuur en haar gewicht nam met zes kilo af zonder aanwijsbare oorzaak. De vrouw werd verwezen voor klinische evaluatie.

Lichamelijk onderzoek toonde een matig zieke vrouw met een temperatuur van 38,1° C rectaal. De bloeddruk bedroeg 135/75 mmHg, de polsfrequentie 120/min. De neus was verstopt en er was purulente neusuitvloed. Over het hart werd een graad 2/6 holosystolische souffle gehoord, maximaal aan de apex. Er bestond bewegingsbeperking van het linkerheupgewricht, op de onderbenen waren enkele purpuraplekjes aanwezig.

Laboratoriumonderzoek toonde een BSE van 119 mm in het eerste uur, het Hb bedroeg 5,9 mmol/l, het leukocytenaantal $14{,}7 \times 10^9$/l. Het serumcreatinine was 104 µmol/l, in het urinesediment waren veel erytrocyten met dysmorfe kenmerken en enkele erytrocytencilinders aanwezig, alsmede 15-20 leukocyten per gezichtsveld. De 24-uursurine bevatte 2,1 g eiwit.

De CRP-waarde bedroeg 135 mg/l, de IgM-reumafactor was met 70 KIU/l positief, een test voor antineutrofiel cytoplasmatische antistoffen was positief in een titer van 1:160 met een perinucleair fluorescentiepatroon (p-ANCA), met antistoffen tegen myeloperoxidase (MPO-ANCA) in een ELISA-test. Cryoglobulinen en anti-nucleaire antistoffen waren niet aantoonbaar.

Histopathologisch onderzoek van een stansbiopsie uit een van de purpura liet leukocytoclastische vasculitis zien. De combinatie van symptomen, tezamen met een positieve MPO-ANCA-test deed systemische vasculitis vermoeden. Een drietal bloedkweken leverde echter groei van Streptococcus viridans op, terwijl bij transoesofageale echocardiografie een insufficiënte mitraalklep met vegetaties werd gezien. Onder de diagnose 'subacute bacteriële endocarditis' werd patiënte gedurende zes weken intraveneus met antibiotica behandeld. Hierop volgde volledig herstel met normalisatie van alle afwijkende laboratoriumwaarden.

12.1 Inleiding

Vasculitis kan worden gedefinieerd als een ontstekingsproces van bloedvaten, dat veelal resulteert in destructie en afsluiting van deze vaten. De symptomen die hierbij optreden, komen enerzijds voort uit de ontstekingsreactie, anderzijds uit de gevolgen van vaatafsluiting. Koorts, malaise en vermagering zijn voorbeelden van het eerste, darmperforatie als gevolg van ischemische necrose is een voorbeeld van het laatste.

Afhankelijk van de plaats, aard, grootte en diversiteit van de aangetaste vaten kunnen de ziekteverschijnselen sterk verschillen. Zo kan ontsteking van venulae in de huid tot uiting komen als purpura, kan ontsteking van capillairen in de nier leiden tot glomerulonefritis, terwijl vasculitis van de a. centralis retinae acute blindheid kan veroorzaken. Het proces kan beperkt blijven tot purpura op de onderbenen, maar ook gegeneraliseerd aanwezig zijn met ischemische necrose van tal van organen. Klinisch is het dus een zeer heterogene groep van aandoeningen met individueel sterk wisselende presentatie.

12.2 Categorieën vasculitiden

Vasculitiden kunnen worden ingedeeld in de volgende categorieën:

1. primaire of idiopathische vasculitiden;
2. vasculitiden secundair aan andere ziekteprocessen;
3. 'Vasculitis-look-alike' ziektebeelden.

12.2.1 Primaire vasculitiden

De primaire vasculitiden worden ingedeeld op grond van de grootte van de aangedane vaten, de aard van het ontstekingsproces en de klinische symptomatologie. Classificerende definities voor deze aandoeningen zijn opgesteld door de recent gereviseerde Chapel Hill Consensus Conference nomenclatuur (▶ aandachtsbox 12.1).

Aandachtsbox 12.1 Classificatie vasculitiden

Classificatie van de primaire vasculitiden volgens de *2012 Revised International Chapel Hill Consensus Conference Nomenclature of Vasculitides*.

1. Vasculitis van de grote vaten
- arteriitis temporalis (reuscelarteriitis);
- ziekte van Takayasu.

2. Vasculitis van de middelgrote vaten
- polyarteriitis nodosa;
- ziekte van Kawasaki.

3. Vasculitis van de kleinere vaten
- ANCA-geassocieerde vasculitis:
  - microscopische polyangiitis (MPA);
  - granulomatose met polyangiitis (Wegener's) (GPA);
  - eosinofiele granulomatose met polyangiitis (Churg-Strauss) (EGPA);
- immuuncomplex vasculitis;
  - IgA-vasculitis (ziekte van Henoch-Schönlein);
  - cryoglobulinemische vasculitis;
  - hypocomplementemische urticariële vasculitis (anti-C1q-vasculitis);
  - anti-GBM-ziekte.

4. Vasculitis van vaten met variabele grootte
- ziekte van Behçet;
- syndroom van Cogan.

5. Vasculitis beperkt tot één orgaan
- cutane leukocytoclastische vasculitis;
- cutane arteritis;
- primaire vasculitis van het centrale zenuwstelsel;
- geïsoleerde aortitis;
- andere.

*6. Vasculitis geassocieerd met een systeemziekte**
- lupus vasculitis;
- reumatoïde vasculitis;
- sarcoïd vasculitis;
- andere.

*7. Vasculitis met een waarschijnlijke etiologie**
- hepatitis C-virus geassocieerde cryoglobulinemische vasculitis;
- hepatitis B-virus geassocieerde vasculitis;
- syfilis geassocieerde aortitis;
- geneesmiddel geassocieerde immuuncomplex vasculitis;
- geneesmiddel geassocieerde ANCA-geassocieerde vasculitis;
- kanker geassocieerde vasculitis;
- andere.

* Deze vasculitiden worden in dit hoofdstuk gerangschikt onder vasculitiden secundair aan andere ziekteprocessen.

Door de American College of Rheumatology (ACR) zijn classificatiecriteria opgesteld voor de primaire vasculitiden. Deze criteria zijn bedoeld voor wetenschappelijk onderzoek om patiënten met bewezen vasculitis – dat wil zeggen histopathologisch of angiografisch aangetoonde vasculitis – verder te classificeren in omschreven ziekte-entiteiten.

In de klinische praktijk blijken zowel de Chapel Hill-definities als de ACR-criteria hun beperkingen te hebben. Mengbeelden van de genoemde vasculitiden komen veelvuldig voor. Met inachtneming van deze beperkingen geeft ◘ tabel 12.1 de karakteristieken weer van de idiopathische vasculitiden.

12.2.2 Vasculitiden secundair aan andere ziekteprocessen

In de openingscasus staat een voorbeeld beschreven van secundaire vasculitis (▶ casus 12.1). Bacteriële endocarditis heeft hier geleid tot systemische vasculitis met als klinische uitingsvormen purpura, artritis en glomerulonefritis. Bij de pathofysiologie spelen verschillende factoren een rol: bacteriële embolieën kunnen afsluiting van kleine arteriën/arteriolen geven met infarcering. Daarnaast kan depositie vanuit de circulatie of in situ vorming van immuuncomplexen, veelal bestaande uit bacteriële antigenen en daartegen gerichte antistoffen, aanleiding geven tot vaatwandontsteking in de microcirculatie van de subcutis, zoals bij de hier aanwezige purpura en in het glomerulaire vaatkluwen. Ten slotte kunnen reumafactoren, al of niet in de vorm van cryoglobulinen, bijdragen aan immuuncomplexvorming. Deze reumafactoren ontstaan als gevolg van de chronische immuunstimulatie waarmee de bacteriële endocarditis gepaard gaat.

Vele vormen van secundaire vasculitis zijn inderdaad op te vatten als immuuncomplexziekten. Daarbij spelen microbiële antigenen een belangrijke rol (▶ aandachtsbox 12.2). Ook niet-microbiële antigenen kunnen aan immuuncomplexvorming ten grondslag liggen, zoals in het klassieke beeld van serumziekte waarbij heterologe eiwitten, bijvoorbeeld in paardenserum, aanleiding geven tot hiertegen gerichte antistoffen die met deze heterologe eiwitten kunnen complexeren. Het therapeutisch gebruik van polyklonale en monoklonale antistoffen kan zo tot verschijnselen van serumziekte leiden.

Aandachtsbox 12.2 Antigenen

De volgende antigenen spelen mogelijk een rol bij secundaire vasculitiden.

Exogene antigenen

Microbiële antigenen
- *bacterieel:*
  - streptokokken;
  - stafylokokken;
  - *Mycobacterium leprae*;
  - *Treponema pallidum*;
  - *Borrelia burgdorferi*;
  - enzovoort;
- *viraal:*
  - hepatitis B-virus;
  - hepatitis C-virus;
  - humaan immunodeficiëntievirus;
  - cytomegalovirus;
  - Epstein-Barr-virus;
  - enzovoort;
- *protozoaal:*
  - plasmodia.

Niet-microbiële antigenen
- heterologe eiwitten, bijvoorbeeld heterologe sera en biologicals;
- homologe eiwitten, bijvoorbeeld humane biologicals;
- allergenen;
- geneesmiddelen;
- tumorantigenen.

Autoantigenen
- kernantigenen (antinucleaire antistoffen);
- immuunglobuline G (reumafactoren, cryoglobulinen);
- andere.

Tabel 12.1 Karakteristieke kenmerken van idiopathische systeemvasculitiden

	Klinische kenmerken	Histologische kenmerken	Leeftijd	ANCA
ziekte van Takayasu	– claudicatie van de armen en/of de benen – wegvallen van de polsdruk	– vasculitis van aorta en/of haar vertakkingen en/of vasculitis van aa. pulmonales	jonge vrouwen	–
arteriitis temporalis	– polymyalgia rheumatica – hoofdpijn – kaakclaudicatie – amaurosis fugax	– vasculitis van a. carotis en vertakkingen	oudere mensen	–
polyarteriitis nodosa	– spierzwakte – mononeuritis multiplex	– vasculitis van musculeuze middelgrote en kleinere arteriën	alle leeftijden met voorkeur voor middelbare leeftijd	–
EGPA	– astma – eosinofilie – neuspoliepen – mononeuritis multiplex	– vasculitis van middelgrote en kleinere arteriën, arteriolen, capillairen en/of venen	alle leeftijden met voorkeur voor middelbare leeftijd	– myeloperoxidase-ANCA (30-50%)
GPA	– bloederige rinorroe – (holtevormende) infiltratieve afwijkingen op de thoraxfoto – glomerulonefritis	– granulomateuze ontsteking van luchtwegen – necrotiserende glomerulonefritis – vasculitis van middelgrote en kleinere arteriën, arteriolen, capillairen en/of venen	alle leeftijden met voorkeur voor middelbare leeftijd	– proteïnase-3-ANCA (80-90%) – myeloperoxidase-ANCA (10-20%)
MPA	– glomerulonefritis – palpabele purpura – longinfiltraten met hemoptoë	– necrotiserende glomerulonefritis – vasculitis van middelgrote en kleinere arteriën, arteriolen, capillairen en/of venen	alle leeftijden met voorkeur voor middelbare leeftijd	– myeloperoxidase-ANCA (70-80%) – proteïnase-3-ANCA (20-30%),
IgA-vasculitis (ziekte van Henoch-Schönlein)	– palpabele purpura – buikklachten – gewrichtsklachten – glomerulonefritis	– leukocytoclastische vasculitis van de huid met IgA- en complementdeposities – mesangioproliferatieve glomerulonefritis met IgA en complementdeposities	kinderen en (jonge) volwassenen	–
ziekte van Behçet	– orale en genitale afteuze ulcera – pustuleuze huidafwijkingen – uveïtis – vasculitis (arterieel, veneus)	– leukocytoclastische obliteratieve perivasculitis – veneuze trombose – lymfocytaire infiltratie van venen, arteriën en capillairen	jongvolwassenen in landen langs de oude zijderoute	–

Tabel 12.2 Prevalentie en incidentie van primaire vasculitiden

Ziekte-entiteit	Prevalentie	Incidentie	Opmerking
arteriitis temporalis		20-30/100.000 boven de leeftijd van 50 jaar	in Europa en Noord-Amerika, komt vaker voor in landen op een hogere breedtegraad ten noorden van de evenaar
IgA-vasculitis (ziekte van Henoch-Schönlein)		20/100.000 kinderen	op oudere leeftijd minder vaak voorkomend
ziekte van Behçet	20-420/100.000 in landen aan de zijderoute		10-50/100.000 in westerse landen
ANCA-geassocieerde vasculitis		2/100.000	vaker op de leeftijd van 55 jaar en ouder, toenemende incidentie
ziekte van Takayasu		0,1-0,2/100.000	vooral op jonge leeftijd
anti-GBM-ziekte cryoglobulinemische vasculitis syndroom van Cogan			lage incidentie en prevalentie onvoldoende gegevens

Ook autoantigenen kunnen bij immuuncomplexvorming betrokken zijn (▶ aandachtsbox 12.2). Vasculitis/glomerulonefritis bij systemische lupus erythematosus (SLE) of bij reumatoïde artritis berusten eveneens op immuuncomplexvorming, waarbij respectievelijk kernbestanddelen (DNA, nucleohistonen) en immuunglobulinen zelf (waartegen reumafactoren gericht zijn) als antigeen kunnen fungeren (zie de desbetreffende hoofdstukken). Ook primaire vormen van vasculitis kunnen overigens een gevolg zijn van immuuncomplexvorming (▶ aandachtsbox 12.1). Naast secundaire vormen van vasculitis die berusten op immuuncomplexvorming kan ook directe invasie van de vaatwand door micro-organismen tot vasculitis leiden.

12.2.3 Vasculitis-look-alike ziektebeelden

Een aantal klinische entiteiten kan zich presenteren als vasculitis, maar deze berusten niet op vaatwandontsteking in strikte zin. Voorbeelden hiervan zijn cholesterolembolieën en het antifosfolipidensyndroom, waarbij trombosering in arteriën en venen op de voorgrond staat. Herkenning van deze entiteiten is belangrijk, niet alleen om redenen van pathofysiologisch inzicht, maar vooral vanwege behandeling en prognosestelling.

12.3 Epidemiologie

Aangezien er geen registratie is van de (primaire) vasculitiden, zijn er geen betrouwbare gegevens beschikbaar over de incidentie en prevalentie van deze aandoeningen in Nederland. Gegevens uit de internationale literatuur zijn wel voorhanden (◘ tabel 12.2).

12.4 Klinisch beeld

Bij de beschrijving van de symptomatologie van de (primaire) vasculitiden zullen wij de in aandachtsbox 12.1 genoemde indeling volgen, gebaseerd op vooral de grootte van de aangedane vaten.

12.4.1 Arteriitis temporalis (ook wel reuscelarteriitis genoemd)

Arteriitis temporalis, die meestal tussen het 60ste en 80ste levensjaar manifest wordt, begint veelal sluipend. Naast constitutionele symptomen als malaise, anorexie, gewichtsverlies en koorts, zijn hoofdpijn, claudicatie van de kaak, amaurosis fugax en polymyalgia rheumatica belangrijke initiële symptomen.

Ongeveer 15% van de patiënten presenteert zich met febris e causa ignota (eci), terwijl nog eens 15% op consult komt met een acute visusdaling van één of beide ogen.

Aantasting van andere bloedvaten dan de arteria temporalis wordt regelmatig gevonden en uit zich bijvoorbeeld in intermitterende claudicatie van de armen en/of een klinisch beeld dat vrijwel identiek is aan dat van de ziekte van Takayasu. Ook aortitis in de ascenderende aorta is niet zeldzaam.

12.4.2 Ziekte van Takayasu

Deze ziekte komt veel vaker voor bij vrouwen dan bij mannen en wordt veelal tussen het 10de en 30ste levensjaar manifest. De aandoening verloopt meestal in twee fasen. De eerste fase wordt gekenmerkt door algemene symptomen als malaise, anorexie, gewichtsverlies, subfebriele temperatuur en artralgieën/myalgieën. In de tweede fase (maanden tot jaren later) staan vooral klachten van gecompromitteerde bloeddoorstroming op de

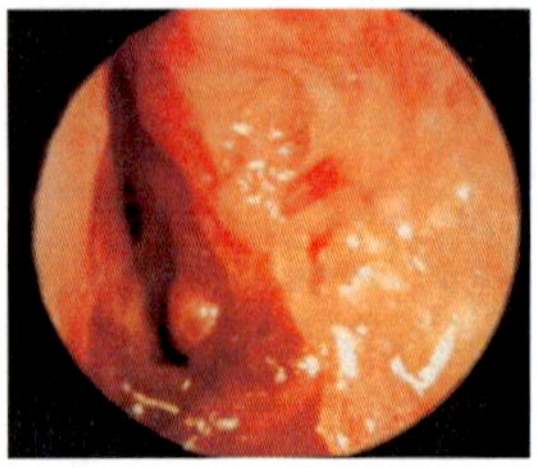

Figuur 12.1 Necrotiserende ontsteking in de neus bij een patiënt met GPA.

voorgrond: angina pectoris, syncope, fenomeen van Raynaud en claudicatie van armen en/of benen. Andere gevolgen van de vaatwandontsteking zijn het wegvallen van de polsdruk ('pulseless disease'), renovasculaire hypertensie, aorta-insufficiëntie en/of pulmonale hypertensie.

12.4.3 Polyarteriitis nodosa

Patiënten met polyarteriitis nodosa (PAN) presenteren zich doorgaans met vage, niet-specifieke klachten, zoals malaise, anorexie en gewichtsverlies. Andere verschijnselen zijn koorts, artralgieën, myalgieën en vaak sterk op de voorgrond staande spierzwakte. Ook buikpijn, polyneuropathie en/of (soms ernstige) hypertensie kunnen het eerste symptoom zijn.

De polyneuropathie is in de regel asymmetrisch en heeft het karakter van een mononeuritis multiplex. Uiteindelijk is er ten tijde van de diagnose bij 75% van de patiënten (renovasculaire) hypertensie, terwijl bij de helft van de patiënten de huid, spieren, gewrichten, het perifere zenuwstelsel en het maag-darmkanaal betrokken zijn in het ziekteproces. Bij 33% van de patiënten zijn ook het hart en centrale zenuwstelsel aangedaan. De longen zijn in de regel niet aangetast.

12.4.4 Ziekte van Kawasaki

De ziekte van Kawasaki, meestal voorkomend bij kinderen onder de leeftijd van 5 jaar, presenteert zich veelal met een karakteristiek complex van symptomen. De ziekte begint met hoge koorts (38 tot 40° C), die vijf dagen of langer aanhoudt. Binnen 2-3 dagen ontstaan een congestieve bilaterale conjunctivitis en rode verkleuring van de orofarynx met tevens roodheid, fissuurvorming en schilfering van de lippen en een aardbeiaspect van de tong. Kort hierna ontstaan een polymorf exantheem en roodheid met induratie van handpalmen en voetzolen met bij herstel vervelling van de huid. Bij 50% van de kinderen komt cervicale lymfadenopathie voor. Naast dit karakteristieke symptomencomplex kunnen andere manifestaties, zoals gastro-intestinale betrokkenheid, artritis en aseptische meningitis, voorkomen.

Hoewel de ziekte van Kawasaki veelal een zelflimiterende aandoening is, is het belang van vroegtijdige herkenning en behandeling (zie verder) vooral gelegen in het voorkómen van cardiovasculaire betrokkenheid met vasculitis in de coronairarteriën. Bij 20-25% van de kinderen leidt dit tot dilatatie en aneurysmavorming in de kransslagaderen, in enkele gevallen tot acute hartdood.

12.4.5 Granulomatose met polyangiitis (GPA)

GPA, voorheen aangeduid als de ziekte van Wegener, komt klinisch tot uiting in het trias: ontstekingsverschijnselen van de luchtwegen, symptomen van systeemvasculitis en glomerulonefritis. De ziekte komt wat vaker voor bij mannen dan bij vrouwen en begint meestal op een wat oudere leeftijd (50-55 jaar).

De initiële fase heeft veelal een geprotraheerd beloop, waarin symptomen van de luchtwegen, zoals neusobstructie, bloederige rinorroe, recidiverende sinusitis, otitis media, hoesten en/of hemoptoë op de voorgrond staan (figuur 12.1). Daarbij zijn meestal ook constitutionele symptomen, zoals malaise, koorts en vermagering, aanwezig. Ook (epi)scleritis, artralgieën en/of artritis, purpura of necrotiserende huidulcera en mononeuritis kunnen eerste symptomen zijn. In deze fase zijn bij een deel van de patiënten ook microscopische erytrocyturie en proteïnurie aanwezig.

Na deze eerste fase, die maanden en soms jaren kan duren, volgt vaak een tweede fase waarin de verschijnselen zich zeer snel uitbreiden. Hierbij treedt een snelle achteruitgang van de nierfunctie op en/of een snel progressieve dyspnoe, gepaard gaande met opgeven van bloederig sputum. Forse proteïnurie (> 3-5 g/24 uur) of hypertensie zijn meestal afwezig. Tevens komen ernstige verschijnselen voor van systeemvasculitis, zoals necrose van vingertoppen.

Terwijl de eerste fase veelal indolent verloopt, maar wel gepaard kan gaan met destructie van weefsel, bijvoorbeeld destructie van het kraakbeen in de neus met vorming van een zadelneus, leidt de tweede fase in 82% van de gevallen binnen een jaar tot de dood indien geen behandeling wordt ingesteld. De ziekte verloopt in remissies en exacerbaties. Deze exacerbaties worden soms voorafgegaan door een infectie, meestal van de luchtwegen. Exacerbaties komen met name voor bij patiënten die chronisch drager zijn van *Staphylococcus aureus*.

12.4.6 Eosinofiele granulomatose met polyangiitis (EGPA)

Kenmerkend voor dit syndroom, voorheen aangeduid als het syndroom van Churg-Strauss, is dat de vasculitis gepaard gaat met recidiverende aanvallen van dyspnoe (astma) en/of klachten van rinitis en neusobstructie ten gevolge van neuspoliepen (allergische rinitis). Astma en allergische rinitis zijn gemiddeld acht jaar voor de presentatie van de vasculitis aanwezig. Prodromale verschijnselen, zoals vluchtige infiltraten op de thoraxfoto (Löffler-syndroom) en/of diarree in het kader van een eosinofiele gastro-enteritis, komen bij 50% van de patiënten voor. Koorts en gewichtsverlies vormen de initiële symptomen van de vasculitisfase. Hierbij komen huidafwijkingen (subcutane noduli, purpura), mononeuritis multiplex en cardiomyopathie frequent voor. Nierbetrokkenheid en/of darmbetrokkenheid wordt in deze fase bij minder dan de helft van de patiënten gezien.

12.4.7 Microscopische polyangiitis (MPA)

Microscopische polyangiitis (MPA) betreft een vorm van vasculitis van kleine bloedvaten met een beeld dat klinisch sterk lijkt op GPA, maar zonder aanwezigheid van granulomateuze ontstekingen in de luchtwegen. In tegenstelling tot (klassieke) polyarteriitis nodosa is MPA sterk geassocieerd met ANCA, met name MPO-ANCA. Patiënten met MPA presenteren zich vaak met een snel progressieve glomerulonefritis, al of niet in combinatie met een hemorragische alveolitis, die wordt gekenmerkt door dyspnoe en hemoptoë, een zogeheten renopulmonaal syndroom. Daarnaast komen constitutionele symptomen, artralgieën, (epi)scleritis, palpabele purpura en mononeuritis voor. De aandoening kan soms ook beperkt zijn tot de nieren.

12.4.8 IgA-vasculitis

IgA-vasculitis, eerder aangeduid als de ziekte van Henoch-Schönlein, die vooral bij kinderen en adolescenten voorkomt, wordt gekenmerkt door het trias purpura, die vooral op de billen en de achterkant van de benen voorkomen, artritis, met name van knieën en enkels, en krampende buikpijn, waarbij invaginatie kan optreden en veelal bloed in de ontlasting gevonden wordt. Dit klassieke trias treedt in 80% van de gevallen op. Nierbetrokkenheid komt bij 50% van de patiënten voor. Deze nierafwijkingen zijn betrekkelijk mild en uiten zich met name in hematurie. 10-15% van de patiënten heeft in de beginfase hypertensie, die meestal spontaan verdwijnt. Minder dan 5% ontwikkelt nierinsufficiëntie.

Bij volwassenen, bij wie de ziekte veel minder vaak voorkomt, verlopen de nierafwijkingen vaak ernstiger.

De ziekte laat een episodisch beloop zien. Aanvallen treden nogal eens in het voorjaar op, volgend op een luchtweginfectie. Meestal is er spontaan herstel binnen enkele weken, maar de aanvallen kunnen recidiveren.

12.4.9 Anti-GBM-ziekte

Anti-GBM-ziekte is een vorm van snel progressieve glomerulonefritis die geïsoleerd kan voorkomen, maar vaak gepaard gaat met longbetrokkenheid en dan ook wel wordt aangeduid als het syndroom van Goodpasture.

Anti-GBM-ziekte komt vooral bij jonge mannen voor en wordt soms voorafgegaan door een respiratoire virale infectie, met name influenza. De ziekte is snel progressief met longafwijkingen die zich manifesteren als hemoptoë, vaak leidend tot respiratoire insufficiëntie en nierafwijkingen met hematurie en matige proteïnurie resulterend in zich snel ontwikkelende nierinsufficiëntie. De longverschijnselen gaan vaak vooraf aan de renale manifestaties.

12.4.10 Cryoglobulinemische vasculitis

Bij de cryoglobulinemische vasculitis is sprake van circulerende cryoglobulinen, bestaande uit monoklonaal IgM-klasse reumafactor en polyklonaal IgG (type-II-cryoglobulinemie) of een combinatie van polyklonale Ig's (type-III-cryoglobulinemie). Deze immuuncomplexen kunnen neerslaan in kleine bloedvaatjes en aanleiding geven tot vasculitis. Klinisch komt dit vooral tot uiting als purpura, met name aan de onderbenen, vaak confluerend en leidend tot ulcera. Daarnaast kunnen artralgie/artritis en neuropathie voorkomen in wisselende frequentie. Glomerulonefritis, zich manifesterend in de vorm van hematurie en (matige) proteïnurie al of niet met gestoorde nierfunctie, komt bij een derde van de patiënten voor. Leverproefstoornissen, met name verhoogde transaminasewaarden, worden frequent gevonden.

Hoewel het ziektebeeld gerangschikt wordt onder de idiopathische vasculitiden is duidelijk geworden dat in landen met een hoge prevalentie van hepatitis C een meerderheid van de gevallen geassocieerd is met deze virale infectie. In Nederland zijn de meeste patiënten met cryoglobulinemische vasculitis evenwel negatief voor hepatitis C.

12.4.11 Hypocomplementemische urticariële vasculitis

Hypocomplementemische urticariële vasculitis wordt gekenmerkt door herhaalde aanvallen van urticariële vasculitis van de huid met vaak ook hemorragieën. Daarnaast kunnen artritis/artralgie, milde glomerulonefritis, uveïtis of episcleritis en aanvallen van buikpijn optreden.

12.4.12 Ziekte van Behçet

Het meest karakteristieke symptoom van de ziekte van Behçet zijn mucocutane ulcera. Deze ulcera treden vooral op in de mond in de vorm van afteuze ulcera die tot 2 cm groot kunnen zijn. Daarnaast komen bij meer dan 75% van de patiënten urogenitale ulcera voor, bij de man vooral op het scrotum en bij de vrouw aan de vulva. Deze laatste genezen vaak met littekenvorming. Huidafwijkingen komen ook bij meer dan 75% van de patiënten voor. Deze afwijkingen zijn variabel en omvatten acneïforme laesies, papulopustuleuze laesies, folliculitis, erythema nodosum, oppervlakkige tromboflebitis, palpabele purpura en soms pyoderma-achtige laesies. Uveïtis komt bij ongeveer 50% van de patiënten voor, meestal aan beide ogen, waarbij veelal sprake is van panuveïtis. Focale, maar ook diffuse neurologische manifestaties treden bij minder dan 20% van de patiënten op. Artritis komt tevens vaak voor en is niet erosief of deformerend.

Als vorm van systemische vasculitis kan de ziekte van Behçet zich ook in vele andere orgaansystemen manifesteren, waarbij zowel arteriën als venen betrokken kunnen zijn.

12.4.13 Syndroom van Cogan

Het syndroom van Cogan is een zeldzame inflammatoire aandoening, waarbij de ogen en het binnenoor betrokken zijn. De oogafwijkingen bestaan uit interstitiële keratitis, terwijl de binnenoorbetrokkenheid tot uiting komt in herhaalde aanvallen van Ménière-achtige duizeligheid, die gepaard gaan met snel optredende binnenoordoofheid. Daarnaast kan vasculitis van de grote en middelgrote vaten optreden.

12.5 Pathofysiologie

Zoals eerder genoemd is de pathogenese van de secundaire vasculitiden in veel gevallen, althans ten dele, opgehelderd. Immuuncomplexen, neergeslagen vanuit de circulatie of in situ gevormd, spelen hier een belangrijke rol. Ook bij de primaire vasculitiden zijn bij een aantal aandoeningen immuuncomplexen betrokken (▶ aandachtsbox 12.1, immuuncomplex vasculitis).

Bij de vasculitiden van de grote en middelgrote vaten spelen cellulaire immuunresponsen een primaire rol. De antigenen die deze immuunresponsen initiëren, zijn echter niet bekend.

De pathogenese van GPA, MPA en EGPA, de thans als ANCA-geassocieerde vasculitiden beschreven aandoeningen, was tot voor enkele decennia grotendeels onbekend. De ontdekking van ANCA heeft echter een enorme stimulans gegeven aan de ontrafeling van de pathogenese van de met ANCA-geassocieerde ziekten. ANCA blijken in vitro in staat granulocyten te activeren en de interactie tussen ontstekingscellen en endotheel te faciliteren. Hiervoor moeten granulocyten wel eerst gepreactiveerd zijn door voorbehandeling met kleine hoeveelheden van bijvoorbeeld tumornecrosefactor-α, een pro-inflammatoir cytokine. Deze preactivatie ofwel 'priming' leidt onder andere tot (verhoogde) expressie van de doelwitantigenen van ANCA op de celmembraan, waarna de autoantistof hieraan bindt en met zijn Fc-fragment ook een interactie aangaat met Fc-receptoren op de granulocyt. Dit proces leidt tot uitstoten van lysosomale enzymen en zuurstofradicalen en – in aanwezigheid van endotheelcellen – tot lysis van deze cellen. Dierexperimenteel onderzoek heeft laten zien dat injectie van ANCA leidt tot glomerulonefritis zonder immuundeposities en vasculitis in darm en longen. De afwijkingen worden zeer versterkt door gelijktijdige toediening van een pro-inflammatoire prikkel. In dit verband is van belang dat exacerbaties van GPA nogal eens worden voor afgegaan door infecties en dat chronisch dragerschap van *Staphylococcus aureus* een belangrijke onafhankelijke risicofactor vormt voor het optreden van deze exacerbaties. De waarneming dat recidieven van GPA in belangrijke mate te voorkomen zijn door preventieve onderhoudsbehandeling met cotrimoxazol doet ook vermoeden dat microbiële factoren, bijvoorbeeld dragerschap van *Staphylococcus aureus*, een rol spelen bij de expressie van de ziekte. Ten slotte is transplacentaire overdracht van de ziekte beschreven bij een zwangere vrouw met MPO-ANCA.

12.6 Diagnostiek

Systeemvasculitiden kunnen zich op velerlei wijzen presenteren. Deze variabele presentatie maakt herkenning niet eenvoudig. Zo zal bij recidiverende sinusitis en bloederige neusuitvloed aan de mogelijkheid van GPA gedacht moeten worden. Bij de patiënt met mononeuritis multiplex in combinatie met eosinofilie en astma dient EGPA overwogen te worden.

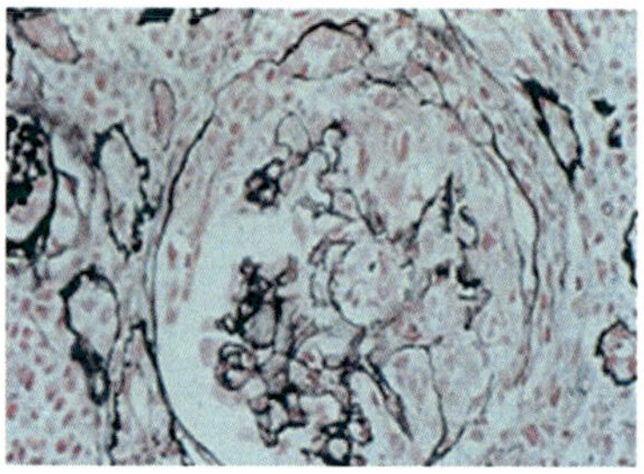

Figuur 12.2 Necrotiserende glomerulonefritis met halvemaanvorming zoals voorkomend bij GPA en MPA. De glomerulaire capillairlissen zijn grotendeels verwoest en er is een cellulaire crescent (halve maan) ontstaan. Het kapsel van Bowman is onderbroken met tevens een periglomerulair ontstekingsinfiltraat (zilverkleuring).

12.6.1 Histopathologisch onderzoek

Histopathologisch onderzoek is de hoeksteen van de diagnostiek van vasculitis. In de praktijk blijkt dit echter niet altijd eenvoudig te zijn. De volgende benadering voor het verkrijgen van geëigend weefsel kan gevolgd worden:

a. biopteren van zichtbare laesies, zoals purpura van de huid, laesies van de slijmvliezen in de bovenste luchtwegen, enzovoort;
b. biopteren van organen die bij beeldvormend onderzoek, functietesten of laboratoriumonderzoek afwijkingen tonen; voorbeelden zijn het nierbiopt bij sedimentsafwijkingen compatibel met glomerulonefritis (figuur 12.2), een zenuwbiopt bij bevindingen passend bij mononeuritis multiplex, een arteria temporalis-biopsie bij afwijkingen van deze arteriën bij lichamelijk onderzoek of bij echo-/doppleronderzoek, enzovoort;
c. in enkele gevallen kan een zogeheten 'blind' biopt worden genomen, wat meestal een huidspierfascie biopt betreft; de opbrengst van een dergelijk biopt bij de diagnostiek van vasculitis is laag. Een uitzondering hierop vormt de biopsie van de arteria temporalis bij klinische verdenking op arteriitis temporalis ook zonder dat palpabele afwijkingen (verdikking of het ontbreken van pulsaties) aanwezig zijn. Wanneer echter bij echo-/doppleronderzoek geen afwijkingen worden gevonden, is een positieve uitslag van een arteria temporalis-biopsie onwaarschijnlijk.

12.6.2 Beeldvormend onderzoek

In een tweetal gevallen kan beeldvormend onderzoek het histopathologisch onderzoek vervangen. Dit betreft grotevatenvasculitis (arteriitis temporalis en de ziekte van Takayasu) en polyarteriitis nodosa (PAN) in het geval geen histopathologische diagnose verkregen kan worden. Bij grotevatenvasculitis kan magnetische resonantie imaging/angiografie (MRI/MRA) het ontstekingsproces in de grote vaten zichtbaar maken en de structurele afwijkingen in beeld brengen. Daarnaast kan positronemissietomografie (PET-)CT-scanning worden toegepast ter detectie van ontstekingsactiviteit in de vaatwand. Beide methodieken kunnen ook gebruikt worden om de ziekteacti-

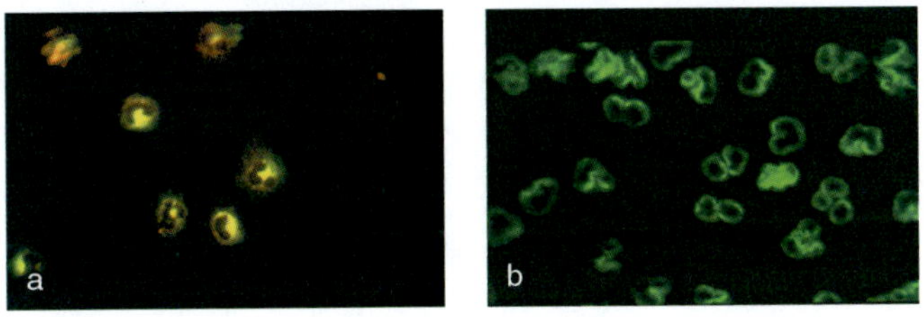

Figuur 12.3 Antineutrofiel cytoplasmatische antilichamen (ANCA). **a** Een cytoplasmatisch fluorescentiepatroon (c-ANCA); **b** een perinucleair patroon (p-ANCA). Indirecte immuunfluorescentie op met ethanol gefixeerde granulocyten.

viteit te volgen. Echografie ter vastlegging van ontstekingsactiviteit in de arteria temporalis is in ontwikkeling. Bij PAN kan angiografie van de viscerale vaten en/of nierarteriën typische microaneurysmata laten zien, die echter niet pathognomonisch voor dit ziektebeeld zijn, aangezien microaneurysmata ook kunnen voorkomen bij andere vormen van vasculitis, zoals GPA, EGPA en MPA.

12.6.3 Classificatie

Wanneer de diagnose 'vasculitis' op histopathologische gronden of via beeldvormende technieken is gesteld, dient classificatie plaats te vinden (▶ aandachtsbox 12.1). Secundaire vormen van vasculitis (▶ par. 12.2.2) dienen altijd in overweging genomen te worden, in het bijzonder vasculitis in relatie tot infectieziekten (▶ casus 12.1) en in het kader van een gesystematiseerde auto-immuunziekte. Bij vasculitis van de kleine vaten dient ook altijd aan geneesmiddelovergevoeligheid gedacht te worden.

Voor de classificatie van de primaire vasculitiden dient, naast het histopathologisch onderzoek, speciaal gelet te worden op kenmerkende symptomen (tabel 12.1). De klinische presentatie is echter vaak atypisch en kan leiden tot vertraging in de diagnosestelling. De tijd tussen presentatie van het eerste symptoom en het stellen van de diagnose GPA bleek bijvoorbeeld gemiddeld negen maanden te bedragen, waarbij gemiddeld vier specialisten werden geraadpleegd.

Voor de classificatie van de primaire vasculitiden, zoals weergegeven in ▶ aandachtsbox 12.1, kan gebruik worden gemaakt van de zogenoemde Watts-criteria (zie literatuur). Een grote studie naar nieuwe diagnostische criteria voor de vasculitiden is gaande.

12.6.4 ANCA-bepaling

Een bijzondere plaats bij de diagnostiek van primaire vasculitiden is weggelegd voor de ANCA-bepaling. Deze autoantistoffen werden als diagnosticum voor het eerst beschreven bij GPA. Bij deze ziekte werden antistoffen aangetoond, die bij indirecte immuunfluorescentie een typisch cytoplasmatisch aankleuringspatroon laten zien op met ethanol gefixeerde granulocyten (c-ANCA) (figuur 12.3a). Deze c-ANCA bleken gericht te zijn tegen proteïnase 3, een serineprotease uit de azurofiele korrels van myeloïde cellen. Daarnaast komen bij patiënten met systemische vasculitis ANCA voor die een perinucleaire aankleuring van de granulocyt laten zien (p-ANCA) (figuur 12.3b).

P-ANCA bij patiënten met systemische vasculitis bleken in de meeste gevallen gericht tegen myeloperoxidase en in enkele gevallen tegen elastase, beide enzymen eveneens afkomstig uit de azurofiele korrels. Terwijl anti-proteïnase-3-antistoffen vooral voorkomen bij patiënten met GPA (80-90%), komen myeloperoxidaseantistoffen vooral voor bij MPA en EGPA. Beide antistoffen hebben echter een hoge specificiteit voor de primaire vasculitiden.

P-ANCA met specificiteit voor elastase wordt slechts zelden gevonden en is vooral geassocieerd met een medicamenteus geïnduceerde vasculitis en/of een door cocaïne geïnduceerde destructie van het neuskraakbeen.

P-ANCA met andere antigene specificiteit, zoals lactoferrine en andere nog slechts ten dele gekarakteriseerde bestanddelen van myeloïde cellen, blijken echter voor te komen bij andere idiopathische ontstekingsziekten, zoals reumatoïde artritis en inflammatoire darmziekten, en ook bij sommige chronisch verlopende infecties. De diagnostische betekenis van p-ANCA als zodanig is dus beperkt. Dit betekent dat een positieve ANCA-test altijd gevolgd dient te worden door specifieke testen voor antilichamen gericht tegen proteïnase 3, myeloperoxidase en eventueel elastase.

Bij patiënten met GPA en MPA is gebleken dat stijging van het gehalte aan ANCA in het bloed vaak gevolgd wordt door een exacerbatie van de ziekte. Een stijging van ANCA-spiegels alleen is echter onvoldoende reden om behandeling in te stellen. Een dergelijke stijging dient de clinicus alert te maken op de mogelijkheid van een naderende exacerbatie.

12.6.5 Uitgebreidheid en activiteit

Wanneer eenmaal de diagnose 'vasculitis' is gesteld en de ziekte geclassificeerd is, dient de uitgebreidheid van het proces en de activiteit van de ziekte te worden vastgesteld. Aangezien het gaat om systemische ziekteprocessen, dient de eventuele betrokkenheid van orgaansystemen vastgesteld te worden via biochemisch, functioneel en afbeeldend onderzoek. Criteria voor ernstige ('major') en minder ernstige ('minor') exacerbaties zijn opgesteld teneinde bepaalde behandelingsmodaliteiten (▶ par. 12.7) te rechtvaardigen. Daarnaast zijn ziekteactiviteitsscores ontwikkeld om de ernst van de ziekte en de respons op behandeling te kunnen kwantificeren.

12.7 Behandeling en prognose

Behandeling van secundaire vormen van vasculitis dient gericht te zijn op de onderliggende aandoening (zie casus 12.1).

Aangezien de oorzaak van de primaire vasculitiden niet bekend is en deze ziekten veelal beschouwd worden als auto-immuunaandoeningen, zal de behandeling hier vooral gericht zijn op het niet-specifiek onderdrukken van de immuunrespons en de ontstekingsreacties.

12.7.1 Arteriitis temporalis

De behandeling van arteriitis temporalis bestaat uit prednis(ol)on, 40-60 mg per dag, onmiddellijk in te stellen bij ernstige verdenking met orgaanbedreigende symptomen, zoals visusdaling. Op geleide van het klinisch beeld en de ontstekingsparameter CRP wordt de dosering glucocorticoïden geleidelijk verminderd en ten slotte in zeer kleine stappen uitgeslopen.

Methotrexaat kan een steroïdsparend effect hebben, maar dit is nog omstreden. Wel wordt aangeraden om acetylsalicylzuur (Ascal® in een dosering van 80 mg/dag) aan de behandeling toe te voegen.

De levensverwachting van patiënten met arteriitis temporalis is niet significant verschillend van de totale populatie. Niettemin kan irreversibele schade ontstaan door vasculaire afsluitingen, met name blindheid. Belangrijkste doodsoorzaken zijn cerebrovasculair accident, myocardinfarct, dissectie van de aorta en ruptuur van een aneurysma van de thoracale aorta.

12.7.2 Ziekte van Takayasu

Behandeling van Takayasu-arteritis bestaat eveneens uit prednis(ol)on in vergelijkbare dosering als bij arteriitis temporalis ten tijde van actieve ziekte. Bij een minderheid van de patiënten die met glucocorticoïden alleen worden behandeld, wordt geen volledige remissie bereikt. Bij deze patiënten wordt een ander immuunsuppressivum, zoals methotrexaat, aan de behandeling toegevoegd. Bij onvoldoende effect kan ook infliximab of etanercept worden toegepast, hoewel er onvoldoende bewijs is voor de werkzaamheid. Daarnaast kan antitrombotische behandeling met een lage dosis acetylsalicylzuur worden toegevoegd.

Vaststellen van ziekteactiviteit is niet altijd eenvoudig: naast bepaling van de CRP kan longitudinaal beeldvormend onderzoek via PET-CT-scan een indicatie geven of er een actief ontstekingsproces in de vaatwand aanwezig is. Bij ernstige vaatmalformatie (obstructie of aneurysmavorming) kan vaatchirurgische interventie aangewezen zijn.

De 5-jaarsoverleving van patiënten met de ziekte van Takayasu is 83%. Negatieve prognostische factoren zijn ernstige hypertensie, cerebrovasculair accident, myocardinfarct, ruptuur van een aneurysma en hart- en nierfalen.

12.7.3 Ziekte van Kawasaki

Bij de ziekte van Kawasaki is intraveneus immuunglobuline (2 g/kg in één enkele dosis) een effectieve therapie gebleken. Dit reduceert de ontwikkeling van aneurysmata van de coronairarteriën sterk en heeft een gunstig effect op koorts en myocardontsteking. Het werkingsmechanisme van intraveneus immuunglobuline bij deze aandoening is echter niet bekend.

Als koorts meer dan 48 uur blijft bestaan wordt aspirine (80-100 mg/kg/dag) voorgeschreven en dient opnieuw intraveneus immuunglobuline (2 g/kg) te worden toegediend. Indien de koorts dan nog niet verdwijnt, is methylprednisolon (30 mg/kg) of infliximab (5 mg/kg) geïndiceerd. Daarna wordt de dosis aspirine verminderd tot 3-5 mg/kg/dag. Deze dosering wordt, als antitrombotisch agens, 6-8 weken voortgezet. Bij ernstige afwijkingen aan de coronairarteriën wordt aspirine gecontinueerd en zijn bypassprocedures soms geïndiceerd.

De prognose van de ziekte van Kawasaki wordt vooral bepaald door de ontwikkeling van afwijkingen aan de coronairarteriën. De belangrijkste doodsoorzaak op korte termijn is myocardinfarct, wat optreedt bij minder dan 1% van de patiënten. Late complicaties, zoals hartfalen, komen echter vaker voor.

12.7.4 Polyarteriitis nodosa

De behandeling van (klassieke) polyarteriitis nodosa bestaat uit prednis(ol)on 40-60 mg per dag. Wanneer multipele viscerale organen in het ziekteproces betrokken zijn, wordt aanbevolen een cytotoxisch agens toe te voegen, waarbij cyclofosfamide (2-3 mg/kg/dag) het meest effectief lijkt te zijn.

12.7.5 Granulomatose met polyangiitis (GPA)

Voordat glucocorticoïden en immuunsuppressiva beschikbaar waren, bedroeg de gemiddelde overlevingstijd van GPA slechts vijf maanden. Glucocorticoïden gaven een verlenging tot twaalf maanden. De combinatie van cyclofosfamide (2-3 mg/kg/dag) met prednis(ol)on (1 mg/kg/dag), beide in orale vorm, is een belangrijke aanwinst gebleken. Het merendeel van de patiënten blijkt hiermee in remissie te komen. Wel bestaat grote kans op opportunistische infecties, met name wanneer tijdens behandeling leukocytopenie optreedt. In dat geval wordt cyclofosfamide tijdelijk gestopt (bij leuko's $< 3 \times 10^9$/l) en in een lagere dosering hervat. Tevens wordt tijdens behandeling met oraal cyclofosfamide profylaxe gegeven voor Pneumocystis Jiroveci-infectie (co-trimoxazol, 3×/wk 960 mg) en voor schimmelinfecties (fluconazol, 50 mg/dag, of amfotericine-B-zuigtabletten, 4dd 10 mg, in combinatie met amfotericine-B-suspensie, 4dd 5 ml). Cyclofosfamide kan ook in intraveneuze stootdoses gegeven worden (15 mg/kg iedere 2 weken gedurende 6 weken, daarna iedere 3 weken tot remissie bereikt is). Daarmee wordt eenzelfde resultaat bereikt als met orale toediening, hoewel iets meer patiënten een opvlamming vertonen tijdens langdurige observatie.

Gebleken is dat bij patiënten die bij eerste presentatie reeds zeer ernstig ziek zijn (longbloeding en/of dialyseafhankelijkheid) toevoeging van plasmaferese zinvol is. Stootdoses methylprednisolon (1 gr i.v. gedurende 3 dagen) kunnen ook aangewezen zijn bij foudroyant verlopende ziekte. Recent is aangetoond dat cyclofosfamide vervangen kan worden door een behandeling met rituximab (2× 1000 mg met een interval van 2 weken of 4× 375 mg/m^2 met een interval van een week).

Hoewel bij meer dan 80-90% van de gevallen remissie van het ziekteproces bereikt kan worden, treedt bij ±50% van de gevallen binnen vijf jaar en bij 80% binnen tien jaar opvlamming van de ziekte op. Om deze reden wordt aanbevolen om na de inductiebehandeling met cyclofosfamide of rituximab een langdurige (minimaal anderhalf jaar) immuunsuppressieve onderhoudsbehandeling te geven. Hiervoor kan azathioprine (2 mg/kg/dag) worden gebruikt. Een alternatief is methotrexaat (15-25 mg/week).

Gebleken is dat patiënten die drager zijn van *Staphylococcus aureus* en/of patiënten bij wie ook tijdens remissie ANCA in het bloed aantoonbaar blijft en/of opnieuw verschijnt, een sterk verhoogde kans op opvlamming vertonen. In relatie hiermee is tevens vastgesteld dat onderhoudsbehandeling met co-trimoxazol (2dd 960 mg) de kans op recidief met 60% doet afnemen.

Met intensieve immuunsuppressieve behandeling is de prognose van GPA sterk verbeterd. De 5-jaarsoverleving ligt thans op 85%. Het sterftecijfer is toch nog vijf maal verhoogd in vergelijking met de totale populatie. Belangrijkste doodsoorzaken zijn infectie, cardiovasculaire aandoeningen, nierfalen en maligniteiten.

12.7.6 Microscopische polyangiitis (MPA)

De behandeling van MPA is in essentie niet anders dan die van GPA. De betekenis van dragerschap van *Staphylococcus aureus* is hierbij echter niet onderzocht. Bovendien komen recidieven van de ziekte bij MPA minder vaak voor dan bij GPA.

12.7.7 Eosinofiele granulomatose met polyangiitis (EGPA)

Ook bij EGPA is prednis(ol)on het middel van eerste keus, in een dosering als bij GPA. Bij falen van de behandeling en bij ernstige orgaanbetrokkenheid is daarnaast een cytotoxisch agens, met name cyclofosfamide, aangewezen. Ook rituximab is hierbij een optie.

12.7.8 IgA-vasculitis

IgA-vasculitis (ziekte van Henoch-Schönlein) is in de meeste gevallen een zelflimiterende aandoening, waarbij overigens wel gedurende enkele jaren recidieven kunnen voorkomen. Deze patiënten behoeven alleen symptomatische therapie, zoals niet-steroïde antiflogistica bij het optreden van artritis. Bij ernstige buikklachten worden wel kortdurend glucocorticoïden gegeven. Bij ernstige nierbetrokkenheid wordt immuunsuppressieve therapie, eventueel in combinatie met plasmaferese, toegediend.

De prognose van kinderen met IgA-vasculitis is goed en verschilt niet van die van de totale populatie. De belangrijkste factor in de prognose is renale betrokkenheid, met name wanneer dit gepaard gaat met verlies van nierfunctie. Renale betrokkenheid komt overigens vaker voor bij presentatie van de ziekte op volwassen leeftijd waarbij de renale prognose slechter is dan op kinderleeftijd.

12.7.9 Cryoglobulinemische vasculitis

Cryoglobulinemische vasculitis geassocieerd met hepatitis C-virusinfectie wordt behandeld met PEG-interferon-α (1-5 ng/kg per week) in combinatie met ribavirine mits de nierfunctie niet gestoord is (creatinineklaring < 50 ml/min) gedurende 48 weken. Bij ernstige orgaanmanifestaties worden kortdurend glucocorticoïden, rituximab (2× 1000 mg of 4× 375 mg/m^2) en plasmaferese aan de behandeling toegevoegd. Indien er geen associatie met een virusinfectie is, wordt bij ernstige orgaanmanifestaties, zoals extracapillaire glomerulonefritis met halvemaanvorming, immuunsuppressieve therapie met prednis(ol)on en cyclofosfamide of rituximab toegepast in combinatie met plasmaferese.

12.7.10 Leukocytoclastische vasculitis van de huid

Leukocytoclastische vasculitis beperkt tot de huid kan behandeld worden met dapsone, 50-100 mg/dag (*Cave*: hemolyse), colchicine (0,6 mg 3dd) of thalidomide (50-100 mg/dag; *Cave* neuropathie). Bij ernstiger vormen kan immuunsuppressieve therapie aangewezen zijn. In het algemeen is de prognose goed.

12.7.11 Ziekte van Behçet

De behandeling van de ziekte van Behçet is afhankelijk van de symptomatologie. Mucocutane manifestaties en gewrichtsmanifestaties worden primair behandeld met colchicine (naast lokale therapie voor de huid met glucocorticoïden). Bij onvoldoende effect kan respectievelijk azathioprine, interferon-α en anti-TNF-therapie worden toegepast. Bij belangrijke orgaanbetrokkenheid, met name uveïtis en betrokkenheid van het centraal zenuwstelsel, worden systemische glucocorticoïden met azathioprine toegepast. Bij onvoldoende resultaat wordt anti-TNF-therapie, interferon-α of andere immuunsuppressiva (ciclosporine, cyclofosfamide) geadviseerd.

Kernpunten

- Vasculitiden kunnen alle bloedvaten aantasten. Het proces kan beperkt blijven tot purpura op de benen, maar kan ook zeer uitgebreid zijn met als gevolg necrose van vele organen.
- Vasculitiden kunnen secundair zijn aan andere ziekteprocessen of primair voorkomen.
- Auto-immuunmechanismen spelen bij alle primaire vormen van vasculitis een belangrijke rol.
- De behandeling is gericht op het onderdrukken van de immuunrespons. Hiertoe worden naast glucocorticoïden immuunsuppressiva, zoals cyclofosfamide, ingezet of anti-B-celtherapie in de vorm van rituximab.
- In zeer ernstige gevallen wordt de behandeling gecombineerd met plasmaferese.

Literatuur

Chen M, Kallenberg CG. ANCA-associated vasculitides-advances in pathogenesis and treatment. Nat Rev Rheumatol 2010;6:653-64.

Hatemi G, Silman A, et al. EULAR recommendations of the management of Behçet disease. Ann Rheum Dis 2008;67:1656-62.

Jennette JC, Falk RJ, et al. 2012 Revised International Chapel Hill Consensus Conference Nomenclature of Vasculitides. Arthritis Rheum, 2013;65:1-11.

Mukhtyar C, Guillevin L, et al. EULAR recommendations for the management of primary small and medium vessel vasculitis. Ann Rheum Dis 2009;68:310-7.
Mukhtyar C, Guillevin L, et al. EULAR recommendations for the management of large vessel vasculitis. Ann Rheum Dis 2009;68:318-23.
Salvarini C, Cantini F, Boiardi L, Hunder CG. Polymyalgia rheumatica and giant-cell arteritis. N Engl J Med 2002;347:261-71.
Watts R, Lane S, et al. Development and validation of a consensus methodology for the classification of the ANCA-associated vasculitides and polyarteritis nodosa for epidemiological studies. Ann Rheum Dis 2009;66:222-7.
Weyand CM, Goronzy JJ. Medium- and large-vessel vasculitis. N Engl J Med 2003;349:160-9.
Wilde B, Paassen P van, Witzke D, Tervaert JW. New pathophysiological insights and treatment of ANCA-associated vasculitis. Kidney Int 2011;79:599-612.

12

Systemische lupus erythematosus

R.H.W.M. Derksen

13.1 Inleiding

Systemische lupus erythematosus (SLE) is het klassieke voorbeeld van een systemische auto-immuunziekte. Vrijwel ieder orgaan kan bij de ziekte betrokken zijn, praktisch alle patiënten hebben autoantistoffen tegen uit de celkern afkomstige antigenen en ieder onderdeel van het aangeboren en het verworven immuunsysteem is bij de ziekte betrokken.

13.2 Epidemiologie

Meestal treden de eerste verschijnselen van SLE op tussen het 15de en 45ste levensjaar. In deze leeftijdscategorie ligt de verhouding vrouw:man op 9:1. De ziekte kan echter op iedere leeftijd beginnen. Bij jongeren en ouderen is de voorkeur voor het vrouwelijke geslacht geringer.

SLE is betrekkelijk zeldzaam. De incidentie varieert in studies in de Verenigde Staten (VS) en Europa van 2-8/100.000 personen/jaar. De prevalentie per 100.000 personen varieert van 25-30 in Europa en van 15-80 in de VS. Uitkomsten van epidemiologisch onderzoek worden onder andere bepaald door de verdeling van leeftijd, geslacht en etniciteit in de onderzochte populaties, socio-economische factoren (o.a. opleidingsniveau en beschikbaarheid van medische zorg), de jaren waarin het onderzoek plaatsvond (veranderde criteria voor de diagnose SLE, beschikbaarheid van diagnostische laboratoriumtesten, bekendheid van en met de ziekte) en de manier waarop patiënten werden geïdentificeerd. Uiteraard kunnen geografische verschillen wijzen op belangrijke erfelijke factoren en omgevingsfactoren.

Consistent is de bevinding dat incidentie, prevalentie en ernst van SLE bij personen met een Afrikaanse en Aziatische herkomst en bij Hispanics hoger, respectievelijk groter is dan bij Kaukasiërs.

13.3 Pathogenese

De oorzaak van de fundamentele afwijking bij auto-immuunaandoeningen, namelijk doorbraak van tolerantie voor autoantigenen (het zelf), is voor vrijwel alle auto-immuunziekten onvolledig opgehelderd. Dat geldt ook voor SLE. Zeker is dat (epi)genetische factoren, omgevingsfactoren en hormonale factoren naast intrinsieke afwijkingen in het immuunsysteem een rol spelen.

13.3.1 Genetica

De concordantie voor SLE bij monozygote en dizygote tweelingen bedraagt respectievelijk 24% en 2%. Dat geeft aan dat genetische factoren belangrijk, maar niet allesbepalend zijn. In zeldzame gevallen is SLE geassocieerd met deficiëntie van één enkel gen (zoals van de complementcomponenten C1q en C4), maar meestal speelt een groot aantal genen een rol. Ook het X-chromosoom lijkt belangrijk te zijn, aangezien het syndroom van Klinefelter (XXY) circa veertien keer vaker voorkomt bij mannen met SLE dan bij mannen zonder SLE. Mogelijk is van belang dat het gen voor CD40-ligand op het X-chromosoom ligt.

In grote genoomwijde associatiestudies zijn meer dan twintig 'susceptibility loci' voor SLE gevonden. Geïdentificeerde genen spelen op cruciale plaatsen in de immuunrespons en ontsteking een rol. Voorbeelden zijn het functioneren van interferonsignalering in dendritische cellen, activiteit van en signalering in B- en T-lymfocyten, immuuncomplexverwerking, apoptose, regulatie van transcriptie en expressie van neutrofielspecifieke genen. De tot nu geïdentificeerde loci kunnen echter slechts 15% van de genetische invloed bij SLE verklaren.

13.3.2 Epigenetica

Genexpressie wordt bepaald door de volgorde van base-paren en door de mate van toegankelijkheid van DNA voor transcriptiefactoren. Toegankelijkheid van genen wordt gereguleerd door methylering van DNA en modificaties van histonen (acetylering en methylering). Zo is voor de genen van CD40L en CD70 hypomethylatie bij SLE aangetoond. Ook sommige medicamenten (o.a. hydralazine en procaïnamide) remmen methylering van DNA.

13.3.3 Omgevingsfactoren

De klinisch meest relevante omgevingsfactor voor SLE is zonlicht (meestal vooral het UV-B). Circa 30-60% van de patiënten kent ongebruikelijk sterke huidreacties bij expositie aan UV-B (fotosensitiviteit). Blootstelling aan UV-B kan, soms na dagen tot weken, ook een systemische opvlamming geven. Diverse micro-organismen zijn met (opvlammingen van) SLE in verband gebracht. Het proces van NETose (▶ aandachtsbox 13.1) kan mogelijk verklaren waarom infecties opvlammingen kunnen induceren. Veel aandacht kreeg het Epstein-Barr-virus (EBV). In B-lymfocyten verblijvend EBV kan IFN-α-productie door plasmacytoïde dendritische cellen (pDC's) stimuleren en antistoffen tegen EBNA-1 (EBV-kernantigeen-1) kunnen kruisreageren met het Sm- en het Ro/SS-A-60-antigeen. Van meer dan honderd medicamenten is bekend dat zij de productie van autoantistoffen en lupusachtige verschijnselen kunnen induceren ('drug induced lupus', DIL). Bekende voorbeelden zijn hydralazine, procaïnamide, antivirale middelen en biologicals die het cytokine TNF-α remmen. Meestal blijken DIL-verschijnselen reversibel na staken van de medicatie.

Aandachtsbox 13.1 NETose

NETose verbindt de neutrofiele granulocyt met B-celactivatie en IFN-α-productie

Het bovenste deel van de tekening toont op vereenvoudigde wijze het proces van NETose. NETose is een bij granulocyten voorkomende aparte manier van celdood. Contact van een neutrofiele granulocyt met bacteriën, gisten, schimmels of protozoa induceert NETose. Kenmerkend voor NETose is de uitstoot van NET's (Neutrophil Extracellular Traps).

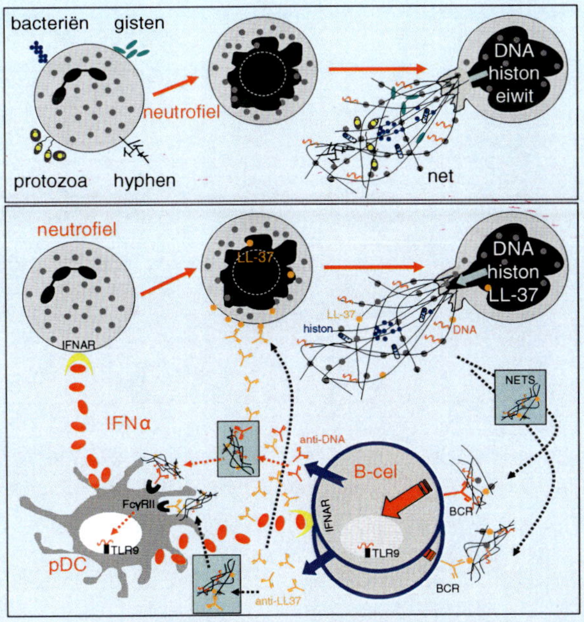

NETs bestaan uit chromatine en eiwitten uit granula, cytosol en cytoskelet. Door de kationische lading van NETs worden micro-organismen gevangen. De aanwezige antimicrobiële eiwitten, waaronder (gecitrullineerde) histoneiwitten, doden deze micro-organismen.

Bij NETose ondergaat de neutrofiel uiterlijk grote veranderingen. De lobulaire kernstructuur verdwijnt, het chromatine valt uiteen, DNA ontwindt zich en de membranen van de celkern en granula fragmenteren. Vervolgens mengt de inhoud van kern, cytoplasma en granula zich.

Elastase en myeloperoxidase decondenseren het chromatine en breken histonen gedeeltelijk af. Tijdens dit proces treedt hypercitrullinering van histonen op. Doordat de plasmamembraan permeabel wordt, komen NETs naar extracellulair.

NETose verschilt wezenlijk van necrose en apoptose. Alle stimuli die NETose induceren, gebruiken ROS-productie door het NADPH-oxidase enzymcomplex. In het onderste gedeelte van de tekening wordt op vereenvoudigde wijze de situatie bij SLE weergegeven.

NETose kan een prominente rol spelen bij zowel B-celactivatie (en autoantistofproductie) als IFN-α-productie door plasmacytoïde dendritische cellen (pDC's). IFN-α en NETose beïnvloeden elkaar. Bij SLE zijn pDC's chronisch geactiveerd. IFN-α geeft expressie van LL37 (een cathelicidine) en HNP (humaan neutrofiel peptide, een defensine) op het celoppervlak van neutrofiele granulocyten van SLE-patiënten en kan neutrofielen tot NETose aanzetten. In aanwezigheid van anti-LL-37-antistoffen wordt NETose versterkt.

Autoreactieve B-cellen met specificiteit voor (onderdelen van) NETs worden (met hulp van in de tekening weggelaten antigeenspecifieke Th-cellen) aangezet om autoantistoffen tegen deze bestanddelen te produceren. Binding van DNA door een autoreactieve dsDNA-specifieke B-lymfocyt via zowel de BCR als via endosomaal TLR9 (TLR = toll-like receptor) werkt synergistisch op de vorming van anti-dsDNA-antistoffen. Gevormde anti-dsDNA-antistoffen complexeren met in NETs aanwezig DNA.

CICs, opgebouwd uit NETs en autoantistoffen, kunnen via het Fc-domein van de autoantistof binden aan de Fcγ-receptor II op pDC's. Na internalisatie van dit IC bindt opgenomen DNA aan de in de pDC (net als in de B-cel) aanwezige TLR 9. Dit stimuleert de pDC tot nog meer productie van IFN-α. Aldus ontstaat een vicieuze cirkel, waarbij geproduceerd IFN-α zowel NETose als vorming van autoantistoffen door B-lymfocyten stimuleert.

NETose zou een verklaring kunnen zijn voor de klinische waarneming dat infecties exacerbaties bij SLE kunnen induceren.

13.3.4 Hormonale factoren

Veel vrouwelijke patiënten in de vruchtbare leeftijd geven aan in de tweede helft van de cyclus meer ziektegerelateerde klachten te hebben. Gebruik van oestrogenenbevattende orale anticonceptiva (OAC) houdt een gering risico in voor SLE (Nurses Health Study; RR 1.9 voor gebruikers versus nooit-gebruikers). Meerdere gecontroleerde studies toonden aan dat OAC bij vrouwen met SLE in remissie de kans op een opvlamming niet vergroten. Studies die onderzochten of gebruik van postmenopauzale hormonale substitutietherapie (HRT) een risicofactor is voor het ontstaan van SLE, hadden tegenstrijdige uitkomsten. HRT-gebruik blijkt de kans op ernstige opvlammingen niet te vergroten. De conclusies van – qua opzet nogal verschillende – studies naar het effect van zwangerschap op ziekteactiviteit lopen uiteen.

13.3.5 Immunologische factoren

Kenmerkend voor SLE is de aanwezigheid van een scala aan autoantistoffen. Het meest frequent zijn antistoffen tegen bloedcellen en nucleaire en cytoplasmatische antigenen. Van deze laatste zijn het meest specifiek voor de ziekte antistoffen tegen dubbelstrengs-DNA (dsDNA), histonen, nucleosomen (◘ figuur 13.1) en kleine met nucleair RNA geassocieerde eiwitten (small nuclear ribonucleoproteins, snRNP's), zoals het Sm, RNP, Ro/SS-A en La/SS-B antigeen (▶ aandachtsbox 13.2).

Toelichting ◘ figuur 13.1
Nucleosomen zijn eiwitcomplexen waaromheen zich de dubbele DNA-helix wikkelt. Tussen nucleosomen bevindt zich niet aan nucleosomen gebonden linker-DNA (spacer-regionen). Een nucleosoom bestaat uit acht histonen. Histonen maken het grootste deel uit van het chromatine. Er zijn vijf soorten histonen: H1, H2A, H2B, H3 en H4. De histonen H2A, H2B, H3 en H4 komen ieder tweemaal voor in een nucleosoom. Zij spelen een belangrijke rol in de regulatie van genexpressie. Acetylering van histonen kan leiden tot activatie van gentranscriptie, terwijl methylering een tegenovergesteld effect heeft. Histon H1 heeft een fixerende functie en maakt géén deel uit van het nucleosoom.

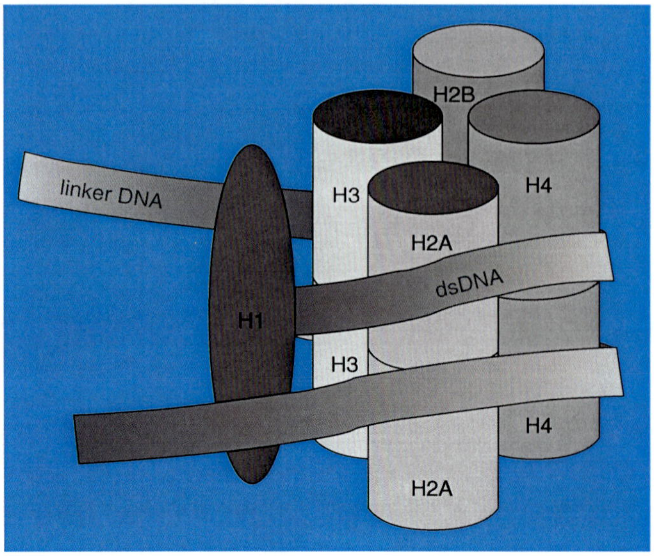

Figuur 13.1 Het nucleosoom.

Chromatine (complex van DNA en eiwitten) is met de elektronenmiscroscoop zichtbaar als een kralensnoer, waarbij de nucleosomen de kralen vormen en het linker-DNA de verbindingsdraad.

Doordat DNA zich tweemaal om histonen draait, kan circa twee meter humaan DNA opgeborgen worden in een celkern met een diameter van slechts 11 tot 22 µm.

Heel specifiek voor de ziekte SLE is productie van autoantistoffen tegen een of meer onderdelen van het chromatine (nucleosomen, dsDNA en histonen). Vaak toont een patiënt reactiviteit tegen alledrie de onderdelen van het nucleosoom. Meer nog dan autoantistoffen tegen anti-dsDNA blijken antistoffen tegen nucleosomen geassocieerd met lupusnefritis. Zowel anti-dsDNA- en anti-nucleosoomantistoffen zijn waardevol bij het stellen van de diagnose SLE én bij het vervolgen van SLE-patienten, omdat een stijgende titer vaak voorafgaat aan een ziekte-exacerbatie.

Aandachtsbox 13.2 De snRNP's

De SnRNP's (spreek uit: SNURPS): Sm, RNP, Ro/SS-A en La/SS-B

Small nuclear ribonucleoproteins (snRNP's) zijn complexen die bestaan uit eiwitten en RNA (snRNA). Zij zijn essentieel bij het verwijderen van intronen (= *splicing*) uit pre-mRNA (het onbewerkte transcript van een stuk DNA). Splicing is een proces van posttranscriptionele modificatie van RNA, waarbij snRNP's samen met diverse andere eiwitten en mRNA een splicosoom vormen. Splicing van mRNA gebeurt in de celkern. snRNP's herkennen de plaatsen in mRNA waar splicing moet plaatsvinden. Het snRNA heeft dus, net zoals het RNA in ribosomen, zowel een structurele als een enzymatische functie.

Er komen minimaal vijf verschillende snRNP's samen in de splicosoom. Deze worden aangeduid met U1, U2, U4, U5 en U6 RNP ('U' vanwege het feit dat deze RNA-moleculen rijk zijn aan uridine). Alle U-RNP-moleculen bevatten een complex van polypeptiden, dat aangeduid wordt met 'Sm'-

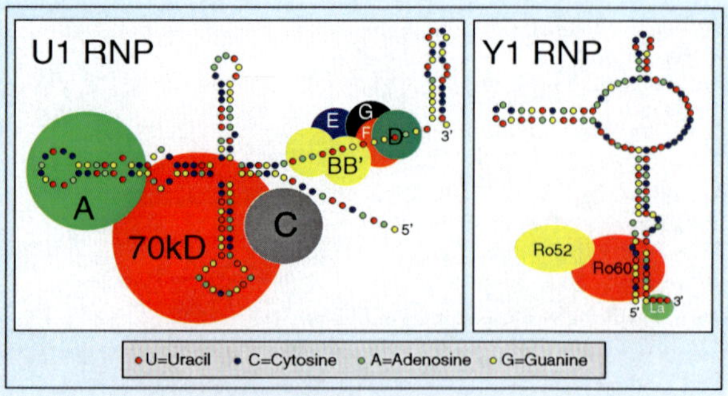

eiwitten. Afzonderlijke onderdelen van het Sm-complex zijn het BB'-, D-, E-, F- en G-eiwit. Uniek voor het U1-RNP-molecuul is aanwezigheid van de moleculen 70 K, A en C (het 'RNP-complex'). In de tekening is het U1-RNP-molecuul afgebeeld (die dus zowel het Sm- als het RNP-complex bevat). De eiwitcomponenten van snRNP's zijn met counterimmuno-elektroforese of met immunoblottechnieken te identificeren. Hun molecuulgrootte varieert van 8 tot 70 kilodalton (kD).

Antistoffen tegen het Sm-antigeen (Sm is afgeleid van Smith, de eerste patiënt bij wie zij werden aangetoond) zijn zeer specifiek voor SLE. Circa 20-30% van de patiënten heeft deze antistoffen. Ze zijn vooral gericht tegen de BB'- en D-componenten van het Sm-polypeptidecomplex. Antistoffen tegen het eiwitcomplex van U1-RNP komen bij 30-40% van de SLE-patiënten voor (en bij 100% van de patiënten met de ziekte 'mixed connective tissue disease'). De belangrijkste epitoop is het 70kD peptide. In de dagelijkse praktijk worden antistoffen tegen déze epitoop met anti-RNP-antistoffen aangeduid.

Alle snRNP-antistoffen geven een gespikkeld fluorescentiepatroon bij de ANA-bepaling. Dit weerspiegelt de focale verdeling van splicosomen met snRNP's in het nucleoplasma.

Y-RNA's zijn kleine niet-coderende cytoplasmatische RNA-moleculen die aangeduid worden met Y1 t/m Y5. In de tekening is het Y1-RNP-molecuul afgebeeld. Alle Y-RNA's zijn geassocieerd met twee peptides: het 60-kD-eiwit Ro60 en het 48kD-fosfoproteïne La. Ro en La verwijzen naar de initialen van de dames Robert en Lane, de eerste patiënten bij wie antistoffen tegen deze peptiden werden aangetoond. Een derde eiwit met een molecuulgewicht van 52 kD (Ro52) is ook met Y-RNA's geassocieerd, maar directe binding aan Y-RNA's werd nooit aangetoond.

De functies van Y-RNP's zijn onvolledig opgehelderd. La en Ro60 hebben functies bij DNA-replicatie en de regulatie van transcriptie, onder meer doordat zij binden aan 'verkeerd' gevouwen RNA. Ro52 heeft waarschijnlijk een rol bij celactivatie en -transformatie.

De auto-immuunziekte die het meest geassocieerd is met antistoffen tegen Ro- en La-antigenen is het syndroom van Sjögren (SS). Dit verklaart de veelgebruikte aanduiding Ro/SS-A en La/SS-B. De gerapporteerde prevalentie van anti-Ro/SS-A-antistoffen varieert bij SLE van 24 tot 60%, waarbij verschillen in detectiemethoden de spreiding verklaren. De prevalentie van anti-La-antistoffen bedraagt circa 10-15%.

Bij SLE-patiënten wordt de hoogste prevalentie van anti-Ro/SS-A gevonden bij vrouwen die een kind kregen met een congenitaal hartblok (CHB) of die fotosensitiviteit hebben.

Reactiviteit tegen alléén Ro60 of alléén Ro52 komt bij 80%, respectievelijk 16% van de SLE-patiënten voor. Ruim de helft van de SLE-patiënten heeft reactiviteit tegen zowel het Ro52- als het Ro60-antigeen. Deze specificiteiten blijken vroeg in de ziekte te worden vastgelegd en in de loop der tijd nauwelijks te veranderen.

Het risico op het krijgen van een kind met CHB is gecorreleerd met zowel anti-Ro/SS-A- als met anti-La/SS-B-antistoffen. Voor de anti-Ro-antistoffen geldt dat het voor de kans op CHB niet uitmaakt of de reactiviteit het Ro52- of het Ro60-antigeen betreft.

Binding van autoantistoffen aan circulerende autoantigenen (vorming van circulerende immuuncomplexen; CIC), gevolgd door depositie in weefsels óf binding van autoantistoffen aan celgebonden antigenen (in situ IC-vorming) veroorzaken weefselschade bij SLE. Met directe immuunfluorescentie zijn in de nier, plexus choroideus en epidermale-dermale basaalmembraan immuuncomplexen (IC) vaak aantoonbaar. Fysiologisch worden IC snel opgeruimd via Fc- en complementreceptoren. Bij SLE zijn deze receptoren numeriek en functioneel deficiënt en actieve ziekte gaat gepaard met een sterke toename van CIC. Weefselschade door IC ontstaat door activatie van het complementsysteem, aantrekken van ontstekingscellen, productie van reactieve zuurstofradicalen en pro-inflammatoire cytokinen en activatie van de stollingscascade. Stoornissen in de klaring van CIC bij SLE zijn geassocieerd met polymorfismen van C3bi- en Fc-receptorgenen. In weefsels neergeslagen IC bevatten antilichamen tegen dsDNA en nucleosomen.

Van sommige autoantistoffen tegen celgebonden antigenen is een pathogene rol bij SLE bekend. Duidelijk is dit voor antistoffen tegen bloedcellen. Zij geven na binding versnelde celafbraak en kunnen leiden tot hemolytische anemie, trombo-, leuko- en/of lymfopenie. Recent onderzoek suggereert dat met glutamaatreceptoren op neuronale cellen kruisreagerende anti-dsDNA-antistoffen kunnen leiden tot disfunctioneren van neuronen. Mogelijk ligt hier een oorzaak voor sommige cerebrale SLE-manifestaties. Autoantistoffen tegen het Ro/SS-A-antigeen kunnen na passage door de placenta het prikkelgeleidingssysteem in het hart van het ongeboren kind beschadigen en een congenitaal hartblok doen ontstaan. Autoantistoffen gericht tegen circulerende eiwitten met hoge affiniteit voor negatief geladen fosfolipiden (zoals β_2-glycoproteïne I) veroorzaken het lupusanticoagulans en zijn gerelateerd aan anti-cardiolipine-antistoffen. Interferentie van deze antistoffen met endotheel- en trofoblastcellen en het humorale stollingssysteem ligt ten grondslag aan verschijnselen als trombose, miskramen, intra-uteriene vruchtdood en pre-eclampsie (het antifosfolipidensyndroom).

Veel van de voor SLE kenmerkende autoantistoffen (waaronder anti-dsDNA) kunnen jaren voorafgaand aan de eerste ziekteverschijnselen al aanwezig zijn. Dit wijst erop dat autoantistoffen alléén onvoldoende zijn om klinische manifestaties van SLE te verklaren. Anderzijds zijn er SLE-patiënten die lupusnefritis hebben zónder dat anti-dsDNA-antistoffen aantoonbaar zijn.

Algemeen is geaccepteerd dat autoantistofvorming bij SLE een antigeengedreven, T-celafhankelijk proces is, dus op dezelfde wijze verloopt als een fysiologische immuunrespons tegen eiwitantigenen.

'Moleculaire mimicry' is een populair model om het ontstaan van autoantistoffen te verklaren. Bedoeld wordt dat een fysiologische immuunrespons tegen epitopen van een micro-organisme antistoffen oplevert die, vanwege overeenkomsten tussen epitopen op micro-organisme en autoantigeen met 'zelf' kunnen reageren (kruisreactiviteit). Voor veel autoantigenen zijn partiële homologieën met microbiële eiwitten vastgesteld.

Een andere hypothese voor auto-immuniteit betreft activatie van – onder normale omstandigheden onschuldige – autoreactieve T- en B-lymfocten. Deze autoreactieve cellen hebben een TCR, respectievelijk BCR met specificiteit voor een autoantigeen. Aanwezigheid van autoreactieve lymfocyten bij gezonde personen is een normaal verschijnsel. Autoreactieve T-lymfocyten zijn ontsnapt aan negatieve selectiemechanismen in de thymus en autoreactieve B-lymfocyten zijn ontsnapt aan selectiemechanismen in het beenmerg of zijn ontstaan door somatische hypermutatie. Autoreactieve B-lymfocyten produceren alléén autoantistoffen wanneer er T-celhulp wordt geboden.

Om autoreactieve T-lymfocyten een rol bij auto-immuniteit te laten hebben is presentatie van autoantigeen in samenhang met costimulatoire moleculen essentieel. Autoreactieve B-lymfocyten gaan prolifereren en differentiëren wanneer zij T-celhulp ontvangen. Bij samengestelde antigenen kan epitoopspreiding optreden. Daaronder wordt verstaan dat wanneer het proces in gang is gezet voor één enkele epitoop, de autoantistofspecificiteit zich kan uitbreiden naar andere epitopen van hetzelfde antigeen. Daarnaast kunnen stoornissen in de werking van regulatoire T-lymfocyten (Tregs) aan auto-immuniteit bijdragen.

Apoptose en NETose staan als leveranciers van nucleaire autoantigenen mogelijk aan de basis van SLE. Bij apoptose (geprogrammeerde celdood) ontstaan apoptotic bodies aan de buitenkant van een cel(rest). Apoptotic bodies zijn door een fosfolipidenmembraan omhulde blaasjes, die gevuld zijn met nucleosomen, door endogene nucleasen afgebroken DNA, snRNP's en andere intracellulaire en intranucleaire eiwitten.

Macrofagen ruimen apoptotische cellen op via een complex proces, waarbij onder andere de complementfactoren C1q en C4 en Fc-receptoren een rol spelen. Bij SLE is het vermogen van macrofagen om apoptotische cellen op te nemen afgenomen. Omdat intracellulaire en -nucleaire eiwitten gedurende het apoptoseproces door fosforylering en citrullinering (enzymatisch omzetten van het aminozuur arginine in citrulline) gemodificeerd worden, kunnen tijdens apoptose neo-epitopen ontstaan. Deze worden door macrofagen en DC's opgenomen en in MHC-II aan T-lymfocyten gepresenteerd. Zo kan een immuunrespons ontstaan, die zowel tegen het gemodificeerde als ook tegen het oorspronkelijke eiwit is gericht (kruisreactiviteit).

NETose is een voor granulocyten specifieke manier van celdood, waarbij netwerken ('neutrophilic extracellular traps'; NET's), die onder andere bestaan uit chromatinecomponenten (DNA, histonen en neutrofiele eiwitten), worden uitgestoten.

Dit proces verbindt neutrofiele granulocyten met de voor SLE kenmerkende activatie van pDC's en autoreactieve B-lymfocyten (▶ aandachtsbox 13.1).

Dendritische cellen

Bij SLE is het aantal myeloïde (mDC's) en plasmacytoïde (pDC's) dendritische cellen verlaagd in perifeer bloed, maar toegenomen in aangedane weefsels. mDC's produceren pro-inflammatoire en pro-fibrotische cytokinen (zoals TNF-α, IL-6, IL-1, IL-18, IFN-α en TGF-β). Het zijn professionele antigeenpresenterende cellen. Zo kunnen zij ook weefselspecifieke antigenen aan T-lymfocyten aanbieden en deze activeren. Daarnaast kunnen mDC's door expressie van costimulatoire moleculen en chemokinereceptoren interacties aangaan met intrinsieke weefselcellen (bijv. renale) en ontstekingscellen.

pDC's zijn de belangrijkste humane IFN-α-producerende cellen. Bij SLE zijn serumconcentraties van IFN-α sterk verhoogd en gecorreleerd aan ziekteactiviteit. pDC's kunnen via Fc-receptoren CIC, die bestaan uit immuunglobulinen en chromatine of snRNP, opnemen. Vervolgens treedt celactivatie op door binding van RNA, respectievelijk DNA aan endosomaal TLR7 of TLR9 en wordt productie van IFN-α, naast die van andere cytokinen en chemokinen aangezet.

Bij SLE is een type-1-interferonsignatuur aanwezig. Daarmee wordt bedoeld dat in perifere bloedmononucleaire cellen (PBMC's) een overexpressie bestaat van door IFN-α geïnduceerde mRNA's. IFN-α stimuleert onder andere de synthese van BAFF ('B-cell activating factor of the tumor necrosis factor family') door monocyten en rijpe DC's. BAFF is essentieel voor de overleving van (autoreactieve) B-lymfocyten en hun differentiatie tot plasmablasten.

T-lymfocyten

Zowel overmatige suppressie van als te sterke T-celhulp aan (bepaalde) immuunresponsen werken auto-immuunreacties in de hand. Bij SLE is het aantal circulerende Th-lymfocyten verhoogd en het aantal cytotoxische en suppressor T-lymfocyten verlaagd. Ook zijn stoornissen in regulatoire Tregs beschreven. Bij lupusnefritis (LN) zijn T-lymfocyten als effectorcellen erg belangrijk. Intrarenaal worden T-lymfocyten met autoreactiviteit tegen renale antigenen gevonden, evenals T-lymfocyten die proliferatie van tubulus epitheel en mesangiumcellen induceren.

Bij LN is de expressie van CD40 op residente renale cellen sterk opgereguleerd. Daarnaast is CD40 ook aanwezig op intrarenale B-lymfocyten, macrofagen, DC's en neutrofiele granulocyten. Dit samen met de aanwezigheid van grote aantallen CD40L-dragende T-lymfocyten suggereert dat CD40-CD40L-interacties belangrijk zijn bij effectorfuncties van T-lymfocyten. De bij LN aanwezige intrarenale T-lymfocyten produceren vooral Th1-cytokinen (IFN-γ). Uit dierexperimenteel onderzoek blijkt dat aanwezigheid van IL-4 producerende Th2-lymfocyten prognostisch belangrijk is. IL-4 kan via effecten op fibroblasten, collageensynthese en TGF-β-productie bijdragen aan glomerulosclerose en chronische renale fibrose.

B-lymfocyten

B-lymfocyten zijn cruciaal voor het ontstaan van SLE. Behalve als producent van autoantistoffen zijn B-lymfocyten belangrijk als APC en als producent van pro-inflammatoire (IL-6 en IFN-γ) en anti-inflammatoire/regulerende (IL-10) cytokinen. B-lymfocyten bezitten net als pDC's endosomaal TLR7 en TLR9. Deze TLR's interacteren met opgenomen nucleïnezuren (▶ aandachtsbox 13.1). Gelijktijdige bezetting van BCR en TLR7/9 heeft een sterk synergistisch effect op activatie van B-lymfocyten.

13.4 Klinische presentatie

SLE is een chronische aandoening die vrijwel ieder orgaan kan treffen. De meeste patiënten zijn vrouw en in de geslachtsrijpe leeftijd. Het beloop in de tijd wordt gekenmerkt door remissies en exacerbaties. Aard, ernst en frequentie van periodes met actieve ziekte laten zich slecht voorspellen. Het ziektebeeld is zeer heterogeen en het fenotype tussen patiënten kan sterk verschillen.

Gebrek aan energie en moeheid komen heel veel voor, ook als de ziekte in remissie is. Veel patiënten beschouwen malaise en moeheid als de belangrijkste determinanten voor een afgenomen kwaliteit van leven. Een abnormale huiduitslag na blootstelling aan zonlicht/UV-B licht komt bij 30-60% van de patiënten voor. Er is een opmerkelijke samenhang tussen deze fotosensitiviteit en aanwezigheid van anti-Ro/SS-A-antistoffen: 70% van de SLE-patiënten met anti-Ro/SS-A is fotosensitief. De meest voorkomende ziekteverschijnselen ten tijde van de diagnose zijn artralgie, constitutionele verschijnselen (malaise, koorts en gewichtsverlies), huidafwijkingen, artritis en glomerulonefritis.

Er bestaan geen diagnostische criteria voor SLE. Wel zijn voor onderzoeksdoeleinden door de American College of Rheumatology (ACR-)classificatiecriteria voor SLE opgesteld (◘ tabel 13.1). Indien een persoon tegelijkertijd of cumulatief voldoet aan vier van de elf ACR-criteria, valt hij/zij binnen de onderzoeksdefinitie van SLE. Voor de dagelijkse praktijk vormen de ACR-criteria een nuttig houvast voor het stellen van de diagnose, maar men moet zich realiseren dat de criteria slechts een fractie van alle ziekteverschijnselen omvatten. Een patiënt kan dus SLE hebben, terwijl (nog) niet (volledig) aan vier ACR-criteria wordt voldaan.

Herstel van actieve ziekte kan in weefsels leiden tot schade en functieverlies. Daarnaast kan chronische schade ontstaan door medicatie of infectieuze complicaties. Orgaanschade is cumulatief en moet onderscheiden worden van uitingen van (hernieuwde) ziekteactiviteit. Er is een voor de dagelijkse praktijk zeer bruikbare internationaal gevalideerde lijst (de SLICC/ACR-criteria; ◘ tabel 13.2) voorhanden om chronische schade bij SLE te scoren. De hoogte van deze 'damage score' correleert met morbiditeit en mortaliteit.

13.4.1 Huidafwijkingen

Men verdeelt huidlaesies bij SLE in acuut, subacuut en chronisch. De (sub)acute laesies zijn veelal fotosensitief.

■ **Tabel 13.1** ACR-classificatiecriteria voor SLE*

Nr.	Criterium	Definitie
1	vlindervormig erytheem	persisterend erytheem over de wangen; spaart meestal de nasolabiaalplooien
2	discoïde huiduitslag	rode, verheven plekken met adherente keratotische schilfering en folliculaire 'plugging' atrofische littekens
3	zonlichtovergevoeligheid	abnormale huiduitslag door blootstelling aan zonlicht
4	orale ulcera	orale of nasofaryngeale, meestal pijnloze ulcera
5	artritis	artritis in 2 of meer perifere gewrichten met pijn, zwelling of hydrops
6	serositis	voldaan aan items 6a en/of 6b
6a	pleuritis	overtuigende anamnese van pleurale pijn, aanwezigheid van pleurawrijven of objectief aangetoond pleuravocht
6b	pericarditis	vastgesteld door ECG, pericardwrijven of objectief aangetoond pericardvocht
7	nefritis	voldaan aan items 7a en/of 7b
7a	persisterende proteïnurie	persisterend eiwitverlies > 0,5 gram/24 uur of > 3+ volgens de dipstick-methode
7b	cellulaire cilinders	aanwezigheid van erytrocytencilinders, granulaire, tubulaire of gemengde cilinders in een vers urinesediment
8	neurologische afwijking	voldaan aan items 8a en/of 8b
8a	epilepsie	toevallen zonder medicamenteuze of metabole oorzaak
8b	psychose	psychose zonder medicamenteuze of metabole oorzaak
9	hematologische afwijking	voldaan aan items 9a, 9b, 9c en/of 9d
9a	hemolytische anemie	hemolytische anemie met reticulocytose
9b	leukopenie	leukocyten < 4000/mm^3 op twee of meer tijdstippen
9c	lymfopenie	lymfocyten < 1500/mm^3 op twee of meer tijdstippen
9d	trombopenie	trombocyten < 100.000/mm^3 zonder medicamenteuze oorzaak
10	immunologische afwijking	voldaan aan items 10a, 10b en/of 10c
10a	anti-dsDNA	antistoffen tegen dubbelstrengs DNA
10b	anti-Sm	antistoffen tegen het nucleaire antigeen Sm (Smith)
10c	bij herhaling aanwezig zijn van een biologisch vals-positieve test voor syfilis, een abnormale titer van IgG-of IgM-klasse anti-cardiolipineantistoffen of een positieve test voor het lupusanticoagulans	bepaald volgens een geaccepteerde methode
11	antinucleaire antistoffen	een abnormale titer van antinucleaire antistoffen bepaald met indirecte immuunfluorescentie, zonder gebruik van medicatie die een 'drug-induced lupus' syndroom kan veroorzaken

* Hochberg MC. Arthritis Rheum 1997;40:1725.

Het *vlindervormig erytheem* in het gelaat (■ figuur 13.2, nrs. 1-3) is de bekendste acute huidafwijking. Bedoeld wordt een, vaak licht verheven, erytheem op wangen en neusrug. De uitslag is asymptomatisch, jeukend of branderig en kan asymmetrisch zijn. Klassiek blijven de nasolabiaalplooien vrij, maar vaak zijn kinpunt en het gebied rond de wenkbrauwen/voorhoofd gelijktijdig (vlekkig) erythemateus aangedaan. In de differentiële diagnose staan onder andere couperose en seborroïsch eczeem. Andere acute huidafwijkingen zijn een gegeneraliseerd erytheem (■ figuur 13.2, nr. 8) en bulleuze laesies. Acute huidlaesies genezen meestal restloos, maar kunnen bij een donkere huid ontsierende pigmentverschuivingen achterlaten.

Subacute cutane LE (SCLE; ■ figuur 13.2, nrs. 5-7) laesies kennen annulaire (ringvormige; ■ figuur 13.2, nrs. 5-6) en papulosquameuze (■ figuur 13.2, nr. 7) uitingsvormen en komen bij circa 10% van de patiënten voor. Typisch hebben de afwijkingen een rode rand. De voorkeurslocaties zijn schouders, bovenarmen, nek en het bovenste deel van de romp. Het gelaat wordt meestal niet aangetast.

Chronische discoïde lupus erythematosus (CDLE; ■ figuur 13.2, nrs. 9-11) komt bij circa 25% van de SLE-patiënten voor. Ken-

Tabel 13.2 SLICC/ACR-schade* index voor SLE

Orgaansysteem	Afwijking	Score**
oog	cataract	0,1
	retinale afwijking of opticusatrofie	0,1
neuropsychiatrisch	cognitieve stoornis	0,1
	> 6 maanden anti-epileptica	0,1
	CVA	0,1,2
	neuropathie (cranieel, perifeer)	0,1
	myelitis transversa	0,1
renaal	GFR < 50%	0,1
	proteïnurie ≥ 3,5 gram/24 uur	0,1
	dialyse of posttransplantatie	3***
long	pulmonale hypertensie	0,1
	longfibrose	0,1
	shrinking lung	0,1
	pleurafibrose	0,1
	longinfarcering	0,1
cardiovasculair	angina pectoris of coronaire bypass	0,1
	myocardinfarct	0,1,2
	hartklepafwijking	0,1
	> 6 maanden pericarditis of pericardectomie	0,1
perifere vaten	> 6 maanden claudicatio intermittens	0,1
	gering weefselverlies	0,1
	significant weefselverlies (o.a. vinger, ledemaat)	1**
	veneuze trombose met posttrombotisch syndroom	0,1
gastro-intestinaal	infarct of resectie van een stuk darm distaal van duodenum, of verwijdering van milt, lever of galblaas: onafhankelijk van de reden hiertoe	0,1,2
	mesenteriale insufficiëntie met diffuse buikpijn	0,1
	chronische peritonitis	0,1
	strictuur of operatie aan de bovenste deel tr. digestivus	0,1
musculoskeletaal	spieratrofie of -zwakte	0,1
	deformerende of erosieve artritis	0,1
	osteoporose met fractuur of wervelinzakking	0,1
	avasculaire botnecrose	0,1,2
	osteomyelitis	0,1
huid	verlittekenende chronische alopecia	0,1
	uitgebreide verlittekening anders dan op het behaarde hoofd	0,1
	> 6 maand een ulcus aan de huid	0,1
hormonaal	secundaire amenorroe vóór de leeftijd van 40 jaar	0,1
metabool	diabetes mellitus	0,1
maligniteit	histologisch bewezen maligniteit	0,1,2

* Schade wordt gedefinieerd als een situatie die onomkeerbaar is, die niet gerelateerd is aan actieve inflammatie, die ontstaat nadat SLE werd vastgesteld en die persisteert voor minimaal 6 maanden (Gladman, et al. Arthritis Rheum 1996;39: 363-9).
** Score 0 indien niet voldaan wordt aan het item. Score 1 bij aanwezigheid van het item. Voor geselecteerde items, scoort een recidief een 2. Om een 2 te scoren moet het interval tussen herhaalde episodes minimaal 6 maanden bedragen.
*** Score 3 (eindstadium nierfalen) maakt dat aan de overige renale items een score van 0 moet worden toegekend.

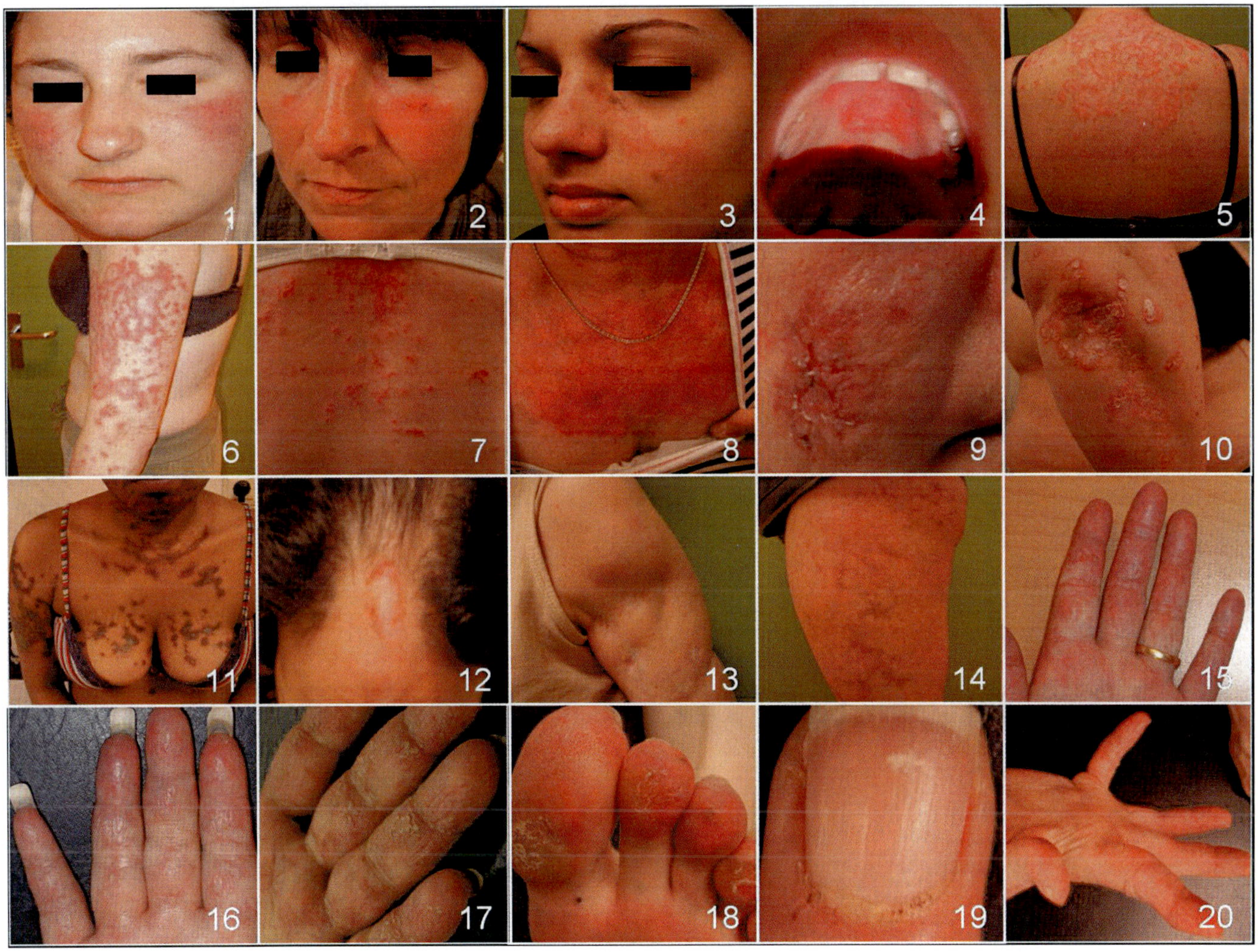

Figuur 13.2 Uitwendig zichtbare kenmerken van SLE. 1-3 = enkele varianten van vlindervormige huiduitslag; 4 = slijmvliesulcera op het harde palatum; 5,6 = annulaire varianten van subacute cutane LE (SCLE); 7 = maculopapuleuze variant van SCLE; 8 = acuut erytheem op het coeur; 9-11 = chronische discoide LE (CDLE-)laesies; 12 = alopecia areata op basis van CDLE; 13 = dellen in de huid ten gevolge van lupus profundus; 14 = livedo reticularis; 15-18 = uitingen van chilblain lupus; 19 = nagelriemvasculopathie; 20 = Jaccoud-artropathie.

merkend voor de laesies is een discrete, rode, licht geïnfiltreerde plaquevorm, bedekt door adherente schilfers die voortkomen uit verwijde haarfollikels (folliculaire plugging). Voorkeurslocaties zijn het gelaat, nek, behaard hoofd, oren en minder vaak het bovenste deel van de romp. Laesies expanderen met perifere actieve inflammatie en genezen met dieper gelegen centrale verlittekening.

Lupus profundus presenteert zich als een pijnlijke nodulaire huidlaesie, waarbij de overliggende huid wel of niet laesies kan tonen. Het betreft een vorm van panniculitis en wordt het meest op behaarde hoofd, gelaat, armen, borst, rug, dijen of billen gezien. Na genezing resteert vaak een diepgelegen atrofisch gebied (figuur 13.2, nr. 13).

Chilblain lupus (figuur 13.2, nrs. 15-18) betreft blauw-paarse tot rode papels en plaques aan vingers en tenen. Laesies neigen tot fissuurvorming en ulceratie en zijn erg pijnlijk. Met de tijd vormen zich atrofische plaques met teleangiëctasie of hyperkeratose. Het beeld recidiveert veelvuldig, is vooral in de wintermaanden actief en moeilijk behandelbaar.

13.4.2 Alopecia

Vaak is bij systemische ziekteactiviteit sprake van overmatige, diffuse haaruitval. Vrijwel steeds is er volledig herstel bij terugkeer van remissie. Plaatselijke haaruitval (alopecia areata) ten gevolge van CDLE is blijvend (figuur 13.2, nr. 12).

13.4.3 Mucosale laesies

Mucosale laesies komen voor op het palatum, wangslijmvlies en lippen. Intraoraal komen (vaak door erytheem omgeven) ulceraties (figuur 13.2, nr. 4), onregelmatig begrensde licht verheven witte plaques of gebieden met enantheem voor. De laesies zijn meestal pijnloos en komen vaak voor zonder systemische ziekteactiviteit. De differentiële diagnose omvat onder andere lichen planus, candidiasis, afteuze stomatitis, herpes simplex, ziekte van Behçet, bijtlaesies, leukoplakie en maligniteit.

Op de lippen kunnen discoïde laesies optreden met erythemateuze atrofie en depigmentatie. Zeldzaam zijn ulcera in de neus en slijmvliesaantasting in de bovenste luchtwegen.

13.4.4 Gewrichten

Hinder van gewrichten (artralgie en artritis) komt bij de meeste patiënten voor. Klassiek is een niet-erosieve, niet-deformerende artritis van de kleine handgewrichten, polsen en/of knieën. Pijn en stijfheid staan meer op de voorgrond dan synovitis. Klachten zijn vaak passagère (dagen) en verspringend. Vaak wordt (begeleidende) tenosynovitis gezien. Soms doet zich persisterende artritis voor als bij RA ('Rhupus').

Standsafwijkingen aan de vingers (ulnairdeviatie, zwanenhalsdeformaties en boutonnière deformaties; figuur 13.2, nr. 20) en hyperextensie van IP1 ('hitchhiker thumb') ziet men bij circa 10% van de SLE-patiënten (Jaccoud-artropathie). Aanvankelijk zijn de subluxaties redresseerbaar. Bij voortgaande contracturen en spieratrofie raken zij gefixeerd. Niet zelden kan men aan de nagelriemen tekenen van vasculopathie zien (figuur 13.2, nr. 19).

13.4.5 Spieren

Bij exacerbaties is vaak gegeneraliseerde spierpijn aanwezig. Proximale spierzwakte door myositis is niet zeldzaam. De hiermee gepaard gaande verhoging van creatinefosfokinase (CPK) is vaak relatief gering.

13.4.6 Avasculaire botnecrose

Avasculaire botnecrose komt bij 5-10% van de patiënten voor en geeft (hevige) monoarticulaire pijn. Het meest getroffen zijn heupen, knieën en schouders. Gebruik van (hoge doses) glucocorticoïden is een risicofactor.

13.4.7 Nieren

Lupusnefritis (LN) komt bij 40-70% van de patiënten voor; meestal relatief vroeg in het ziektebeloop en zelden bij personen ouder dan 55 jaar. Een nierbiopt is nodig om het type en de activiteit/chroniciteit van LN vast te stellen en de therapie te bepalen.

De meest voorkomende LN-typen zijn proliferatieve en membraneuze glomerulonefritis. Daarnaast worden onderscheiden mesangiale LN, LN zonder lichtmicroscopische afwijkingen en een categorie waarbij meer dan 80% van de glomeruli verlittekend is. Directe immuunflorescentie van door LN aangetast nierweefsel toont karakteristiek korrelvormige deposities, waarin (alle klassen van) immuunglobulinen en de complementfactoren C1q en C3 aantoonbaar zijn. Deze bevindingen weerspiegelen IC-deposities. Bij elektronenmicroscopisch onderzoek zijn bij proliferatieve LN subendotheliale en bij membraneuze LN subepitheliale glomerulaire IC-deposities te zien.

13.4.8 Zenuwstelsel

Bij SLE kan zowel het perifere als het centrale zenuwstelsel (CZS) betrokken zijn. Klinisch vormt CZS-betrokkenheid vanwege de grote variatie in presentatie een complexe diagnostische entiteit.

Onderscheiden worden diffuse en focale afwijkingen. Focale doorbloedingsstoornissen, zoals een cerebrovasculair accident (CVA) of TIA zijn vaak geassocieerd met antifosfolipidenantistoffen, maar kunnen ook een uiting zijn van (vroegtijdige) atherosclerose of veroorzaakt worden door een embolie vanuit hart of carotiden. Cognitieve disfunctie, meestal relatief mild, wordt gevonden bij 20-30% van de patiënten en psychoses met wanen en hallucinaties bij 3-4%. Psychoses kunnen het gevolg zijn van actieve SLE, maar ook van behandeling met (hoge doses) glucocorticoïden.

Gegeneraliseerde en focale epileptische aanvallen komen bij 5-10% van de patiënten voor, vaak zonder gegeneraliseerde ziekteactiviteit. Zeldzame (< 1% van de patiënten) CZS-manifestaties zijn ondere andere tekenen van demyelinisatie (differentiële diagnose: multipele sclerose), myelitis transversa en chorea. Aseptische meningitis met koorts, hoofdpijn, meningeale prikkeling en mononucleaire pleiocytose in de liquor kan een uiting zijn van ziekteactiviteit.

Perifere sensorimotore neuropathie wordt bij circa 1% van de patiënten gezien, vaak los van andere uitingen van ziekteactiviteit. Behalve polyneuropathie (perifeer en craniaal) komen mononeuritis multiplex en een sterk op Guillain-Barré gelijkend syndroom voor.

13.4.9 Cardiovasculair

Pericarditis treedt bij circa 25% van de patiënten op. Het kan asymptomatisch verlopen, maar meestal is er precordiale pijn. Bij auscultatie kan pericardwrijven gehoord worden. Tamponnade-verschijnselen zijn zeldzaam. Myocarditis is een zeer zeldzame, meestal met systemische ziekteactiviteit gepaard gaande ernstige manifestatie.

Afwijkingen aan de hartkleppen (vooral de mitralis- en aortaklep) komen vaak voor. Meestal betreft het klinisch niet-relevante verdikking van klepbladen of geringe klepinsufficiëntie of -stenose. Progressief kleplijden met noodzaak tot operatief ingrijpen komt voor. Bij patiënten met antifosfolipidenantistoffen (aPL) komen hartklepafwijkingen vaker voor. Libman-Sacks endocarditis (= marantische of niet-bacteriële trombotische endocarditis) werd in 1924 bij obducties van SLE-patiënten voor het eerst beschreven als moerbeiachtige wratvormige uitstulpsels op de linkszijdige hartkleppen. Thans kunnen deze met (transoesofageale) echocardiografie in vivo worden aangetoond. Zij kunnen leiden tot significante klepinsufficiëntie, trombo-embolie en secundaire infectieuze endocarditis.

SLE-patiënten hebben een sterk verhoogde kans op prematuure atherosclerose, die slechts ten dele door traditionele risicofactoren verklaard kan worden. Waarschijnlijk speelt endotheelcelschade door chronische inflammatie een belangrijke rol.

13.4.10 Long

Pleurodynie (thoracale pijn door pleuraprikkeling) komt bij 40-60% van de patiënten voor. Slechts bij de helft van hen is pleuravocht aantoonbaar. Het 'shrinking lung' syndroom uit zich in progressieve kortademigheid, vaak met pijn bij diep doorademen. In tegenstelling tot wat de naam doet vermoeden, is er geen sprake van interstitiële longaantasting. Wel is de longfunctie restrictief gestoord. Vaak is er hoogstand van het diafragma. Een mogelijke oorzaak is een disfunctie van het diafagma. Interstitiële longaantasting (ILD), vaak mild verlopend, komt bij 3-13% van de patiënten voor. Pulmonale hypertensie is een zeldzame, ernstige complicatie. Dat geldt nog meer voor (zeldzame) acute lupus pneumonitis en longbloedingen.

13.4.11 Lymfeklieren en milt

Niet-pijnlijke zwelling van deze organen zijn, vooral bij actieve ziekte, niet ongewoon. Splenomegalie gaat soms met hemocytopenie gepaard. Miltatrofie en functioneel hyposplenisme komen bij SLE voor en kunnen de oorzaak zijn van ernstige sepsis.

13.4.12 Hematologische verschijnselen

Anemie is vaak met ziekteactiviteit gecorreleerd en heeft meestal de kenmerken van 'anemia of chronic disease'. Circa 10% van de patiënten ontwikkelt een auto-immuun hemolytische anemie. Vaker wordt een positieve Coombs-test zonder hemolyse gevonden. 'Red cell aplasia' door antistoffen tegen voorlopercellen van erytrocyten is zeer zeldzaam. Leukocytenaantallen < 4000/mm^3 komen veelvuldig voor, evenals lymfopenie (< 1500/mm^3). Bij ongeveer de helft van de patiënten komen trombocytenaantallen van 100.000 tot 150.000/mm^3 voor en bij circa 5% dalen de waarden onder 20.000/mm^3. De oorzaak, versnelde afbraak door autoantistoffen, is identiek aan die bij idiopathische trombocytopenische purpura (ITP). Een diagnose van ITP kan jaren voorafgaan aan de diagnose SLE. Bij ITP vergroot de aanwezigheid van ANA in een hoge titer de kans op het ontwikkelen van SLE.

13.4.13 Tractus digestivus en lever

Peritonitis, darminfarcering door vasculitis of trombose (vaak geassocieerd met aPL) van mesenteriale vaten, pancreatitis en inflammatory bowel disease zijn zeldzame manifestaties van SLE. Hepatomegalie wordt bij 12-25% van de patiënten gezien, vaak op basis van steatosis hepatis (secundair aan de ziekte of aan glucocorticoïdengebruik). Een met SLE geassocieerde hepatitis is ook bekend. Vaak zijn de transaminasen slechts matig verhoogd. Anders dan bij auto-immuun hepatitis ontbreken hoge antistoftiters tegen glad spierweefsel en 'piecemeal' necrose bij histologisch onderzoek. Ascites is zelden een gevolg van actieve ziekte, maar wijst vaker op infectie, hartfalen of sterke hypoalbuminemie bij nefrotisch syndroom of intestinaal eiwitverlies.

13.4.14 Oogverschijnselen

Afwijkingen aan cornea en conjunctiva zijn meestal het gevolg van een secundair syndroom van Sjögren. Episcleritis geeft geringe roodheid van het oog en verloopt mild. Scleritis is zeer pijnlijk, kan visusbedreigend zijn en samengaan met uveitis anterior. Bij retinaonderzoek kunnen afwijkingen worden gezien die identiek zijn aan die welke bij hypertensie en diabetes mellitus voorkomen. Voorbeelden zijn watachtige exsudaten en 'cytoid bodies' (geel-witte plekjes ontstaan door focale ischemie met zwelling van zenuwvezels in de oppervlakkige retina), perivasculaire harde exsudaten, bloedingen en gekronkeld verlopende vaten. Ernstiger is occlusie van retinale arteriolen met retina-infarcten (aangeduid met vaso-occlusive retinopathie of retinale vasculitis). Secundair daaraan kan proliferatieve retinopathie met glasvochtbloeding of retinaloslating optreden. Afsluiting van centrale retinale vaten of takken is vaak geassocieerd met aPL.

Bij immuungecompromitteerde patiënten moet men bedacht zijn op retinale infecties (zoals herpes simplex, herpes zoster en cytomegalievirus). Bij hooguit 1% van de SLE-patiënten komt neuritis optica voor. Hierbij treedt acuut, pijnlijk, eenzijdig visusverlies op, waarbij de pijn verergert bij oogbewegingen. Dit beeld is identiek aan dat welke bij patiënten met multipele sclerose wordt gezien, alleen persisteert bij SLE meestal een centraal scotoom en kan opticusatrofie optreden. Zelden treedt bilateraal, pijnloos visusverlies op ten gevolge van ischemie en demyelinisatie van de n. opticus (ischemische optische neuropathie).

13.5 Trombose

In de jaren 80 van de vorige eeuw werd vastgesteld dat trombose en miskramen (verschijnselen waarvan al lang bekend was dat zij relatief vaak bij SLE voorkwamen) geassocieerd zijn met aanwezigheid van antifosfolipidenantistoffen (aPL). Dit leidde tot de beschrijving van het antifosfolipidensyndroom (APS). Tot aPL worden gerekend het lupusanticoagulans (LAC), anti-cardiolipineantistoffen (aCL) en anti-β_2-glycoproteïne-I-antistoffen. Serologisch wordt APS gekenmerkt door het bij herhaling (interval van minimaal 12 weken) aantoonbaar zijn van LAC en/of een significant positieve ELISA (IgG en IgM) voor aCL en/of anti-β_2-glycoproteïne-I-antistoffen. De sterkste associatie met klinische verschijnselen heeft een positieve uitslag in alledrie testen. Als 'stand alone' test heeft LAC de sterkste associatie. Voor aCL neemt de klinische betekenis toe bij een hoge titer van IgG-klasseantistoffen. De klinische betekenis van een geïsoleerd positieve test voor anti-β_2-glycoproteïne-I-antistoffen is onduidelijk.

Klinische kenmerken van APS zijn naast trombose en zwangerschapsproblematiek ook trombopenie, hartklepafwijkingen, livedo reticularis (figuur 13.2, nr. 14), pijnlijke huidulceraties, splinterbloedingen in de nagels, chorea en een ischemische nefropathie. Deze APS-nefropathie kent acute componenten (o.a. intrarenale trombose van kleine vaatjes, waaronder glomeruli) en chronische intrarenale vaatafwijkingen (o.a. intimahyperplasie). APS-nefropathie kan als zelfstandige entiteit of gecombineerd met LN optreden. In het laatste geval is de renale prognose slechter dan bij vergelijkbare LN zonder APS. Uitingen van APS-nefropathie zijn hypertensie, afgenomen GFR en proteïnurie (mild tot nefrotisch).

Voor vrijwel ieder bloedvat in het lichaam (zowel arterieel, veneus, groot als klein) is in het kader van APS trombose beschreven. De meest voorkomende locaties zijn diepe veneuze trombose aan de benen, longembolie, ischemisch CVA en TIA. Algemeen wordt aangenomen dat het verhoogde risico op recidieftrombose bij APS rechtvaardigt dat langdurige (levenslange) secundaire antitrombotische profylaxe wordt gegeven.

aPL zijn behalve met recidiverende spontane vroege miskramen en later in de zwangerschap optredende foetale vruchtdood ook geassocieerd met (relatief vroeg optredende) pre-eclampsie, het syndroom van hemolyse, leverfunctiestoornissen en trombopenie (HELLP) en vroeggeboorte ten gevolge van placenta-insufficiëntie.

13.6 Zwangerschap

Zwangerschap moet bij een SLE-patiënte als risicovol worden gezien en bij voorkeur gepland plaatsvinden in overleg met een ervaren arts. Begeleiding door een multidisciplinair team is aangewezen. In dat geval kan 80-90% van de zwangerschappen eindigen met een levendgeboorte zonder blijvende nadelige maternale gevolgen.

Met het starten van zwangerschap moet worden gewacht totdat minimaal een halfjaar sprake is van remissie. Chronische nierinsufficiëntie, hypertensie, adipositas, een belaste obstetrische anamnese en recente trombo-embolie zijn, los van SLE, risicofactoren voor zwangerschapscomplicaties. Er dient te worden nagegaan of de gebruikte medicatie compatibel is met zwangerschap.

Vooraf moet onderzoek plaatsvinden naar aanwezigheid van aPL en/of anti-SS-A-antistoffen. Bij aantoonbare aPL vergroot behandeling met aspirine en laagmoleculairgewichtheparine (LMWH) de kans op levendgeboorte. Bij aanwezigheid van anti-Ro/SS-A-antistoffen moet de obstetricus in het tweede en derde trimester alert zijn op het ontstaan van een congenitaal hartblok (risico circa 1%) en het postpartum bij de neonaat optreden van een passagère, op SCLE gelijkende huiduitslag.

Gedurende de zwangerschap dient de zwangere regelmatig door de reumatoloog/klinischimmunoloog en gynaecoloog te worden gecontroleerd op bloeddruk, klinische verschijnselen van ziekteactiviteit, bloedbeeld, nier- en leverfunctie, urine, anti-dsDNA-antistoftiter, foetale groei en ontwikkeling. Niet zelden moet op foetale indicatie (met spoed) een keizersnede worden uitgevoerd en vaak zijn levendgeborenen van moeders met SLE pre- en/of dysmatuur. Behandeling op een neonatale intensive care unit is relatief vaak nodig.

Vrouwen met aPL dienen postpartum tromboseprofylaxe te krijgen. Of borstvoeding verantwoord is, hangt af van de door de moeder gebruikte medicatie.

13.7 Diagnostiek

De diagnose SLE moet, in het bijzonder bij vrouwen in de geslachtsrijpe leeftijd, sterk overwogen worden bij compatibele klinische verschijnselen (vooral van huid, gewrichten, nier en constitutionele klachten waaronder koorts). Minimaal aanvullend routinelaboratoriumonderzoek omvat hemogram, serumcreatinine en urineonderzoek (sediment, proteïnurie). Bij de meeste SLE-patiënten is de BSE chronisch verhoogd. Ook ten tijde van remissie zijn waarden tot 70 mm/uur niet ongewoon. Hypergammaglobulinemie verklaart voor een belangrijk deel deze verhoogde BSE.

De CRP is vaak normaal of weinig verhoogd ten tijde van ziekteactiviteit. Serositis is hierop een uitzondering. In het algemeen moet men bij een SLE-patiënt met koorts en een hoge CRP eerder denken aan infectie dan aan een ziekte-exacerbatie. Een positieve test voor antinucleaire antistoffen (ANA; aanwezig bij > 95% patiënten) steunt de diagnose in een compatibele klinische setting. Wanneer blijkt dat de positieve ANA-test berust op anti-dsDNA- of anti-Sm-antistoffen, wordt de diagnose SLE erg waarschijnlijk. Serumcomplementwaarden voor C3 (en/of C4) zijn (door verbruik) bij actieve ziekte vaak verlaagd. Bij het volgen van een SLE-patiënt is seriële bepaling van de anti-dsDNA-antistoftiter zinvol. Sterke stijging heeft een zekere voorspellende waarde voor een opvlamming.

13.8 Behandeling

SLE-patiënten moet men wijzen op het belang van goede *fotoprotectie*. Reversibele cardiovasculaire risicofactoren moeten met leefstijladviezen en medicatie (bloeddruk, lipiden, ACE-inhibitie voor resterende proteïnurie) maximaal worden bestreden. Richtlijnen voor preventie/behandeling van glucocorticoïdgeïnduceerde osteoporose moeten worden gevolgd. Lokale therapie kan veel van de mucocutane afwijkingen bestrijden.

NSAID's worden toegepast bij artralgie/myalgie, artritis en pleuropericarditis.

Glucocorticoïden hebben vanwege krachtige anti-inflammatoire werking een basisplaats in de behandeling van actieve SLE. De toegepaste startdosering is afhankelijk van de ernst van de activiteit. De hoogste doseringen (1 mg/kg/dag prednison, vaak voorafgegaan door 1 gram methylpredisolon i.v. op drie achtereenvolgende dagen) worden gegeven bij proliferatieve LN, ernstige CZS-betrokkenheid en systemische vasculitis. Bij serositis of huidafwijkingen is dagelijks 30 mg prednison meestal effectief. Bij hardnekkige artritis kan een dagdosering prednison van 7,5-10 mg helpen. Uitsluipschema's berusten veelal op ervaring van de arts en klinische beoordeling. Vanwege de vele lichamelijke en geestelijke bijwerkingen moet het adagium zijn: 'geef prednison alleen als het echt nodig is, in een zo laag mogelijke dosis, gedurende een zo kort mogelijke tijd'.

Hydroxychloroquine (HCQ), een antimalariamiddel, is effectief bij mucocutane en articulaire manifestaties. Het heeft vele immuunmodulatoire effecten, waaronder remming van IL-1- en IL-6-productie door macrofagen en remming van signalering via toll-like receptoren (TLR's). Recent klinisch onderzoek suggereert dat gebruik van hydroxychloroquine enige protectie geeft tegen trombo-embolische gebeurtenissen. Verscheidene experts propageren daarom het chronisch gebruik van 200 mg hydroxychloroquine bij iedere SLE-patiënt.

Azathioprine kan als primaire behandeling worden ingezet bij huidactiviteit, serositis en hematologische afwijkingen. Vaker wordt het gebruikt als glucocorticoïdsparend middel. Azathioprine is aantoonbaar effectief als onderhoudsbehandeling bij LN.

Methotrexaat heeft vooral een rol bij de behandeling van (chronische en/of recidiverende) artritis, maar wordt ook bij serositis en huidmanifestaties ingezet.

Het cytostaticum *cyclofosfamide* is een krachtig immuunsuppressivum met aangetoonde werkzaamheid bij de inductiebehandeling van 'ernstige' ziekte activiteit (o.a. LN, vasculitis, sommige CZS-manifestaties en myocarditis). Het optreden van infertiliteit en maligniteiten heeft geleid tot klinische studies, die aantoonden dat lagere (cumulatieve) doseringen vaak volstaan.

Mycofenolaat mofetil is een uit de transplantatiegeneeskunde afkomstig middel, dat specifiek de proliferatie van B- en T-lymfocyten remt. Het is aantoonbaar effectief gebleken bij de behandeling van LN en kent een gunstig bijwerkingenprofiel.

13.8.1 Doelgerichte therapie

Toenemende kennis over de werking van het immuunsysteem en de pathofysiologie van SLE maken het, naast grote ontwikkelingen in de biotechnologie, mogelijk om middelen te ontwikkelen die specifiek inwerken op bepaalde onderdelen van het immuunsysteem. Voor SLE zijn momenteel vooral middelen die zich richten op B-cellen onderzocht. Met de chimere monoklonale antistof (MoAb) *rituximab* (gericht tegen het CD20-molecuul op B-cellen) is B-celdepletie te induceren. In open label studies werden opmerkelijke successen beschreven bij op cyclofosfamide en mycofenolaat mofetyl falende patiënten met LN, therapieresistente hematologische activiteit en bij ernstige CZS-manifestaties. Het was dan ook erg onverwacht dat grote placebogecontroleerde onderzoeken lieten zien dat er tussen toevoeging van rituximab of placebo aan standaardbehandeling geen significant verschil was. Het ontbreken van een gunstig klinisch effect van rituximab betrof zowel patiënten met actieve proliferatieve LN als patiënten met niet-renale actieve SLE.

In 2011 werd op basis van gunstige resultaten in placebogecontroleerd onderzoek het middel *belimumab* in Nederland geregistreerd. Belimumab is een humane IgG1λ MoAb gericht tegen BlyS (synoniem BAFF), een overlevingsfactor voor (autoreactieve) B-lymfocyten. De registratie geldt voor patiënten die zowel klinisch als serologisch actieve ziekte hebben. Voor behandeling van LN en CZS-activiteit is het middel niet geregistreerd.

Er loopt momenteel een groot aantal fase-II- en -III-studies bij SLE-patiënten, waarin effectiviteit van nieuwe biologicals wordt getoetst.

13.9 Prognose

De levensverwachting is voor SLE-patiënten in de afgelopen decennia aanzienlijk vooruitgegaan. Werd in 1955 nog een 4-jaarsoverleving van 51% gemeld, thans is de 10-jaarsoverleving 90% en meer. Deze sterke verbetering heeft te maken met vooruitgang in het algemene medisch kunnen (antibiotica, antihypertensiva, I.C.-geneeskunde, nierdialyse en -transplantatie), het verstandiger gebruik van tegen ziekteactiviteit gerichte therapie, het eerder diagnosticeren van de ziekte (grotere bekendheid) en het herkennen van patiënten met mildere klinische verschijnselen. Als doodsoorzaak zijn complicaties van afweeronderdrukkende medicatie en gevolgen van premature atherosclerose belangrijker geworden dan actieve ziekte.

Kernpunten

- SLE komt het meest voor bij vrouwen van 15 tot 45 jaar.
- Vrijwel ieder orgaan kan bij SLE betrokken raken. De meest voorkomende manifestaties bij het stellen van de diagnose zijn naast algemene verschijnselen als moeheid en koorts, gewrichtsklachten, huidafwijkingen en nefritis.
- De pathogenese van SLE is complex en omvat genetische, epigenetische, omgevingsfactoren en immunologische factoren.
- Onbegrepen is waarom veel SLE-patiënten autoantistoffen maken tegen een beperkt aantal nucleaire antigenen, die alle een cruciale rol spelen in vitale cellulaire functies. De pathofysiologische betekenis van deze – voor SLE tamelijk specifieke en diagnostisch bruikbare – antistoffen is goeddeels onbekend.
- Patiënten met SLE hebben een verhoogd risico op cardiovasculaire complicaties. Traditionele cardiovasculaire risicofactoren moeten regelmatig geïnventariseeerd en zo nodig gecorrigeerd worden door aanpassing van levensstijl (dieet, overgewicht, rookgedrag) en behandeling (antihypertensiva, statines, proteïnuriereductie).
- Prednison vormt de hoeksteen van de behandeling van de meeste manifestaties van SLE. Het adagium bij de toepassing moet luiden: 'geef prednison alleen als het echt nodig is, in een zo laag mogelijke dosis en gedurende een zo kort mogelijke tijd'.
- Met de in de laatste jaren in onderzoeksverband bij SLE getoetste nieuwe doelwitgerichte medicatie (waaronder 'biologicals') zijn helaas nog geen revolutionaire doorbraken in de behandeling tot stand gekomen, maar nieuwe middelen zijn in ontwikkeling.

Literatuur

D'Cruz DP, Khamashta MA, Hughes GRV. Systemic lupus erythematosus. Lancet 2007;369:587.
Pathak S, Mohan C. Cellular and molecular pathogenesis of systemic lupus erythematosus: lessons from animal models. Arthritis research & therapy 2011;13:241.
Rahman A, Isenberg DA. Systemic lupus erythematosus. New Eng J Med 2008;358:929-39.
Ramos-Casals M, Sanz I, Bosch X, Stone JH, Khamashta MA. B-cell-depleting therapy in systemic lupus erythematosus. Am J Medicine 2012; 125:327-36.
Saxena R, Mahajan T, Mohan C. Lupus nephritis: current update. Arthritis research & therapy 2011;13:240.
Tsokos GC. Systemic lupus erythematosus. New Eng J Med 2011;365:2110-21.

Systemische sclerose

M.C. Vonk en J.M. van Laar

14.1 Epidemiologie en pathogenese

Systemische sclerose (SSc) is een systemische auto-immuunziekte, die wordt gekenmerkt door klinische manifestaties van micro- en macrovasculaire laesies, fibrosering van huid en interne organen (meestal hart, longen, maag-darmstelsel), ontsteking in spieren en gewrichten en verder door de aanwezigheid van specifieke autoantilichamen. De termen SSc en 'sclerodermie' (letterlijk vertaald 'harde huid') worden nogal eens door elkaar gebruikt, maar de eerste verdient de voorkeur, omdat deze beter het systemische karakter weergeeft.

14.1.1 Epidemiologie

SSc is een zeldzame aandoening met een mondiale distributie. Vrouwen zijn 3-4 maal vaker aangedaan dan mannen en de ziekte openbaart zich het meest in de leeftijd van 40-60 jaar. Op kinderleeftijd komt SSc sporadisch voor. De prevalentie varieert tussen de 50 en 300 gevallen per miljoen mensen met een incidentie van 2,3 tot 22,8 gevallen per miljoen mensen per jaar. In een Nederlandse studie werd een prevalentie van 89 per miljoen volwassenen gevonden met een incidentie van 7,7 per miljoen volwassenen per jaar.

14.1.2 Pathogenese

SSc kenmerkt zich door vasculaire afwijkingen, ontsteking en activatie van het immuunsysteem, zoals afgeleid kan worden uit bevindingen als hypergammaglobulinemie, de productie van ziektespecifieke autoantistoffen, cytokine-release en mononucleaire celinfiltratie in aangedane weefsels. Andere cellen die van belang zijn in de pathogenese van SSc zijn fibroblasten en endotheelcellen. In recente genetische studies zijn genen geïdentificeerd die het riscio op SSc verhogen. De eiwitten die door deze genen worden gecodeerd, zijn betrokken bij antigeenpresentatie en immuunactivatie, conform bevindingen in andere auto-immuunziekten. Een specifiek gen dat uniek is voor SSc is tot dusverre niet aangetoond. SSc wordt beschouwd als een polygene aandoening.

14.1.3 Classificatie

SSc dient onderscheiden te worden van eosinofiele fasciitis en van lokale sclerodermie (morfea, lineaire sclerodermie), waarbij er circumscripte en niet-aaneengesloten huidafwijkingen aanwezig zijn en waarbij uitingen van vasculopathie (bijv. fenomeen van Raynaud), autoantilichaamproductie en inwendige orgaanbetrokkenheid niet voorkomen. Diagnostische criteria voor SSc zijn nog niet beschikbaar.

In 2001 hebben Leroy en Medsger classificatiecriteria voorgesteld waarin ook ziektespecifieke auto-antistoffen en nagelriem capillairoscopische afwijkingen zijn opgenomen, zodat ze beter bruikbaar zijn voor het classificeren van patiënten met een minder uitgebreide of vroege ziekte.

Aandachtsbox 14.1 Classificatiecriteria

Classificatiecriteria LeRoy en Medsger voor vroege systemische sclerose

Ongeclassificeerde SSc (in Engelstalige literatuur ook wel 'limited' of 'pre' SSc):

Fenomeen van Raynaud (FvR) geobjectiveerd door directe observatie van twee van de volgende symptomen:

a. pallor (duidelijk omschreven witte verkleuring van de huid van de acra);
b. cyanose (donkere blauwe verkleuring die verdwijnt bij opwarmen);
c. hyperperfusie (duidelijk omschreven roodheid);

plus ofwel:

a. Afwijkende nagelriem microscopische bevindingen (bestaande uit dilataties en/of avasculaire gebieden);
b. SSc-specifieke autoantistoffen (anticentromeer, anti-topoisomerase 1, antifibrillarine, anti-PM-Scl, antifibrilline of anti-RNA-polymerase I of III in een titer van 1:100 of hoger).

Als FvR alleen subjectief is, dienen zowel nagelriemafwijkingen als SSc-specifieke autoantistoffen (in titer > 1:100) aanwezig te zijn om (ongeclassificeerde) SSc te definiëren.

Gelimiteerde cutane SSc (LcSSc)
In aanvulling op de criteria voor ongeclassificeerde SSc moet een patiënt met LcSSc huidbetrokkenheid tonen distaal van de ellebogen en knieën.

Diffuus cutane SSc (DcSSc)
In aanvulling op de criteria voor ongeclassificeerde SSc moet een patiënt met DcSSc huidbetrokkenheid tonen proximaal van de ellebogen en knieën.

De meeste SSc-patiënten zijn te classificeren als diffuse cutane SSc (DcSSc) of gelimiteerde cutane SSc (LcSSc). De twee subsets verschillen niet alleen in de uitbreiding van huidbetrokkenheid, maar ook in het voorkomen van ziektespecifieke autoantilichamen en prognose.

Bij DcSSc moet de huidverstrakking proximaal van de ellebogen, knieën aanwezig zijn, terwijl de huidverstrakking bij LcSSc per definitie alleen distaal van de ellebogen en knieën aanwezig is. Het gelaat is bij beide vormen aangedaan, maar de romp, bovenarmen en bovenbenen alleen bij DcSSc. DcSSc gaat vaker gepaard met orgaanbetrokkenheid, vooral van hart, longen en nieren. Geïsoleerde pulmonale hypertensie daarentegen is meer typisch voor LcSSc, met name in een laat ziektestadium. Bij de meeste (maar niet alle!) SSc-patiënten zijn circulerende autoantilichamen aantoonbaar (bij de klassieke DcSSc-patiënt: ANF, Scl-70; bij LcSSc: ANF, centromeer). Anticentromeer- en anti-Scl-70-antilichamen zijn vrijwel nooit beide bij één patiënt aantoonbaar en blijven vrijwel altijd gedurende de gehele ziekteduur detecteerbaar.

Met name vroege vormen van SSc zijn niet altijd gemakkelijk classificeerbaar en sommige patiënten ontwikkelen nooit huidbetrokkenheid. Voor deze laatste vorm wordt de term 'SSc sine scleroderma' gebruikt, waarbij er geen huidafwijkingen, maar wel inwendige orgaanaantasting en ziektespecifieke autoantistoffen aantoonbaar zijn. Met het acroniem CREST, wat vermeden moet worden, wordt een LcSSc-patiënt bedoeld die zich presenteert met een syndroom bestaande uit calcinose, Raynaud, motiliteitsstoornis van oesofagus, sclerodactyli en teleangiëctasieën.

14.2 Klinische presentatie

14.2.1 Het fenomeen van Raynaud

Vrijwel alle SSc-patiënten hebben klachten van het fenomeen van Raynaud: aanvalsgewijze verkleuring van vingers en/of tenen, uitgelokt door kou, en emoties, vaak gepaard gaand met pijn. Bij een trifasisch fenomeen van Raynaud verkleuren de vingers achtereenvolgend wit, blauw en rood, maar ook bifasische verkleuringen zijn mogelijk. Het fenomeen van Raynaud kan al jaren bestaan voordat SSc zich openbaart met verstrakking van de huid of andere orgaanmanifestatie. Met name bij patiënten met een snel progressieve DcSSc kan het fenomeen van Raynaud ook voor het eerst optreden als er al huidverstrakking aanwezig is.

14.2.2 Huidbetrokkenheid

Huidbetrokkenheid bij SSc manifesteert zich als huidverstrakking, doorgaans beginnend in vingers en handen, calcinose en digitale ulcera. Vroeg in de ziekte kan de huid van de vingers oedemateus zijn ('puffy fingers'), wat leidt tot klachten van een strak gevoel. Geleidelijk verhardt dit oedeem.

Bij patiënten met DcSSc kan de huidverstrakking zeer snel progressief zijn en plaatsvinden in enkele weken tot maanden. Bij LcSSc verloopt dit proces trager en minder uitgebreid. Gedurende dit proces gaan haren en zweetklieren verloren en wordt de aangedane huid gekenmerkt door gebieden van zowel hypo- als hyperpigmentatie. Ook het gezicht verstrakt, met als resultaat een verminderde mobiliteit van de oogleden, kaken en mond en een verkleining van de mondopening.

De huidbetrokkenheid wordt gemeten met behulp van de gemodificeerde Rodnan-huidscore (mRSS), waarbij 17 lichaamsoppervlakten gescoord worden door palpatie van de verstrakking. De score per item op de mRSS varieert van 0 (geen verstrakking) tot 3 (maximale verstrakking). Deze huidscore wordt gebruikt als surrogaat ziekteactiviteitsmeting.

De verstrakte huid beperkt de beweeglijkheid van spieren, pezen en gewrichten. Na verloop van jaren kan de verstrakking door degeneratie en atrofie van de dermis en subcutis geleidelijk overgaan in atrofie. De huid van met name gelaat en coeur vertoont ook teleangiëctasieën, clusters van gedilateerde en tortuose capillairen en venules. Calcinose, zowel subcutaan als intracutaan, kan voorkomen bij zowel LcSSc als DcSSc, met name in de vingers, periarticulair en op plaatsen van herhaaldelijk trauma. Calcinose kan geïnfecteerd raken, waardoor er moeilijk te behandelen wonden ontstaan.

Digitale ulcera (◘ figuur 14.1) zijn het gevolg van disfunctie van de terminale arteriolen door media- en intimaproliferatie, gecombineerd met microtrombi. Deze pijnlijke ulcera zijn distaal van de PIP-gewrichten gelokaliseerd en kunnen geïnfecteerd raken. Ulcera proximaal van de PIP-gewrichten zijn eerder het gevolg van herhaaldelijk trauma van atrofische, kwetsbare huid ter plekke van gewrichten.

14.2.3 Spieren en gewrichten

Pijnklachten van het bewegingsapparaat komen voor bij patiënten met SSc veelvuldig als gevolg van enthesopathieën van de bekken- en schoudergordel en artritis. Sommige SSc-patiënten hebben een overlapsyndroom met reumatoïde artritis en/of inflammatoire myopathie. Bij patiënten met progressieve DcSSc kunnen zogeheten 'tendon friction rubs' (knarsen van pezen) gepalpeerd worden door fibrinedeposities in de peesscheden van achillespezen, knieën, ellebogen en/of polsen.

14.2.4 Tractus digestivus

De tractus digestivus is na de huid het meest frequent aangedaan bij SSc door motiliteitsstoornissen en vasculaire veranderingen. De meest voorkomende symptomen zijn slokdarmpassagestoornissen, gastro-oesofageale reflux, maagontledigingsstoornissen, diarree, obstipatie of een combinatie van afwisselend diarree en obstipatie, en fecale incontinentie.

Oesofagusmotiliteitsstoornissen komen bij 75-90% van de patiënten voor en karakteriseren zich door een afgenomen of afwezige peristaltiek in het distale deel van de oesofagus en een afgenomen onderste oesofageale sfincterdruk. Dit wordt veroorzaakt door lokale cholinerge neurale disfunctie, gevolgd door gladdespiercelatrofie en fibrose, en kan al vroeg in het ziektebeloop optreden en aanleiding geven tot stricturen. Ook maag en dunne darm kunnen hierdoor worden aangedaan, wat kan leiden tot maagontledigingsstoornissen en bacteriële overgroei. Bacteriële overgroei kan weer resulteren in malabsorptie, gewichtsverlies en diarree. In het colon veroorzaakt de dys- en hypomotiliteit constipatie en soms zelfs pseudo-obstructie. Bovendien kan zowel de interne als de externe anorectale sfincter insufficiënt zijn, met als gevolg fecale incontinentie.

De vasculaire afwijkingen in de tractus digestivus bestaan uit teleangiëctasieën die overal in de darmen kunnen voorkomen en de oorzaak kunnen zijn van chronisch bloedverlies. Een watermeloenmaag ofwel GAVE karakteriseert zich door brede oppervlakkige subepitheliale vasculaire ectatische vaten in de submucosa, die gemakkelijk bloeden.

14.2.5 Nieren

De klassieke nierbetrokkenheid bij SSc is de zogeheten 'scleroderma renale crise' (SRC): maligne hypertensie, gecombineerd

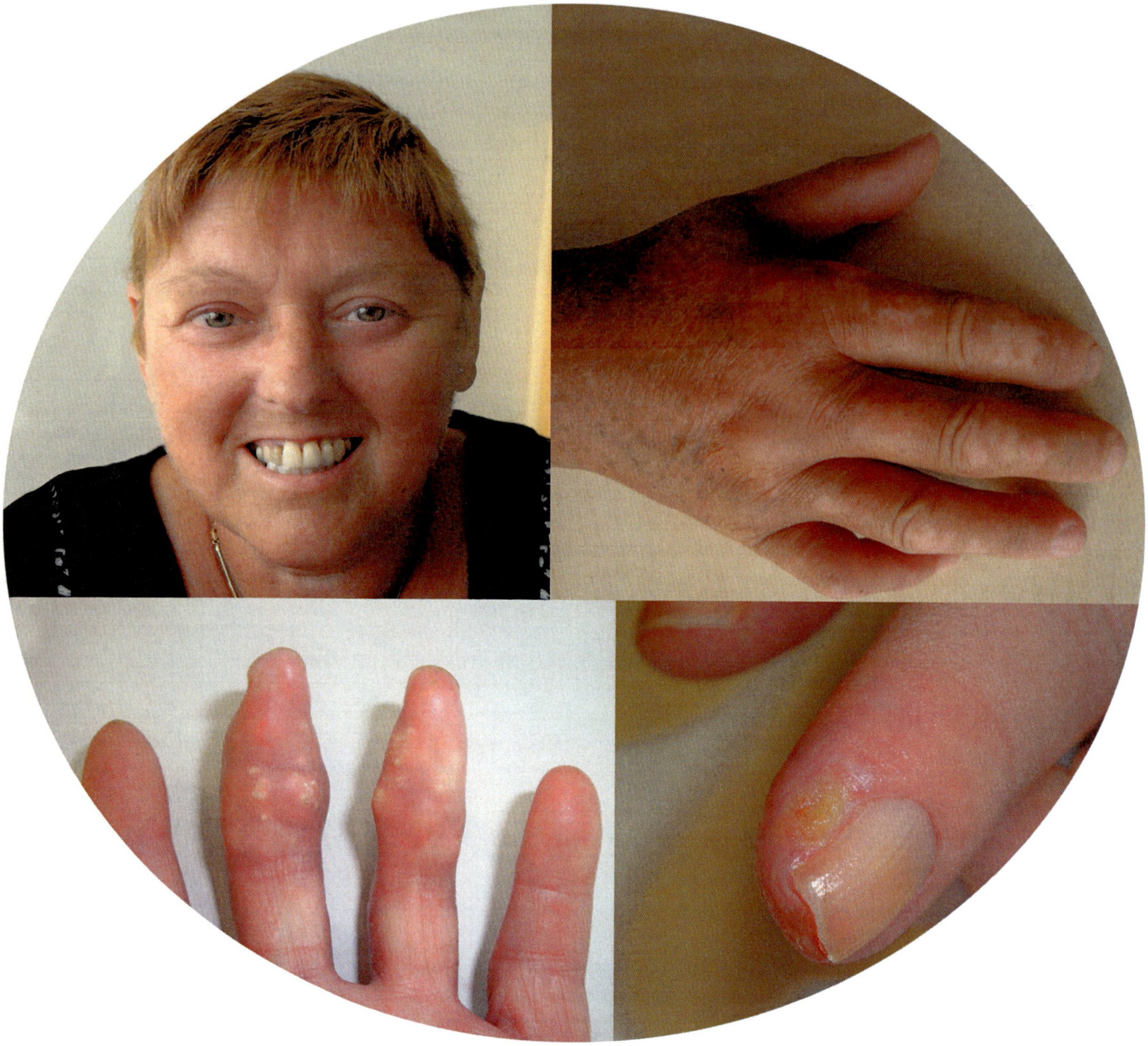

Figuur 14.1 Met de klok mee: gelaat, handen, digitaal ulcus, calcinose.

met een snel oplopend serumcreatinine en/of microangiopathische hemolytische anemie. Klachten als nieuw ontstane hoofdpijn, verminderd gezichtsvermogen, decompensatio cordis, verwardheid of insulten kunnen op SRC wijzen. Patiënten met een DcSSc met een vroege, snel progressieve huidverstrakking en anti-RNA-polymerase-III-autoantistoffen hebben het hoogste risico op SRC. Een andere risicofactor is het gebruik van glucocorticoïden, bijvoorbeeld prednison in een dosering boven de 15 mg per dag.

SRC wordt veroorzaakt door vasculaire veranderingen in de nier bestaande uit intima hyperplasie en fibrinoïde necrose, wat aanleiding geeft tot vasoconstrictie en renineproductie. Renine stimuleert de productie van angiotensine II, wat verdere vasoconstrictie van de nierarteriën veroorzaakt en de renale ischemie en hypertensie versterkt.

Andere niersymptomen van SSc komen infrequent voor en zijn niet progressief: medicijntoxiciteit, onverklaarde proteïnurie of een verhoogd serumcreatinine. Vóór de introductie van ACE-remmers was SRC een vaak dodelijke complicatie, maar door zelfmonitoring van de bloeddruk en adequate behandeling met ACE-remmers kunnen de potentieel ernstige gevolgen van SRC, zoals irreversibele nierinsufficiëntie, effectiever behandeld worden.

14.2.6 Hart

Hoewel cardiale betrokkenheid veelal asymptomatisch is, is de prevalentie gebaseerd op autopsiestudies tussen de 30 en 81%. Cardiale symptomen zijn vaak aspecifiek en bestaan met name uit dyspnoe d'effort, palpitaties, retrosternale pijn en soms syncope.

Hartafwijkingen bij SSc zijn het gevolg van microvasculaire afwijkingen en overproductie van extracellulaire matrixproteïnes door fibroblasten. Dit leidt tot ischemie, fibrosering en inflammatie in alle delen van het hart, dus zowel het pericard, myocard als het geleidingssysteem. Bij microscopisch onderzoek van hartweefsel van SSc-patiënten worden vaak discrete fibrotische laesies ('patchy fibrosis' in de Engelstalige literatuur) gevonden, die achtereenvolgens kunnen leiden tot linkerventrikel diastolische disfunctie en systolische disfunctie. Ritme- en geleidingsstoornissen zijn de meest voorkomende gevolgen van de fibrosering en worden mede veroorzaakt door autonome disfunctie. Myocarditis, een vaak fatale complicatie, is geassocieerd aan het optreden van myositis.

14.2.7 Longen

Interstitiële longziekten

Interstitiële longziekte (ILD) is de belangrijkste doodsoorzaak bij SSc. Inspanningsgebonden dyspnoe d'effort is vaak het eerste verschijnsel van ILD, maar bij progressie van de afwijkingen komen ook hoestklachten bij inspanning en kortademigheid in rust voor. De diagnose is te stellen door een combinatie van een hoge resolutie CT-scan (HRCT) van de thorax en longfunctieonderzoek, waarbij er op de HRCT-scan significante interstitiële afwijkingen en/of matglasaspect worden gevonden (figuur 14.2) en bij longfunctieonderzoek aanwijzingen voor restrictie (TLC, FVC verlaagd) en een CO-diffusiestoornis (▶ aandachtsbox 14.2).

ILD lijkt te beginnen als alveolitis, waarbij er nog reversibiliteit aanwezig is, wat zich kenmerkt door matglasaspect op de HRCT-scan. Bronchoalveolaire lavage en transbronchiale of video assisted longbiopsie zijn niet noodzakelijk voor het stellen van de diagnose en worden alleen verricht bij vermoeden op infectie of maligniteit.

Aandachtsbox 14.2 Diagnose ILD

Een uniforme definitie van ILD bij SSc is er niet. In internationale studies wordt vaak een combinatie van longfunctieonderzoeksresultaten en HRCT-scanbevindingen gebruikt om ILD vast te stellen. Een restrictief gestoorde longfunctie, dat wil zeggen een totale longcapaciteit (TLC) of forced vital capacity (FVC) < 70% van voorspeld en/of een afgenomen diffusiecapaciteit voor CO < 70% van voorspeld, is suggestief voor ILD.

Kaazeroni-score

Om een HRCT-scan voor ILD te kwantificeren wordt gebruikgemaakt van de zogeheten Kaazeroni-score. Hierbij wordt de scan op drie niveaus gescoord, te weten ter hoogte van het midden in de arcus aortae, de hoofdcarina en 1 cm boven het diafragma. Zowel fibrose als matglasaspect wordt gescoord tussen 0 en > 75% van het longweefseloppervlak, wat een score tussen de 0 en 5 oplevert. De linker- en rechterlong worden gemiddeld en het resultaat is een fibrosescore en een matglasaspectscore tussen de 0 en 15. Bij patiënten met een TLC ≥ 70% en een HRCT-scanscore voor fibrose en voor matglasaspect < 3 is er geen of minimale ILD aanwezig.

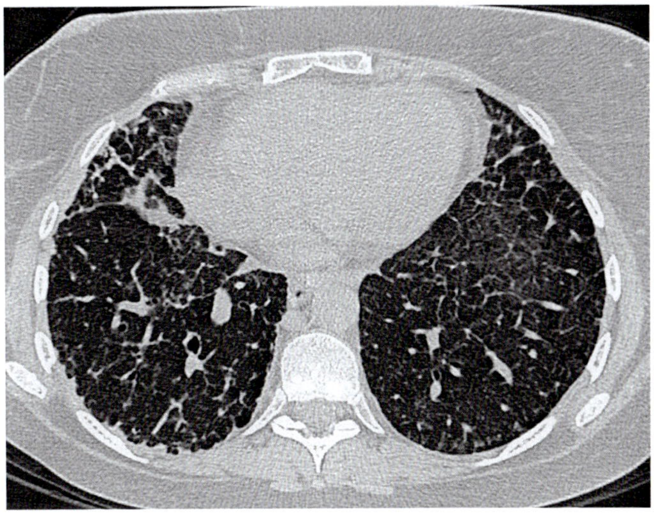

Figuur 14.2 HRCT-scan van de thorax met interstitiële longafwijkingen bij een systemische-sclerosepatiënt.

Pulmonale hypertensie

Pulmonale hypertensie (PH) is de tweede doodsoorzaak na ILD. PH wordt onderverdeeld in vijf groepen:

1. pulmonale arteriële hypertensie (PAH);
2. PH-geassocieerd aan linkerhartziekten;
3. PH-geassocieerd aan longziekten en/of hypoxemie;
4. PH ten gevolge van chronische trombo-embolieën;
5. restgroep.

Bij SSc komen al deze vormen voor. De klachten van PH zijn meestal laat en aspecifiek, en bestaan uit dyspnoe d'effort die progressief is in de tijd, (near)syncope en uiteindelijk dyspnoe de repos. De pathofysiologische processen die aan PH ten grondslag liggen, bestaan uit:

- endotheeldisfunctie, leidend tot vasoconstrictie en vasculaire remodellering van alle vaatwandlagen;
- proliferatie van de adventitia, waardoor de elasticiteit afneemt;
- hypertrofie van de media van de gladde spiercellen, waardoor de vasocontrictie toeneemt;
- occlusie van het vasculaire lumen door intimaproliferatie en in situ trombose.

PH bij SSc lijkt in eerste instantie te worden veroorzaakt door endotheelschade, waarschijnlijk door de SSc zelf.

Cardiale echografie is een veelgebruikte screeningsmethode om PH vast te stellen, maar voor het bevestigen van de diagnose is rechterhartkatheterisatie noodzakelijk om een verhoogde pulmonaal arteriële druk te kunnen aantonen. Ook bij patiënten met SSc dient een volledige work-up van PH te worden verricht om specifieke of aspecifieke behandeling te kunnen inzetten. Juist bij patiënten met SSc komen vaak mengvormen van PH voor: velen van hen hebben ook (al dan niet milde) ILD en linkerhartziekte.

Behandeling van PH is in Nederland voorbehouden aan centra waar de behandelindicaties volgens de internationale richtlijnen worden gesteld en de behandeling wordt geïnitieerd. De

Tabel 14.1 Behandeladviezen bij systemische sclerose, gerangschikt naar orgaanbetrokkenheid

Orgaan	Symptomen
Huid	Jeuk, vooral bij patiënten met DcSSc, bij snel toenemende huidverstrakking en opnieuw bij soepeler worden van de huid. Behalve vochtinbrengende zalven en hydrocortisonencrème heeft een deel van de patiënten baat bij antihistaminica. Bij progressieve huidverstrakking bij DcSSc-patiënten dient immuunsuppressieve behandeling te worden overwogen.
Maag-darmstelsel	De klachten van het maag-darmstelsel bij patiënten met SSc worden veroorzaakt door een gestoorde motiliteit. Klachten bestaan uit slokdarmpassagestoornissen, maagontledigingsstoornissen, diarree, obstipatie en fecale incontinentie. Therapeutische opties zijn prokinetica, laxantia en bekkenbodemtherapie. Bij tekenen van malabsorptie is onderzoek naar bacteriële overgroei zinvol. Bij persisterende klachten is verwijzing naar een gespecialiseerde MDL-arts aangewezen. Sondevoeding, eventueel met een PEG-sonde, kan noodzakelijk zijn. Een klein deel van de patiënten met DcSSc blijkt uiteindelijk afhankelijk te worden van totale parenterale voeding.
Hart	De meest voorkomende hartbetrokkenheid bij SSc zijn hartritmestoornissen en geleidingsstoornissen. Deze komen vaak asymptomatisch voor en vaker bij DcSSc dan bij LcSSc. Myocarditis is een zeldzame, maar potentieel levensbedreigende complicatie bij patiënten met DcSSc, die behandeld kan worden met hoge doses glucocorticoïden, bijvoorbeeld Solu-medrol® 3× 1 gram in 3 dagen. De myocardiale fibrose ontstaat meestal sluimerend en geeft aanleiding tot diastolische disfunctie, voordat er ook systolische disfunctie ontstaat. Plaatsing van een ICD dient overwogen te worden bij ventriculaire ritmestoornissen.
Longen	Longen zijn vaak aangedaan door alveolitis en fibrose (zie ook 'aandachtsbox 14.2 ILD'). Indien symptomatisch dient immuunsuppressieve of chemotherapeutische behandeling te worden overwogen. Er bestaat geen consensus over de beste eerstelijns behandeling (MMF versus cyclofosfamide) of over de duur van de behandeling, doch doorgaans is 1-2 jaar noodzakelijk om stabilisering van de longfunctie te bereiken. Overweeg onderhoudsbehandeling met MMF of azathioprine. Longtransplantatie is effectief als palliatieve behandeling voor SSc-patiënten met longfalen. Voor pulmonale hypertensie: ► aandachtsbox 14.4.
Nieren	Renale crise is relatief zeldzaam (bij DcSSc) maar potentieel ernstig, indien niet tijdig onderkend en behandeld met ACE-remmer of AT-II-antagonist. Nierfunctieherstel is mogelijk, ook bij patiënten die dialyseafhankelijk zijn geworden. SSc-patiënten met irreversibel nierfunctieverlies komen in aanmerking voor niertransplantatie.
Artritis/enthesopathie	Bij ongeveer 10% van de patiënten met SSc is er een symmetrische polyartritis aanwezig, die lijkt op RA. Dit komt bij zowel DcSSc als LcSSc voor. De behandeling bestaat uit lage doses glucocorticoïden. Tendon friction rubs worden alleen gezien bij DcSSc en zijn een teken van actieve ziekte. Entheseopathie treedt bij de meerderheid van de SSc-patiënten op, zowel bij een rustige als een actieve ziekte. De behandeling bestaat uit NSAID's en bewegingsadvies; bij enkele patiënten is een lage dosis glucocorticoïden noodzakelijk, bijvoorbeeld prednison 10 mg daags.

meest progressieve vorm van PH in SSc is PAH, die bij 8-12% van de patiënten voorkomt.

14.2.8 Overige orgaanbetrokkenheid

Zelden hebben patiënten met SSc aandoeningen van het centrale zenuwstelsel, maar trigeminusneuropathie en het carpaletunnelsyndroom komen voor. De meerderheid van de mannelijke patiënten heeft erectiestoornissen, die zowel door vasculaire als door neurologische oorzaken veroorzaakt kunnen worden. Veel SSc-patiënten hebben last van siccaklachten als uiting van het secundair syndroom van Sjögren.

Een overzicht van de behandeling van SSc per aangedaan orgaan staat in tabel 14.1.

14.3 Diagnostiek

De diagnose SSc is een klinische diagnose die gesteld wordt op grond van anamnese, lichamelijk onderzoek en aanvullend onderzoek, zoals de antinucleaire antistoffen (ANA), ziektespecifieke autoantistoffen, nagelriemcapillairoscopie en radiologisch onderzoek. De classificatiecriteria volgens LeRoy kunnen hierbij behulpzaam zijn (► aandachtsbox 14.1).

Histologisch onderzoek van aangedane huid is alleen noodzakelijk wanneer andere oorzaken van een strakke huid of fascie worden overwogen (► aandachtsbox 14.3). Aanvullend onderzoek wordt verricht om eventuele orgaanbetrokkenheid vast te stellen en om een keuze in de verschillende behandelopties te maken.

Aandachtsbox 14.3 Diagnostiek

Bij de diagnostiek van systemische sclerose (SSc) worden de volgende instrumenten ingezet:

- laboratoriumonderzoek: bloedbeeld, nier- en leverfunctie, CPK, ANA en ziektespecifieke autoantistoffen (Scl-70, centromeer, RNA-polymerase I, III, RNP);
- uitbreiding en ernst huidbetrokkenheid via mRSS;
- nagelriemcapillairoscopie voor het vastleggen van capillairoscopische afwijkingen (bloedinkjes, megacapillairen, afname densiteit) (figuur 14.3);

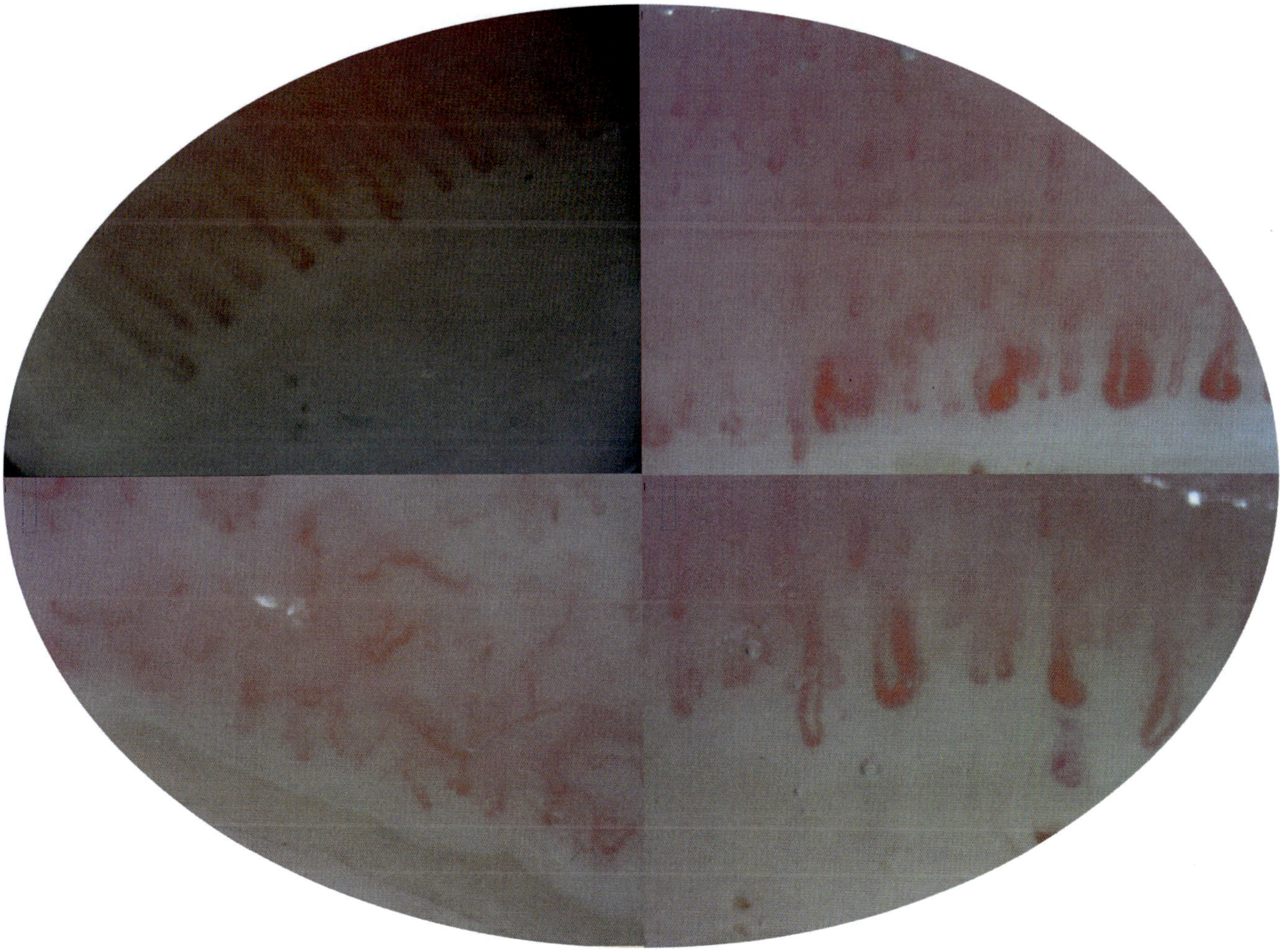

Figuur 14.3 Nagelriemcapillairoscopisch beeld. Met de klok mee: normaal, beeld zoals gezien kan worden bij early SSc, active SSc en late SSc.

- ECG voor het vastleggen van ritme- of geleidingsstoornissen;
- echocardiografie als screenend onderzoek voor PH, maar ook het opsporen van linkerventrikelstoornissen of kleplijden;
- longfunctieonderzoek bestaande uit spirometrie voor het vaststellen van restrictieve longfunctiestoornissen en CO-diffusiemeting;
- HRCT-scan voor het opsporen van ILD en een eventueel openstaande oesofagus.

SSc kan klinisch moeilijk te onderscheiden zijn van eosinofiele fasciitis, gegeneraliseerde morfea, myxoedeem, nefrogene systemische fibrose en paraneoplastische ziektebeelden. Aanvullend onderzoek kan hierbij behulpzaam zijn. Het fenomeen van Raynaud en SSc-specifieke autoantilichamen komen bij deze ziektebeelden eigenlijk nooit voor.

De belangrijkste doodsoorzaken van SSc zijn ILD en PH. Om deze vroeg op te sporen wordt aanbevolen om jaarlijks longfunctieonderzoek en een echocardiografie te verrichten. Indien er aanwijzingen voor een van beide complicaties zijn, dient de work-up uitgebreid te worden met een HRCT-scan van de thorax en op indicatie een fietsergometrisch onderzoek en rechterhartkatheterisatie.

14.4 Behandeling en prognose

14.4.1 Behandeling algemeen

De behandeling van SSc-patiënten is multidisciplinair. Vroegtijdige interventie is belangrijk, omdat functieverlies van bijvoorbeeld de longen in de eerste jaren na het stellen van de diagnose het grootst is. Frequente en intensieve monitoring van ziekteactiviteit is daarom van groot belang om tijdig te kunnen inspelen op achteruitgang van orgaanfunctie.

14.4.2 Ondersteunende behandeling

Fysiotherapie is van belang om contracturen te voorkomen. De ergotherapeut kan een patiënt ondersteunen bij aanpassingen in de woon- en werkomgeving. De verpleegkundige reumaconsulent kan bijdragen aan voorlichting over de ziekte en adviseren over energieverdeling en handbeschermende maatregelen. Interventie van een medisch psycholoog kan noodzakelijk zijn bij patiënten die lijden onder het veranderende uiterlijk en problemen hebben met acceptatie van het hebben van een chronische en potentieel dodelijke ziekte.

14.4.3 Symptomatische behandeling

Algemene adviezen, zoals het stoppen met roken en het vermijden van koude-expositie met name aan de handen en voeten, kunnen het fenomeen van Raynaud positief beïnvloeden. Een deel van de patiënten heeft baat bij vaatverwijders, zoals nifedipine en ketanserine. Protonpompremmers kunnen symptomen van oesofagusdysmotiliteit en reflux verlichten. Bij patiënten met een vroege DcSSc kan een ACE-remmer worden overwogen ter preventie van een eventuele renale crise, hoewel het wetenschappelijk bewijs hiervoor mager is. ACE-remmers dienen echter onverwijld te worden voorgeschreven bij de eerste symptomen van renale crise. Glucocorticoïden kunnen effectief zijn bij myositis of artritis en worden soms in combinatie met cyclofosfamide gebruikt bij ILD. Doseringen van (20 mg of meer) prednison worden echter in het algemeen afgeraden wegens het risico op het luxeren van een renale crise (▶ par. 14.3.5).

14.4.4 Immuunsuppressieve therapie

Immuunsuppressieve therapie (anders dan prednison) moet overwogen worden bij progressieve ziekte. Behandelregimes zijn gebaseerd op ervaring in de klinische praktijk omdat er relatief weinig positieve gegevens uit gerandomiseerde klinische studies beschikbaar zijn. Twee dubbelblinde gerandomiseerde studies bij patiënten met DcSSc met een maximale ziekteduur van drie jaar lieten een tendens in het voordeel van methotrexaat op huidfibrose en algemeen welbevinden zien. In twee grote placebogecontroleerde gerandomiseerde studies met cyclofosfamide (een oraal en een intraveneus) bij SSc-patiënten met longbetrokkenheid werd een significante symptomatische verbetering van dyspnoe gevonden in de cyclofosfamidegroep en een verschil in longfunctie; deze voordelen namen evenwel af na staken van de behandeling.

Escalatie van immuunsuppressieve behandeling in de vorm van stamceltransplantatie is (in verschillende niet-gecontroleerde trials en een kleine gerandomiseerde studie) effectief gebleken bij DcSSc-patiënten, met name op huidbetrokkenheid. Of dit zich vertaalt in een betere overleving dient nog vastgesteld te worden, vooral gelet op de risico's van stamceltransplantatie.

Een recente observationele studie met mycofenolaat mofetil (MMF) in een streefdosering van 2dd 1500 mg liet na twaalf maanden een afname zien van mRSS ten opzichte van historische controles. In een aantal kleine placebogecontroleerde studies met imatinib werd een geringe verbetering van de mRSS beschreven, maar ook veel bijwerkingen. Van biologicals, zoals TNF-remmers, rituximab gericht op B-celdepletie, en antithymocytenglobuline (ATG) zijn positieve resultaten vermeld in open studies en registry studies, maar overtuigend bewijs voor de werkzaamheid ervan ontbreekt, met uitzondering van een gunstig effect van TNF-remmers op gewrichtssymptomen bij SSc-patiënten met artritis. Het is mogelijk dat biologicals met andere aangrijpingspunten effectiever zijn.

14.4.5 Behandeling van ILD

De standaardbehandeling voor ILD bij SSc is cyclofosfamide. In Nederland wordt cyclofosfamide meestal als intraveneuze pulsetherapie toegepast gedurende 6-12 maanden en een deel van de patiënten bereikt hiermee een stabilisatie of geringe verbetering van de longfunctie. Orale behandeling met MMF is mogelijk ook effectief en waarschijnlijk minder toxisch. Vergelijkend onderzoek moet uitwijzen welke de meest optimale behandeling is.

Indien behandeling met cyclofosfamide of MMF ineffectief is of niet wordt verdragen, kan behandeling met azathioprine worden overwogen, al dan niet gecombineerd met prednison.

14.4.6 Behandeling PAH

De behandeling van pulmonale arteriële hypertensie is in Nederland voorbehouden aan de academische centra en bestaat uit medicatie gericht op een of meerdere van de bekende mechanismen bij pulmonale hypertensie: endothelinereceptorblokkers, PDE-5-inhibitie of prostacyclineanalogen. Behandeling heeft een verbeterde overleving aangetoond en wordt als positief gezien als er een afname van klachten, verbetering van de 6 minuten looptest en een afname van de biomarker NT-proBNP wordt gevonden.

Aandachtsbox 14.4 PAH

Patiënten met SSc kunnen alle vormen van pulmonale hypertensie (PH) hebben, zoals eerder beschreven. Veel patiënten blijken een mengbeeld te hebben van PH bij linkerhartziekte (milde diastolische disfunctie), bij ILD (milde tot matige interstitiële longafwijkingen) en PAH. Getracht wordt om de meest bijdragende oorzaak van de PH te identificeren en de behandeling hierop te richten.

Bij de rechterhartkatheterisatie wordt de pulmonaal arteriële druk en de wiggendruk gemeten. Volgens de internationale richtlijnen is er sprake van PAH, indien de gemiddelde pulmonaal arteriële druk ≥ 25 mmHg is en de wiggendruk < 15 mmHg. Bij PH bij linkerhartziekten is deze wiggendruk verhoogd.

Voordat de behandeling wordt ingesteld, wordt een volledige analyse van de patiënt verricht, bestaande uit een HRCT-scan van de thorax (om significant ILD uit te sluiten), een VP-scan (om chronische longembolieën uit te sluiten) en een echografie van de lever (om portopulmonale hypertensie uit te sluiten).

Vervolgens worden patiënten geclassificeerd volgens de NYHA-klasse, waarbij een behandeling bij klasse 2-4 geïndiceerd is. De behandeling is 'goal oriented', waarbij het streven is om een verbetering van de NYHA-klasse, een afname van symptomen, een verbetering van de echocardiografische parameters, een toename van de 6 minuten looptest en een afname van de relevante biomarker NT-proBNP te bewerkstelligen.

Bij patiënten in NYHA-klasse 2 of 3 wordt gestart met behandeling met een endothelinereceptorantagonist (bosentan of ambrisentan) en vervolgens een PDE5-inhibitor (sildenafil of tadalafil) toegevoegd als na drie maanden de behandeldoelen niet bereikt zijn.

De volgende stap is prostacyclineanalogen (iloprost inhalatie, treprostinil continu subcutaan of epoprostanol via continu intraveneus infuus), alles als add-on. Bij patiënten met een matig ILD is de behandeling van eerste keus sildenafil of tadalafil, omdat gebleken is dat endothelinereceptorantagonisten kunnen leiden tot een toename van shunting: een toegenomen doorbloeding van slecht geventileerde longdelen.

Indien een patiënt zich presenteert met een NYHA-klasse 4 is de standaardtherapie epoprostanol en wordt later in de behandeling beoordeeld of een minder belastende therapie mogelijk is.

14.4.7 Digitale ulcera

Behandeling van digitale ulcera start met de algemene adviezen, zoals hiervoor voor het fenomeen van Raynaud (► par. 14.3.1) beschreven, en vaatverwijdende therapie. Sommige patiënten met digitale ulcera hebben baat bij trombocytenaggregatieremming in de vorm van acetylsalicylzuur in een lage dosering. Intraveneus toegediende ilomedine, een prostacyclineanaloog en daarmee een krachtige vaatverwijder en trombocytenaggregratieremmer, wordt in Nederland meestal vijf aaneengesloten dagen toegediend en kan een langdurige symptomatische verlichting van het fenomeen van Raynaud bewerkstelligen en een bijdrage leveren aan de genezing van digitale ulcera.

Bosentan, een endothelinereceptorantagonist, is in Nederland geregistreerd ter voorkoming van digitale ulcera bij patiënten met SSc die recidiverende digitale ulcera hebben en bij wie de eerdere maatregelen geen effect hebben gehad.

14.4.8 Prognose

De prognose van SSc wordt met name bepaald door long-, hart- en nierbetrokkenheid. De 5-jaarsmortaliteit van patiënten met orgaanbetrokkenheid is ongeveer 30%. De overleving van patiënten met een LcSSc is significant beter dan die van patiënten met een DcSSc. De doodsoorzaak van patiënten met SSc is in 55% van de gevallen gerelateerd aan de ziekte, vooral door ILD, PAH (samen 60% van de doodsoorzaken) en hartbetrokkenheid.

Voor de individuele patiënt is het moeilijk om tot een prognose te komen. Een snel toenemende mRSS, een snel afnemende longfunctie en het voorkomen van tendon friction rubs zijn geassocieerd aan een hogere mortaliteit.

Kernpunten

- Systemische sclerose is een zeldzame systemische auto-immuunziekte, gekenmerkt door klinische manifestaties van micro- en macrovasculaire laesies, fibrosering van huid en interne organen, ontsteking in spieren en gewrichten, en de aanwezigheid van specifieke autoantilichamen.
- SSc-patiënten kunnen worden geclassificeerd als diffuus cutane systemische sclerose, gelimiteerde cutane systemische sclerose en ongeclassificeerde systemische sclerose.
- Vrijwel alle patiënten met SSc hebben een fenomeen van Raynaud, maar om de diagnose SSc te stellen zijn ook andere manifestaties noodzakelijk, zoals specifieke huidafwijkingen, nagelriemcapillairoscopische afwijkingen en ziektespecifieke autoantistoffen.
- Orgaanbetrokkenheid van SSc kan in alle organen optreden. De meerderheid van de patiënten sterft echter ten gevolge van interstitiële longafwijkingen, al dan niet met pulmonale hypertensie en/of cardiale complicaties. Het screenen op deze complicaties en vroegtijdige behandeling hiervan zou de prognose van de patiënt kunnen verbeteren.
- Immuunsuppressieve therapie moet overwogen worden bij progressieve ziekte. Behandelregimes zijn gebaseerd op ervaring in de klinische praktijk, omdat er relatief weinig positieve gegevens uit gerandomiseerde klinische studies beschikbaar zijn.

Literatuur

Gabrielli A, Avvedimento EV, Krieg T. Scleroderma. New Engl J Med 2009;360:1989–2003.

LeRoy EC, Medsger Jr TA. Criteria for the classification of early systemic sclerosis. J Rheum 2001;28:1573–6.

Ong VH, Denton CP. Innovative therapies for systemic sclerosis. Curr Opin Rheumatol 2010;22(3):264–72.

Varga J, Denton CP, Wigley F. Scleroderma: From Pathogenesis to Comprehensive Management. Springer Verlag, 2012.

Het syndroom van Sjögren

H. Bootsma en A. Vissink

15.1 Definitie en klinisch beeld

Het syndroom van Sjögren (SS) kan primair en secundair voorkomen. Van een primair syndroom van Sjögren (pSS) wordt gesproken als het syndroom zich uit in een betrokkenheid van de ogen (keratoconjunctivitis sicca) en speekselklieren (droge mond (xerostomie), zwelling van de speekselklieren). Bij 30-40% van deze patiënten is tevens sprake van systemische manifestaties; vermoeidheid komt zelfs voor bij 70-90% van de patiënten. Van sSS wordt gesproken als daarnaast sprake is van een andere auto-immuunziekte, zoals reumatoïde artitis (RA) of systemische lupus erythematosus (SLE).

Casus 15.1

Een 35-jarige vrouw is sinds drie jaar bekend met het primaire syndroom van Sjögren (droge mond, verminderde speekselsecretie, droge ogen, verminderde traansecretie, SSA/B-positief, positief lipbiopt). Tijdens de follow-up ontwikkelde zij een progressieve bilaterale zwelling van de parotiden (◘ figuur 15.1) en de submandibulaire lymfeklieren, petechiën in de mond en purpura aan de benen. Laboratoriumonderzoek toonde een persisterend verlaagd complement C4 (0,05 g/l, normaal 0,1-0,4 g/l), een toename van de al bestaande hypergammaglobulinemie (IgG 19,6 g/l, normaal 7,0-16,0 g/l) en een verhoogde reumafactor (153 KIU/l, normaal < 11 KIU/l). Gezien deze bevindingen werd de aanwezigheid van een maligne lymfoom vermoed.

MRI-onderzoek toonde beiderzijds sterk vergrote glandulae parotideae met multipele cysteuze veranderingen. In de hals werden meerdere pathologisch vergrote lymfeklieren gezien. Er werd besloten tot een parotisbiopt ten behoeve van de diagnostiek.

Histopathologisch en immunohistochemisch onderzoek van het parotisbiopt toonde een non-Hodgkin lymfoom van het type mucosa associated lymphoid tissue (MALT). De B-cellen waren monoklonaal voor lichteketen-Kappa (verhoogde κ/λ-ratio). Verdere stagering werd niet verricht, omdat patiënte inmiddels zwanger was geworden.

Tijdens de zwangerschap werd gekozen voor behandeling met 15 mg prednisolon per dag. Na de partus werd zij in verband met progressie van de bilaterale parotiszwelling, de vasculitislaesies en het MALT-lymfoom behandeld met anti-CD20 monoklonale antistoffen (rituximab (MabThera®) in combinatie met cyclofosfamide intraveneus en prednison). Hierop verbeterde haar klinische situatie.

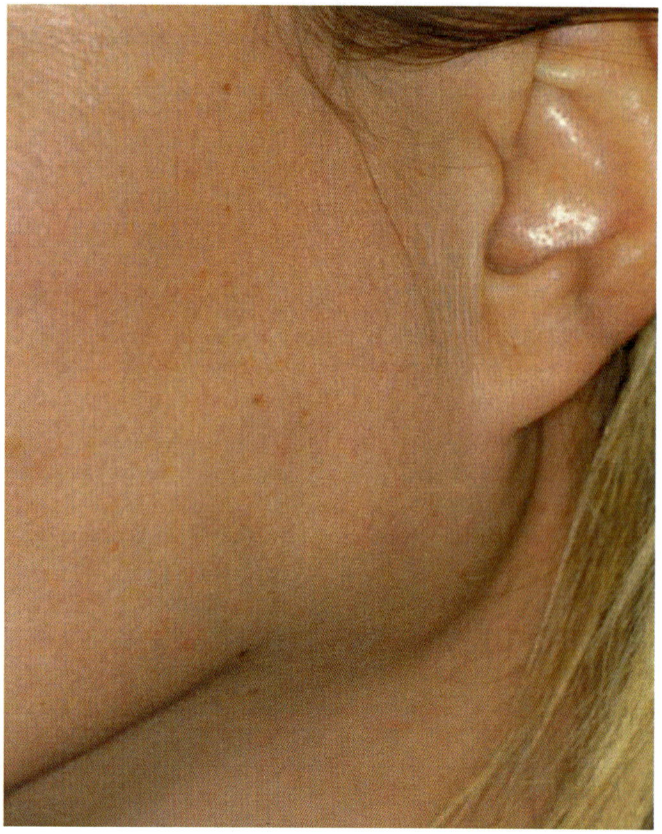

◘ **Figuur 15.1** De linker glandula parotidea is gezwollen.

15.2 Epidemiologie

Doordat verschillende diagnostische criteria zijn toegepast bij het stellen van de diagnose syndroom van Sjögren (SS), bestaat geen zekerheid over de exacte prevalentie van de aandoening. Geschat wordt dat het de meest voorkomende auto-immuunaandoening na reumatoïde artritis is, met een prevalentie van 0,5 tot 1%. In iets meer dan de helft van de gevallen is er sprake van een secundair syndroom van Sjögren (sSS).

SS komt vaker bij vrouwen dan bij mannen voor, in de verhouding 9:1. De ziekte openbaart zich gewoonlijk tussen het 20ste en 40ste levensjaar, maar komt incidenteel ook op kinderleeftijd voor. Op kinderleeftijd ontbreken vaak de siccaklachten, mogelijk dankzij de dan nog relatief grote residuale capaciteit van de exocriene klieren; aanvankelijk kan zelfs de speekselsecretie verhoogd zijn. Gewoonlijk is de speekselsamenstelling dan al wel afwijkend.

15.3 Klinisch beeld

Hoewel de beginsymptomen weinig specifiek zijn, kan op basis van deze symptomen toch vaak de diagnose SS worden gesteld. De geleidelijke ontwikkeling naar een volledige manifestatie van het syndroom kan meer dan 5-10 jaar in beslag nemen. Het vroegtijdig stellen van de diagnose is echter van groot belang, omdat bij de meeste patiënten in de beginfase van de ziekte nog niet te veel schade aan het exocriene klierweefsel is opgetreden (◘ figuur 15.2). Vermoedelijk is de kans op een positief effect van een interventietherapie in een vroeg stadium van SS het grootst.

De meeste patiënten met SS hebben symptomen gerelateerd aan een verminderde functie van exocriene klieren, in het bijzonder van de traan- en speekselklieren. Voorts kan een scala aan systemische extraglandulaire manifestaties voorkomen, zoals moeheid, artritis, vasculitis en glomerulonefritis (◘ tabel 15.1).

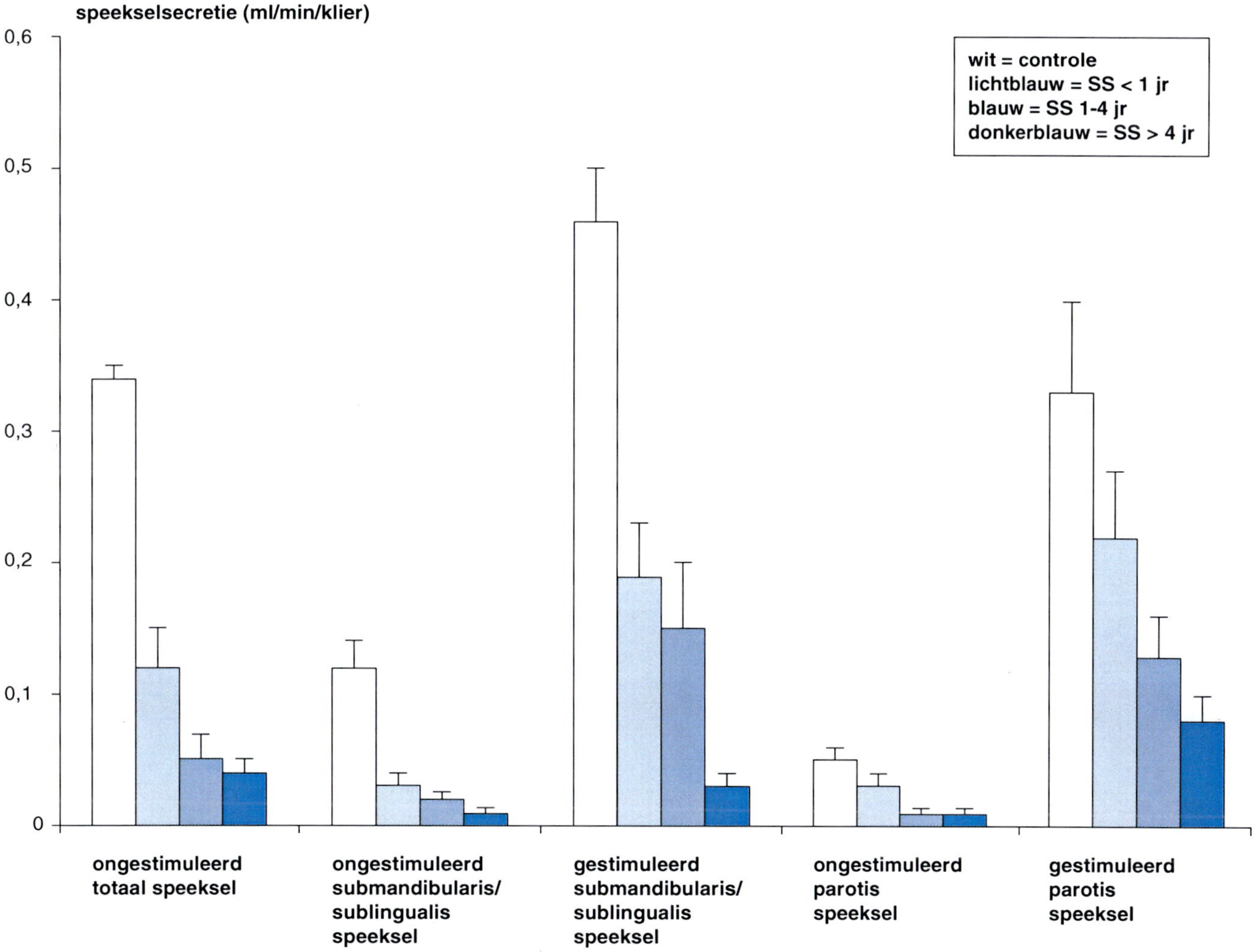

Figuur 15.2 Verband tussen de ziekteduur (= de tijd tussen het ontstaan van de droogheidsklachten in het kader van SS) en het moment van verwijzen, en de gemiddelde speekselsecretie (gemiddelde±SEM). Bron: Pijpe, Kalk, Bootsma et al., 2007.

Tabel 15.1 Frequentie van extraglandulaire manifestaties (%) bij pSS

Extraglandulaire manifestatie	Percentage
vermoeidheid	70-90
artritis (niet-erosief)	20-30
artralgie	60-70
fenomeen van Raynaud	40-50
lymfadenopathie	15-20
vasculitis	5-20
pulmonale betrokkenheid	20-30
renale betrokkenheid	10-30
betrokkenheid maag/darm/lever	5-60
endocriene aandoeningen	10-20
perifere neuropathie	15-20
myositis	1-2
maligne lymfoom	5-10

15.3.1 Exocriene betrokkenheid

Oculaire betrokkenheid

Ogen zijn vaak betrokken bij SS. De verminderde traanproductie door het lymfocytaire infiltraat in de traanklier leidt tot een instabiele traanfilm en destructie van het oogepitheel, die bekendstaat als keratoconjunctivitis sicca (KCS). De bijbehorende klachten zijn: droge, rode en brandende ogen, lichtschuwheid en een zandkorrelgevoel in de ogen. Bij lichamelijk onderzoek worden verwijde conjunctivale vaten, pericorneaal geïnjiceerde roodheid en erosies aan de cornea gezien. Soms zijn de traanklieren vergroot.

Orale betrokkenheid

Het gevoel van een droge mond (xerostomie) is het gevolg van een sterk afgenomen productie van speeksel (hyposialie). Naast het SS bestaan vele andere oorzaken voor xerostomie, waarvan de bijwerking van medicatie (van meer dan duizend geneesmiddelen wordt gemeld dat een droge mond een bijwerking kan zijn; zie ► www.drymouth.info) en de status na bestraling in het hoofd-halsgebied de bekendste zijn.

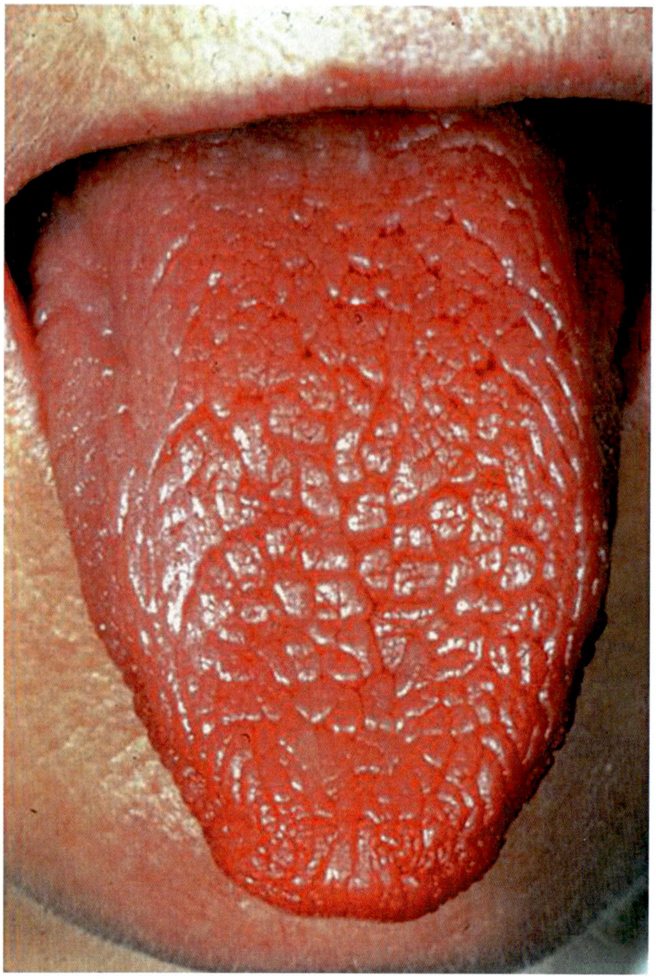

Figuur 15.3 De tong van patiënten met het syndroom van Sjögren heeft vaak een droog, vaak gefissureerd, aspect.

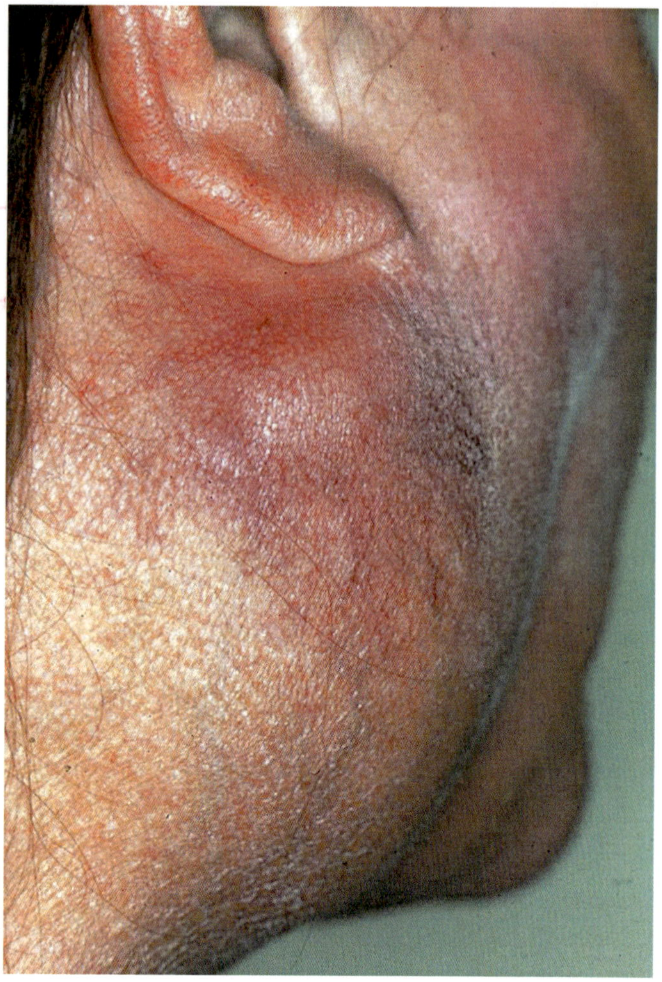

Figuur 15.4 Persisterende zwelling van de gl. parotidea. Centraal in deze zwelling had zich een vaste nodus ontwikkeld. Het bleek te gaan om een non-Hodgkin lymfoom.

Aanvankelijk klaagt de patiënt vooral over xerostomie 's nachts ten gevolge van de afgenomen rustsecretie van de speekselklieren: de submandibulaire speekselklieren nemen het grootste deel van de rustsecretie op zich; de secretie van juist deze speekselklieren is al vroeg in het ziekteproces verminderd (figuur 15.2). Ook overdag voelt de mond in periodes van rust droog aan, terwijl eten nog goed mogelijk is: vroeg in het ziekteproces is de gestimuleerde secretie van de parotiden nog subnormaal (figuur 15.2).

Na verloop van tijd treedt de xerostomie ook gedurende de dag steeds meer op de voorgrond, vooral tijdens het eten van droog voedsel en tijdens spreken. Pijnklachten in de mond kunnen berusten op hypersensitiviteit van de orale mucosa (de beschermende speekselfilm ontbreekt), tandcariës (het zelfreinigende vermogen van de mondholte is sterk afgenomen), opportunistische mucosale infecties (i.h.b. candidiasis) of een sialoadenitis.

Eenvoudig waarneembare kenmerken van xerostomie zijn: ragaden in de mondhoeken, een droog, vaak gefissuurd aspect van de tong (figuur 15.3), droge slijmvliezen en weinig of geen speeksel op de mondbodem. Wisselende, bilaterale zwelling van de glandulae parotideae als uiting van een chronische ontsteking komt bij 40% van de patiënten met pSS voor.

Wanneer sprake is van een persisterende zwelling, al dan niet met een vaste nodus (figuur 15.4), kan dit wijzen op een maligne lymfoom (5-10% van de patiënten met pSS). Differentiaaldiagnostisch dient bij parotisklierzwellingen onder meer aan sarcoïdose en virusinfecties te worden gedacht (tabel 15.2).

15.3.2 Extraglandulaire (systemische) betrokkenheid

Extraglandulaire manifestaties komen bij ten minste 30-40% van de patiënten met pSS voor. Het meest voorkomend zijn algemene klachten als vermoeidheid, koorts, artralgieën, myalgieën en het fenomeen van Raynaud.

Artritis

Artritis kan het eerste symptoom zijn van pSS en voorafgaan aan de oog- en monddroogheid. Meestal is er sprake van een intermitterende polyartritis, echter zonder ontwikkeling van röntgenologisch waarneembare erosieve afwijkingen.

Tabel 15.2 Differentiële diagnose van SS en overige oorzaken van siccaklachten (droge ogen, droge mond) en zwellingen van de speekselklieren

	Differentiaal-diagnose van SS	Niet-SS-oorzaken van siccaklachten	Niet-SS-oorzaken van zwelling van de speekselklieren
infecties	virale infecties: hiv, EBV, hepatis A, B, C, HTLV-1, mazelen	virale infecties	bacteriële of virale infecties (mazelen, hiv, EBV, CMV)
ontsteking	sarcoïdose, amyloïdose	sarcoïdose	sarcoïdose
endocrien/ metabool	lipoproteïnemie (type II, IV, V), diabetes	diabetes	endocrien: diabetes, acromegalie metabool: overmatig alcoholgebruik, cirrose, lipoproteïnemie, chronische pancreatitis, bulimia, anorexia nervosa, duursporters
maligniteit	lymfoom	medicatie	maligniteit
iatrogeen	'graft versus host'-reactie, radiotherapie	radiotherapie	
overige	fibromyalgie, chronischevermoeidheids-syndroom	medicatie, psychogeen	sialolithiasis, sialoadenitis

Pulmonale betrokkenheid

De belangrijkste twee vormen van longbetrokkenheid zijn interstitiële alveolitis en chronische obstructie van de kleine luchtwegen. Pleuritis wordt vaker bij sSS dan bij pSS gezien.

Renale betrokkenheid

Een interstitiële nefritis of een glomerulonefritis kunnen een manifestatie van pSS zijn. Interstitiële nefritis kan al vroeg in het beloop van pSS ontstaan en uit zich als een renale tubulaire acidose en/of proteïnurie, en kan aanleiding geven tot nier- en blaasstenen. Een eerste symptoom van een renale tubulaire acidose is in veel gevallen een hypokaliëmie. Sedimentsafwijkingen zijn vaak niet aanwezig, wel ontstaat in de loop van de tijd een proteïnurie en verslechtert de nierfunctie.

Een membraneuze of membranoproliferatieve glomerulonefritis is een minder frequent voorkomende uiting van de ziekte. Bij een glomerulonefritis worden vaak wel sedimentsafwijkingen gezien, naast een proteïnurie en nierfunctieverlies. Deze afwijking is in tegenstelling tot een interstitiële nefritis sterk geassocieerd met serologische parameters als complementverbruik en de aanwezigheid van cryoglobulinemie.

Vasculitis

Vasculitis leidt tot huidmanifestaties als purpura (figuur 15.5), urticaria en ulcera. Ook een vasculitis gaat vaak gepaard met

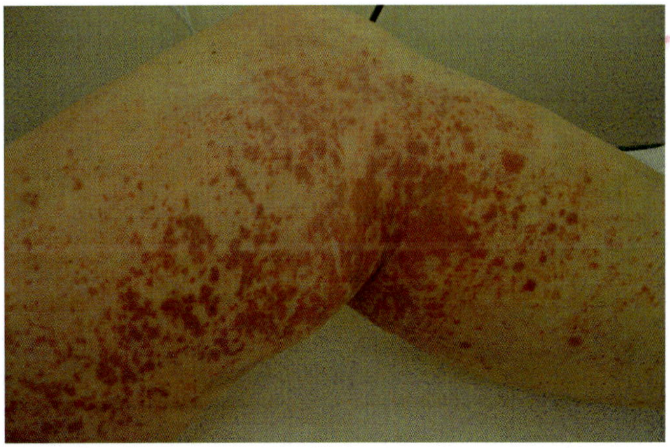

Figuur 15.5 Purpura als voorbeeld van extraglandulaire betrokkenheid bij het syndroom van Sjögren.

complementverbruik en cryoglobulinemie. Histopathologisch wordt het beeld gekenmerkt door een mononucleair of neutrofiel infiltraat rond kleine en middelgrote vaten.

Neurologische betrokkenheid

Neurologische manifestaties zijn duidelijk geassocieerd met de aanwezigheid van een vasculitis. De meest voorkomende uiting is een langzaam progressieve sensomotorische polyneuropathie. Zowel mononeuritis multiplex als neuropathieën van hersenzenuwen en van het autonoom zenuwstelsel zijn beschreven. Het klinisch spectrum van afwijkingen aan het centraal zenuwstelsel is divers en kan zowel de hersenen als het ruggenmerg betreffen.

Lymfoproliferatieve ziekte

Patiënten met een pSS hebben een 15-20 maal verhoogde kans op de ontwikkeling van een non-Hodgkin lymfoom. Het betreft meestal een marginale zone B-cel lymfoom van het mucosa-associated lymphoid tissue (MALT-)type. Het risico op de ontwikkeling van een lymfoom bij patiënten met SS is vooral verhoogd bij patiënten met een persisterende bilaterale parotiszwelling, vasculitis en een verlaagd C4.

15.4 Pathofysiologie

De klassieke laesie van de exocriene klieren is de lymfo-epitheliale laesie (LEL; ook wel myo-epitheliale sialoadenitis of MESA genoemd) in de grote speekselklieren en een focale lymfocytaire sialoadenitis in de kleine speekselklieren. Het infiltraat bestaat voor 80% uit $CD4^+$ T-cellen en voor 20% uit B-cellen en plasmacellen.

Immunologisch wordt de aandoening gekenmerkt door een polyklonale B-celactiviteit. Deze B-lymfocytaire hyperreactiviteit wordt in serum gekenmerkt door een polyklonale hypergammaglobulinemie en de aanwezigheid van diverse autoantistoffen (anti-Ro/SS-A, anti-La/SS-B, α-fodrine en antistoffen tegen muscarine-acetylcholine-receptoren).

Tabel 15.3 Zinvol bloedonderzoek en aanvullend onderzoek voor de diagnostiek en het vaststellen van de ziekteactiviteit en -progressie bij pSS-patiënten

	Systemisch	Betrokkenheid mond	Betrokkenheid oog
essentieel	- *Bloedonderzoek:* Hb, Ht, trombocyten, leukocyten, elektrolyten, creatinine, leverenzymen, BSE, CRP, glucose, immuunglobuline & elektroforese, complement C3, complement C4, ANA, reumafactor, anti-SSA/SSB, anti-dsDNA, TSH - *Urineonderzoek:* dipstickanalyse - *Beeldvorming:* X-thorax	- ongestimuleerd totaalspeeksel - speekselklierbiopsie (labiale speekselkliertjes of gl. parotidea)	- Schirmer-I-test - break-up time traanfilm - lissaminegroenkleuring - fluoresceïnekleuring
op indicatie	Hepatitis A, B, C, Epstein-Barr-virus, hiv-serologie, sACE, ENA, ACPA, AMA, cryoglobulinen, amylase, HbA_{1c}	- sialografie - echografie speekselklieren	
aanvullend	EULAR Sjögren's Syndrome Patient Related Index (ESSPRI; ▶ par. 15.6) EULAR Sjögren's Syndrome Disease Activity Index (ESSDAI; ▶ par. 15.6)	- gestimuleerd totaalspeeksel - klierspecifiek speeksel - sialochemie - MRI speekselklieren - scintigrafie - ESSPRI	- traanfunctie-index - impressie cytologie - osmolariteit tranen - ocular surface disease index - ESSPRI

Bij de pathofysiologie lijken meerdere factoren een rol te spelen. Verschillende virussen zijn genoemd in verband met hun mogelijke pathogene rol (EBV, HCMV, HCV, HTLV-1), maar een direct bewijs is nog niet geleverd.

Er lijkt ook een genetische factor te zijn. Verhoogde frequenties van verscheidene HLA-typeringen (HLA-B8, HLA-DR3, HLA-DRw52) zijn beschreven bij verschillende groepen patiënten met SS, maar er is nog geen consensus over een unieke HLA-typering.

Veranderde expressie van cytokinen in het weefsel voor de infiltratie van lymfocyten zou eveneens een rol kunnen spelen in het ontstaan van de auto-immuunrespons. Bovendien kunnen de pro-inflammatoire cytokinen die worden geproduceerd door de infiltrerende lymfocyten, zorgen voor verdere schade en het aantrekken van meerdere leukocyten.

Ten slotte zou ook een gestoorde apoptose een rol kunnen hebben in de destructie van speekselklierweefsel bij patiënten met SS.

15.5 Diagnostiek

De symptomatologie van SS vertoont overlap met andere auto-immuunziekten. Bij routinelaboratoriumonderzoek treft men bij 25% van de patiënten een milde anemie en leukopenie, zelden een trombocytopenie en in 90% van de gevallen een verhoogde bezinking en hypergammaglobulinemie. De antinucleaire antistoffen (ANA) en de reumafactorbepaling zijn meestal positief. Antistoffen tegen Ro- (SSA-) en La- (SSB-)antigenen worden frequent gevonden. Een overzicht van de zinvolle testen en laboratoriumbepaling in het kader van de diagnostiek naar SS staat in tabel 15.3.

Voor de diagnose SS worden momenteel vooral de herziene Amerikaans-Europese classificatiecriteria (AECG) gebruikt (▶ aandachtsbox 15.1). Deze omvatten een combinatie van subjectieve en objectieve symptomen, waarbij de objectieve symptomen zwaarder wegen dan de subjectieve.

Aandachtsbox 15.1 AECG-classificatiecriteria

Amerikaans-Europese classificatiecriteria voor het stellen van de diagnose syndroom van Sjögren.

Bron: Vitali et al., 2002.

1. Oogsymptomen

Positief antwoord op ten minste een van de volgende drie vragen:

- Hebt u al langer dan drie maanden dagelijks aanhoudende klachten van droge ogen?
- Hebt u een telkens terugkerend zandkorrelgevoel in de ogen?
- Gebruikt u meer dan driemaal daags kunsttranen?

2. Mondsymptomen

Positief antwoord op ten minste een van de volgende drie vragen:

- Hebt u al langer dan drie maanden dagelijks klachten van een droge mond?
- Hebt u last van telkens terugkerende of aanhoudende speekselklierzwellingen op volwassen leeftijd?
- Moet u regelmatig drinken bij het eten van droog voedsel om het eten weg te slikken?

3. Oogtesten

Objectieve aanwijzing voor oogaantasting, gebaseerd op een positief resultaat bij ten minste een van de volgende twee testen:

- Schirmer-test, uitgevoerd zonder anesthesie (≤ 5 mm/5 min);
- bengaalsroodscore of een andere oogkleurscore (lissaminegroen) (≥ 4 volgens Van Bijsterveldscore, schaal 0-9).

4. Histologische kenmerken
Focusscore ≥ 1 in biopt van lipspeekselklieren (definitie focus: agglomeratie van ≥ 50 mononucleaire cellen; definitie focusscore: aantal foci/4 mm² lipspeekselklierweefsel).

5. Speekselklieraantasting
Objectieve aanwijzing voor speekselklieraantasting, gebaseerd op een positief resultaat bij ten minste een van de volgende drie testen:
- daling van de secretie van ongestimuleerd totaalspeeksel (sialometrie) tot ≤ 1,5 ml/15 min.
- sialectasieën bij parotissialografie;
- verminderde opname, verminderde concentratie en/of verminderde excretie van tracer bij speekselklierscintigrafie.

6. Autoantistoffen
Aanwezigheid van anti-Ro/SS-A of anti-La/SS-B of beide in het serum.

Regels voor classificatie primair syndroom van Sjögren:
- de aanwezigheid van 4 van de 6 items geeft een indicatie voor pSS, zolang item 4 (histopathologie) of 6 (serologie) positief is.
- de aanwezigheid van 3 van de 4 objectieve items (items 3, 4, 5, 6).

Secundair syndroom van Sjögren
Voor patiënten met een potentieel geassocieerde ziekte (bijv. een andere goed gedefinieerde bindweefselaandoening) is de aanwezigheid van item 1 of item 2, plus nog twee van de items 3, 4 en 5, een indicatie voor sSS.

Recent is door de American College of Rheumatology (ACR) een alternatief voor de AECG-criteria voorgesteld: de ACR-classificatiecriteria voor SS (► aandachtsbox 15.2). In tegenstelling tot de AECG-criteria maken de ACR-criteria alleen gebruik van objectieve symptomen. Benadrukt moet worden dat zowel de AECG- als ACR-criteria classificatiecriteria zijn die vooral zijn bedoeld om voor onderzoek vergelijkbare groepen SS-patiënten te kunnen includeren. Met andere woorden, patiënten die niet volledig voldoen aan deze classificatiecriteria, maar bij wie klinisch wel een sterke verdenking is op SS, moeten klinisch als SS-patiënten worden beschouwd en ook klinisch op dezelfde wijze als SS-patiënten worden gevolgd.

Aandachtsbox 15.2 ACR-classificatiecriteria

ACR-classificatiecriteria voor het stellen van de diagnose SS.

Bron: Shiboski et al., 2012.

De diagnose SS wordt gesteld bij individuen met klachten die passen bij SS en die tevens positief testen op ten minste twee van de volgende drie objectieve testen:
1. aanwezigheid van anti-Ro/SS-A en/of anti-La/SS-B in het serum, of een positieve reumafactor en ANA-titer ≥ 1:320;
2. focusscore ≥ 1 in biopt van lipspeekselklieren (definitie focus: agglomeratie van ≥ 50 mononucleaire cellen; definitie focusscore: aantal foci/4 mm² lipspeekselklierweefsel);
3. keratoconjunctivitis sicca met een oogkleuringscore ≥ 3 (kleuring met fluoresceïne en lissaminegroen). Hierbij wordt verondersteld dat de patiënt niet dagelijks oogdruppels gebruikt voor glaucoom en in de laatste vijf jaar niet was onderworpen aan corneachirurgie of cosmetische ooglidchirurgie.

De conditie van de ogen wordt bepaald met behulp van de Schirmer-test en de bengaalsrood- of lissaminegroenkleuring. De betrokkenheid van de speekselklieren kan op meerdere manieren worden gemeten, zowel van totaalspeeksel (◘ tabel 15.3, ► aandachtsbox 15.1) als klierspecifiek speeksel (◘ figuur 15.2). Naast de functie kan ook de samenstelling van het speeksel worden geanalyseerd: in parotisspeeksel is een verhoogde concentratie natrium en chloride kenmerkend voor SS.

Voor het in kaart brengen van het klierbuisstelsel kan een sialogram van de glandula parotidea worden vervaardigd. Ontstekingen, zoals in het kader van SS, uiten zich als kleine ophopingen van contrastvloeistof in de periferie van de klier (sialectasieën). Voor histopathologische bevestiging kan zowel een incisiebiopsie uit de lip (► aandachtsbox 15.1, 15.2) als uit de glandula parotidea worden genomen. Beide ingrepen zijn vergelijkbaar in morbiditeit en invasiviteit.

Hoewel het lipbiopt het meest gangbaar is, lijkt het parotisbiopt voordelen te hebben. Vooral het feit dat maligne lymfomen vaak primair ontstaan in de glandula parotidea lijkt hiervoor te pleiten.

Ten slotte wordt momenteel onderzoek gedaan naar de waarde van de echografie in de diagnostiek van SS; het echografiebeeld lijkt een hoge specificiteit te hebben bij patiënten verdacht voor SS. Er gaan stemmen op om de echografie van de grote speekselklieren toe te voegen aan de AECG-criteria, mogelijk zelfs als vervanging van een van de andere objectieve speekselkliergerelateerde testen of het speekselklierbiopt.

15.6 Behandeling en therapie

SS is een chronische ziekte met een breed spectrum aan klinische uitingen. Voor de siccacomponent is goede therapie essentieel. Een causale therapie is helaas nog niet beschikbaar, maar door het instellen van een goede (preventieve) therapie kunnen ontstane klachten effectief worden behandeld of in hun ontwikkeling worden afgeremd (◘ tabel 15.4, ◘ tabel 15.5).

Keratoconjunctivitis sicca wordt behandeld met oogdruppels of gel, afhankelijk van de mate van uitdroging. Men moet er echter voor waken te vaak de ogen te bevochtigen, omdat hierdoor de beschermende factoren die nog door de diverse traanklieren worden uitgescheiden, te veel worden verdund. Tevens is soms lokaal anti-inflammatoire of immuunsuppressieve medicatie geïndiceerd. Eventueel kunnen de traanwegen (afvoergangen) geplugd worden, zodat het hoornvlies langer vochtig blijft.

Monddroogheid wordt behandeld met speekselklierstimulerende methoden of met speekselsubstituten. Stimulatie van de

Tabel 15.4 Behandelstrategieën voor de orale manifestaties van SS

Behandelstrategie	Maatregelen
Preventieve maatregelen	
regelmatig bezoek aan tandarts en/of mondhygiënist(e); regelmatig vervaardigen van röntgenopnamen	– gewoonlijk elke 3-4 maanden – tandfilms elke 6-18 maanden bij patiënten die regelmatig nieuwe cariës ontwikkelen
optimale mondhygiëne	– begeleiding door tandarts en/of mondhygiënist(e)
lokale applicatie van fluoridepreparaten	– fluoride mondspoeling: 0,1%, wekelijks tot dagelijks – 1% NaF-gel: afhankelijk van het niveau van de mondhygiëne en het residuale niveau van de speekselsecretie: van wekelijks tot om de dag, bij voorkeur aanbrengen m.b.v. een individuele fluoridekap; bij ernstige monddroogheid geen aangezuurde, maar neutrale NaF-gels (1% neutrale NaF-gel LNA) gebruiken
modificaties in dieet en/of levensstijl	– niet-cariogeen dieet – beperk het gebruik van alcohol en cafeïne – gebruik bij voorkeur niet-fermenteerbare dieetsuikers (xylitol, sorbitol, aspartaam of saccharine)
vermijd het gebruik van medicatie die de monddroogheid kan verergeren	– pas op met gebruik van antidepressiva, anticholinergica, antihistaminica, antihypertensiva, neuroleptica
behandel de andere onderliggende ziekten die xerostomie kunnen veroorzaken	– bijvoorbeeld endocriene aandoeningen, metabole ziekten, virale infecties
vermijd blootstelling aan een omgeving die de klachten kan verergeren	– vermijd zo veel mogelijk omgevingen met een lage luchtvochtigheid, zoals geairconditioneerde ruimtes, centraal verwarmde huizen, vliegtuigen, winderige omgeving – vermijd blootstelling aan irriterende stoffen, zoals stof en sigarettenrook
Stimulatie van de speekselsecretie	
combinatie van kauw- en smaakprikkels	– suikervrije kauwgom en snoepjes
parasympathicomimetische sialogoga	– pilocarpine (2,5-7,5 mg, 3-4dd)
Symptomatische therapie	
verminderen van de monddroogheid (patiënten die niet of onvoldoende reageren op stimulatie van de speekselsecretie)	– gebruik luchtbevochtigers – neem frequent slokjes water (NB water bevochtigt de slijmvliezen slechts kortdurend) – gebruik bevochtigende gels en/of kunstspeeksels
orale candidiasis	***topisch***: – nystatine orale suspensie (100.000 U/ml: 400.000-600.000 units 4-5dd) – clotrimoxazolecrème (1%, 2 dd) – ketoconazolcrème (2%, 1-2dd) – amfotericine-B-mondspoeling (4 dd) ***systemisch***: – fluconazoltabletten(200 mg op dag 1, dan 100 mg/dag gedurende 7-14 dagen) – itraconazoltabletten (200 mg/dag gedurende 1-2 weken); itraconazol kan ook in de vorm van een mondspoeling worden toegepast – ketoconazol (200-400 mg/dag gedurende 7-14 dagen) *Bewaar een eventueel uitneembare prothese gedurende de nacht in een 0,12% of 0,2% chloorhexidine mondspoeling (Candida-species kunnen zich invreten in de kunststof van de prothese en van daaruit telkens de mond herinfecteren)*
cheilitis angularis	– nystatinecrème (100,000 U/g, 4-5dd) – clotrimoxazolcrème (1%, 2dd) – miconazolcrème (0,2%, 1-2 dd) – Daktacort® hydrocortisoncrème (1-2 dd)

speekselklieren is alleen zinvol bij een nog aanwezige restfunctie van deze klieren. Bij patiënten met eigen tanden en kiezen moet zorg worden gedragen voor een effectieve preventieve therapie in de vorm van een goede mondhygiëne en frequente applicaties van een fluoridepreparaat.

Toepassing van systemische therapie is afhankelijk van de ernst van de extraglandulaire manifestaties. Behandeling met NSAID's, hydroxychloroquine en glucocorticoïden wordt het meest toegepast bij vermoeidheid en gewrichtklachten. Behandeling met andere immuunsuppressiva in combinatie met glucocorticoïden wordt toegepast bij ernstige extraglandulaire manifestaties als glomerulonefritis, vasculitis, polyneuropathie en interstitiële pneumonitis. Behandeling met biologicals als B-cel remmende therapie (anti-CD20: rituximab) en costimulatie

Tabel 15.5 Behandelstrategieën voor de oogcomponent in SS

Behandelstrategie	Maatregelen
Preventieve maatregelen	
vermijd verergerende factoren	– vermijd zo veel mogelijk omgevingen met een lage luchtvochtigheid, zoals geairconditineerde ruimtes, centraal verwarmde huizen, vliegtuigen, winderige omgeving – vermijd blootstelling aan irriterende stoffen, zoals stof en sigarettenrook – vermijd activiteiten die de stabiliteit van de traanfilm kunnen aantasten (bijvoorbeeld langdurig lezen of gebruik van computers)
vermijd het gebruik van medicatie die de droogheidsklachten kan verergeren	– pas op met gebruik van antidepressiva, anticholinergica, antihistaminica, antihypertensiva, neuroleptica
behandel de overige aandoeningen die de oogdroogheidsklachten kunnen veroorzaken of verergeren	– afwijkingen van het ooglid (bijv. ectropion), meibomian gland disease
Stimulatie van de traansecretie	
systemische parasympathicomimetica	– pilocarpine (5-7,5 mg, 3-4dd)
Symptomatische therapie	
subsitutie van tranen	– laagviskeuze oogdruppels (Schirmer-test ≤ 5 mm/5 min hoogmuceuze afscheidingen in de lidspleet) – hoogviskeuze oogdruppels (Schirmer-test > 5 mm/5 min laagmuceuze afscheidingen in de lidspleet) – ooggels (gedurende de nacht)
blefaritis	– dagelijks reinigen van het ooglid met warm water en verdunde babyshampoo of vloeistoffen bedoeld voor het reinigen van oogleden – topische antibiotica voor anterieure blefaritis indien noodzakelijk (bijv. doxycycline)
mucolytische geneesmiddelen in geval van kleverige ogen	– N-acetylcysteïne 5% oogdruppels (conserveringsmiddelvrij, 2-3dd)
maatregelen om de ogen langer vochtig te houden	– gebruik luchtbevochtigers – gebruik brillen die de ogen afsluiten – voedingssupplementen: essentiële vetzuren, omega 3 en linolzuur – afsluiten van de traanbuis met zogeheten lacrimale pluggen (matig tot ernstig droge ogen)
topische immunomodulerende geneesmiddelen	– regelmatig aanbrengen van corticosteroïden zonder conserveringsmiddel (bijv. dexamethason oogdruppels 0,1%, 2 dd voor maximaal 8 weken; de dosis moet worden aangepast of de toediening moet worden onderbroken op basis van klinische bevindingen en de oogdruk)

blokkerende therapie (CTLA-4: abatacept) is in ontwikkeling; deze medicatie werkt mogelijk causaal en kan zodoende mogelijk de progressie van SS afremmen. Uit diverse open label en dubbelblind gerandomiseerde fase-2-studies is naar voren gekomen dat in het bijzonder behandeling met anti-CD20 (rituximab) zowel de klierspecifieke (droge ogen, droge mond) als systemische (vermoeidheid) component van SS effectief lijkt te verlichten. Behandeling met anti-TNF-blokkerende middelen is in gerandomiseerde studies niet effectief gebleken.

Behandeling van het lymfoom is sterk afhankelijk van het histologische type, de lokalisatie en de uitgebreidheid van het proces.

Recent is door de Europan League Against Rheumatism (EULAR) een tweetal scoringsmethodieken ontwikkeld om de ziekteactiviteit te kunnen meten, de EULAR Sjögren's Syndrome Patient Related Index (ESSPRI) en de EULAR Sjögren's Syndrome Disease Activity Index (ESSDAI). Eerste studies hebben aangetoond dat zowel de ESSPRI als de ESSDAI geschikte instrumenten zijn om de ziekteactiviteit vast te leggen en daarnaast te meten wat het effect van een bepaalde therapie op deze activiteit is.

15.7 Prognose en beloop

Er zijn verschillende SS-stadia, waarbij in de vroege fase (de eerste vier jaar na het ontstaan van xerostomie) het meeste verlies in speekselklierfunctie optreedt. Daarna neemt de speekselklierfunctie geleidelijk verder af tot een niveau waarbij er zowel in rust als na stimulatie vrijwel geen speekselsecretie meer is. Dit kan vele jaren duren. Het in een vroeg stadium stellen van de diagnose biedt de mogelijkheid om preventieve maatregelen te nemen ter beperking van schade aan de ogen (cornea) en de mond (dentitie, mucosa).

Risicofactoren op de ontwikkeling van systemische manifestaties (vasculitis, glomerulonefritis en neuropathie) en op een maligne lymfoom zijn sterk geassocieerd met het voorkomen van een hypergammaglobulinemie, een hoge reumafactor, complementverbruik en de aanwezigheid van cryoglobulinemie. Voorts kan een vast aanvoelende persisterende zwelling van de parotisklier wijzen op een maligne lymfoom.

Een controle op de ontwikkeling van de systemische manifestaties en op de mondheelkundige en oogheelkundige aspecten vraagt een regelmatige multidisciplinaire follow-up van 1-2 keer per jaar.

Kernpunten

- Het syndroom van Sjögren (SS) is een auto-immuunziekte, die wordt gekenmerkt door een progressieve lymfocytaire infiltratie van exocriene klieren.
- Bij SS wordt het epitheel vervangen door lymfocytaire infiltraten, wat leidt tot verminderde exocriene secretie.
- Kenmerend voor SS is de productie van de auto-antistoffen anti-Ro/SS-A en anti-La/SS-B.
- Tot het klinisch beeld van SS behoren:
  - mucosale droogheid (keratoconjunctivitis sicca, xerostomie en vaginale droogheid);
  - zwelling van speekselklieren;
  - systemische afwijkingen: moeheid, koorts, vermagering;
  - extraglandulaire manifestaties: gewrichten, spieren, longen, nieren, lever, darm, huid, zenuwstelsel;
  - extraglandulaire manifestaties: vasculitis, glomerulonefritis, polyneuropathie en een verlaagd C4 zijn geassocieerd met een verhoogde morbiditeit. Een verlaagd C4 is tevens geassocieerd met een verhoogd risico op lymfoomontwikkeling;
  - circa 7,5% van de patiënten met het syndroom van Sjögren ontwikkelt een lymfoïde maligniteit (mucosa-associated lymphoid tissue (MALT-) lymfoom of non-Hodgkin lymfoom).
- SS is geassocieerd met andere auto-immuunziekten (o.a. RA, SLE, systemische sclerose, polymyositis).

Literatuur

Jonsson R, Vogelsang P, Volchenkov R, Espinosa A, Wahren-Herlenius M, Appel S. The complexity of Sjögren's syndrome: novel aspects on pathogenesis. Immunol Lett 2011;141(1):1-9.

Meiners PM, Vissink A, Kallenberg CGM, Kroese FGM, Bootsma H. Treatment of primary Sjögren's syndrome with anti-CD20 therapy (rituximab). A feasible approach or just a starting point? Expert Opin Biol Ther 2011;11(10):1381-94.

Pijpe J, Kalk WW, Bootsma H, Spijkervet FK, Kallenberg CGM, Vissink A. Progression of salivary gland dysfunction in patients with Sjogren's syndrome. Ann Rheum Dis 2007;66(1):107-12.

Pijpe J, Kalk WW, Wal JE van der, et al. Parotid gland biopsy compared with labial biopsy in the diagnosis of patients with primary Sjögren's syndrome. Rheumatology 2007;46(2):335-41.

Pollard RP, Pijpe J, Bootsma H, et al. Treatment of mucosa-associated lymphoid tissue lymphoma in Sjögren's syndrome: a retrospective clinical study. J Rheumatol 2011;38(10):2198-208.

Shiboski SC, Shiboski CH, Criswell LA, et al. American College of Rheumatology classification criteria for Sjögren's syndrome: A data-driven, expert consensus approach in the Sjögren's International Collaborative Clinical Alliance Cohort. Arthritis Care Res 2012;64(4):475-87.

Vissink A, Bootsma H, Kroese FGM, Kallenberg CGM. How to assess treatment efficacy in Sjögren's syndrome? Curr Opin Rheumatol 2012;24(3):281-9.

Vissink A, Bootsma H, Spijkervet FK, Hu S, Wong DT, Kallenberg CG. Current and future challenges in primary Sjögren's syndrome. Curr Pharm Biotechnol 2012;13:2050-69.

Vitali C, Bombardieri S, Jonsson R, et al. Classification criteria for Sjögren's syndrome: a revised version of the European criteria proposed by the American-European Consensus Group. Ann Rheum Dis 2002;61(6):554-8.

Idiopathische inflammatoire myopathieën

F.H.J. van den Hoogen

16.1 Inleiding

De idiopathische inflammatoire myopathieën (IIM) vormen een groep van heterogene ziektebeelden die gekenmerkt worden door een verworven, veelal proximaal gelokaliseerde spierzwakte, verhoogde waarden van serum-CK, elektromyografische afwijkingen en de aanwezigheid van ontstekingsinfiltraten in skeletspierweefsel. Tot deze groep behoren polymyositis (PM), dermatomyositis (DM), juveniele dermatomyositis (JDM) en 'inclusion body'-myositis (IBM). Deze aandoeningen onderscheiden zich van elkaar in klinische verschijnselen, pathogenese, beloop van de ziekte, reactie op behandeling en prognose.

Spierzwakte en/of spierontsteking kunnen ook het gevolg zijn van infecties en van aangeboren afwijkingen (verschillende vormen van spierdystrofie), neuropathieën en aandoeningen van de neuromusculaire overgang. Daarnaast kunnen ze begeleidende verschijnselen zijn van een systeemaandoening, zoals systemische sclerose en het syndroom van Sjögren, en soms komen ze voor als paraneoplastisch verschijnsel.

16.2 Epidemiologie en pathogenese

De geschatte incidentie van de IIM varieert voor volwassenen tussen 5 en 10 gevallen per miljoen, voor kinderen tussen 0,5 en 3 gevallen per miljoen. Op kinderleeftijd komt DM tweemaal vaker voor bij meisjes en is PM zeldzaam, op volwassen leeftijd komen PM en DM vijf keer zo vaak voor bij vrouwen. De piekleeftijd van DM varieert bij kinderen tussen de 5 en 14 jaar, bij volwassenen van PM en DM tussen de 45 en 65 jaar. De geschatte incidentie van IBM varieert van 1 tot 7,9 per miljoen en treedt vooral op bij mannen boven de 55 jaar.

Hoewel de pathogenese van PM, DM en JDM onbekend is, duidt de aanwezigheid van mononucleaire celinfiltraten in spierweefsel en van autoantistoffen op een pathogenetische rol van T- en B-lymfocyten. Vanwege de samenstelling van het mononucleair celinfiltraat wordt bij PM een cellulaire immuunreactiviteit verondersteld, bij DM lijken vooral humorale immuunmechanismen een rol te spelen. 'Inclusion body'-myositis onderscheidt zich histologisch van IIM door basofiel omrande vacuolen in het sarcoplasma van de spiervezel en infiltraten van mononucleaire cellen tussen spiervezels.

Er is slechts weinig bekend over een relatie tussen erfelijke factoren en IIM. Een zeldzame vorm van familiair voorkomende IIM is geassocieerd met een homozygotie op DQA1 locus. Juveniele DM is geassocieerd met HLA-DQA1*0501 en het allel DRB1*0301 is een risicofactor voor IIM bij blanken.

16.3 Klinische presentatie

Juveniele dermatomyositis is vrijwel de enige vorm van IIM op kinderleeftijd, zelden komt PM voor. De ziekte begint met verschijnselen van milde koorts, algehele malaise, huidafwijkingen en spierzwakte. In uitzonderlijke gevallen blijft spierzwakte uit, men spreekt dan van amyopathische JDM. Dysfagie, artritis, lymfoïde adenopathie, contracturen en calcinose kunnen vanaf het begin aanwezig zijn.

Bij volwassen patiënten met PM en DM is er een acuut of subacuut begin met proximaal krachtverlies als belangrijkste klacht, gepaard gaande met pijn en vaak vermoeidheid, koorts en gewichtsverlies. De kenmerkende huidafwijkingen van DM kunnen aan de spierklachten voorafgaan; meestal ontstaan ze tegelijkertijd of later in het beloop van de ziekte. Deze huidafwijkingen zijn:

- *Teken van Gottron*: symmetrisch gelokaliseerde erythemateuze of livide atrofische maculae, met of zonder oedeem, aan metacarpofalangeale of interfalangeale gewrichten, ellebogen, knieën en mediale malleoli. Deze huidafwijking komt voor bij meer dan 90% van de patiënten met DM (■ Figuur 16.1).
- *Gottron-papels*: deze komen voor bij ongeveer 60% van de DM-patiënten. Het zijn symmetrisch gelokaliseerde, livide niet-schilferende papels aan de dorsale zijde van de interfalangeale of metacarpofalangeale gewrichten, dorsale zijde van de ellebogen, knieën of mediale malleoli.
- *Heliotroop erytheem*: dit komt voor bij ongeveer 50% van de DM-patiënten. Het is een roodvioletachtige verkleuring van de bovenoogleden of het periorbitale weefsel, met of zonder oedeem (■ figuur 16.2).
- *Poikiloderma atroficans vasculare*: dit komt voor bij ongeveer 40% van de DM-patiënten. Het is een erytheem, teleangiëctasieën, hypo- en hyperpigmentatie en atrofie van de huid van de schouders, rug, lumbale streek en coeur.
- *Symmetrisch erytheem*: dit erytheem komt voor bij ongeveer 40% van de patiënten met DM. Het erytheem zit aan de dorsale zijde van de handen, vingers, strekzijde van armen en benen, schouders, nek, coeur, gelaat en voorhoofd.

Bij patiënten met DM is er een verhoogd risico op een maligniteit. Het betreft vooral carcinomen van pancreas, long, ovarium, maag-darmstelsel en non-Hodgkin lymfomen.

Bij 'inclusion body'-myositis is er een zeer geleidelijk ontstaan van zwakte van de spieren van de bekkengordel en van de spieren van de onderarmen en onderbenen. Door dit geleidelijk ontstaan wordt de diagnose IBM vaak pas lang na het ontstaan van de eerste klachten gesteld. Opvallend vaak wordt bij patiënten met IBM zwakte in de vingerflexoren gevonden.

Daarnaast kunnen de volgende symptomen en verschijnselen worden gevonden:

- Calcinose komt voor bij DM, met name bij de juveniele vorm. De verkalkingen zijn subcutaan, intracutaan, intramusculair of in de fascia gelokaliseerd en kunnen gecompliceerd worden door ulceraties met secundaire infectie.
- Gewrichtsklachten komen vooral in het begin van IIM voor en bestaan uit artralgieën of milde polyartritis. Patiënten met JDM of met anti-Jo-1-antistoffen kunnen een deformerende polyartritis hebben, lijkend op reumatoïde artritis, met erosieve afwijkingen en periarticulaire calcificaties.
- Aantasting van inwendige organen:
  - *Longen*: kortademigheid is een veel optredende klacht en kan het gevolg zijn van krachtverlies van diafragma en intercostale spieren. Interstitiële longafwijkingen komen

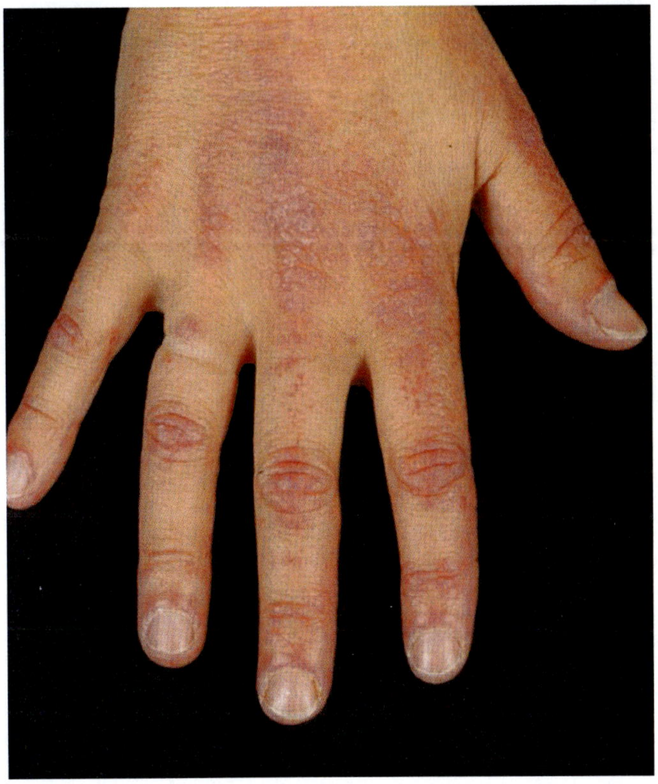

■ **Figuur 16.1** Teken van Gottron.

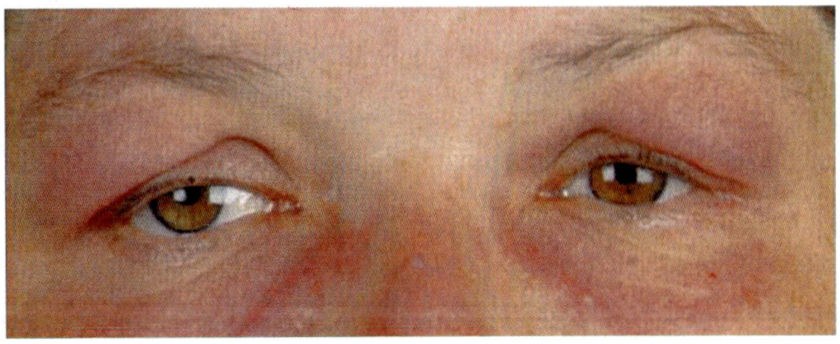

■ **Figuur 16.2** Heliotroop erytheem.

voor bij een aanzienlijk deel van de patiënten met PM en DM, vooral bij patiënten met anti-Jo-1-antistoffen. Een late complicatie van interstitieel longlijden is pulmonale hypertensie.

- *Hart*: ritmestoornissen komen frequent voor bij PM en DM, waarschijnlijk door inflammatoire of fibrotische veranderingen van het geleidingssysteem. Hartfalen door myocarditis of myocardfibrose treedt zelden op.
- *Maag-darmstelsel*: slikstoornissen ten gevolge van een disfunctie van de musculus cricofaryngeus, een dwarsgestreepte spier, komen zowel bij PM, DM als IBM voor. Motiliteitsstoornissen van de slokdarm en het maag-darmkanaal, variërend van passagestoornissen en reflux tot malabsorptiesyndroom en pseudo obstructie intestinalis, kunnen voorkomen, vooral indien IIM onderdeel is van een overlapsyndroom met systemische sclerose.
- *Overig*: het fenomeen van Raynaud komt veelvuldig voor bij DM en PM. Vasculitis wordt zelden waargenomen, behalve bij de juveniele vorm van DM. Nierafwijkingen zijn zeldzaam, evenals afwijkingen aan het centrale of perifere zenuwstelsel.

16.4 Diagnostiek

In 1975 werden door Bohan en Peter diagnostische criteria voor PM en DM opgesteld, gebaseerd op klinische en laboratoriumkenmerken. IBM wordt echter niet apart onderscheiden in deze criteria. Hoewel sedertdien meerdere classificatiecriteria en diagnostische criteria zijn voorgesteld, worden de oorspronkelijke criteria nog het meest toegepast (■ Tabel 16.1).

■ **Tabel 16.1** Diagnostische criteria PM en DM

Individuele criteria voor polymyositis en dermatomyositis	
1. progressieve symmetrisch proximale spierzwakte	
2. spierbiopt met daarin tekenen van myositis	
3. verhoogde serumwaarden van spierenzymen	
4. karakteristiek elektromyografisch patroon	
5. typische huidafwijkingen	
Diagnostische criteria	
Polymyositis	
definite	alle criteria 1-4
probable	3 van de criteria 1-4
possible	2 van de criteria 1-4
Dermatomyositis	
definite	5 en 3 van de criteria 1-4
probable	5 en 2 van de criteria 1-4
possible	5 en 1 van de criteria 1-4

Naar Bohan & Peter, 1975.

Kenmerkend voor de diagnose PM zijn proximaal spierkrachtverlies bij lichamelijk onderzoek, verhoogd serumgehalte van spierenzymen, een afwijkend elektromyogram (EMG) en typische afwijkingen bij (immuun)histologisch onderzoek van een spierbiopt. Voor DM komen daarbij de huidafwijkingen, teken van Gottron of Gottron-papels in combinatie met heliotroop erytheem, of Gottron-papels en heliotroop erytheem in combinatie met symmetrisch erytheem.

Proximaal of distaal krachtverlies, al of niet gepaard gaande met pijn, huidafwijkingen, koorts en vermoeidheid zijn alarmsymptomen voor het stellen van de diagnose IIM. Om de diagnose te stellen kunnen de volgende aanvullende onderzoeken worden verricht.

16.4.1 Laboratoriumonderzoek

Een verhoogd gehalte van enzymen die vrijkomen bij beschadiging van een spiercel, is een belangrijke aanwijzing voor IIM. Deze enzymen zijn creatinefosfokinase (CPK), aldolase, aspartaat- en alanine-aminotransferases (ASAT resp. ALAT) en lactaatdehydrogenase (LDH). CK wordt vanwege de hoge sensitiviteit en specificiteit voor dwarsgestreept spierweefsel het meest gebruikt voor de diagnostiek. Daarnaast kunnen serum-CK-spiegels gebruikt worden bij de monitoring van de ziekteactiviteit, hoewel de hoogte van de serum-CK-concentratie niet altijd met de ziekteactiviteit correleert, vooral niet bij kinderen. CK-spiegels kunnen tot 100× verhoogd zijn. Bij uitzondering hebben patiënten met een histologisch bewezen PM of DM normale CK-waarden (amyopathische IIM).

Bij IBM zijn de spiegels van enzymen afkomstig van een beschadigde spiercel normaal of slechts matig verhoogd. De CK-waarden zijn matig verhoogd en zelden 10× hoger dan de normaalwaarde.

Antinucleaire en anticytoplasmatische autoantistoffen worden bij meer dan 90% van patiënten met PM en DM in het serum aangetoond; bij IBM worden bij minder dan 30% antinucleaire en cytoplasmatische autoantistoffen aangetoond. In de sera van een subgroep van patiënten met PM en DM worden autoantistoffen gevonden die specifiek zijn voor myositis (myositisspecifieke antistoffen, MSA). De meeste van deze MSA zijn gericht tegen cytoplasmatische ribonucleoproteïnen die betrokken zijn bij de eiwitsynthese. De frequentst voorkomende MSA zijn gericht tegen aminoacyl-tRNA-synthetasen, waarbinnen het histidine-tRNA-synthetase (anti-Jo-1) het frequentst voorkomt. Dit autoantilichaam wordt bij ongeveer 20% van de patiënten met PM en DM gevonden.

De aminoacyl-tRNA-synthetasen zijn gekoppeld aan een specifiek klinisch syndroom, het antisynthetasesyndroom. Dit ziektebeeld wordt gekenmerkt door myositis, interstitieel longlijden, polyartritis, het fenomeen van Raynaud en autoantistoffen tegen aminoacyl-tRNA-synthetasen.

Anti-PM-SCl is een antinucleaire autoantistof die voorkomt bij patiënten bij wie zowel een PM of DM als systemische sclerose gediagnosticeerd kan worden. Anti-U1-RNP-antistoffen komen voor bij patiënten met mixed connective tissue disease, van wie een aantal een classificeerbare PM of DM ontwikkelt. Antistoffen tegen SS-A, die ook worden aangetroffen in serum van patiënten met SLE en het syndroom van Sjögren, komen bij ongeveer 10% van de patiënten met PM en DM voor.

De relatie tussen autoantistoffen en etiopathogenese van IIM is onbekend.

16.4.2 Elektromyografie

Een elektromyogram (EMG) is niet nodig om de diagnose IIM te stellen, maar kan wel ondersteuning bieden bij de differentiaaldiagnostiek met bijvoorbeeld glucocorticoïdmyopathie. Meer dan 90% van de patiënten met actieve IIM heeft een abnormaal EMG; een normaal EMG sluit de diagnose vrijwel uit. De gevonden afwijkingen bestaan uit kortdurende, laaggevolteerde polyfasische spieractiepotentialen met vaak spontane spieractiviteit, die bij vrijwel 100% van de patiënten met IIM worden aangetroffen; bij 75% worden tevens fibrillaties en positieve golven aangetroffen. Het EMG maakt geen onderscheid tussen de verschillende vormen van IIM.

16.4.3 Magnetic resonance imaging (MRI) en echografie

Met MRI kunnen op niet-invasieve wijze meerdere spieren gevisualiseerd worden. T-1 gewogen beelden tonen degeneratie aan, met STIR-MRI kan activiteit van de myositis worden bepaald. De beelden van een MRI kunnen worden gebruikt om de locatie van een (naald)spierbiopt te bepalen.

De waarde van echografie bij de diagnostiek of monitoring van activiteit van de myositis moet nog nader bepaald worden.

16.4.4 Overig aanvullend onderzoek

Afhankelijk van de orgaanbetrokkenheid kan aanvullend onderzoek verricht worden, zoals longfunctieonderzoek en HR-CT bij pulmonale klachten, ECG en echocardiografie bij cardiale klachten en verdenking op pulmonale hypertensie en specifiek gastro-intestinaal onderzoek bij motiliteitsstoornissen van het maag-darmkanaal en bij malabsorptie.

16.4.5 Huidbiopt

Bij de klassieke huidverschijnselen van DM bestaat er geen indicatie om een huidbiopt te nemen. Bij twijfel dient een huidbiopt van aangedane huid te worden genomen en eventueel te worden vergeleken met een biopt van niet-aangedane huid. De histopathologische afwijkingen die gevonden worden, zijn onder meer microvasculaire beschadigingen met perivasculair mononucleaire celinfiltraten, vacuolen in de epidermale basaalmembraan en necrotische keratinocyten. De microvasculaire beschadigingen worden mede veroorzaakt door complement C5-9 in de vorm van het membraan attack complex. Deze afwijkingen kunnen ook bij SLE en 'graft versus host'-reactie worden gevonden. De voor SLE karakteristieke lupusband ontbreekt echter bij DM. Het mononucleaire celinfiltraat bestaat voornamelijk uit $CD4^+$-cellen met ontbreken van B-cellen.

16.4.6 Spierbiopt

Histopathologisch onderzoek van een spierbiopt is de gouden standaard voor het stellen van de diagnose IIM. Het focale karakter van de spierontsteking kan een vals-negatieve uitslag geven. Overwogen kan worden om op geleide van MRI-onderzoek een aangedane spier te biopteren of een contralaterale spier van een spier, waarin elektromyografische afwijkingen zijn aangetoond. Een spierbiopt kan via een open chirurgische techniek worden verkregen of via een of meerdere naaldbiopsieën. De laatste methode heeft als voordeel minder pijn en restverschijnselen te geven en vermindert de kans op sampling error. Bij histopathologisch onderzoek wordt degeneratie en regeneratie van myofibrillen bij meer dan 90% aangetoond.

Voor PM is een perivasculair mononucleair celinfiltraat in het interstitium rondom de myofibrillen en het binnendringen van lymfocyten in niet-necrotische vezels pathognomonisch. De bloedvaten worden gespaard, het mononucleair infiltraat bestaat vooral uit cytotoxische $CD4^+$ T-lymfocyten die de myofibrillen binnendringen; B-lymfocyten worden nauwelijks aangetroffen.

Bij DM is er een vermindering of zelfs depletie van capillairen en worden er perivasculair voornamelijk B-cellen en complement C5-C9 (membraan attack complex) aangetoond. De gevonden T-lymfocyten bestaan grotendeels uit cytotoxische $CD8^+$ T-lymfocyten. Atrofie van perifasciculaire myofibrillen, hyperplasie van endotheelcellen en depositie van immuuncomplexen in de vaatwand worden eveneens gezien.

Bij IBM lijkt de locatie van het mononucleair celinfiltraat en de overvloed daarin van $CD8^+$ T-lymfocyten op PM. Karakteristiek zijn de basofiel omrande vacuolen in het sarcoplasma van de spiervezel, de filamenteuze inclusies en vacuolen in het sarcoplasma en in mindere mate in de kern van de spiercel. Deze vacuolen bevatten afvalproducten van de spierafbraak.

16.5 Behandeling en prognose

16.5.1 Medicamenteus

Op grond van empirische gegevens zijn glucocorticoïden de belangrijkste medicijnen als primaire behandeling van PM en DM. De behandeling dient zo spoedig mogelijk na het stellen van de diagnose gestart te worden. De aanvangsdosering bij zowel kinderen als volwassenen bedraagt 1 tot 2 mg per kg lichaamsgewicht per dag. Deze dosering wordt gehandhaafd totdat er een substantiële verbetering in spierkracht is en de CK-waarden fors gedaald tot genormaliseerd zijn.

Er zijn verscheidene afbouwschema's voor de dosering van prednison, waarbij de meeste schema's na zes maanden uitkomen op een dosering prednison van ongeveer 10 mg per dag. Vervolgens kan getracht worden de dosering verder af te bouwen en kan prednison in een aantal gevallen zelfs gestaakt worden. Bij een matig/onvoldoende effect of reactivering van de myositis tijdens prednison dient de dosering weer verhoogd te worden. Hoewel wetenschappelijk onderzoek ontbreekt, wordt dan gewoonlijk een immuunsuppressief medicament aan prednison toegevoegd, zoals azathioprine (2-3 mg per kg lichaamsgewicht per dag) of methotrexaat (15-30 mg per week bij volwassenen of 15 mg/m² bij kinderen), waarna de dosering prednison weer wordt afgebouwd. Een potentieel nadelig effect van langdurig prednisongebruik is onder meer spierzwakte. Deze spierzwakte dient onderscheiden te worden van spierzwakte door activiteit van de myositis.

Bij falen van de behandeling met prednison is in gecontroleerd onderzoek het effect van intraveneus gammaglobuline bij patiënten met DM beschreven.

Van chloroquine en hydroxychloroquine is een positief effect beschreven op de huidafwijkingen van DM; ze hebben geen effect op de activiteit van de myositis.

Van overige medicijnen, zoals cyclofosfamide, cyclosporine, mycofenolaat mofetil, infliximab en rituximab, zijn anekdotische of tegenstrijdige resultaten beschreven.

Voor IBM is er geen medicamenteuze behandeling. Onderzoek naar het effect van anti-inflammatoire, immuunsuppressieve en immuunmodulerende behandelingen heeft geen positief resultaat opgeleverd.

16.5.2 Symptomatisch

Er zijn aanwijzingen dat lichte spieroefeningen een verbetering van de spierkracht en spierfunctie geven. Er zijn geen aanwijzingen dat spieroefeningen tot spierschade leiden. Spierzwakte kan aanleiding zijn voor aanpassingen in leefstijl en het aanwenden van hulpmiddelen.

16.5.3 Prognose

De IIM zijn potentieel ernstig invaliderende en soms levensbedreigende aandoeningen. Er zijn nauwelijks betrouwbare gegevens beschikbaar over mortaliteit. In een studie wordt een 5-jaarsoverleving van 80% voor IIM als gehele groep gemeld. Bij 10% van de PM-patiënten en 30% van de DM-patiënten treedt na behandeling met prednison een volledig herstel op.

Slechte prognostische factoren zijn PM (in vergelijking met DM), hogere leeftijd bij het ontstaan van de IIM, een geassocieerde kwaadaardige aandoening en langere tijdsduur tussen eerste klachten van spierzwakte en behandeling met glucocorticoïden, cardiale en pulmonale complicaties.

Het beloop van IBM is langzaam progressief; patiënten met IBM hebben binnen de groep van IIM de beste 5-jaarsoverleving.

Kernpunten

- Bij proximaal spierkrachtverlies en verhoogde spierenzymen moet een inflammatoire idiopathische myopathie overwogen worden.
- Het aantonen van infiltraten van mononucleaire cellen in spierweefsel is voorwaarde voor het stellen van de diagnose PM.
- Klinisch kenmerkende huidafwijkingen kunnen voldoende zijn voor het stellen van de diagnose DM.
- Bij distaal spierkrachtverlies en normale of licht verhoogde spierenzymen moet nader onderzoek naar IBM overwogen worden.
- De histologische afwijkingen in het spierweefsel zijn de gouden standaard voor de diagnose IBM.
- Hoge dosering prednison is de behandeling van eerste keus voor JDM, PM en DM.
- Vanwege de verhoogde kans op maligniteit bij DM wordt actieve screening hiernaar geadviseerd.
- Spieroefeningen hebben geen nadelig effect op het ziektebeloop.

Literatuur

Bohan A, Peter JB. Polymyositis and dermatomyositis (First of 2 parts). N Eng J Med 1975;292:344–7.

Hak AE, Paepe B de, Bleecker JL de, Tak P-P, Visser M de. Dermatomyositis and polymyositis: new treatment targets on the horizon. Neth J Med 2011;69:410–20.

Hengstman GDJ, Venrooij WJ van, Hoogen FHJ van den, Engelen BGM van. Het antisynthetasesyndroom: spierziekte en tevens multisysteemaandoening. Ned Tijdschr Geneeskd 2003;147:1485–9.

Oddis CV, Medsger TA Jr. Clinical features, classification and epidemiology of inflammatory muscle disease. In: Hochberg MC, Silman AJ, Smolen JS, Weinblatt ME, Weisman ME (Eds.). Rheumatology; 4th ed. Edinburgh: Mosby, 2008.

Richtlijn dermatomyositis, polymyositis en sporadische 'inclusion body'-myositis. Utrecht: kwaliteitsinstituut voor gezondheidszorg CBO; 2004.

16

Juveniele idiopathische artritis

N.M. Wulffraat

17.1 Epidemiologie

Juveniele idiopathische artritis (JIA) is de meest voorkomende reumatische aandoening op de kinderleeftijd. De aanduiding JIA omvat een heterogene groep ziektebeelden met chronische artritis van onbekende oorzaak, die voor het 16de levensjaar is ontstaan. De duur van de artritis is ten minste zes weken voordat van een chronische artritis gesproken kan worden. Deze chronische inflammatie heeft een significante impact op het dagelijks functioneren en kan gepaard gaan met blijvende beperkingen.

De incidentie van JIA in Europa en Noord-Amerika varieert sterk en ligt tussen de 1-25 per 100.000 kinderen met een prevalentie tussen de 10-400 per 100.000. Incidentie en prevalentie lijken in Noord-Europese landen het hoogst. Nederland telt circa 2500 JIA-patiënten onder de 17 jaar, hetgeen overeenkomt met een prevalentie van 80 per 100.000.

17.2 Pathogenese

JIA wordt gezien als een multifactoriële auto-immuunaandoening, die resulteert in een chronische inflammatie. Deze inflammatie wordt beïnvloed door diverse omgevingsfactoren in een genetisch gepredisponeerd individu. Omgevingsfactoren zijn onder andere infecties, stress en mogelijk temperatuurswisselingen.

Recent onderzoek heeft aangetoond dat oligoarticulaire JIA en polyarticulaire RF-negatieve JIA een andere pathogenese hebben dan systemische JIA. Oligoarticulaire en polyarticulaire JIA worden algemeen gezien als T-celafhankelijke aandoeningen. Autoantigenen, sommige afkomstig uit kraakbeen of cytoplasma (de zogeheten 'heat shock proteins', HSP's, die sterke homologie vertonen met goed geconserveerde microbiële DNA-sequenties) kunnen autoreactieve T-cellen activeren. Centraal in de pathogenese staat de disbalans tussen pro- en anti-inflammatoire T-cellen en cytokinen. Met name geactiveerde Th1- en Th17-lymfocyten subsets produceren de pro-inflammatoire cytokinen als IFN-gamma en IL-17. Tegelijkertijd is het aantal regulerende T-cellen (Tregs), zoals Foxp3-positieve T-cellen, en door het lichaamseigen HSP geïnduceerde Tregs onderdrukt, met verminderde productie van het anti-inflammatoire cytokine IL-10 als gevolg. De ontstane disbalans tussen autoreactieve Th1-/Th17-cellen en Tregs leidt tot een verlies aan tolerantie van zelfantigenen, wat bijdraagt aan het chronische inflammatieproces in de synovia.

Systemische JIA (SJIA) daarentegen wordt tegenwoordig ingedeeld bij de auto-inflammatoire ziektebeelden. Hier ligt de stoornis in het aangeboren ('innate') immuunsysteem. Geactiveerde neutrofiele granulocyten, macrofagen en monocyten produceren cytokinen als IL-1, IL-6, IL-18 alsmede 'myeloid related proteins' (MRP), een groep calciumbindende eiwitten die in staat zijn de toll-like receptor 4 (TLR4) te activeren. Toll-like receptoren aanwezig op fagocyten kunnen bacteriële antigenen en MRP's binden, wat leidt tot activatie van het inflammasoom (een groep inflammatieregulerende eiwitten). Dit leidt tot productie van pro-IL-1b, dat door het enzym caspase-1 wordt omgezet tot het actieve IL-1b. Het prototype van de auto-inflammatoire aandoeningen is de groep periodieke koortssyndromen met de verzamelnaam 'Cryopyrin Associated Periodic fever Syndromes' (CAPS), waar mutaties binnen het CIAS-1 gen beschreven zijn.

Ook bij SJIA worden sterk verhoogde waardes van IL-1, IL-6, IL-18 en MRP's gezien met koorts en een systemische inflammatie in huid, lever, milt, lymfeklieren, longen of pericard. Vanwege de sterke gelijkenis tussen deze genetische koortssyndromen en SJIA wordt algemeen aangenomen dat de oorzaak van SJIA ook binnen het inflammasoom ligt, hoewel genetisch onderzoek van de bekende CAPS-genen bij SJIA tot dusverre normaal is.

17.3 Klinische presentatie

De classificatie van JIA is een indeling in subtypen gebaseerd op klinische kenmerken. Het aantal aangedane gewrichten, het tijdsbeloop en de aanwezigheid van piekende koorts, psoriasis of enthesitis zijn hierbij bepalend voor de indeling.

De huidige classificatie is de International League of Associations for Rheumatology (ILAR-)classificatie van 1977 (tabel 17.1). JIA omvat een heterogene groep ziektebeelden met wisselende associaties, zoals uveïtis, ANA-positiviteit en genetische associaties die sterk van reumatoïde artritis (RA) verschillen en daarom is het goed om niet van juveniele RA te spreken. Wel kan men stellen dat de RF-positieve polyarticulaire JIA-vorm (► par. 17.3.3) sterk lijkt op RA. In de huidige ILAR-classificatie kan het voorkomen dat een patiënt aan de criteria van meerdere subtypen voldoet. Dergelijke patiënten worden dan ingedeeld in de categorie 'undifferentiated'.

Een nieuwe classificatie, die meer gebaseerd is op huidige pathofysiologische inzichten, zou systemische JIA niet meer indelen onder de auto-immuunaandoeningen, maar bij de auto-inflammatoire ziektebeelden. Ook zijn er voorstellen om ANA-positieve JIA als een aparte subgroep weer te geven, ongeacht het aantal aangedane gewrichten.

17.3.1 Oligoarticulaire JIA

Oligoarticulaire juveniele idiopathische artritis is het meest voorkomende subtype (tabel 17.2). Het aantal aangedane gewrichten is vier of minder. Het betreft in de meeste gevallen jonge kinderen (piekincidentie 2 tot 6 jaar), waarbij meisjes vaker zijn aangedaan. De artritis beperkt zich vaak tot de grote gewrichten als knieën, enkels of polsen. Bij een klein aantal patiënten (10-20%) breidt het aantal aangedane gewrichten zich na de eerste zes maanden uit tot vijf of meer. Deze groep wordt aangeduid als extended oligoarticulaire JIA en vertoont grote gelijkenis met het subtype RF-negatieve polyarticulaire JIA. Exclusiecriteria voor dit subtype zijn een positieve RF, HLAB27, systemische kenmerken passend bij een SJIA of psoriasis.

De klachten beginnen meest sluipend, soms is de synovitis geheel pijnloos en komt deze aan het licht door bijvoorbeeld

Tabel 17.1 ILAR-classificatie juveniele idiopathische artritis

Subtype	Frequentie van voorkomen (%)	Man-vrouwratio	Leeftijd bij debuut ziekte (jr)
systemische JIA	5-15	M=V	gehele jeugd
oligoarticulaire JIA (inclusief extended oligoarticulaire JIA)	27-56	M<<V	piek bij 2-6 jaar
RF-positieve polyarticulaire JIA	2-7	M<<V	meest ouder dan 8
RF-negatieve polyarticulaire JIA	11-28	M<<V	vroege piek 2-4; late piek 6-16
enthesitis geassocieerde artritis	3-7	M>>V	meest ouder dan 12
psoriatische artritis	2-11	M<V	vroege piek 2-4; late piek 9-11
ongedifferentieerde artritis	5-15	M<V	onbekend

Tabel 17.2 Anamnese en lichamelijk onderzoek gewrichtsklachten bij kinderen

Anamnese	Lichamelijk onderzoek
Karakter van de pijn?	gewrichten: zwelling, pijn, roodheid, warmte, functiebeperking
Hoe begonnen?	groei, beenlengteverschil
Hoe lang aanwezig?	observatie spelen en looppatroon
Variatie over de dag?	algemeen lichamelijk onderzoek
Leidt de pijn tot beperkingen?	hepatosplenomegalie
Wat vermindert, wat verergert de pijn?	hematomen
Koorts of andere algemene klachten?	dysmorfe kenmerken
Diarree?	inspectie van de huid en nagels
Bloedingen?	

een veranderd looppatroon of slechter schrijven. Er is weinig ochtendstijfheid.

Naast artritis komt ook regelmatig tendovaginitis voor, met name aan de flexorpezen van de vingers. Indien er tevens sprake is van artritis van een DIP of PIP leidt dit tot een diffuse zwelling van de gehele vinger ('sausage shaped'). Dit heet dactylitis. Deze dactylitis komt ook voor bij andere JIA-subtypes en juveniele sarcoïdose. De aangedane gewrichten zijn gezwollen, vaak ook warm, maar zelden pijnlijk bij palpatie of rood.

Bij oligoarticulaire JIA wordt opvallend vaak (20-50%) een chronische uveïtis gevonden. Deze kan reeds jaren voor of na het ontstaan van de artritis manifest worden. Uveïtis omvat ontsteking van iris, corpus ciliare en choroidea. Onbehandeld leidt dit tot synechiae (verklevingen tussen iris en lens), bandkeratopathie (kalkafzetting op de cornea), cataract, glaucoom en uiteindelijk blindheid tot in 50% van de gevallen. Aangezien de uveïtis de eerste jaren geen klachten geeft, wordt periodieke screening door de oogarts geadviseerd.

Circa 90% van de kinderen met JIA geassocieerde uveïtis heeft ANA-antistoffen, tegenover 30% van de kinderen met een JIA zonder uveïtis. ANA-positiviteit wordt derhalve als hoog risico beschouwd voor het ontwikkelen van uveïtis en hier wordt driemaandelijkse screening geadviseerd tot het 7de levensjaar. Na het 7de jaar volstaat zesmaandelijkse screening. Bij ANA-negatieve patiënten wordt zesmaandelijkse screening geadviseerd.

Met tijdig ingestelde therapie (▶ par. 17.5) is de prognose overwegend goed. Recidieven, tot vele jaren na het bereiken van remissie, komen frequent voor. Complicaties zijn vooral flexiecontracturen bij langdurig onbehandelde artritis en beenlengteverschillen ten gevolge van benige overgroei. De belangrijkste complicatie is echter de al genoemde chronische uveïtis.

17.3.2 Polyarticulaire seronegatieve JIA

Circa 20-30% van de JIA-patiënten heeft het subtype polyarticulaire JIA. Hierbij ontstaat artritis van ten minste vijf gewrichten binnen een tijdsbestek van zes maanden en is de RF negatief. Soms is dit type anamnestisch en klinisch moeilijk te onderscheiden van extended oligoarticulaire JIA. Het aantal aangedane gewrichten is hier in het algemeen wat lager dan de RF-positieve polyarticulaire JIA en het patroon van aangedane gewrichten is wat meer asymmetrisch dan bij de RF-positieve vorm. De meest aangedane gewrichten zijn vaak knieën, polsen, enkels (figuur 17.1). Later in het ziektebeloop komen daar vaak nog artritis van heupen, MCP en/of PIP-gewrichten bij (figuur 17.2).

Ook artritis van het kaakgewricht (TMJ) komt hier vaak voor. Deze TMJ-artritis is meestal pijnloos. Aangezien de groeischijf van de kaak in het gewricht ligt, kan chronische artritis leiden tot verminderde groei en derhalve tot retrognathie, gelaatsasymmetrie, verminderde opening van de mond en op de lange duur tot kauwstoornissen.

Soms staan algemene klachten als vermoeidheid, bleekheid en subfebriele temperatuur op de voorgrond en maken de differentiatie met SJIA dan lastig. Groeiachterstand wordt vooral gezien bij chronisch prednisongebruik.

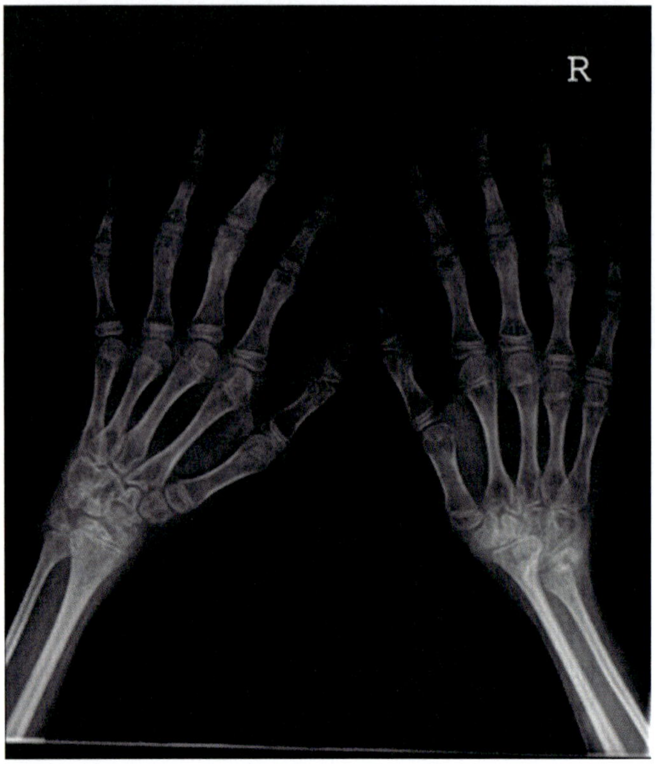

Figuur 17.1 Meisje van 12 jaar met sinds jaren bestaande RF-negatieve poly JIA: vrijwel opgeheven dorsoflexie polsen; ernstige destructie van de carpalia, ulnaire deviatie en flexiecontractuur DIP-gewrichten.

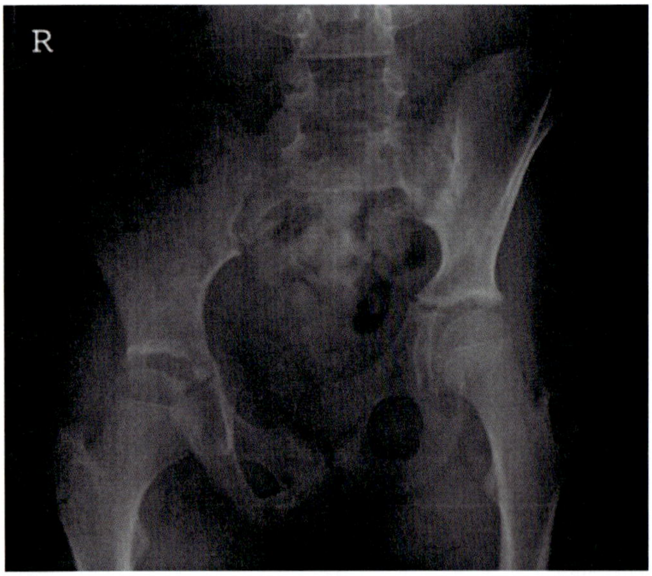

Figuur 17.2 Hetzelfde meisje als in fig. 17.1: ernstige pijnklachten aan de heupen met beperkte functie; de röntgenfoto van het bekken toont ernstige destructie van de heupkoppen met kraakbeenverlies.

17.3.3 Polyarticulaire seropositieve JIA

Dit subtype komt voor bij circa 5-7% van de JIA-patiënten, vooral bij meisjes ouder dan 10. Per definitie moet tweemaal een positieve RF gevonden worden met een interval van ten minste

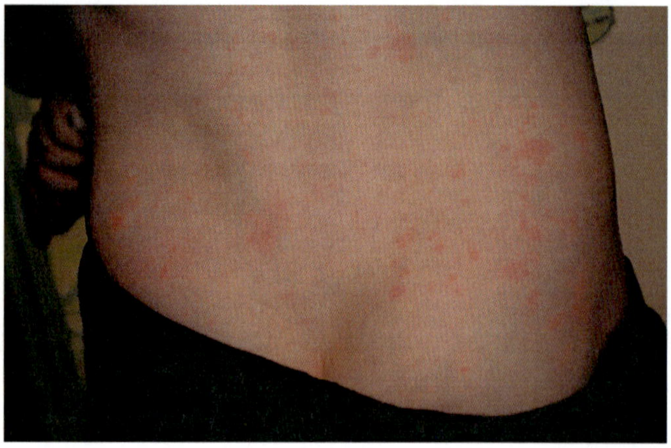

Figuur 17.3 Zalmkleurig exantheem bij een 8-jarige jongen met SJIA. Het exantheem is vluchtig, polymorf, soms urticarieel en vaak gerelateerd aan de koorts.

drie maanden. Exclusiecriteria zijn de aanwezigheid van psoriasis, HLAB27-positiviteit bij jongens ouder dan 6, enthesitis gerelateerde artritis of kenmerken van systemische JIA.

Het verloop is vaak chronisch progressief met relatief vroeg optredende erosieve gewrichtsafwijkingen. Deze vorm lijkt qua beloop het meest op volwassen RA. Het patroon van aangedane gewrichten lijkt op seronegatieve polyarticulaire JIA. Een belangrijk verschil is echter de betrokkenheid van de kleine gewrichten reeds vroeg in het ziektebeloop.

17.3.4 Systemische JIA

De ILAR-definitie van het subtype systemische juveniele idiopathische artritis vermeldt de aanwezigheid van artritis, dagelijks piekende koorts gedurende ten minste twee weken alsmede een van de volgende kenmerken:
- typische zalmkleurig en vluchtig exantheem (figuur 17.3, figuur 17.4);
- lymfadenopathie;
- hepatosplenomegalie of serositis (zoals pleuravocht, pericarditis of ascites).

Exclusiecriteria zijn de aanwezigheid van psoriasis, HLAB27-positiviteit bij jongens ouder dan 6, enthesitis gerelateerde artritis of een positieve RF.

Het klinisch beeld is qua ernst sterk heterogeen. Recent onderzoek naar de pathogenese van dit ziektebeeld (▸ par. 17.2) toont laboratoriumparameters (zoals pro-inflammatoire cytokinen, MRP's, ferritine), die in de groep auto-inflammatoire ziektebeelden sterk verhoogd zijn en dus van waarde zijn bij de diagnostiek. De klinische presentatie bij het debuut van de ziekte is meestal een acuut zieke patiënt met koorts, pijn, vermoeidheid. Er is vaak een opvallende bleekheid en soms gewichtsverlies.

De artritis of artralgie ontstaat soms pas maanden na de systemische verschijnselen. Met name in deze periode is de diagnose SJIA slechts *per exclusionem* te stellen. Het patroon van de

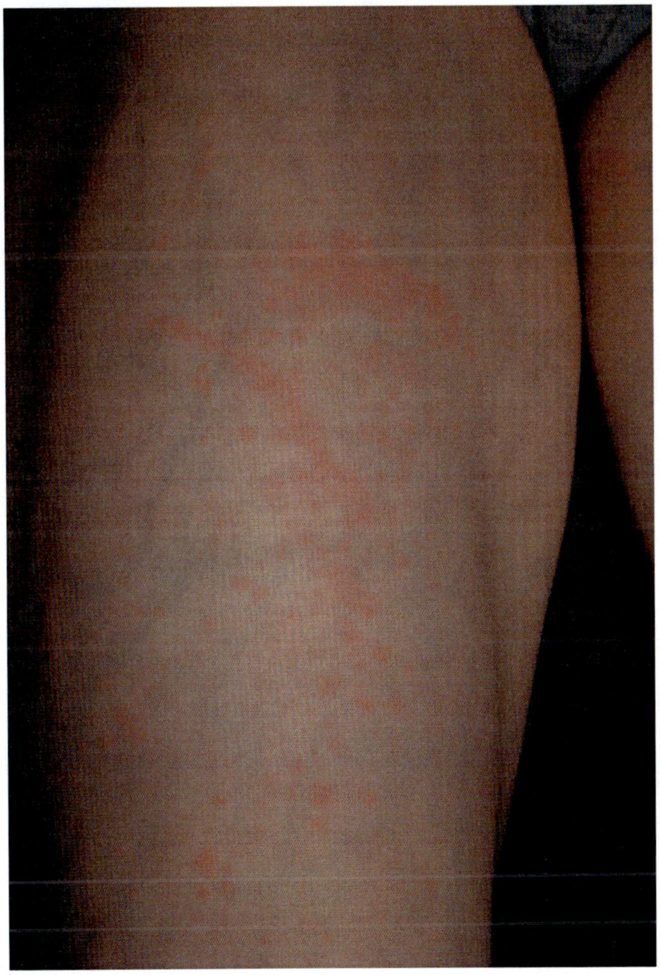

Figuur 17.4 Zalmkleurig exantheem met een duidelijke streepvorming, veroorzaakt door licht wrijven (Köbner-fenomeen) bij een 8-jarige jongen met SJIA.

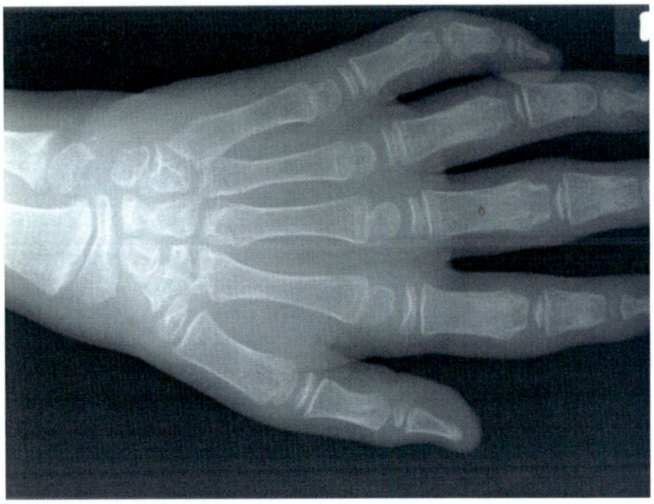

Figuur 17.5 Röntgenfoto van linkerpols van een 7-jarig meisje met ernstige SJIA, die sinds haar 2de jaar continu met corticosteroïden en MTX is behandeld. Al op deze leeftijd is een ernstige destructie van carpalia duidelijk te zien, net als gegeneraliseerde osteoporose.

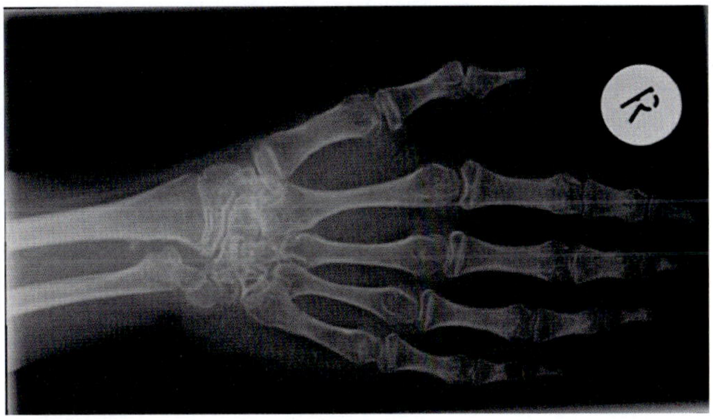

Figuur 17.6 Hetzelfde meisje als in fig. 17.5, nu op 14-jarige leeftijd. Zeer ernstige deformaties in beide polsgewrichten, waarbij de carpalia niet meer afzonderlijk herkenbaar zijn. Caput metacarpale dig. 2, 4 en 5 is beiderzijds wat hoekig van vorm. Er is sprake van enig kraakbeenverlies in de MTP- en PIP-gewrichten. Het skelet is kalkarm.

artritis is bij het merendeel van de patiënten polyarticulair. In vergelijking met polyarticulaire JIA zijn heupen en CWK vaker aangedaan. Het beloop kan monofasisch, polycyclisch of chronisch actief zijn met vroeg optredende ernstige gewrichtsdestructie (figuur 17.5, figuur 17.6, figuur 17.7).

Bij kinderen met een polyarticulair beloop van SJIA wordt relatief frequent een tenosynovitis gezien. Met name aan de flexorpezen van de vingers leidt dit tot een stenoserende vorm met zogeheten 'trigger fingers' die niet actief verder gebogen of gestrekt kunnen worden. Vooral ten tijde van actieve ziekte wordt heftige spierpijn gezien, soms met licht verhoogde CK-waardes.

De klassiek piekende koorts gaat meestal vergezeld met een sterk polymorf zalmkleurig exantheem. Meestal is het exantheem vlekvormig (2-5 mm groot), maar soms confluerend, in strepen, dan wel met een urticarieel aspect (figuur 17.4).

Pericarditis komt bij circa 3% van de SJIA-patiënten voor. Deze ontstaat meest geleidelijk zonder symptomen. Endocarditis of myocarditis zijn zeer zelden beschreven. Soms komt ernstig interstitieel longlijden voor, vaak met pulmonale hypertensie en een fatale afloop.

De belangrijkste complicatie is het macrofaagactivatiesyndroom (MAS), ook wel bekend als 'infection associated hemophagocytosis syndrome' (IAHS). Dit lijkt sterk op de bekende (erfelijke) groep hemofagocytaire ziektebeelden (HLH, Hereditary Lymfo-Histiocytosis). Deze complicatie treedt vaak op in aansluiting aan een infectie of in verband met bepaalde medicatie. Karakteristiek zijn een continu in plaats van intermitterend koortspatroon, hepatosplenomegalie, bloedingen, verminderd bewustzijn of convulsies. Laboratoriumonderzoek toont cytopenieën, meestal een trombocytopenie. Leverenzymen, triglycerides, LDH, ferritine en CRP zijn vaak sterk verhoogd, terwijl de bezinking juist vaak daalt. Er zijn soms ernstige stollingsstoornissen met verlengde PT en APTT en verlaagd fibrinogeen. Liquoronderzoek wordt vaak verricht vanwege de neurologische symptomen en toont vaak een pleiocytose en verhoogd eiwit. Karakteristiek is de fagocytose door macrofagen van hemopoëtische cellen in beenmerg, lymfeklieren, milt of liquor.

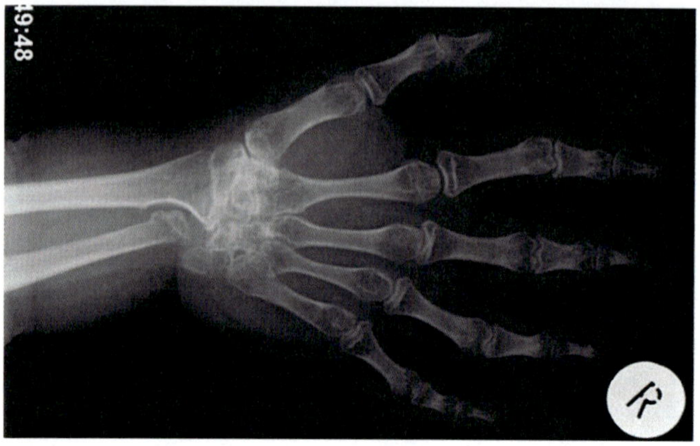

Figuur 17.7 Hetzelfde meisje als in fig. 17.5, nu op 17-jarige leeftijd. Toename van ulna minus variant, progressie van afwijkingen carpalia, waarbij de radiusepifyse nu grenst aan de basis van metacarpale 1. Daarnaast progressie van de afwijkingen van de MCP- en PIP-gewrichten.

17.3.5 Psoriatische artritis (PsA)

Psoriatische artritis wordt gedefinieerd door de aanwezigheid van een chronische artritis met psoriasis of ten minste twee van de volgende kenmerken:

- dactylitis;
- nagelafwijkingen;
- onycholysis;
- de aanwezigheid van psoriasis bij een eerstelijnsfamilielid.

Exclusiecriteria zijn een positieve RF, artritis bij HLA-B27-positieve jongens ouder dan 6 jaar of systemische kenmerken passend bij SJIA. In dergelijke gevallen wordt de aandoening 'undifferentiated artritis' genoemd.

Omdat de psoriasis soms pas na jaren ontstaat, wordt deze vorm vaak voor oligoarticulaire JIA aangezien. Ook hier is een hoog percentage kinderen ANA-positief (circa 60%). Anders dan bij oligoarticulaire JIA zijn hier vaker de kleine gewrichten mede betrokken, naast de veelvoorkomende enthesitis, tendovaginitis en dactylitis. Bij oudere kinderen met PsA wordt vaker een ankyloserende spondylitis of sacro-iliitis gezien. De huidlaesies zijn merendeels klassieke psoriasislaesies; slechts een minderheid heeft pustulaire laesies of erytrodermie. Voorkeurslokalisaties zijn de haargrens, achter de oorschelp, navel, bilnaad en nagels (putjes, ontkleuring, onycholyse). Uveïtis komt bij circa 15-20% van de patiënten voor, vooral bij ANA-positiviteit.

17.3.6 Enthesitis geassocieerde artritis

Deze vorm wordt gedefinieerd door de aanwezigheid van een chronische artritis en/of enthesitis met ten minste twee van de volgende kenmerken:

- sacro-iliacale pijn;
- inflammatoire rugpijn (spondylitis);
- positieve HLA-B27;
- een HLA-B27-geassocieerde ziekte bij een eerstelijns- of tweedelijnsfamilielid.

Exclusiecriteria zijn psoriasis, een positieve RF of systemische kenmerken passend bij SJIA.

De klinische presentatie is meest een artritis, al dan niet in combinatie met een tendovaginitis (dactylitis), dan wel als een enthesitis. De artritis is vaak oligoarticulair met een asymmetrische verdeling. Vooral de onderste extremiteiten zijn aangedaan. In de adolescentie ontstaan soms spondylitis en sacro-iliitis. Dit gaat gepaard met lage rugpijn, die vaak verbetert na bewegen. De lumbale flexie, zoals gemeten met de Schober-test, is duidelijk afgenomen (tot minder dan 5 cm). Bij circa 75% van de patiënten is er een enthesitis met pijn en zwelling bij de peesaanhechting. Voorkeursplaatsen zijn achillespees en fascia plantaris.

Vaker dan een chronische uveïtis komt hier een acute uveïtis voor met symptomen als pijn, roodheid en lichtschuwheid. Vooral bij volwassenen met enthesitis geassocieerde artritis wordt vaker een inflammatoire darmaandoening gevonden. Het is niet bekend of dit bij jongere kinderen ook het geval is.

17.4 Diagnostiek

Met name bij de monoarticulaire JIA, waarbij slechts één gewricht is aangedaan, is de differentiële diagnose van groot belang. Andere oorzaken, zoals infecties, maligniteiten, bloedingen, trauma, metabole aandoeningen (met name MPS) dienen te worden uitgesloten (▶ aandachtsbox 17.1).

Aandachtsbox 17.1 Differentiële diagnose

Differentiaaldiagnostiek van gewrichtsklachten bij kinderen:

- JIA;
- artritis bij auto-immuunaandoeningen (o.a. SLE, sarcoïdose, ziekte van Henoch-Schönlein);
- auto-inflammatoire aandoeningen, zoals periodieke koortssyndromen;
- infectieuze artritis (septische artritis);
- reactieve artritis;
- inflammatoire darmaandoeningen (IBD);
- maligniteit (leukemie, neuroblastoom);
- metabole aandoeningen, met name MPS I (Hurler-Scheie);
- hypermobiliteit;
- trauma;
- bloedingen (o.a. hemofilie);
- pijnsyndromen.

Bij oligoarticulaire JIA zijn algemene ontstekingsparameters als CRP of bezinking meestal niet verhoogd. Het merendeel van de patiënten met deze vorm van JIA heeft verhoogde titers (1:100 of meer) antinucleaire antistoffen (ANA). Zwakpositieve titers (1:40) worden meestal genegeerd, omdat dit vaak voorkomt binnen de gezonde bevolking. Een positieve RF alsmede anti-CCP-antilichamen worden bij circa 5-7% van de JIA-patiënten gevonden.

Bij een recent debuut met veel pijn of koorts moeten de mogelijkheden van een trauma, septische artritis, hematologische,

Tabel 17.3 Uitkomstmaten JIA

Componenten ACRped-score	Componenten JADAS
globale ziekteactiviteitsscore door arts (op een 10 cm visual analogue scale)	globale ziekteactiviteitsscore door arts (op een 10 cm visual analogue scale)
aantal actieve gewrichten	aantal actieve gewrichten
aantal gewrichten met functionele beperking (limited range of motion, LOM)	patient reported outcome: globale beoordeling ziekte-ernst door ouders of patiënt zelf op een 10 cm visual analogue scale (CHAQ)
patient reported outcome: globale beoordeling ziekte-ernst door ouders of patiënt zelf op een 10 cm visual analogue scale (Childhood Health Assessment Questionnaire, CHAQ)	laboratorium: bezinking
ADL-beperkingen (CHAQ disability)	
laboratorium: bezinking of CRP	
Berekening	
meet verbetering of verslechtering in % t.o.v. uitgangspositie; streefwaardes ten minste ACRped 70 t.o.v. uitgangswaarde	geeft een totaalscore: JADAS 10, 27 of 71, afhankelijk van het aantal gescoorde gewrichten; streefwaardes 2 of lager

oncologische aandoeningen of orthopedische aandoeningen worden overwogen (► aandachtsbox 17.1). Bij verdenking op septische artritis dient altijd direct een gewrichtspunctie te worden gedaan voor aanvullend microbiologisch onderzoek. Soms is beeldvorming (MRI) of artroscopie met synoviumbiopsie nodig om de diagnose te stellen.

Vooral bij SJIA zijn de inflammatoire parameters sterk verhoogd. Bij dit subtype is er vaak een leukocytose van > 20×10^9/l, een trombocytose van > 600×10^9/l, sterk verhoogde bezinking, CRP en een microcytaire anemie. Het serumferritine is eveneens sterk verhoogd. Het stollingsonderzoek toont in actieve fases van SJIA tekenen van een geactiveerde stolling met verhoogde D-dimeren, fibrinogeen en licht verlengde APTT. Vooral wanneer de BSE onverwacht daalt in combinatie met een neiging tot cytopenie en dalend fibrinogeen, moet men verdacht zijn op het ontstaan van een MAS en direct aanvullend onderzoek verrichten en de therapie bijstellen. Bij SJIA ziet men meestal polyklonale activatie van de immuunglobulinewaardes, maar ANA en RF zijn negatief. Nieuwe inflammatoire parameters voor SJIA zijn de myeloid related proteins (MRP's), geproduceerd door geactiveerde neutrofiele granulocyten, macrofagen en monocyten, cytokinen als IL-1, IL-6, IL-18 en soluble IL-2R-antistoffen.

Routine röntgenologisch onderzoek van aangedane gewrichten wordt periodiek verricht om late effecten op het skelet, zoals kraakbeenverlies, erosies, ossale overgroei en cysten, vast te stellen. De laatste jaren wordt in toenemende mate gebruikgemaakt van echodiagnostiek voor detectie van synoviale effusies of echogeleide puncties.

Met methoden als MRI en echografie wordt vaak een geringe synovitis waargenomen, die klinisch niet opvallend was. De praktische betekenis hiervan, met name voor starten of stoppen van aanvullende therapie, is niet altijd duidelijk.

17.5 Behandeling en prognose

Een belangrijke ontwikkeling binnen de kinderreumatologie vormen internationaal gebruikte definities van ziekteactiviteit en ziekteremissie. Deze definities vormen de basis voor de evaluatie van de effectiviteit van de ingestelde therapie. De meest gehanteerde ziekte-uitkomstmaat is de American College Rheumatology Pediatric core set criteria (ACRped; tabel 17.3). De laatste jaren wordt steeds vaker gebruikgemaakt van de JADAS (tabel 17.3), die het voordeel heeft van een simpel te berekenen totaalscore, vergelijkbaar met de 'disease activity score' (DAS), die bij RA gebruikt wordt. Ziekteremissie wordt gedefinieerd als de afwezigheid van de activiteitskenmerken gedefinieerd in ACR en JADAS, aangevuld met de afwezigheid van koorts, uveïtis en ochtendstijfheid. Deze laatste kenmerken maken geen deel uit van ACR- en JADAS-scores, maar zijn relevant voor beslissingen omtrent medicatie. Een dergelijke situatie wordt klinische remissie van de ziekte genoemd. Er wordt van inactieve ziekte gesproken, indien twaalf maanden na het staken van de medicatie er nog steeds sprake is van klinische remissie.

Met de huidige middelen wordt globaal een verminderde ziekteactiviteit van 70% of meer nagestreefd ten opzichte van de uitgangswaarde; 30 procent verbetering is weliswaar significant doch klinisch onvoldoende.

Er zijn op dit moment nog weinig studies die de JADAS als enige uitkomstmaat gebruiken. Een JADAS-score van minder dan 2 lijkt op klinische remissie te duiden. In een recent retrospectief onderzoek binnen het Utrechtse JIA-cohort vonden wij een gemiddelde JADAS-score van 0,2 bij JIA-patiënten met medicatievrije remissie, van 1,0 bij NSAID-monotherapie en van 3,0 bij combinatietherapie met een biological plus MTX. Bij waardes van > 10 werd in de regel medicatie zoals MTX of een biological gestart.

17.5.1 Multidisciplinaire begeleiding

Kinderen met JIA worden begeleid door een team dat bestaat uit een kinderreumatoloog, kinderfysiotherapeut, ergotherapeut, oogarts, orthopeed, kaakchirurg, psycholoog en maatschappelijk werkende. De laatste jaren maken ook steeds vaker reumaconsulentes, revalidatieartsen, anesthesiologen gespecialiseerd in chronische pijn en onderwijskrachten deel uit van een behandelteam. In een hecht multidisciplinair team overlappen deskundigheden vaak enigszins. Geregeld overleg voor het afstemmen van de informatie en het formuleren van een gezamenlijk beleid en de evaluatie daarvan zijn essentieel.

De fysiotherapeut en ergotherapeut richten zich op de directe gevolgen van de aandoeningen voor het kind en zijn directe omgeving. Vaak wordt daarbij de 'International Classification of Functioning, disability and health (ICF)' als leidraad gehanteerd. Hierbij wordt van het kind met JIA een analyse gemaakt van lichaamsfunctie, anatomische eigenschappen, activiteiten en participatie (bijvoorbeeld in gezin, school, sport). Het streven is behoud van functionaliteit, fysieke activiteit en actieve participatie door middel van bewegings- en sportadviezen, waar nodig aangevuld met school- en opvoedingsadviezen. Bewegingsadviezen hangen af van de activiteit van de ziekte. In de zeer actieve fase met veel pijn en zwelling staat het voorkomen van contracturen centraal. Het activiteitenpatroon dient te worden aangepast aan de beperkingen, waarbij volledige inactiviteit (bedrust) vermeden moet worden. In een latere fase, wanneer door medicamenteuze therapie de gewrichtszwelling is afgenomen, wordt meer de nadruk gelegd op actief oefenen en spiertraining, gericht op behoud van de fysieke belastbaarheid en het voorkomen van contracturen.

In het verlengde hiervan kijkt de ergotherapeut naar problemen van het kind in relatie tot de directe omgeving en het dagelijks handelen. Waar nodig wordt een andere manier van handelen aangeleerd en informatie gegeven over hulpmiddelen en voorzieningen.

Soms wordt een orthese gemaakt ter bevordering van de stabiliteit en de vermindering van de pijn. Voorbeelden hiervan zijn de polsspalk en een extensiespalk voor een knie met een flexiecontractuur.

17.5.2 Transitie van zorg

De adolescent met een chronisch reumatische ziekte als JIA verdient extra aandacht. Is de puberteit bij een gezond kind al vaak een turbulente periode, dit geldt eens te meer bij de adolescent met een chronische ziekte als JIA. In deze leeftijd dient de overgang naar de volwassen reumatologische zorg goed te worden voorbereid. Dit proces, transitie van zorg tussen het pediatrische en het volwassen team, vereist specifieke kennis en vaardigheden. Wanneer dit niet onderkend wordt, kan dit resulteren in een problematisch beloop op het vlak van follow-up, therapietrouw, vervolgopleiding en psychosociale problematiek. Tijdens dit proces dient gefaseerd kennisoverdracht tussen behandelaren plaats te vinden en dient een individueel transitieplan te worden opgesteld met aandacht voor het geestelijke en lichamelijke veranderingsproces van de adolescent.

Het bevorderen van zelfmanagement wordt gezien als een proces dat essentieel is voor een geslaagde transitie. Zelfmanagement is een proces waarin het afhankelijke kind met een chronische aandoening zich ontwikkelt tot een volwassene met een adequaat inzicht in het ziektebeeld en die goed in staat is voor zichzelf te zorgen. De gezonde adolescent is bezig met vragen over de eigen identiteit, het verkrijgen van onafhankelijkheid, het aangaan van volwassen relaties en zich een plaats in de maatschappij te verwerven. De JIA-adolescent moet daarenboven leren omgaan met zijn eigen ziekte en de behandelingen, en de eventuele beperkingen leren accepteren. Hij of zij moet zich van een passief accepterend individu omscholen tot een actieve, participerende mondige patiënt. Met zogeheten 'peer groups' waarin patiënten hun ervaringen delen en het intensief gebruik van internet binnen transitieprogramma's worden goede resultaten verkregen.

De behandelaren dienen zorg te dragen voor een adequate overdracht van een vaak langdurige en gecompliceerde voorgeschiedenis. Ook dienen uitkomstparameters van ziekteactiviteit op elkaar te worden afgesteld.

Veel transitieklinieken hebben ervaringen gerapporteerd met het gebruik van Individuele Transitie Planning. Hiervoor is een goed gestructureerde samenwerking nodig tussen de diverse disciplines betrokken bij dit type zorg met aandacht voor lichamelijke klachten en functiebeperkingen (gewrichtszwelling, bewegingsbeperking e.d.), activiteiten van het dagelijks leven (lopen, zitten, transfers, zelfverzorging), participatie in de maatschappij (het reizen naar school, werk, computergebruik, huishoudelijke activiteiten, relaties), zoals beschreven in de WHO/ICF-classificatie. In toenemende mate wordt gebruiktgemaakt van webportals en de sociale media die de jongeren immers zelf het meest gebruiken.

17.5.3 Prognose op lange termijn

Een virtuele blik in de spreekkamer van nu en die van 25 jaar geleden leert dat de prognose van de gemiddelde JIA-patiënt sterk verbeterd is. Protheses en artrodeses worden minder toegepast en steeds minder patiënten zijn langdurig op een rolstoel aangewezen. Amyloïdose, als uiting van langdurige niet te remmen inflammatie, wordt nog slechts zelden gezien als complicatie van JIA. De beruchte blindheid ten gevolge van complicaties van een niet-onderkende uveïtis is eveneens een zeldzaamheid geworden.

Als behandeldoel wordt tegenwoordig het bereiken van ten minste 70% respons (ACRped 70) of een JADAS-score van minder dan 2 gehanteerd. De langetermijnprognose varieert per subtype en is zelfs binnen deze categorieën nog sterk variabel. In het algemeen wordt oligoarticulaire JIA als het subtype met de beste prognose beschouwd. Circa 70% van deze patiënten bereikt een langdurige medicatievrije remissie zonder ernstige restverschijnselen. Bij polyarticulaire JIA komen recidieven na ziektevrije episodes vaker voor en zijn de restverschijnselen ernstiger. Met name patiënten met chronische systemische activiteit, artritis van nek, polsen en heupen lijken een slechtere prognose te hebben (figuur 17.5, figuur 17.6, figuur 17.7). De meeste langetermijnstudies hebben echter betrekking op patiënten met een ziektedebuut van ruim voor de introductie van de biologicals. Deze middelen lijken de prognose van JIA-patiënten sterk te verbeteren. Behandelaars moeten zich wel realiseren dat over eventuele langetermijnrisico's van deze middelen bij kinderen, zoals mogelijk het ontstaan van maligniteiten, tweede auto-immuunziekten en opportunistische infecties, nog weinig bekend is. Langdurig multicenter farmacovigilantieonderzoek is hiervoor essentieel.

Veel onderzoek is gaande naar zogeheten biomarkers van ziekteactiviteit. Met name wordt gezocht naar assays die reeds op het moment van klinische presentatie een langetermijnprognose mogelijk moeten maken. Hiervoor is het noodzakelijk dat grote cohorten patiënten met goed beschreven ziekteactiviteit langdurig gevolgd worden, waarbij geregeld materiaal wordt afgenomen en opgeslagen in biobanken.

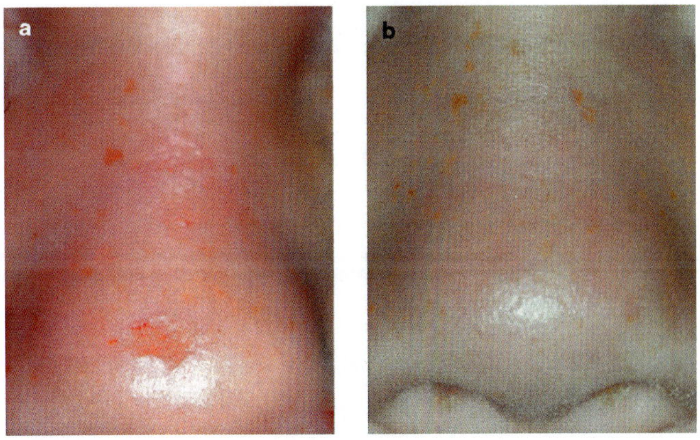

Figuur 17.8 **a** Heftig jeukende erythemateuze laesies met littekenvorming ontstaan na langdurig NSAID-gebruik bij een 3-jarig meisje met een oligoarticulaire JIA. **b** Na staken van het NSAID verbleekten de littekens enigszins.

17.6 Medicamenteuze therapie

17.6.1 Lokale therapie

Intra-articulaire glucocorticoïdtherapie wordt vooral bij oligoartritis vaak toegepast. Intramusculaire dexamethasontoediening wordt bij kinderen niet toegepast. Bij circa 50% van de kinderen is lokale behandeling met intra-articulaire depots van langwerkende glucocorticoïden, zoals Lederspan® – triamcinolon hexacetonide, 1 mg/kg (met een maximum van 40 mg) voor de grote gewrichten en 0,5 mg/kg (met een maximum 20 mg) voor de elleboog, enkels en polsen – voldoende om de artritis te behandelen, zo nodig aangevuld met een NSAID. Behandeling met kortwerkende triamcinolonpreparaten (Kenacort®) is duidelijk minder effectief. De prognose is goed bij het merendeel van de kinderen, hoewel recidieven vaak voorkomen.

17.6.2 NSAID

NSAID's zijn prostaglandinesynthetaseremmers en worden veelvuldig als eerstelijns anti-inflammatoire therapie gegeven, meestal in de vorm van ibuprofen (20-30 mg/kg/dag in 3 doses), diclofenac (2 mg/kg/dag in 3 doses) of naprosyne (15-20 mg/kg/dag in 2 giften). Voor kinderen met SJIA wordt nogal eens gekozen voor indomethacine als NSAID (1-2 mg/kg/dag in 2 giften). In geval van maagklachten dient een maagzuurremmer te worden toegevoegd. Maagulcera of maagdarmbloedingen zijn een contra-indicatie voor deze therapie. Belangrijke bijwerking van NSAID's zijn verder het induceren van pseudoporfyrie (figuur 17.8) en nierfunctiestoornissen.

Tweedelijnstherapie

Indien NSAID en lokale therapie niet effectief zijn, wordt een DMARD toegevoegd. Meestal wordt in eerste instantie gekozen voor methotrexaat (MTX, 10-15 mg/m^2/week). Foliumzuursuppletie (5 mg 1 tot 2 dagen na de MTX) wordt algemeen geadviseerd. Meestal wordt met de orale vorm gestart.

Bij hoge ziekteactiviteit of bij RF-positieve polyarticulaire JIA wordt vaak direct met subcutane therapie gestart in iets hogere doses (20-25 mg/m^2/week). Diverse recente grote retrospectieve studies konden echter geen verschil in effectiviteit tussen de orale en de subcutane vorm aantonen.

De MTX bereikt pas na 3-6 maanden zijn optimale effectiviteit. Het is matig effectief. Ongeveer 70% bereikt 30% verbetering na zes maanden, maar na één jaar heeft slechts een minderheid de gewenste 70% verbetering bereikt. Een belangrijk nadeel van MTX is het frequent optreden van bijwerkingen, ondanks foliumzuursuppletie. Hoewel meestal niet zeer ernstig, zijn met name de gastro-intestinale bijwerkingen hardnekkig en leiden deze vaak tot non-compliantie. Soms is er sprake van een psychologische conditionering waarbij de klachten reeds optreden door gedachteassociatie (vergelijk het Pavlov-effect). Andere bijwerkingen zijn meest passagère verhoogde leverenzymwaardes en cytopenieën. Het middel kan niet worden gebruikt tijdens de zwangerschap in verband met bewezen teratogeniciteit. Of de vruchtbaarheid bij langdurig gebruik verminderd is, is onbekend, maar lijkt niet waarschijnlijk.

Een interessant aspect van de kinderreumatologische behandeling is het streven naar het stoppen van medicatie bij langer durende remissie. Na 6-12 maanden remissie kan geprobeerd worden de MTX te staken, hoewel ook in deze fase van de ziekte recidieven vaak voorkomen. Hogere MRP-waardes in het serum lijken geassocieerd te zijn met een hogere recidiefkans na staken.

MTX-therapie is nauwelijks effectief bij ankyloserende spondylitis of sacro-iliitis. Hierbij heeft sulfasalazine nogal eens een goed effect. Bij MTX-intolerantie kan leflunomide overwogen worden. Het middel wordt echter vrij weinig toegepast en lijkt minder effectief. Leflunomide kan ernstige leverfunctiestoornissen veroorzaken. In dergelijke gevallen wordt cholestyramine gegeven voor een snellere eliminatie. Bij onvoldoende effect van een DMARD komen biologicals in aanmerking.

17.6.3 Glucocorticoïden

Hogere doses glucocorticoïden worden tegenwoordig alleen nog gegeven bij ernstige systemische JIA of bij bedreigende complicaties, zoals een MAS of sporadisch een visusbedreigende uveitis. Lage doseringen prednison kunnen worden voorgeschreven als comedicatie bij MTX ter overbrugging van de periode voordat MTX merkbaar effectief is. Dexamethason subcutaan in plaats van intra-articulaire toediening is obsoleet.

De bijwerkingen van deze medicatie zijn alom bekend. Vanwege de osteoporose worden bij langer durend gebruik calcium- en vitamine D-suppletie aangeraden. Ouders en patiënt dienen de principes van een stressdosering in geval van intercurrente ziekte te kennen.

Vooral in combinatie met andere immuunsuppressieve medicatie moet rekening worden gehouden met een verhoogde infectiegevoeligheid.

17.6.4 Biologicals: TNF, IL-1, IL-6, CTLA4

In geval van een DMARD-resistente artritis wordt behandeling met biologicals (TNF-blokkers, zoals etanercept of adalimumab) gestart of wordt een synovectomie verricht. In de afgelopen tien jaar is een toenemend aantal biologicals ook voor JIA geregistreerd. In het algemeen worden deze middelen gereserveerd voor therapieresistente polyartritis of SJIA. In zeldzame gevallen kan oligoartritis dermate erosief en therapieresistent zijn, dat ook hier behandeling met een biological aangeraden is.

Recent zijn werkbare internationale behandelrichtlijnen gepubliceerd. Hierbij wordt voor oligoartritis, polyartritis en SJIA het behandelplan geadviseerd tegen de achtergrond van een analyse van ziekteactiviteit, risicogroepen en slechte prognostische kenmerken.

Voor JIA-subtypen met een polyarticulair beloop wordt een TNF-α-receptorblokker, zoals etanercept of adalimumab, geadviseerd. In geval van ineffectiviteit of verlies van effectiviteit kan worden overgeschakeld op een andere TNF-α-receptorblokker, dan wel een biological met een geheel ander werkingsmechanisme, zoals een CTLA4-/IgG1-fusie-eiwit, dat het costimulatiesignaal van antigeenpresenterende cellen aan T-cellen blokkeert.

In het geval van SJIA is behandeling met biologicals die de IL-1- of IL-6-route inhiberen, zeer effectief in tegenstelling tot TNF-α-blokkade. Voorbeelden hiervan zijn anakinra (Kineret®) en tociluzimab (Roactemra®).

De plaats van de behandeling met biologicals binnen het algoritme is onderwerp van discussie. Er zijn duidelijke trends tot vroegbehandeling met biologicals bij patiënten met een slechte prognose om zo schade en langdurig gebruik van glucocorticoiden te voorkomen.

Voor de behandeling van uveïtis is recent een goed algoritme gepubliceerd. Algemeen wordt gestart met lokale therapie in de vorm van prednison forte oogdruppels, zo nodig aangevuld met MTX. Indien dit de uveïtis niet onderdrukt, wordt behandeling met TNF-blokkers geadviseerd. Opvallend is hierbij dat adalimumab en infliximab effectiever lijken dan etanercept.

Kernpunten

- JIA is een heterogeen ziektebeeld.
- Behandeling en langetermijnprognose verschillen sterk van RA.
- Bij ANA + JIA is periodiek oogheelkundige screening tot het bereiken der puberteit geïndiceerd.
- De behandeling wordt in toenemende mate gestuurd door uitkomsten van gevalideerde ziekteparameters als ACR- en JADAS-scores.
- De combinatie van MTX en een NSAID resulteert in klinisch relevante verbetering van ziekteactiviteit bij 30% van de patiënten.
- Het bevorderen van zelfmanagement is essentieel voor een geslaagd transitieproces.

Literatuur

Beukelman T, Patkar NM, Saag KG, Tolleson-Rinehart S, Cron RQ, DeWitt EM, et al. 2011 American College of Rheumatology recommendations for the treatment of juvenile idiopathic arthritis: initiation and safety monitoring of therapeutic agents for the treatment of arthritis and systemic features. Arthritis Care Res (Hoboken) 2011;63(4):465-82.

Giannini EH, Ruperto N, Ravelli A, Lovell DJ, Felson DT, Martini A. Preliminary definition of improvement in juvenile arthritis. Arthritis Rheum 1997;40(7):1202-9.

Prakken B, Albani S, Martini A. Juvenile idiopathic arthritis. Lancet 2011;377(9783):2138-49.

Ravelli A, Martini A. Juvenile idiopathic arthritis. Lancet 2007;369(9563):767-78.

Primaire immuundeficiënties

P.M. van Hagen en V.A. Dalm

18.1 Inleiding

Primaire immuundeficiënties (PID's) vormen een heterogene groep aandoeningen die, als gevolg van veelal erfelijke afwijkingen in een of meer onderdelen van het immuunsysteem, kunnen leiden tot recidiverende infecties en zelfs auto-immuniteit en tumoren. Secundaire immuundeficiënties daarentegen zijn ziekten die het gevolg zijn van (veelal externe) factoren die het immuunsysteem nadelig beïnvloeden, zoals het gebruik van immuunsuppressiva of metabole ziekten als diabetes mellitus.

PID's kunnen verdeeld worden in geïsoleerde afwijkingen, bijvoorbeeld een antistofdeficiëntie, en in gecombineerde afwijkingen, zoals 'severe combined immunodeficiency' (SCID), een ziekte waarbij zowel het humorale als het cellulaire gedeelte van het immuunsysteem zijn aangedaan. Het type infectie geeft enige richting aan het immunologisch defect: zo gaan antistofdeficiënties vooral gepaard met luchtweginfecties zoals met streptococcus pneumoniae, terwijl T-celdeficiënties gepaard gaan met opportunistische infecties als pneumocystis (samengevat in tabel 18.1).

PID's worden ten onrechte als zeldzaam beschouwd; ze komen veel frequenter voor dan over het algemeen wordt aangenomen. De laatste jaren zijn (en worden nog steeds) meer primaire immuundeficiënties geïdentificeerd: momenteel zijn er meer dan 150 bekend. De huidige prevalentie van PID's wordt zelfs geschat op 1:500.

Primaire immuundeficiënties zijn vaak moeilijk te classificeren omdat bij veel aandoeningen gecombineerde immunologische defecten voorkomen. De Wereldgezondheidsorganisatie en de International Union of Immunological Societies (IUIS) hebben acht groepen gedefiniëerd waarbinnen de meeste aandoeningen vallen. Een overzicht met een beperkt aantal voorbeelden wordt gepresenteerd in aandachtsbox 18.1.

Veel immuundeficiënties zijn geassocieerd met auto-immuunziekten en een hoger risico op maligniteiten. De fundamentele functie van het immuunsysteem is onderscheid te maken tussen 'zelf' en 'niet-zelf'. Dit is niet alleen van belang bij de verdediging tegen binnengedrongen micro-organismen, maar draagt ook bij aan het voorkomen van auto-immuunziekten en detectie en vernietiging van kwaadaardige cellen. Bovendien komen bij veel immuundeficiënties vaak allergische aandoeningen voor, hetgeen ook duidt op een gestoorde regulatie in het immuunsysteem.

Meestal worden primaire immuundeficiënties op de kinderleeftijd gediagnosticeerd; de recidiverende infecties leiden dan ook vaak tot groeivertraging. In dit hoofdstuk komen vooral de primaire immuundeficiënties aan bod die frequent op volwassen leeftijd worden gediagnosticeerd en/of gecontroleerd.

Tabel 18.1 Defect in het immuunsysteem met daarbij geassocieerde microbiële verwekkers

Defect	Infectie met
immuunglobulinen	H. influenzae. S. pneumoniae, enterovirussen, giardia lamblia
complement: C3, C2, C6-9	H. influenzae. S. pneumoniae, N. meningitidis
fagocyten	*S. aureus, K. pneumoniae, Candida, Aspergillus*
T-lymfocyten	intracellulaire bacteriën: mycobacteriën, salmonellose, *Candida, Aspergillus, Cryptococcus*, pneumocystis, toxoplasma, virussen
interleukine-17	*Candida*

Aandachtsbox 18.1 Classificatie immuundeficiëntieziekten

Classificatie van immuundeficiëntieziekten door World Health Organization (WHO) en International Union of Immunological Societies (IUIS):

1. Gecombineerde T- en B-lymfocyt immuundeficiëntie:
- severe combined immunodeficiency.

2. Voornamelijk antistofdeficiëntie:
- X-linked agammaglobulinemie;
- common variable immunodeficiency (CVID);
- IgG-subklassedeficiëntie;
- selectieve IgA-deficiëntie;

3. Fagocytendefecten:
- cyclische neutropenie;
- chronic granulomatous disease (CGD);
- leukocyte adhesion deficiëntie (LAD).

4. Genetische aandoeningen met immuundisregulatie:
- X-gebonden lymfoproliferatief syndroom (XLP);
- APECED (auto-immuun-polyendocrinopathie-candidiasis-ectodermaal dystrofiesyndroom).

5. Defecten in de aangeboren immuniteit; receptoren en signaalcomponenten;
- gestoorde toll-like receptor-signalering.

6. Auto-inflammatoire aandoeningen

7. Complementdeficiënties:
- mannosebindend lectinedeficiëntie.

8. Andere goed gedefinieerde immuundeficiënties:
- Wiskott-Aldrich-syndroom;
- ataxia telangiectasia;
- DiGeorge-syndroom.

Tabel 18.2 Immuundeficiëntie veroorzaakt door defecten in fagocyten

Ziekte	Moleculair of genetisch defect	Pathogenese/organismen/kliniek
cyclische neutropenie	mutatie in ELA2	episodes met bacteriële infecties
ernstige congenitale neutropenie	ELANE/HAX1-gen	cellulitis (stafylokokken) intestinale infecties
leukocyt adhesiedefect type I	CD18	gastro-enterale infecties bacteriën/schimmels
interferon-γ– en interleukine-12-defecten	Interferon-γ–receptor-ligandketen en signalering interleukine-12-receptor	mycobacteriële infectie
hyper IgE-syndroom	STAT3/DOCK-8 chemotaxisstoring	stafylokokken/*Aspergillus*
chronische granulomateuze ziekte	$Gp91^{phox}$ (X-linked) $p47^{phox}$ $p67^{phox}$ $p22^{phox}$	recidiverende infecties, abcessen, granuloomvorming
myeloperoxidase-deficiëntie	defecten in MPO op chromosoom 17	*Candida* meestal geen kliniek

18.2 Afwijkingen van het aangeboren immuunsysteem

Het aangeboren immuunsysteem bestaat uit een aantal componenten, zoals granulocyten, monocyten en complement. Deze zijn van groot belang als eerste verdediging bij infecties. Een tekort aan granulocyten heeft meestal een iatrogene oorzaak, zoals het gebruik van beenmergremmende immuunsuppressiva. In tabel 18.2 is een aantal immuundeficiënties samengevat, die het gevolg zijn van een stoornis in de granulocytenfunctie. Vervolgens worden chronische granulomateuze ziekte en stoornissen in het complementsysteem nader besproken.

18.2.1 Chronisch granulomateuze ziekte

Chronisch granulomateuze ziekte (CGD) is een zeldzame, genetische aandoening met een geschatte incidentie van 1:200.000, waarbij vooral mannen zijn aangedaan doordat de meest voorkomende mutaties X-gebonden zijn. De diagnose wordt meestal voor de leeftijd van 5 jaar gesteld, hoewel mildere, autosomaal recessief overervende varianten ook op latere leeftijd gediagnosticeerd kunnen worden.

De oorzaak van CGD ligt in een defect in het fagocytaire nicotinamideadeninedinucleotide fosfaat (NADPH-)oxidasecomplex. Dit complex, opgebouwd uit vijf afzonderlijke eiwitten (gp91phox, p22phox, p40phox, p47phox, p67phox) is noodzakelijk voor het genereren van zuurstofradicalen. Alle vijf subunits zijn noodzakelijk voor een adequate functie van het NADPH-oxidasecomplex en een mutatie in een van de subunits leidt dan ook tot een gestoorde productie van het superoxide ion. Fagocyten (neutrofielen, monocyten en macrofagen) zijn dan niet in staat om specifieke micro-organismen te elimineren. De meest voorkomende mutatie is X-gebonden en zit in gp91phox. Bij circa 70% van de patiënten met CGD wordt deze mutatie gevonden. Mutaties in de andere eiwitten worden autosomaal recessief overgedragen, waarvan de mutatie in p47phox bij circa 25% van de patiënten voorkomt.

Klinisch wordt CGD gekenmerkt door recidiverende, ernstige bacteriële infecties en schimmelinfecties en vorming van granulomen. De infecties worden vooral veroorzaakt door catalase+ micro-organismen (de meeste bacteriële pathogenen en alle schimmelpathogenen zijn catalase+) en voorkeursplaatsen zijn longen, huid, lever en lymfeklieren. De meest voorkomende infectieuze problemen zijn pneumonie, abcessen, suppuratieve adenitis, osteomyelitis, bacteriëmie/fungemie en oppervlakkige huidinfecties. In de westerse samenleving wordt het merendeel van de infecties bij patiënten met CGD veroorzaakt door de volgende vijf species: *Staphylococcus aureus, Burkholderia cepacia, Serratia marcescens, Nocardia* en *Aspergillus*.

Naast infectieuze problemen worden bij CGD groeiachterstand, ernstige colitis met chronische diarree en gestoorde wondgenezing beschreven. Tevens speelt granuloomvorming een belangrijke rol. Het exacte mechanisme van granuloomvorming bij CGD blijft onopgehelderd, maar waarschijnlijk is het afweersysteem niet in staat om chemotactische en inflammatoire signalen af te remmen, hetgeen leidt tot persisterende inflammatie en dus granuloomvorming. Deze granulomen worden voornamelijk gevonden in de gastro-intestinale en urogenitale systemen, hoewel alle organen aangedaan kunnen zijn.

Wanneer de diagnose CGD wordt overwogen op basis van bovenstaande klinische bevindingen, dient deze bevestigd te worden door vaststellen van een gestoorde-granulocytenfunctietest. Wanneer deze afwijkend is dient DNA-diagnostiek ter ondersteuning en vaststellen van het genetische defect verricht te worden.

De behandeling van CGD bestaat uit levenslange profylactische antibacteriële (co-trimoxazol) en antifungale (itraconazol) therapie. Voorts dienen bewezen infecties agressief antimicrobieel behandeld te worden vanwege het potentieel ernstige beloop. Een definitieve behandeling bestaat uit hematopoïetische stamceltransplantatie.

18.2.2 Complementdeficiëntie

Het complementsysteem vormt een belangrijk onderdeel van het aangeboren immuunsysteem. De term complement werd meer dan honderd jaar geleden gebruikt om een cytolytische substantie aan te duiden, die in staat was bacteriën en erytrocyten gesensitiseerd met antilichaam te lyseren. Op dit moment kennen we meer dan dertig plasma- en membraangebonden eiwitten die samen het complementsysteem vormen. De meeste van deze eiwitten spelen een rol bij inflammatie en bescherming tegen micro-organismen.

Het complementsysteem is opgebouwd uit drie verschillende routes die de complementcascade kunnen activeren. Deze routes zijn de klassieke route, waarin C1qrs, C2 en C4 een rol spelen, de alternatieve route, met betrokkenheid van C3, factor B en properdine, en de lectinebindende route waarin mannosebindend lectine (MBL) een belangrijke rol speelt. De drie routes worden op een verschillende manier geactiveerd, maar komen samen bij C3. De gemeenschappelijke uitkomst van de routes is een depositie van clusters C3b op een doelmicro-organisme. Dit C3b kan fungeren als een opsonine voor fagocyten of C3b kan via verdere activatie van componenten van het complementsysteem leiden tot de vorming van het zogeheten 'membrane attack complex' (MAC), dat bestaat uit C5b, C6, C7, C8 en C9. Dit MAC maakt poriën in de celmembraan, wat leidt tot complementgeïnduceerde cytolyse (zie ▶ figuur 2.4).

In dit complementsysteem kunnen deficiënties optreden van de verschillende componenten alsook van regulerende eiwitten binnen dit systeem. De prevalentie van deficiënties is moeilijk vast te stellen, omdat de meeste heterozygote complementdeficiënte individuen geen klinische symptomen hebben. In het algemeen presenteren alleen homozygote complementdeficiënte patiënten en patiënten met deficiënties in properdine (X-linked recessief) of C1-remmer (autosomaal dominant overervend) zich met klinische kenmerken.

In de praktijk uiten complementdeficiënties zich in een breed spectrum van klinische afwijkingen, inclusief recidiverende bacteriële infecties, hereditair angio-oedeem, hemolytisch uremisch syndroom (HUS) en reumatische ziekten, zoals SLE. In het algemeen vallen de infectieuze complicaties uiteen in twee hoofdgroepen, namelijk recidiverende infecties met gekapselde bacteriën bij patiënten met een deficiëntie in de klassieke route en infecties veroorzaakt door *Neisseria*-species bij patiënten met defecten in de alternatieve of terminale route. Complementdeficiënties komen vaak aan het licht op jonge leeftijd doordat kinderen recidiverende, ernstige infecties hebben.

Bij verdenking op een complementdeficiëntie kan met biochemisch onderzoek geëvalueerd worden welke componenten uit het systeem ontbreken. C3 en C4 kunnen bepaald worden met behulp van immuno-assays. De CH50 (totaal hemolytische complement) bepaalt de mate van lysis door serum van schapen rode bloedcellen gesensitiseerd met konijnen-IgM. Alle negen componenten van de klassieke route zijn noodzakelijk om een normale CH50 te verkrijgen. Bij een homozygote deficiëntie van een van de eiwitten uit de klassieke route wordt een zeer lage CH50 verkregen en kan aanvullend specifiek onderzoek worden ingezet om de deficiënte factor op te sporen.

Anderzijds kan via de AH50-test de alternatieve route in kaart worden gebracht, waarbij onder condities waarin alleen de alternatieve route geactiveerd wordt, hemolysecapaciteit (van 50%) van de ongesensitiseerde konijnen rode bloedcellen wordt bepaald.

Er bestaan geen specifieke behandelingen voor patiënten met een complementdeficiëntie. Geadviseerd wordt om deze patiënten bij verdenking op een infectie direct te laten onderzoeken door een arts en laagdrempelig antibiotische behandeling te starten. Sommige experts raden antibioticaprofylaxe aan.

18.3 Afwijkingen van het verworven immuunsysteem

18.3.1 Humorale immuundeficiënties

Humorale immuundeficiënties worden gekenmerkt door een significant verminderde antigeenspecifieke antistofproductie (zoals op vaccinatie), hetzij door een moleculair defect dat kan leiden tot een intrinsieke B-celafwijking (◘ figuur 18.1), hetzij als gevolg van een storing in de interactie tussen B- en T-cellen. Hoewel in vitro T-celdefecten zijn aangetoond bij patiënten met humorale immuundeficiënties, is de cellulaire immuniteit grotendeels intact bij deze aandoeningen. Dit in tegenstelling tot de gecombineerde immuundeficiënties. Het spectrum van antistofdeficiënties is breed: het varieert van patiënten met vrijwel geen B-lymfocyten, en dus een agammaglobulinemie, tot patiënten die wel een normaal immuunglobulinegehalte maar een afwijkende vaccinatierespons hebben.

Antistofdeficiënties leiden typisch tot recidiverende, vaak ernstige bovenste- en ondersteluchtweginfecties (otitis media, sinusitis en longontsteking), meestal veroorzaakt door gekapselde bacteriën, vooral Streptococcus pneumonia en Haemophilus influenzae. Recidiverende luchtweginfecties kunnen leiden tot irreversibele bronchiëctasieën en fibrose (◘ figuur 18.2).

Virale infecties verlopen bij patiënten met een antistofdeficiëntie gewoonlijk hetzelfde als bij gezonde mensen, maar recidiveren doordat geen antistofprotectie wordt opgebouwd. Berucht echter zijn enterovirusinfecties, zoals ECHO en Coxsackie B, die een fatale meningo-encefalitis kunnen veroorzaken.

Patiënten met een hypogammaglobulinemie zijn gevoeliger voor de darmparasiet Giardia lamblia, ook als ze immuunglobulinesubstitutietherapie krijgen. Dit komt doordat IgG slecht over de mucosale membranen wordt getransporteerd. Hetzelfde geldt voor gastro-intestinale infecties met Campylobacter jejuni, waar de humorale weerstand blijkbaar van groot belang is.

Bij verdenking op een antistofdeficiëntie moeten de totale serumconcentraties IgG-, IgA-, IgM- en IgG-subklassen worden bepaald. Het belang van IgD- en IgE-serumconcentraties is omstreden. Belangrijk voor het stellen van de diagnose is een vaccinatietest met een gekapseld bacterievaccin (Haemophilus polysaccharide-eiwitconjugaat en pneumokokken polysacchariden) en een eiwitvaccin (tetanus). Verder dienen andere oorzaken (◘ tabel 18.3) van hypogammaglobulinemie te worden uitgesloten.

De meest voorkomende primaire antistofdeficiënties bij volwassenen in klinische praktijk – behoudens CVID – zijn

18

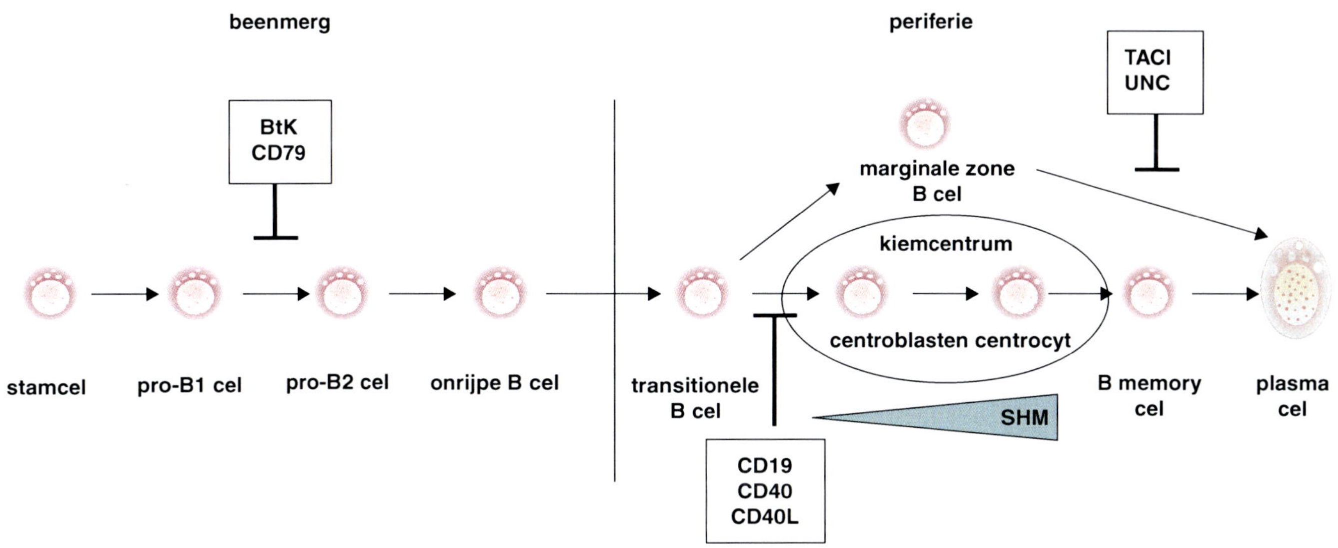

Figuur 18.1 Niet-antigeenafhankelijke B-celdifferentiatie vindt plaats in het beenmerg, terwijl de antigeenafhankelijke B-celdifferentiatie plaatsvindt in de periferie. In het kiemcentrum van een lymfeklier vindt (T-celafhankelijk) somatische hypermutatie (SHM) plaats, waardoor specifiekere B-cellen gevormd worden. Differentiatie kan ook buiten de lymfeklier om in de marginale zone van de milt plaatsvinden (T-celonafhankelijk). Genafwijkingen die ten grondslag liggen aan verschillende primaire antistofdeficiënties zijn gemarkeerd.

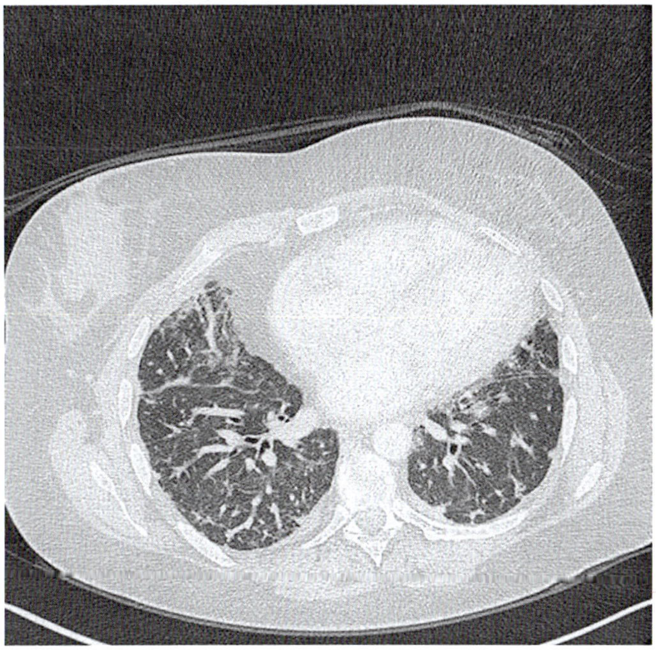

Figuur 18.2 CT-scan van de thorax van een patiënt met een langbestaande CVID; subpleurale consolidaties met aanliggende fibrotische verdichtingen en tractiebronchiëctasieën.

X-gebonden agammaglobulinemie en de mildere antistofdeficiënties die hierna nader besproken worden. Voor diagnostische criteriasets wordt verwezen naar ▶ http://www.esid.org/clinical-diagnostic-criteria-for-pid-73-0.

18.3.2 X-gebonden agammaglobulinemie

X-gebonden agammaglobulinemie (XLA) werd voor het eerst in 1952 beschreven door de Amerikaanse kinderarts Ogden Bruton. Hij beschreef een jongen van 8 jaar, die in vijf jaar tijd

Tabel 18.3 Differentiële diagnose van hypogammaglobulinemie

Maligniteit	Hematologische maligniteiten
systeemaandoeningen	immuundeficiëntie veroorzaakt door verlies van immuunglobulinen (nefrotisch syndroom, ernstige brandwonden, ernstige diarree, lymfangiëctasieën)
medicatiegerelateerd	antimalariamedicatie, captopril, carbamazepine, glucocorticoïden, fenytoïne, sulfasalazine

negentien keer een pneumokokkensepsis doormaakte. Met elektroforese ontdekte Bruton dat het serum van deze patiënt geen gammaglobulinen (antistoffen) bevatte. De naam Brutonse agammaglobulinemie werd hieraan verbonden.

In de jaren 90 van de afgelopen eeuw werd het onderliggende genetische defect ontdekt. De afwezigheid van antistoffen is het gevolg van een mutatie in het Brutonse tyrosinekinase gen (btk) dat in B-cellen in alle stadia van ontwikkeling tot expressie komt. De mutatie leidt tot een blokkering in de uitrijping van B-cellen, waardoor er geen uitgedifferentieerde B-cellen (en dus geen plasmacellen die de antistoffen produceren) in het perifere bloed aantoonbaar zijn. De incidentie van XLA is laag en varieert van 1:100.000 tot 1:200.000. De diagnose wordt meestal gesteld in de periode van 6-24 maanden na de geboorte. De eerste symptomen treden pas op na het eerste halfjaar, doordat een kind tot die tijd wordt beschermd door maternale antistoffen. Die worden namelijk voor de geboorte getransporteerd in de placenta, van de circulatie van de moeder naar de circulatie van de foetus. Het ziektebeeld wordt zelden pas op volwassen leeftijd gevonden.

Op de voorgrond staan bacteriële bovenste- en onderste-luchtweginfecties. Dit klachtenpatroon is typisch voor immuunglobulinedeficiënties en XLA-patiënten hebben dan ook een normale T-celfunctie. Verder kunnen deze patiënten een op reumatoïde artritis gelijkende artritis ontwikkelen, waarbij in de meeste gevallen geen verwekker aantoonbaar is. De diagnose wordt gesteld op basis van de combinatie van zeer lage perifere B-celaantallen en een agammaglobulinemie, gevolgd door moleculaire analyse van het btk-gen.

Patiënten met een ernstige hypogammaglobulinemie en weinig of geen B-cellen in het perifere bloed zijn dus verdacht voor een XLA. De T-celaantallen zijn normaal, terwijl de meeste patiënten met klassieke XLA minder dan 1% CD19+ of CD20+ lymfocyten hebben. De behandeling van keuze is substitutietherapie met immuunglobulinen.

De overleving is met immuunglobulinetherapie sterk verbeterd: voorheen was de kans op overlijden voor het 10de levensjaar zeer groot, inmiddels worden veel patiënten al decades behandeld met immuunglobulinetherapie. Een arts die volwassen patiënten behandelt, kan uiteindelijk worden geconfronteerd met XLA-patiënten voor instellen en controleren van immuunglobulinetherapie, behandelen van infecties, chronische diarree, bronchiëctasieën, artritis en encefalomeningitis.

18.3.3 Common variable immunodeficiency

Common variable immunodeficiency (CVID) is een heterogene groep ziekten, die zich kenmerken door recidiverende infecties bij hypogammaglobulinemie, gestoorde vaccinatierespons en lage of normale aantallen B-cellen in het perifere bloed. Andere oorzaken van hypogammaglobulinemie dienen uitgesloten te worden (tabel 18.3).

CVID wordt meestal in de tweede, derde of vierde decade gediagnosticeerd, als patiënten reeds een aantal pneumonieën hebben doorgemaakt. Er is dan vaak sprake van een delay van 5-6 jaar. De diagnose wordt soms ook op kinderleeftijd en bij ouderen gesteld. CVID komt bij mannen en vrouwen in gelijke frequentie voor met een prevalentie van 1:10.000-1:50.000.

Bij XLA is het gendefect duidelijk gekarakteriseerd, bij CVID is dit grotendeels onduidelijk. B-cellen worden geactiveerd via de B-celreceptor (BCR) en een complex van costimulatoire moleculen. Defecten in deze costimulatoire moleculen leiden tot een gestoorde activatie van B-cellen en een gestoorde respons tegen antigenen. Recent zijn monogenetische afwijkingen gevonden bij aanvankelijk veronderstelde CVID-patiënten. Een voorbeeld: aberrante expressie van 'Inducable costimulator' (ICOS) door T-cellen leidt vanwege een gestoorde interactie met ICOS-ligand op B-cellen uiteindelijk tot een gestoorde terminale B-celdifferentiatie. Hierdoor worden veel minder plasmacellen gemaakt.

Diverse andere defecten zijn inmiddels beschreven, wat de heterogeniteit van CVID nog maar eens benadrukt. Opvallend is de familiaire associatie met IgA-deficiëntie. Circa 15% van de patiënten met CVID heeft eerstelijnsfamilieleden met een IgA-deficiëntie. Dit suggereert dat beide aandoeningen een gemeenschappelijke genetische achtergrond kunnen hebben.

De meeste patiënten met CVID hebben normale B-cellen in het perifere bloed, maar deze differentiëren uiteindelijk niet uit tot antistofproducerende plasmacellen. In het perifere bloed worden bij een groep verminderde 'class switched' geheugen B-cellen gevonden, wat erop duidt dat er verminderde kiemcentrumfunctie is in de lymfeklieren. Bovendien is de productie van hoogavide antistoffen gestoord. Naast de afwijkingen in de B-cellen zijn er verschillende afwijkingen gevonden in de T-celfunctie. De term 'variable' in CVID is hierop gebaseerd. Bij meer dan 70% van de CVID-patiënten worden verminderde aantallen T-helpercellen in het perifere bloed gevonden. Daarnaast zijn verschillende functionele afwijkingen beschreven.

Bij patiënten met CVID worden het typische klinisch beeld gevonden van een antistofdeficiëntie met recidiverende sinopulmonale infecties. De kliniek van CVID verschilt met XLA. CVID wordt in 20% van de gevallen gecompliceerd door auto-immuunfenomenen, zoals auto-immuuncytopenie (oorzaak is onbekend), lymfomatoïde interstitiële pneumonitis en in 10-20% door granulomateuze ontstekingsreacties. Het laatste wordt nogal eens verward met sarcoïdose, een granulomateuze ziekte van onbekende origine die echter nauwelijks een verhoogde infectiefrequentie kent. De granulomateuze laesies zijn niet te onderscheiden van sarcoïdgranulomen, maar patiënten met sarcoïdose vertonen vaak een hypergammaglobulinemie en zijn alleen verhoogd gevoelig voor *Cryptococcus neoformans*.

Gastro-intestinale klachten met diarree en malabsorptie worden bij respectievelijk 20% en 10% van de CVID-patiënten gevonden. Zij kunnen een klinisch beeld ontwikkelen dat sterk lijkt op de ziekte van Crohn of ulceratieve colitis. De kans op de ontwikkeling van een maligniteit, met name non-Hodgkin lymfoom, bij CVID is sterk verhoogd.

De prognose van CVID is aanzienlijk slechter dan die van patiënten met XLA. Met name de sterk verhoogde kans op maligniteit, auto-immuniteit, enteropathie en granulomateuze ontstekingen leidt tot aanzienlijke morbiditeit en ook mortaliteit.

18.3.4 Immuunglobuline subklassedeficiëntie

De IgG-subklassen hebben verschillende functionele karakteristieken. IgG1 en IgG3 zijn efficiënte activators van complementsysteem, terwijl IgG2 gericht is tegen polysaccharide antigenen, zoals de gekapselde bacteriën. Farmacologisch bestaan er ook verschillen. Zo is halfwaardetijd van IgG3 korter en bestaat er verminderd transport van IgG2 door de placenta. IgG4-deficientie lijkt geen rol te spelen bij antistofdeficiëntie. Deze IgG-subklasse speelt een nog niet geheel opgehelderde rol bij fibrotische aandoeningen, zoals retroperitoneale fibrose.

Een IgG-subklassedeficiëntie komt veelal voor zonder recidiverende infecties en wordt bij 2,3% van de populatie gezien. Een subklassedeficiëntie betekent dan ook niet automatisch een immuundeficiëntie. Als sprake is van een klinisch beeld, is dit sterk gelijkend op dat van een antistofdeficiëntie: patiënten hebben dan met name last van luchtweginfecties. Indien deze vaak recidiveren, kan dat uiteindelijk leiden tot irreversibele longschade, zoals bronchiëctasieën.

IgG2-deficiëntie is de meest voorkomende subklassedeficientie en is geassocieerd met infecties met gekapselde bacteriën.

18.3.5 IgA-deficiëntie

IgA-deficiëntie is een veelvoorkomende immuunglobulinedeficiëntie (ca. 1:700). Meestal wordt deze afwijking per toeval gevonden, omdat de aandoening bij de meeste mensen asymptomatisch verloopt. De oorzaak is onbekend, maar er lijkt een differentiatiestoornis te zijn van IgA-positieve lymfocyt naar IgA-producerende plasmacel. Er bestaan associaties met auto-immuunziekten, maaglijden en atopische aandoeningen.

Een selectieve IgA-deficiëntie, eventueel tezamen met IgG-subklassedeficiëntie, kan voorafgaan aan CVID. In het serum van patiënten met een IgA-deficiëntie kunnen antistoffen gericht tegen IgA worden gevonden. Dit kan leiden tot een transfusiereactie wanneer IgA-houdende bloedproducten worden toegediend (bijvoorbeeld bij intraveneuze immuunglobulinetherapie). De prognose van patiënten met een IgA-deficiëntie is zonder meer goed te noemen.

18.3.6 Hyper-IGM-syndroom

Hyper-IgM-syndroom (HIGM), ook wel 'immuunglobulinedeficiëntie met normaal of verhoogd IgM' genaamd, is een wat verouderde term. Tegenwoordig wordt HIGM ook wel aangeduid met de term 'class switch recombination syndrome'.

Bij HIGM zijn er laagnormale dan wel verlaagde serumconcentraties van IgG, IgA en IgE, met normale of verhoogde serumconcentraties van IgM. De meeste gevallen zijn X-gebonden en het gevolg van een mutatie in het CD40-ligand-gen. De interactie tussen CD40-ligand op T-cellen en CD40 op B-cellen is dan verstoord. Verschillende andere gendefecten zijn inmiddels geïdentificeerd binnen deze groep van aandoeningen en daarom is het beter te definiëren naar een specifiek defect om verwarring te voorkomen. Bij HIGM is sprake van een gestoorde 'class switch' in de B-cel.

Het klinisch beeld wordt bepaald door infecties van de luchtwegen, gastro-intestinale infecties en auto-immuunziekten. Deze vorm van hypogammaglobulinemie onderscheidt zich door uitgebreide infecties met opportunisten, zoals Pneumocystis jiroveci, mycobacteriën en cryptokokken.

18.3.7 Specifieke antistofdeficiëntie met normaal immuunglobulinegehalte

Bij een patiënt met een normaal immuunglobulinegehalte, maar tegelijkertijd recidiverende infecties moet men bedacht zijn op een specifieke antistofdeficiëntie. Deze wordt gekenmerkt door een gestoorde IgG-vaccinatierespons tegen polysaccharide antigen. Deze aandoening komt vaak voor in combinatie met IgA-deficiëntie en/of IgG2-deficiëntie. Het klinisch beeld wordt wederom bepaald door recidiverende luchtweginfecties, zoals sinusitis en bronchitis.

18.3.8 Transiënte hypogammaglobulinemie

Transiënte hypogammaglobulinemie wordt beschouwd als een vertraagde rijping van het B-celsysteem bij kinderen. Deze hebben een verlaagd serum-IgG met voor de leeftijd verlaagde of normale IgA- en IgM-serumconcentratiewaarden. De vaccinatierespons is echter meestal normaal. Bij 80% van de kinderen treedt spontaan herstel op; een klein deel houdt ook op langere termijn een hypogammaglobulinemie.

18.3.9 Behandeling van antistoftekort

Patiënten met een antistoftekort kunnen succesvol behandeld worden met immuunglobuline substitutietherapie. De patiënt krijgt regelmatige intraveneuze of subcutane infusie met immuunglobulinen die geïsoleerd en gezuiverd zijn uit het bloed van gezonde donoren. Hierbij wordt plasma van duizenden donoren samengevoegd, zodat elke batch antistoffen bevat tegen veel verschillende typen bacteriën en virussen. Tijdens de zuivering wordt het meeste IgM en IgA verwijderd, zodat het product bijna geheel uit IgG bestaat. De therapie staat ook wel bekend als gammaglobulinetherapie.

Immuunglobulinetherapie wordt regelmatig via een infusie toegediend, gewoonlijk 0,4 gram/kg lichaamsgewicht per 3-4 weken. Deze therapie kan het serum-IgG-gehalte tot een normaal niveau brengen. Er wordt gestreefd naar een dalwaarde voor de volgende infusie van meer dan 7,0 g/l. Dit is het serum-IgG-niveau dat nodig is om de meeste infecties te voorkomen. In individuele gevallen kan naar een hogere dalwaarde gestreefd worden om infecties te voorkomen. Naast intraveneuze toediening kunnen immuunglobulinen wekelijks subcutaan toegediend worden via een pomp met een specifiek toedieningssysteem. De effectiviteit van subcutane of intraveneuze toediening is vrijwel gelijk; de keuze wordt gewoonlijk om praktische redenen door de patiënt bepaald.

Het toedieningsvolume is meestal de beperkende factor voor subcutane toediening. Het bijwerkingenpatroon van intraveneuze immuunglobuline wordt vooral bepaald door de toedieningssnelheid, het oplosmiddel van het gekozen product en IgG-dimeren en -polymeren. Bovendien kan bij patiënten, die ondanks een antistoftekort anti-IgA produceren, een transfusiereactie ontstaan ten gevolge van IgA in het gammaglobulinepreparaat. De preparaten worden zeer zorgvuldig gecontroleerd op virusveiligheid. Om die reden zijn de afgelopen twintig jaar geen virale infecties of prioninfecties gemeld ten gevolge van immuunglobulinetherapie.

18.3.10 T-celdeficiënties

De meest kenmerkende T-cel (CD4-)immuundeficiëntie wordt veroorzaakt door het humane immuundeficiëntievirus (hiv). De achtergrond van hiv-infecties ligt buiten de scope van dit hoofdstuk. De infectieproblematiek bij aids is echter kenmerkend voor T-celdisfunctie: toxoplasma-infecties, mycobacteriële infecties, cryptosporidium en virale infecties, zoals EBV. Behalve bij een hiv-infectie is een ernstig CD4-tekort (< 300 CD4+ cellen/mm^2) met opportunistische infecties ook beschreven als een zeldzame idiopathische aandoening genaamd 'severe unexplained HIV-negative immune suppression' (SUHIS).

Een lymfocytopenie in de klinische praktijk wordt regelmatig waargenomen bij algemeen bloedonderzoek. De lymfocytopenie is meestal het gevolg van de therapie, zoals bij gluco-

Tabel 18.4 T-lymfocytdeficiëntie in het perifere bloed

infecties	hiv, tuberculose, lepra
niet-infectieuze granulomateuze ziekte	sarcoïdose
auto-immuunziekte	SLE, syndroom van Sjögren
medicijnen	glucocorticoïden
maligniteit	maag, pancreas
primaire T-celimmuundeficiëntie	

corticoïdgebruik. Verder komt een lymfocytopenie vaak voor in het perifere bloed bij systeemziekten als sarcoïdose. De T-cellen worden dan in het aangedane orgaan gevonden; er is in dat geval dus sprake van compartimentalisatie en niet van een absoluut tekort. Patiënten met sarcoïdose bijvoorbeeld hebben (behalve cryptokokkeninfecties) geen verhoogde infectiefrequentie. In tabel 18.4 staat een aantal omstandigheden samengevat die gepaard gaan met lymfocytopenie.

Primaire T-cel immuundeficiëntieziekten (20% van de PID's) zijn veelal genetische afwijkingen, waarbij de T-celdifferentiatie en -functie gestoord zijn. De verschijnselen van een primaire T-celimmuundeficiëntie treden op in het eerste levensjaar en zelden op volwassen leeftijd. Door de centrale plaats van T-cellen in de immuunrespons is het goed mogelijk dat de functie van andere effectorcellen die worden geactiveerd door T-cellen, zoals monocyten/macrofagen en B-cellen, gestoord is. T-celdeficiënties zijn dus vaak onderdeel van zogeheten 'gecombineerde immuundeficiënties'.

Een voorbeeld van een indirecte T-celimmuundeficiëntieziekte is het 'auto-immuun-polyendocrien candidiasis-ectodermale dystrofiesyndroom' (APECED). Bij dit syndroom worden autoantistoffen gevormd tegen endocriene organen, wat onder andere gepaard gaat met hypoparathyreoïdie en hypocortisolisme. Bij dit syndroom worden ook antistoffen gevormd tegen het door T-cellen (Th-17 cellen) geproduceerde cytokine IL-17, met als gevolg mucocutane candidiasis.

18.4 Diagnostiek naar primaire immuundeficiëntie

Het is van groot belang om PID in een vroeg stadium te herkennen; waarschuwingssignalen hiervoor zijn samengevat in ▶ aandachtsbox 18.2. De analyse die wordt verricht bij een patiënt die verdacht is voor een PID, is samengevat in tabel 18.5.

Aandachtsbox 18.2 Herkenning PID

Waarschuwingssignalen voor het bestaan van een immuundeficiëntie bij volwassenen (volgens de Jeffrey Modell Foundation):

1. twee of meer sinusitiden per jaar, bij afwezigheid van allergie;
2. meer dan één pneumonie per jaar;
3. twee of meer nieuwe oorontstekingen per jaar;
4. chronische diarree met gewichtsverlies;
5. recidiverende virale infecties (verkoudheden, herpes, wratten, condylomen);
6. noodzaak tot langdurige behandeling met intraveneuze antibiotica;
7. recidiverende, diepe abcessen van de huid of inwendige organen;
8. aanhoudende spruw of schimmelinfecties van de huid of elders;
9. infectie met normaalgesproken onschadelijke mycobacteriën;
10. een familiegeschiedenis met PID.

Tabel 18.5 Mogelijkheden voor de analyse naar een primaire immuundeficiëntie

1.	– voorgeschiedenis en lichamelijk onderzoek, lengte en gewicht; – compleet bloedbeeld met differentiatie; – kwantitatieve immuunglobulinebepaling: IgG, IgM, IgA (in relatie tot leeftijd);
2.	– specifieke antilichaamrespons (tetanus, difterie) – pneumokokken (polysaccharide) vaccinatierespons (voor/na) (voor leeftijd > 3 jaar) – IgG-subklasseanalyse
3.	– *Candida*- en tetanushuidtest – lymfocytenmarkers CD3/CD4/CD8/CD19/CD16/CD56 – mononucleaire lymfocytproliferatiestudies (met gebruik van mitogeen en antigeenstimulatie) – neutrofiele oxidatieve burst (indien geïndiceerd)
4.	– complementscreening CH50, AH50, C3, C4 – enzymmetingen (adenosine deaminase, purine nucleoside fosforylase) – fagocytstudies (membraanglycoproteïnen, mobiliteit, chemotaxie, fagocytose) – natural killer (NK-)cell cytotoxiciteitstudies – neoantigeen voor testen van antilichaamproductie – andere oppervlakte-/cytoplasmatische moleculen – cytokinereceptorstudies – familie-/genetische studies

De initiële diagnostische analyse is eenvoudig en bestaat uit meting van de immuunglobulinetypen en leukocytendifferentiatie. Het verdient echter aanbeveling om de patiënt voor nader onderzoek, zoals functionele testen en/of genetische analyse, door te verwijzen naar een centrum met speciale expertise op het gebied van PID's. Het laatste geldt ook voor de therapie. Deze is afhankelijk van de aard van het immunologisch defect en de ernst van infecties als gevolg hiervan. Eventuele therapieën variëren van volgen van het klinisch beeld, antibioticaprofylaxe, cytokinetherapie, immuunglobulinetherapie, tot en met beenmergtransplantatie en gentherapie.

Het ligt in de lijn der verwachting dat in de nabije toekomst dankzij de ontwikkeling van de moleculaire immunologie nog veel meer immuundeficiënties ontdekt zullen worden. Bovendien zullen ook de defecten in het immuunsysteem die leiden tot infecties bij metabole ziekten zoals diabetes mellitus en de infectiegevoeligheid van de individuele patiënt bij immuunsuppressiva, meer aandacht krijgen teneinde morbiditeit op termijn te voorkomen.

Kernpunten
- Er zijn meer dan 150 primaire immuundeficiënties bekend.
- Primaire immuundeficiënties presenteren zich meestal met specifieke klinische waarschuwingssignalen.
- Bij verdenking op primaire immuundeficiënties geeft het type infectie richting aan het te verwachten immunologisch defect.
- PID's kunnen worden ingedeeld in acht verschillende categorieën, afhankelijk van het onderdeel van het immuunsysteem dat is aangedaan.
- Antistofdeficiëntie, met name common variable immunodeficiency (CVID), is de meest voorkomende symptomatische primaire immuundeficiëntie bij volwassenen.
- CVID wordt in 20% van de gevallen gecompliceerd door auto-immuunfenomenen.
- Primaire antistofdeficiënties uiten zich met name in recidiverende infecties met gekapselde bacteriën (*Streptococcus pneumoniae* en *Haemophilus influenzae*) van de luchtwegen.
- Immuunglobulinesubstitutietherapie is een behandeling die morbiditeit voorkomt of vermindert
- Auto-immuniteit kan ook een uiting zijn van T-celdeficiënties en immuundisregulatiesyndromen.
- Door de ontwikkeling van de moleculaire immunologie zullen in de nabije toekomst meer immuundeficiënties ontdekt gaan worden.

Literatuur

Nima R, Asghar A, Notarangelo LD (Eds.). Primary Immunodeficiency Diseases: Definition, Diagnosis, and Management. Berlin/Heidelberg: Springer Verlag, 2008.

Raif S, Geha MD, et al. The International Union of Immunological Societies (IUIS) Primary Immunodeficiency Diseases (PID) Classification Committee. J Allergy Clin Immunol 2007;120(4):776-94. doi:10.1016/j.jaci.2007.08.053.

Rich RR, Fleisher TA, Shearer WT, Schroeder HW, Frew AJ, Weyand CM. Clinical Immunology: Principles and Practice, 3rd Edition. Philidalphia, Mosby, 2008.

Websites

Primary immunodeficiency resource centre (▶ www.info4pi.org)
UpToDate® (▶ www.utdol.com)
▶ www.esid.org

Allergieën

R. Gerth van Wijk

19.1 Epidemiologie

Allergische aandoeningen omvatten frequent voorkomende ziekten, waaronder allergische rinitis, astma en constitutioneel eczeem. De prevalentie van allergische rinitis varieert van land tot land. Allergische rinitis – in de volksmond ook wel hooikoorts genoemd – bij kinderen varieert van 1,4% in Albanië tot 39,7% in Peru. De prevalentie van astma varieert in dezelfde orde van grootte (Indonesië 1,6%; Nieuw-Zeeland 36,8%). 15-20% van de Nederlandse bevolking lijdt aan allergische rinitis. Op grond van diverse onderzoeken kan worden gesteld dat 4-7% van basisschoolkinderen astma heeft, terwijl dit percentage bij volwassenen varieert tussen 3 en 5%. Over de prevalentie van constitutioneel eczeem in Nederland is minder bekend. De prevalentie wordt op circa 1-2% geschat.

Een van de belangrijkste epidemiologische bevindingen is de toename in prevalentie van allergische aandoeningen wereldwijd. In een Fins onderzoek naar allergische ziekten bij mannelijke rekruten steeg de prevalentie van 0,29% in 1966 naar 3,45% in 2003. De prevalentie van allergische rinitis steeg van < 0,1 % in 1970 tot 8,9% in 2001. De prevalentie van constitutioneel eczeem bleef overigens constant (1,2%). Verminderde infectiedruk, afname in gezinsgrootte en andere life-style veranderingen die kunnen worden geassocieerd met de Westerse samenleving worden beschouwd als factoren die een rol zouden spelen bij deze toename.

Allergische aandoeningen hebben niet alleen medische implicaties. Kwaliteit van leven en welbevinden worden er ongunstig door beïnvloed. Allergische aandoeningen hebben effecten op leerprestaties en kunnen leiden tot school- of werkverzuim en productieverlies in het werk.

De hoge prevalentie van allergische aandoeningen brengt daarom naast medische kosten ook indirecte niet-medische kosten met zich mee. Deze kosten kunnen een veelvoud zijn van de medische kosten. De totale kosten van allergische rinitis in de VS bedragen circa 11,2 miljard dollar per jaar. Hiervan gaan 3,4 miljard op aan indirecte kosten. De totale kosten van astma voor Europa worden geschat op circa € 17,7 miljard per jaar.

19.2 Pathogenese

Internationaal wordt overgevoeligheid onderscheiden in allergische en niet-allergische overgevoeligheid (figuur 19.1). Allergische overgevoeligheid wordt gedefinieerd als een schadelijke reactie van het immuunsysteem die gericht is tegen normaal onschadelijke stoffen uit de buitenwereld. Allergische overgevoeligheid kan worden onderscheiden in IgE-gemedieerde en niet door IgE gemedieerde allergie. IgE-gemedieerde reacties worden dan geclassificeerd in atopisch versus niet-atopisch, waarbij *atopie* wordt gedefinieerd als een persoonlijke of familiaire aanleg om IgE-antistoffen te produceren in reactie op lage doses allergenen, gewoonlijk eiwitten, en om de typische symptomen van astma, rinoconjunctivitis of eczeem/dermatitis te krijgen.

Naast deze classificatie kunnen allergische reacties ook immunologisch worden onderverdeeld in de type-I-IV-reacties volgens Gell en Coombs (tabel 19.1). Dit schema is een simplificatie van de werkelijkheid, met overlap tussen mechanismen, en moet dan ook meer worden gezien als een kapstok om allergische reacties te classificeren.

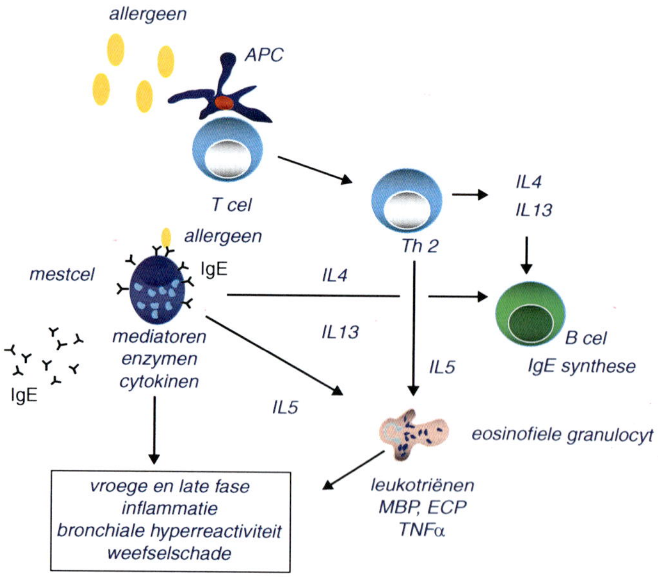

Figuur 19.1 Allergische reactie.

De meest voorkomende allergische ziekten besproken in dit hoofdstuk vallen onder de type-I-allergieën. Presentatie van een allergeen aan antigeenpresenterende cellen (APC) leidt bij genetisch gepredisponeerde patiënten tot ontwikkeling en proliferatie van T-helper-2- (Th2-)lymfocyten, die via de productie van interleukine-4 (IL-4) en interleukine-13 (IL-13) de synthese van IgE-antistoffen reguleren (figuur 19.2). Interleukine-5 (IL-5) – eveneens afkomstig van Th2-lymfocyten – induceert de vorming en activatie van de eosinofiele granulocyt. Th2-cellen en hun cytokinen zijn in staat de vorming van T-helper-1 (Th1-) cellen te onderdrukken.

IgE-antistoffen zijn in lage concentraties in serum en extravasale ruimtes aanwezig. De gemiddelde serumspiegel voor een volwassene bedraagt 5 × 10-5 mg/ml. IgE-antistoffen worden gekenmerkt door hoogavide binding aan FcεI-receptoren op mestcellen en basofiele leukocyten en laagavide binding aan FcεII-receptoren op macrofagen en fagocyten. De vorming van specifiek IgE houdt in dat de patiënt gesensibiliseerd is voor het allergeen. Sensibilisatie gaat niet per se samen met de klinische verschijnselen van allergie.

De allergische reactie wordt in gang gezet door binding van allergeen aan celgebonden specifiek IgE. Mestcelactivatie en daaropvolgende degranulatie met vrijkomen van mediatoren, enzymen en cytokinen ontstaat door binding van allergeen aan twee naast elkaar gelegen IgE-antistoffen. Hierop ontstaat door vrijkomen van histamine, leukotriënen en andere vasoactieve stoffen een acute reactie met een maximum van circa twintig minuten na activatie van de mestcel. Mediator- en cytokine-release uit mestcellen draagt bij tot de rekrutering van neutrofiele en eosinofiele granulocyten alsmede lymfocyten. De directe fase wordt gevolgd door een late inflammatoire fase, die wordt gedomineerd door geactiveerde eosinofiele granulocyten. Cytotoxische eiwitten, zoals MBP (major basic protein), ECP (eosinophil

Tabel 19.1 Allergische reacties volgens de classificatie van Gell en Coombs

	Type I	Type II	Type III	Type IV
betrokken antilichamen en cellen	– IgE – mestcellen – basofiele granulocyten	– IgG – fagocyten – NK-cellen – complement	– IgG – complement	– T-cellen
effectormechanismen	– mestcelactivatie	– fagocytose van cellen	– depositie van immuun-complexen	– activatie van macrofagen – cytotoxische reacties
voorbeelden van aandoeningen	– allergische rinitis – astma – anafylaxie	– hemolytische anemie – trombopenie bij sommige geneesmiddelenreacties	– serumziekte – Arthusreactie	– contactallergie – afstotingsreacties

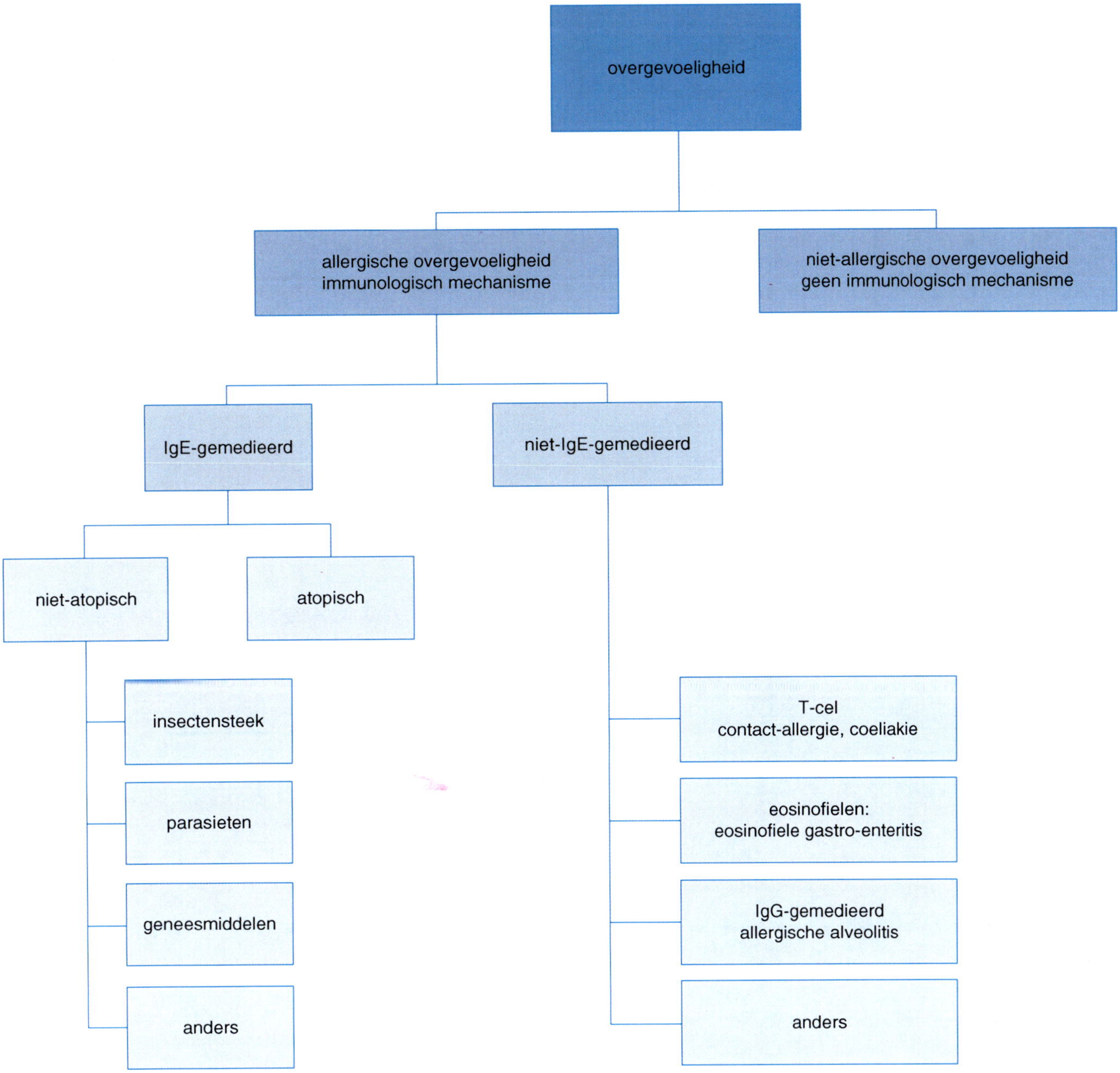

Figuur 19.2 Terminologie voor allergie.

cationic protein), leukotriënen en vrije zuurstofradicalen leiden tot weefselschade. Kenmerkend voor de late allergische reactie, die zijn maximum heeft na 6-8 uur, is het ontstaan van aspecifieke nasale of bronchiale hyperreactiviteit bij patiënten met respectievelijk rinitis of astma. Chronische expositie aan het allergeen leidt tot een continu ontstekingsproces gedomineerd door eosinofiele granulocyten en Th2-lymfocyten.

De pathogenese van constitutioneel eczeem is complex. De huid wordt geïnfiltreerd met geactiveerde Th2-cellen en eosinofiele granulocyten, maar ook Th1-lymfocyten zijn aanwezig. Tegenwoordig is duidelijk dat constitutioneel eczeem in belangrijke mate kan worden verklaard uit een verstoring van de huidbarrière. Deze verminderde huidbarrière gaat gepaard met waterverlies en draagt daarmee bij aan het klinisch beeld. De permeabiliteit van de epidermis wordt gereguleerd door verschillende eiwitten, waaronder het filaggrine. Filaggrinemutaties zijn geassocieerd met het ontstaan van eczeem, astma en sensibilisatie. Een verminderde huidbarrière betekent dat irritantia en allergenen gemakkelijk kunnen penetreren. Bij patiënten met eczeem zou cutane expositie aan allergeen kunnen leiden tot sensibilisatie.

Aandachtsbox 19.1 Hygiënehypothese

De toegenomen prevalentie van allergische aandoeningen

De achtergrond van toename van allergische aandoeningen waarmee we worden geconfronteerd is nog niet volledig opgehelderd. Aangezien de toename slechts een aantal decennia beslaat, is een genetische verklaring niet goed mogelijk. Uit epidemiologisch onderzoek kwam naar voren dat de gezinsgrootte een factor zou kunnen zijn bij het ontstaan van allergie. In grote gezinnen bleek de kans op het ontstaan van allergieën minder groot te zijn voor de jongere kinderen dan voor de oudere kinderen. Ander onderzoek toont associaties aan tussen doorgemaakte hepatitis A, *Salmonella* en andere infecties als Helicobacter pylori, Toxoplasmose gondii en het verminderde voorkomen van allergieën. Het opgroeien op of rond een boerderij, het regelmatige contact met boerderijdieren en de consumptie van rauwe (ongepasteuriseerde) melk lijkt ook een bescherming te bieden tegen het optreden van allergieën. Echter, dit boerderijeffect geldt weliswaar voor de veeteelt, maar niet voor landbouwbedrijven. Tot slot is het effect alleen aanwezig wanneer kinderen op zeer jonge leeftijd opgroeien in een boerderijomgeving. Lagere prevalentie van allergie wordt ook waargenomen bij kinderen van wie de moeders tijdens de zwangerschap ongepasteuriseerde melk hebben geconsumeerd. Antibioticagebruik tijdens de eerste zes levensmaanden lijkt het ontstaan van astma te bevorderen. Dit alles wijst op een korte periode van beïnvloeding van de allergische mars.

Deze epidemiologische waarnemingen vormen de basis van de hygiënehypothese: verminderde blootstelling aan infecties en andere veranderingen die samenhangen met de westerse levensstijl hebben geleid tot de huidige hoge prevalentie van allergische ziekten. Daarbij moet worden aangetekend dat niet elke infectie leidt tot afname van allergische aandoeningen. Een immunologische verklaring voor de hygiënehypothese wordt onder andere gezocht in de blootstelling aan endotoxinen afkomstig van de celwand van gramnegatieve micro-organismen, andere celwandcomponenten en schimmels als *Penicillium* en *Aspergillus*. Parasitaire infecties kunnen leiden tot productie van het sterk immuunsuppressieve interleukine-10 door regulatoire T-cellen. Allergische patiënten worden gekenmerkt door een verminderde functie van regulatoire T-cellen en disbalans tussen Th1- en Th2-lymfocyten ten gunste van de Th2-subset. Protectie door micro-organismen gaat juist uit van de ontwikkeling van regulatoire T-cellen en een verschuiving richting Th1-subset. Aangezien regulatoire T-cellen zowel de Th1- als de Th2-respons kunnen onderdrukken, zouden de hygiënischer omstandigheden en de lagere infectiedruk in de geïndustrialiseerde wereld debet kunnen zijn aan de toename van zowel Th2-gemedieerde allergieën als Th1-gemedieerde auto-immuunziekten.

19.3 Klinische presentatie

19.3.1 Allergische rinitis, astma en constitutioneel eczeem

Allergische rinitis, allergisch astma en constitutioneel eczeem worden gekenmerkt door de aanwezigheid van specifiek IgE en een familiaire aanleg. Het geheel van allergische aandoeningen, het vermogen om IgE aan te maken en de familiaire achtergrond wordt ook wel het atopisch syndroom genoemd.

Op 1-jarige leeftijd is de incidentie en prevalentie van eczeem het hoogst, gevolgd door astma tussen 3 en 7 jaar en ten slotte allergische rinitis met een piek rondom het 15de jaar. Deze ziekten komen veelal geclusterd voor. Uit geboortecohortonderzoek blijkt dat comorbiditeit toeneemt tijdens de kinderleeftijd (▫ figuur 19.3). Bij volwassenen heeft 80-90% van de astmapatiënten last van allergische rinitis, terwijl 40% van de patiënten met rinitis ook astma heeft.

Allergische rinitis

Allergische rinitis wordt gekenmerkt door allergische ontsteking van het neusslijmvlies. De symptomatologie is klassiek: waterige rinorroe, neusverstopping, niezen en jeuk. Vaak gaan de klachten gepaard met verschijnselen van conjunctivitis (rode, jeukende en tranende ogen). Waterige rinoconjunctivitis wordt in het bijzonder gezien bij rinitis ten gevolge van pollenallergie.

Het beloop wordt bepaald door expositie aan allergenen. Bij een allergie voor gras- en/of boompollen zullen patiënten klachten vertonen, respectievelijk in de periode mei-augustus of februari-april/mei. Huisstofmijtenallergie geeft aanleiding tot klachten het gehele jaar door. Overigens kunnen patiënten met allergische rinitis ook last ondervinden van aspecifieke stimuli als tabaksrook, sprays, parfums en temperatuursovergang.

Rinitis wordt onderscheiden in intermitterend (< 4 dagen per week of minder dan 4 weken aangesloten) of persisterend (> 4 dagen per week en meer dan 4 weken aaneengesloten). Er

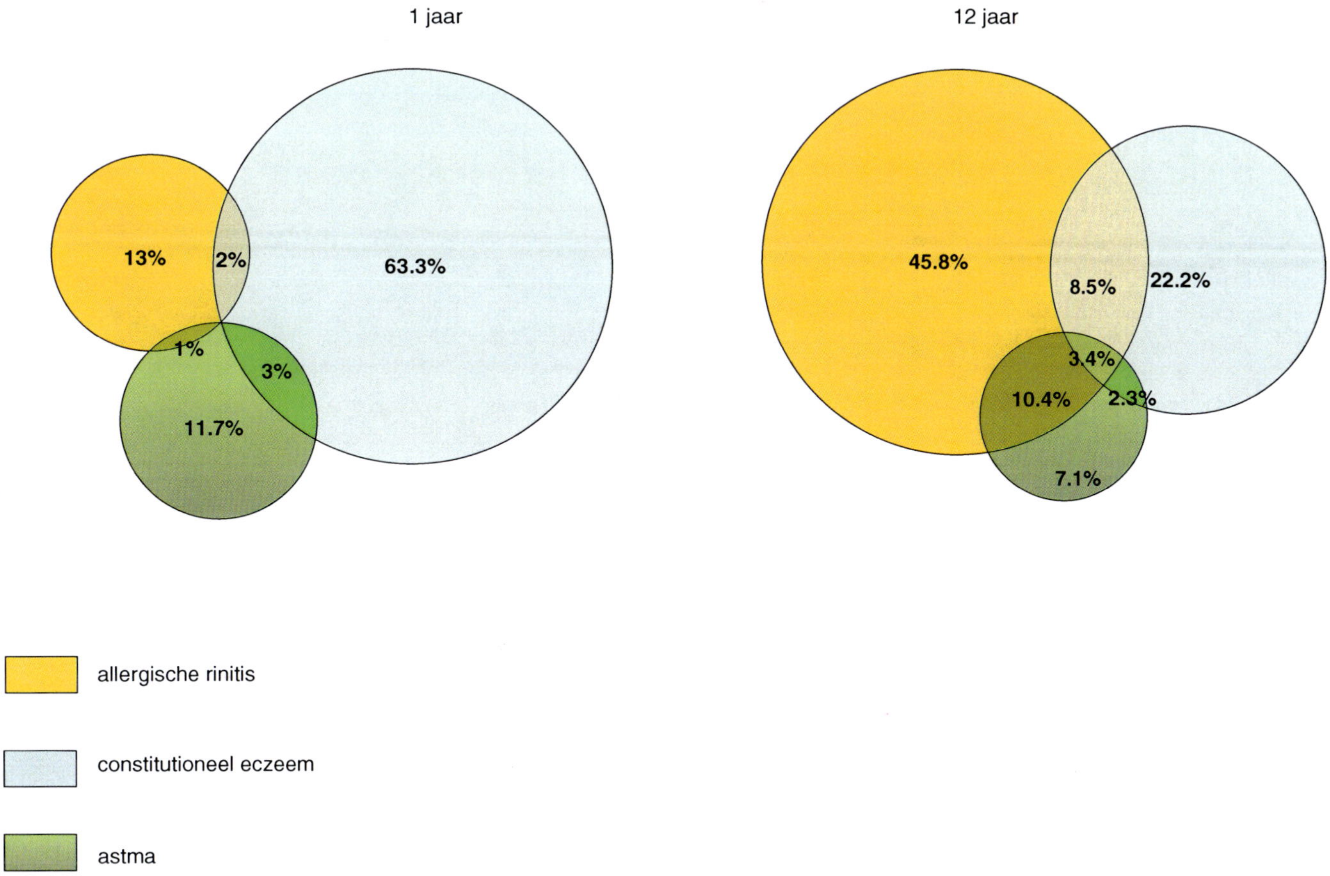

Figuur 19.3 Overlapping van allergische aandoeningen op 1- en 12-jarige leeftijd.

wordt daarbij onderscheid gemaakt tussen milde rinitis zonder impact op het dagelijks leven of matige tot ernstige rinitis gepaard gaande met abnormale slaap, verstoring van dagelijkse activiteit, problemen op school en werk en vervelende symptomen.

Astma

Patiënten met astma presenteren zich met klachten van kortademigheid en piepende ademhaling. Astma is een aandoening die op de kinderleeftijd kan ontstaan en gekenmerkt wordt door reversibele luchtwegobstructie. Piepende ademhaling bij jonge kinderen kan van tijdelijke aard zijn. Een subgroep van deze kinderen zal klinisch astma ontwikkelen. Deze kinderen zijn vaak gekenmerkt door allergie, relatief ernstige en persisterende symptomen en maternaal astma. Longfunctieafwijkingen op jonge leeftijd predisponeren voor persisterend astma op de volwassen leeftijd.

Een acute astma-aanval ontstaat door bronchospasme. Indien het astma een meer chronisch karakter krijgt met het daarbij passende ontstekingsinfiltraat met eosinofiele granulocyten en T-cellen in de bronchi, treedt verdikking van de basaalmembraan van de epitheellaag en hyperplasie van het bronchiale spierweefsel op. Het proces van structurele veranderingen wordt ook wel airway remodeling genoemd. Op den duur leiden de veranderingen tot irreversibele luchtwegobstructie. Overigens heeft het merendeel van de patiënten last van intermitterend astma zonder irreversibele longfunctieafwijkingen. Met de huidige inhalatiemedicatie is deze conditie goed behandelbaar. Exacerbaties worden wel gezien. Intercurrente luchtweginfecties met het respiratoir syncytiaal virus (RSV) en het humane rinovirus (HRV) zijn verantwoordelijk voor astma-exacerbaties bij kinderen.

Astmapatiënten worden evenals patiënten met rinitis gekenmerkt door klachten na expositie aan allergenen. Reacties op aspecifieke prikkels als tabaksrook, sprays en verflucht kunnen de overhand hebben. Vaak is er sprake van inspanningsafhankelijk astma, met name bij kinderen. Deze manifestaties van aspecifieke prikkelbaarheid worden weerspiegeld door toegenomen bronchiale hyperreactiviteit voor histamine of methacholine in het longfunctielaboratorium.

Constitutioneel eczeem

Constitutioneel eczeem heeft de hoogste incidentie en prevalentie in de eerste levensjaren. Bij 40% van de patiënten klaart het ziektebeeld op volwassen leeftijd op. Op de babyleeftijd wordt het eczeem gekenmerkt door erytheem, schilfering en korstvorming in het gezicht, op de romp en armen en in het gebied van de luier. Kinderen laten minder exsudatieve afwijkingen zien. Predilectieplaatsen zijn de knieholtes, elleboogplooien, polsen en enkels.

Eczeem op volwassen leeftijd wordt gekenmerkt door lichenificatie, verdikte huid en excoriaties. Jeuk van de huid wordt gezien als het belangrijkste criterium voor de diagnose constitutioneel eczeem. De jeuk dient vergezeld te gaan met drie van de volgende criteria:

- anamnese van eczeem op bovengenoemde predilectieplaatsen;
- voorgeschiedenis van astma of allergische rinitis (of bij eerstegraadsfamilielid bij kinderen jonger dan 4 jaar);
- droge huid het afgelopen jaar;
- symptomen voor het 2de levensjaar (bij kinderen ouder dan 4 jaar);
- zichtbaar eczeem van de flexuren (of eczeem aan de wangen, voorhoofd of strekzijden van de extremiteiten bij kinderen jonger dan 4 jaar).

19.3.2 Andere allergische aandoeningen en vormen van allergie

Anafylaxie

Anafylaxie is de ernstigste uitingsvorm van allergisch reageren. Het gaat hier om een snel optredende levensbedreigende aandoening die meestal meerdere orgaansystemen omvat. Hieraan moet worden gedacht wanneer een patiënt zich presenteert met gegeneraliseerde urticaria, jeuk, flushing, angioedeem in het gelaat gepaard gaande met respiratoire symptomen (kortademigheid, piepen, stridor, hypoxie) of bloeddrukdaling. Een combinatie van huidafwijkingen, respiratoire symptomen, bloeddrukdaling of gastro-intestinale klachten is ook voldoende voor de diagnose anafylaxie, mits deze verschijnselen optreden kort na blootstelling aan een waarschijnlijk oorzakelijk allergeen. Hetzelfde geldt voor geïsoleerde bloeddrukdaling in combinatie met allergeenexpositie. Meestal bedraagt het interval tussen allergeenexpositie en het optreden van anafylaxie hooguit een uur.

Belangrijke oorzaken van anafylaxie zijn voedselallergie, insectenallergie, geneesmiddelenallergie of latexallergie. Anafylaxie kan optreden na inspanning (soms als uiting van een voedselallergie) of koude. Mastocytose kan oorzaak zijn van anafylaxie. Anafylaxie kan ook idiopathisch zijn.

Voedselallergie

Vermeende voedselallergie komt vaker voor dan echte allergie. Bijvoorbeeld een derde van de ouders rapporteert reacties op voedingsmiddelen bij hun kinderen, terwijl geobjectiveerde sensibilisatie en/of allergie 5-10% bedraagt. De prevalentie van sensibilisatie (IgE met of zonder klinische verschijnselen) daalt van 10% in het eerste jaar naar 3% op 6-jarige leeftijd. Deze afname is een weerspiegeling van het natuurlijk beloop van allergie voor melk en ei bij kinderen. Allergie voor pinda's is echter bij 80% van de allergische kinderen persisterend.

Echte voedselallergie is vaak IgE-gemedieerd, hoewel niet door IgE-gemedieerde voedselallergie of overgevoeligheid mogelijk is. De klinische manifestaties van voedselallergie omvatten acute urticaria en angioedeem, respiratoire klachten passend bij rinitis en astma en gastro-intestinale klachten als misselijkheid, braken en diarree. Anafylaxie is de ernstigste uiting van voedselallergie. In een enkel geval leidt de combinatie van het eten van een voedingsmiddel met daaropvolgende fysieke inspanning tot anafylaxie (voedselafhankelijke inspanningsgeïnduceerde anafylaxie).

Tabel 19.2 Classificatie systemische reacties

Gradering volgens Müller	Systemische allergische reacties na insectensteken
I	huid: urticaria/erytheem
II	I plus gegeneraliseerd oedeem, misselijkheid, braken, licht in het hoofd, druk op de borst, buikpijn, diarree
III	I of II plus stridor, dysfagie, heesheid, onduidelijke spraak, dyspnoe
IV	cyanose, hypotensie, collaps, incontinentie, bewusteloosheid, ernstige hartritmestoornissen met of zonder graad I-III

Aan het andere eind van het spectrum bevindt zich het milde oraal allergiesyndroom, gekenmerkt door jeuk en tintelingen in de mondkeelholte en milde zwelling in mond en keel. De klachten ontstaan door oraal contact met fruit, noten en groenten. Allergenen van deze voedingsmiddelen komen overeen met het major boompollenallergeen Bet v 1. Dergelijke reacties worden alleen bij pollenallergische patiënten gezien.

Insectenallergie

Allergische reacties na insectensteken zijn te onderscheiden in lokale en systemische reacties. 1-3% van de bevolking reageert met een systemische reactie op een insectensteek: 80-85% van de steken betreft wespensteken. Daarnaast kunnen steken van bijen en in sporadische gevallen hommels aanleiding zijn tot reacties.

Lokale reacties kunnen soms fors zijn en een hele extremiteit omvatten. Meestal duren dergelijke reacties een paar dagen. Belangrijk is dat deze lokale reacties niet predisponeren voor systemische reacties. Indien iemand een systemische reactie heeft gehad, is de kans op een volgende systemische reactie wel verhoogd (25-74%, afhankelijk van de ernst van de reactie). Bij kinderen is de kans op een recidiefreactie kleiner. Meestal treedt bij een volgende steek dezelfde of een geringere reactie op. Dit is niet het geval bij ernstige systemische reacties.

De systemische reacties worden onderverdeeld volgens de classificatie van Müller (tabel 19.2). Deze indeling is van belang bij de indicatiestelling voor immuuntherapie.

Geneesmiddelenallergie

Hoewel een reactie op een geneesmiddel IgE-gemedieerd kan zijn, bestaat het merendeel van geneesmiddelenreacties uit late en vertraagde typereacties. Alle vormen van allergie type I-IV zijn mogelijk, maar T-celgemedieerde reacties hebben de overhand. Van de IgE-gemedieerde reacties zijn de acute anafylactische reacties na penicilline en andere antibiotica, zoals quinolonen, de meest bekende. IgE-gemedieerde anafylaxie wordt ook gezien ten gevolge van spierrelaxantia bij algemene anesthesie, biologicals als cetuximab en rituximab, platinahoudende chemotherapeutica en in zeldzame gevallen bij insulinegebruik. Anafylaxie kan ook voorkomen zonder dat IgE hierbij betrokken is. Voorbeeld hiervan zijn reacties op röntgencontrastmiddelen, dextranen en anesthetica. Patiënten met een

IgA-deficiëntie kunnen anafylactische reacties ontwikkelen op infusie met immuunglobulinen. Hier zou sprake kunnen zijn van IgG- of IgE-antistoffen gericht tegen sporen-IgA in het intraveneuze preparaat.

Type-II-reacties zijn zeldzaam en omvatten hemolytische anemie door cefalosporinen, penicilline, niet-steroïde anti-inflammatoire geneesmiddelen (NSAID's) en kinine. Trombopenie en neutropenie kunnen ook veroorzaakt worden door een type-II-reactie.

Type-III-reacties (immuuncomplexziekten) ontstaan 1-3 weken na het starten van de introductie van het geneesmiddel. Klinische manifestaties zijn serumziekte (urticaria, koorts, artralgieën, acute glomerulonefritis) bij amoxycilline of trimethoprim-sulfamethoxazol, vasculitis (purpura, petechiën, koorts, urticaria, artralgieën en lymfadenopathie) door penicilline, allopurinol of fenytoïne. Koorts kan het enige symptoom zijn van een type-III-reactie ('drug fever').

Type-IV-reacties betreffen contactallergie, maculopapulaire erupties alsook het ernstig verlopende Stevens-Johnson-syndroom en toxische epidermale necrolyse (TEN). DRESS (drug rash with eosinophilia and system symptoms) wordt gekenmerkt door huiduitslag, koorts en multipel orgaanfalen bij gebruik van onder andere anti-epileptica, minocycline, allopurinol en dapsone. Deze laatste drie ziektebeelden zijn zeer gevaarlijk en ontstaan na weken ongecompliceerde behandeling.

Virale infecties in combinatie met de inname van specifieke geneesmiddelen kunnen type-IV-reacties veroorzaken. Bekende combinaties zijn: Epstein-Barr-virus met amoxycilline en hiv met trimethoprim-sulfamethoxazol.

Aandachtsbox 19.2 Inhalatie- en voedselallergenen

De meest voorkomende inhalatieallergenen in Nederland zijn de huistofmijt, graspol, kat-epitheel, berkenpol en hondepitheel. Andere veelvoorkomende inhalatieallergenen zijn de epithelia van de cavia en het konijn, het paard en ten slotte schimmelallergenen (*Aspergillus*, *Alternaria*, *Penicillium* en *Cladosporium*).

Inhalatieallergenen

Patiënten zijn in principe niet allergisch voor huisstofmijten, maar voor de uitwerpselen ervan. De huisstofmijt is een microscopisch klein organisme (0,3 mm doorsnede), dat leeft van voedsel en menselijke huidschilfers. Zij koloniseren sofa's, kleden en bedden. Optimale omstandigheden voor de huisstofmijt zijn een relatieve vochtigheid van 70-85% bij een temperatuur van 25° C. In Nederland worden de Dermatophagoides pteronyssinus en farinae gevonden. Deze huisstofmijten bevatten 21, respectievelijk 22 allergene eiwitten. De belangrijkste allergene componenten zijn de Der p 1 en Der p 2. 80% van de huisstofmijtgesensibiliseerde patiënten heeft IgE tegen deze componenten.

Een ander belangrijk eiwit is het Der p 10 of het spiereiwit tropomyosine. Tropomyosine is ook te vinden in schaal- en schelpdieren. Daarom kunnen patiënten met een sensibilisatie tegen Der p 10 allergische reacties vertonen voor garnalen, mosselen en slakken. Het Der p 1 en vele andere componenten zijn enzymen, die waarschijnlijk bijdragen aan de allergeniciteit.

Patiënten met een graspollenallergie zijn gesensibiliseerd voor het stuifmeel van grassen als kropaar, engels raaigras en timoteegras. De bloeiperiode van deze grassen loopt van mei t/m augustus met een piek in juni. Stuifmeel van boompollen is te vinden in de periode februari t/m mei. Vroegbloeiende bomen zijn de els en hazelaar in februari-maart, terwijl de bloeiperiode van de berk in april en de eerste helft van mei valt. Er bestaat kruisreactiviteit tussen boompollen. Afhankelijk van het klimaat en de lokale expositie kunnen patiënten klachten ondervinden in de periode februari-mei.

Het Bet v 1 is het belangrijkste berkenpollenallergeen. Het Bet v 1 behoort tot de groep van PR10- (pathogenesis related protein) eiwitten. Deze eiwitten zijn te vinden in steen- en pitvruchten, noten, pinda's en diverse groenten. Daarom is er kruisreactiviteit tussen boompollen en deze voedingsmiddelen. Allergie voor boompollen resulteert dan ook vaak in het oraal allergiesyndroom.

Een ander berkenpol eiwit is het Bet v 2. Dit is een profilline dat ook in veel plantaardige voedingsmiddelen terug te vinden is en eveneens tot kruisreactiviteit en milde allergische verschijnselen leidt.

Met 3,3 miljoen katten in Nederland is de kat een belangrijke veroorzaker van allergie. In tegenstelling tot de huisstofmijt, die voornamelijk in huiselijke omgevingen voorkomt, is het katallergeen te vinden in openbare ruimtes (scholen, bioscopen, enz.) waar mensen samenkomen. Het Fel d 1 is het belangrijkste katallergeen. Ook hondallergeen (Can f 1) is terug te vinden in openbare ruimtes.

Voedselallergenen

Kruisreagerende allergenen als PR10-eiwitten en profilline zijn reeds genoemd. Deze eiwitten zijn hittelabiel en niet resistent tegen maagzuur. Omdat sensibilisatie voor vruchten, noten, pinda's en groenten in het geval van kruisreactiviteit afhankelijk is van hiermee geassocieerde sensibilisatie voor pollen worden deze allergenen secundaire sensitizers genoemd. Dit in tegenstelling tot de primaire sensitizers als ei en melkeiwitten, die hittestabiel en resistent tegen maagzuur zijn en aanleiding geven tot ernstige allergische reacties. Ook pinda's en noten kunnen als primaire sensitizers fungeren met anafylaxie tot gevolg. In dat geval zijn andere eiwitten dan kruisreagerend PR10 of profilline de oorzaak. Als voorbeeld: sensibilisatie voor de pinda-eiwitten Ara h 1, Ara h 2 en Ara h 3 is geassocieerd met ernstige reacties, terwijl sensibilisatie voor Ara h 8 (een profilline) leidt tot milde reacties.

19.4 Diagnostiek

De diagnostiek van allergische aandoeningen richt zich op de volgende vragen:
- Is er sprake van blootstelling aan een allergeen dat aanleiding geeft tot klachten?
- Is er sprake van sensibilisatie (een IgE-respons) voor het allergeen en zo ja, is er een relatie tussen de vastgestelde sensibilisatie en de anamnese?
- Is er sprake van eindorgaanhyperreactiviteit (met name bij astma)?

Voor de uiteindelijke diagnose van klinisch relevante allergie is het vaststellen van sensibilisatie niet voldoende.

19.4.1 Anamnese

De anamnese bij verdachte inhalatieallergie richt zich op de aard van de klachten, de provocerende stimuli, seizoensinvloeden, omstandigheden waaronder klachten optreden en de dagelijkse leefomgeving en bezigheden (behuizing, huisdieren, werk, hobby's, vrije tijd). Vragen naar de familieanamnese geeft inzicht in de atopische achtergrond.

Ook de anamnese naar verdachte voedsel- of geneesmiddelenallergie vereist een nauwkeurige informatieverzameling. In het geval van een mogelijke voedselallergie is een dieetanamnese noodzakelijk. Patiënten dienen soms een voedseldagboek in te vullen als de anamnese niet eenduidig is. In geval van geneesmiddelenreacties dienen alle geneesmiddelen genoteerd te worden en het interval tussen inname en optreden van klachten te worden ingeschat.

19.4.2 Huidtesten

IgE-gemedieerde allergie kan worden vastgesteld door middel van huidtesten met allergeenextract. Gangbare huidtesttechnieken zijn de intracutane test en de priktest. Deze testen veroorzaken binnen twintig minuten een kwaddel en een erytheem.

Bij voedselallergie wordt soms de prick-to-pricktest gebruikt, waarbij een lancet in vers voedsel (bijvoorbeeld een appel) wordt gestoken en daarmee vervolgens in de huid wordt geprikt.

19.4.3 In-vitro-onderzoek

Allergeenspecifiek IgE kan worden gemeten met behulp van radio-immuno assays (RAST, radioallergosorbent test) of fluorometrische immuno assays (ELISA, enzyme linked immunosorbent assay). Totaal-IgE is ook te meten in het serum. De diagnostische waarde hiervan is echter beperkt.

Een alternatieve in-vitrotest is de basofiele activatietest (BAT). Dit is in feite een in-vitroprovocatie. Allergeen wordt geïncubeerd met basofiele leukocyten van de patiënt. Indien de basofiele leukocyt door het allergeen geactiveerd wordt, kan de expressie van de activatiemarkers CD63 of CD203c op het celoppervlak gemeten worden. De BAT moet echter zijn waarde in de diagnostiek nog bewijzen.

19.4.4 Allergeenprovocaties

Allergeenprovocaties beogen de allergische reactie na te bootsen door allergeen in de neus te verstuiven of te laten inhaleren in het geval van rinitis of astma. Met een zorgvuldige anamnese en de resultaten van huidtesten of serologisch onderzoek zijn nasale of bronchiale allergeenprovocatie echter zelden noodzakelijk, tenzij er onduidelijkheden en discrepanties zijn in de diagnostiek.

Dit is anders bij de diagnostiek naar voedselallergie. Hoewel de sensitiviteit van huidtesten en IgE-bepalingen hoog is, is de specificiteit laag. Veel patiënten die gesensibiliseerd zijn voor voedselallergenen, zullen niet reageren in een voedselprovocatietest. Daarom wordt de orale voedselprovocatietest beschouwd als de gouden standaard. Om bias te voorkomen dient de provocatietest dubbelblind en placebogecontroleerd te worden uitgevoerd. Een open niet-gecontroleerde test is alleen op zijn plaats op heel jonge leeftijd en in het geval dat voedsel niet goed gemaskeerd kan worden. Voedselprovocaties zijn echter kostbaar, tijdrovend en belastend voor de patiënt met een kans op een anafylactische reactie.

Ook provocaties met geneesmiddelen kunnen riskant zijn. Een voorgeschiedenis van Stevens-Johnson-syndroom, TEN of DRESS vormt een absolute contra-indicatie voor een provocatietest.

19.5 Behandeling en prognose

De behandeling van allergische aandoeningen kent drie pijlers.
1. Ten eerste dienen klinisch belangrijke allergenen geëlimineerd of vermeden te worden.
2. Ten tweede dienen rinitis, astma, eczeem, anafylaxie en andere aandoeningen farmacotherapeutisch behandeld te worden.
3. Tot slot is er de mogelijkheid tot immuuntherapie met allergeenextracten.

Vermijding en eliminatie van allergenen vormt de basis van de behandeling van allergische patiënten. In het geval van inhalatieallergie is het doel de woon- en werkomgeving van de patiënt zo allergeenvrij mogelijk te houden. Dit houdt in dat dieren waarvoor patiënten allergisch zijn, uit huis moeten worden verwijderd. Hoewel verblijf in een huisstofvrije omgeving in de bergen leidt tot een verbetering van astma, is effectieve sanatie in de dagelijkse leefomgeving moeilijk. Van allergie voor huisstofmijt is bekend dat beperkte maatregelen, zoals het gebruik van allergeendichte matrashoezen, wel leidt tot reductie van blootstelling, maar geen klinisch effect sorteert. Alleen een breed pakket van maatregelen, waaronder reductie van mijten en dierallergeen en eliminatie van kakkerlakken, samen met intensieve educatie bleek effectief te zijn bij astmatische kinderen in de Amerikaanse binnensteden. Studies naar de effecten van rigoureuze sanatie bij volwassenen ontbreken. Observaties bij patiënten met een beroepsgebonden allergie toonden ook aan dat reductie van blootstelling onvoldoende effectief is vergeleken met eliminatie van het allergeen.

Diëten vrij van relevante voedingsmiddelen en vermijden van geneesmiddelen die leiden tot overgevoeligheidsreacties, zijn de enige maatregelen bij respectievelijk voedsel- en geneesmiddelenallergie.

19.5.1 Immuuntherapie

Subcutane immuuntherapie met allergeenextracten (ook wel hyposensibilisatie, desensibilisatie of allergievaccinatie genoemd) houdt in dat een allergische patiënt langdurig allergeenhoudende extracten in oplopende doseringen krijgt toegediend met als doel de patiënt minder gevoelig te maken voor het desbetreffende allergeen. Doel is om de klachten te doen afnemen en het gebruik van symptomatische therapie te verminderen.

Deze therapie is in 1911 door Noon en Freeman geïntroduceerd om hooikoorts te behandelen. In latere jaren werd immuuntherapie uitgebreid met andere allergenen. Nog altijd lijkt de behandeling van pollenallergie samen met de behandeling van insectenallergie het meest succesvol. De werking van behandeling berust op verschillende immunologische mechanismen. Ten eerste wordt een inductie van regulatoire T-cellen en daarbij passende immuunsuppressieve cytokinen (IL-10 en TGFβ) gezien met tolerantie als gevolg. Ten tweede treedt een immuundeviatie op van Th2- naar Th1-cellen. Ten derde vindt productie plaats van IgG-antistoffen die in staat zijn IgE-afhankelijke allergeenpresentatie te blokkeren.

Subcutane immuuntherapie houdt na een wekelijkse instelfase van een paar maanden gedurende 3-5 jaar maandelijkse injecties in. Er is een kleine kans op het optreden van anafylactische reacties. Daarom wordt veel onderzoek verricht naar patiëntvriendelijker en veiliger vormen van immuuntherapie. Recentelijk zijn effectief werkende graspollen bevattende tabletten, die sublinguaal worden toegediend, geïntroduceerd. Sublinguale immuuntherapie is veelbelovend, maar beperkt zich vooralsnog tot graspollenallergie. Studies met andere allergenen zijn nog gaande.

De vraag is uiteraard hoe lang de effectiviteit van immuuntherapie aanhoudt. Een zorgvuldig opgezette placebogecontroleerde studie naar langetermijneffecten bij patiënten met graspollenallergie liet zien dat drie jaar na staken van de behandeling nog een forse verbetering te zien was in de behandelde groep ten opzichte van de beginsituatie en een controlegroep. Observationele follow-upstudies laten eveneens verbeteringen zien, die langer dan drie jaar duren. Recente studies bij kinderen rapporteren hetzelfde resultaat.

Immuuntherapie lijkt preventieve eigenschappen te hebben. Een Europese multicenter studie bij kinderen met allergische rinitis op basis van graspollenallergie toonde aan dat subcutane immuuntherapie de kans op de ontwikkeling van astma significant verminderde. Een andere studie suggereert dat immuuntherapie in staat is nieuwe sensibilisaties voor andere allergenen te voorkomen. Deze bevinding werd bevestigd door twee grote retrospectieve studies. Er is echter behoefte aan prospectief gecontroleerd onderzoek om deze resultaten te bevestigen.

Ten slotte is aangetoond dat immuuntherapie met boompollen in staat is om klachten bij het eten van appels te verminderen, zij het dat niet alle patiënten tolerant worden voor kruisreagerende voedingsmiddelen.

19.5.2 Overige farmacotherapeutische behandelingen

Anafylactische reacties dienen behandeld te worden met adrenaline intramusculair, clemastine (Tavegil®) intraveneus en glucocorticoïden intraveneus. Adrenaline heeft een snelle α- en β-adrenerge werking en is het middel van eerste keus bij anafylaxie om shock en bronchospasme te bestrijden. Clemastine is een antihistaminicum en is voor de behandeling van de directe reactie belangrijk, omdat deze gekenmerkt wordt door massale release van histamine. Glucocorticoïden worden gegeven om een late allergische reactie te voorkomen.

Uiteraard dient de luchtweg vrij te zijn en moet een veneuze toegang aanwezig zijn.

Insectengifallergie

Een patiënt met een insectengifallergie krijgt standaard een noodset met een adrenalinebevattende auto-injector voorgeschreven. Daarnaast is immuuntherapie mogelijk.

De behandeling met insectengiffen afkomstig van de wesp, bij en hommel blijkt bijzonder effectief en is daarom strikt geïndiceerd bij anafylaxische reacties graad II-IV. Een succesrate van 90% is gerapporteerd in een placebogecontroleerde studie met wespengif.

Dermale (graad I) reacties kunnen ondanks het milde karakter van de reactie de kwaliteit van leven bij allergische patiënten dusdanig negatief beïnvloeden dat immuuntherapie bij graad I overwogen dient te worden.

19.5.3 Prognose

Bij het merendeel van de patiënten treden allergische aandoeningen in remissie. Een groot gedeelte van kinderen met astma toont op volwassen leeftijd geen klachten meer, vooral als het om mild astma gaat. Ernstig astma op jonge leeftijd predisponeert voor persisterend astma. Een follow-upstudie van 23 jaar onder studenten in de VS laat zien dat bij circa 55% van de studenten met allergische rinitis de klachten in remissie gaan, terwijl bij de overige 45% klachten stabiel blijven of toenemen.

Voedselallergie op de kinderleeftijd is passagère als het gaat om ei en melk, terwijl pinda- en notenallergie neigen te persisteren. Van het natuurlijk beloop van voedselallergie op de volwassen leeftijd is weinig bekend. Er zijn echter geen aanwijzingen dat voedselallergie bij volwassenen snel verdwijnt.

Kernpunten

- **Allergische ziekten zijn prevalente aandoeningen met een prevalentie van allergische rinitis tussen 15-20% en astma tussen 3-7%. Deze aandoeningen worden gekenmerkt door beperkingen in kwaliteit van leven en hoge kosten.**

- Allergische aandoeningen komen geclusterd voor. Anamnese en diagnostiek dienen gericht te zijn op meerdere organen.
- Voor het vaststellen van een klinisch relevante allergie is het aantonen van IgE tegen een allergeen onvoldoende. De anamnese dient overeen te komen met de testuitslagen.
- Primaire voedselallergenen zijn stabiel en kunnen aanleiding geven tot ernstige reacties; de allergeniciteit van secundaire voedselallergenen berust op kruisreactiviteit met inhalatieallergenen en leidt veelal tot milde allergische reacties
- Anafylaxie ten gevolge van een insectensteek is een indicatie voor immuuntherapie.

Literatuur

Burks AW. Peanut allergy. Lancet 2008;371:1538-46.

Gerth van Wijk R. Herziene terminologie voor allergie en verwante aandoeningen: een standpuntennota van de 'European Academy of Allergology and Clinical Immunology'. Ned Tijdschr voor Allergie en Astma 2003;3:160-6.

Greiner AN, Hellings PW, Rotiroti G, Scadding GK. Allergic rhinitis. Lancet 2011;378:2112-22.

Gruchella RS, Pimohamed M. Antibiotic Allergy. N Engl J Med 2006;354:601-9.

Pawankar R, Holgate ST, Canonica GW, Lockey RF. WAO White Book on allergy. Milwaukee: WAO, 2011.

Websites

- http://www.ariez.nl/artikelen.1206.lynkx?edition=&author=&title=terminologie&keyword=&free=&event=search&tijdschrift=ntvaa
- http://www.worldallergy.org/UserFiles/file/WAO-White-Book-on-Allergy_web.pdf

Osteoporose en fractuurpreventie

W.F. Lems en P. Geusens

20

20.1 Inleiding

Osteoporose wordt gedefinieerd als een systemische aandoening van het skelet, gekenmerkt door afname van de botmineraaldichtheid (BMD) en verstoring van de microarchitectuur, met als gevolg een verhoogd risico op fracturen. Deze definitie werd aangevuld met het concept van verminderde botsterkte, waarbij rekening wordt gehouden met andere factoren die een rol spelen bij botsterkte en botkwaliteit dan alleen BMD, zoals de snelheid van bot-turnover, de micro- en macroarchitectuur, de microfractuurheling, de graad van primaire en secundaire mineralisatie en de kwaliteit van de botmatrix en van het collageen.

Dit hoofdstuk omvat twee delen. In het eerste deel wordt ingegaan op de zogeheten 'primaire en seniele osteoporose', zoals die bij postmenopauzale vrouwen en ouderen voorkomt. Het risico op fracturen wordt hier bepaald door multipele risicofactoren, zoals (vooral) hoge leeftijd, maar ook door bijvoorbeeld een laag lichaamsgewicht, familiaal voorkomen van fracturen en immobiliteit.

Het tweede deel van het hoofdstuk gaat over secundaire osteoporose en andere metabole botziekten (SECOP): osteoporose samenhangend met aandoeningen die tot osteoporose en fracturen kunnen leiden. De lijst van oorzaken van SECOP is lang en bevat onder andere COPD, inflammatoir darmlijden, hyperthyreoïdie en hyperparathyreoïdie, maar ook reumatische aandoeningen, zoals reumatoïde artritis, SLE en de spondylartropathieën. Daarnaast kunnen sommige medicamenten leiden tot botverlies en fracturen; het bekendste voorbeeld is het gebruik van glucocorticoïden.

20.2 Postmenopauzale osteoporose

20.2.1 Inleiding

In prospectieve populatiestudies werd aangetoond dat verschillende risicofactoren onafhankelijk van de BMD het fractuurrisico voorspellen (◘ tabel 20.1). Deze risicofactoren maken deel uit van algoritmen die vrij beschikbaar zijn op internet om het 5- en 10-jaarsfractuurrisico te berekenen, zoals het FRAX-algoritme en de Garvan-fractuurcalculator (bij de laatste is er ook veel nadruk op het valrisico): ▶ http://www.shef.ac.uk/FRAX/ en ▶ http://garvan.org.au/promotions/bone-fracture-risk/calculator/.

Het bepalen van het fractuurrisico is zodoende geëvolueerd van de resultaten van de botmineraaldichtheidsmeting (osteoporose) naar een bredere inventarisatie van skeletale en extraskeletale risicofactoren.

Preventie van fracturen is een vijfstappenplan (◘ figuur 20.1): case finding, risico-evaluatie, differentiële diagnose, therapie en opvolging. Elk van deze stappen draagt bij tot optimalisatie van fractuurpreventie, en het overslaan van een ervan leidt tot overbehandeling of suboptimale behandeling.

◘ **Tabel 20.1** Risicofactoren voor fracturen bij de FRAX- en Garvan-fractuurcalculator

FRAX	Garvan-fractuurrisicocalculator
leeftijd	leeftijd
geslacht	geslacht
femurhals BMD	femurhals BMD
gewicht	gewicht
eerdere fractuur	eerdere fractuur
ouder met heupfractuur	valincidenten tijdens laatste jaar
roken	
glucocorticoïdgebruik	
reumatoïde artritis	
secundaire osteoporose	
alcohol (> 2 eenheden per dag)	

20.2.2 Fracturen bij postmenopauzale vrouwen

Epidemiologie

Postmenopauzale osteoporose is de meest voorkomende metabole botziekte. Op de leeftijd van 50 jaar is het life-time risico op fracturen > 50% voor vrouwen (16% voor mannen). De prevalentie van fracturen neemt exponentieel toe vanaf de leeftijd van 50 jaar.

De meest voorkomende osteoporotische fracturen zijn die van de wervels. Op de spoedeisende hulp zijn andere dan wervelfracturen echter het meest frequent, namelijk fracturen van pols, heup en bovenarm. Hoewel er een afname wordt vastgesteld in de leeftijdsspecifieke incidentie van heupfracturen, neemt het absolute aantal fracturen toe vanwege de veroudering van de bevolking.

Klinisch beeld

De klinische uiting van osteoporose en verminderde botkwaliteit is het optreden van fracturen na een minimaal trauma. Osteoporotische fracturen gaan gepaard met onmiddellijk verhoogde morbiditeit (heftige pijn) en met een toegenomen mortaliteit, maar ook is er een verhoogd risico van nieuwe fracturen, functiebeperking, valangst en sociale isolatie, die op hun beurt het risico van botverlies en vallen verhogen. Na een opgetreden fractuur is het risico op nieuwe fracturen het hoogst binnen de eerste 1-5 jaren.

De meeste fracturen geven aanleiding tot typische klachten en symptomen van een acute fractuur: na een trauma heftige pijn, zwelling en standsverandering. Uitzonderingen zijn wervelfracturen: slechts één op drie wervelfracturen geeft aanleiding tot acute pijn. De overige wervelfracturen veroorzaken geen acute pijn, maar zijn geassocieerd met chronische rugpijn, verhoogde morbiditeit en functionele beperkingen. Bij postmenopauzale vrouwen met een recente wervelfractuur is de incidentie binnen één jaar 20% voor een nieuwe radiologische wervelfractuur en 25% voor alle nieuwe fracturen.

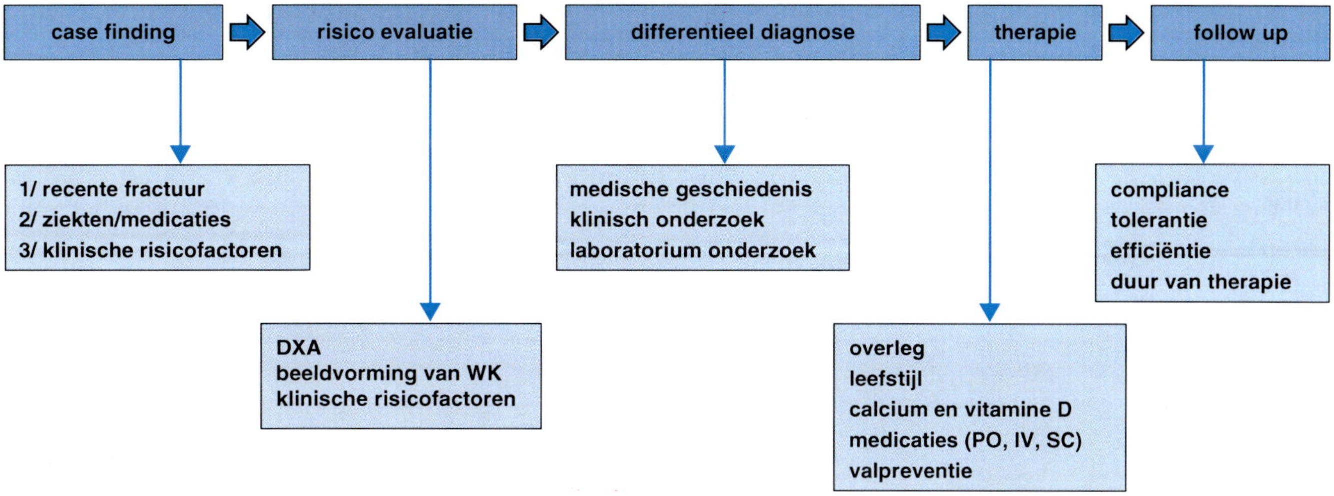

Figuur 20.1 Fractuurpreventie, een vijfstappenplan.

Heupfracturen zijn socio-economisch het meest belangrijk. De mortaliteit is verhoogd, vooral op korte, maar ook op lange termijn. De morbiditeit is verhoogd met langdurige verblijven in het ziekenhuis, verzorging in verpleeghuizen en afhankelijkheid van hulp van derden.

Fracturen en valrisico

In de spoedeisende hulp is meer dan 80% van de niet-wervelfracturen het gevolg van een eenvoudige val. De incidentie van vallen verhoogt exponentieel na de leeftijd van 50 jaar – en meer bij vrouwen dan bij mannen. Deze toename van de valincidentie gaat samen met een opeenstapeling van met de leeftijd toenemende risicofactoren voor vallen, zoals spierzwakte, gebrek aan coördinatie en lichaamsbalans, verminderde visus, (sederende) medicatie en suboptimale vitamine D-spiegels. Er zijn aanwijzingen dat het risico van fracturen vooral verhoogd is bij patiënten met een combinatie van osteoporose en verhoogde valneiging.

Etiologie van fracturen

De etiologie van fracturen is multifactorieel (figuur 20.2).

Postmenopauzale osteoporose is het gevolg van afname van botsterkte. Na de menopauze treedt botverlies op door een afname van oestrogenen. Oestrogenen remmen de botombouw tot een niveau dat instaat voor behoud van een optimale botkwaliteit en calciumhomeostase. Oestrogenen binden aan de oestrogeenreceptor van botcellen. Osteoblasten stimuleren oestrogenen tot de productie van osteoprotegerine (OPG) en onderdrukken de productie van de receptoractivator van de nucleaire factor κB-ligand (RANKL). Hierdoor wordt de activiteit van de osteoclasten in bedwang gehouden en krijgt het botmatrix voldoende tijd om te mineraliseren.

Na de menopauze verhoogt de productie van RANKL en neemt OPG af, zodat meer osteoclasten worden geactiveerd met verhoogde botombouw, verminderde botmassa, verminderde secundaire mineralisatie, verlies van de trabeculaire microarchitectuur, endosteaal botverlies en compensatoire periosteale botaanmaak, hetgeen zich uit in een afname van BMD en toename van de bot-turnover-markers.

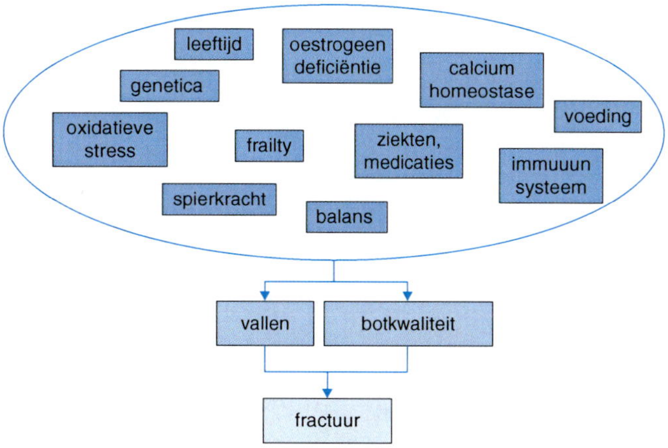

Figuur 20.2 De etiologie van fracturen is multifactorieel.

Op hogere leeftijd spelen ook factoren die met de leeftijd in verband staan een rol in het botverlies, zoals immobiliteit, verminderde spierkracht, gebrekkige inname van calcium en vitamine D-deficiëntie door gebrek aan blootstelling aan de zon.

De toename van fracturen na de menopauze staat ook in verband met meer valincidenten. Intrinsieke factoren (spierkracht, balanscontrole, verminderde visus) en extrinsieke factoren (obstakels) zijn risicofactoren voor vallen en fracturen.

Andere oorzaken die in verband staan met botverlies zijn chronische systemische inflammatoire aandoeningen. Deze worden verderop besproken: ▶ par. 20.3.

Genetische factoren bepalen meer dan 65% van de piekbotmassa. Monogenetische aandoeningen hebben inzicht gegeven in de botfysiologie, zoals osteogenesis imperfecta (afwijkende collageenstructuur), ziekte van Paget (RANKL/OPG pathway), pycnodysostose (cathepsine-K-deficiëntie), osteopetrose (RANKL/OPG pathway, Wnt-signalisatie bij botaanmaak), maar zijn zeldzaam. Polymorfismen van deze en andere genen zijn geassocieerd aan postmenopauzale en seniele osteoporose, maar zijn slechts voor minder dan 5% geassocieerd aan de BMD. Postmenopauzale en seniele osteoporose zijn polygenetisch bepaald en genotypering is uitsluitend behulpzaam bij monogenetische aandoeningen, zoals osteogenesis imperfecta.

Ook bij mannen kan osteoporose optreden: dit hangt vaker dan bij vrouwen samen met secundaire osteoporose, vooral hypercalciurie, overmatig alcoholgebruik en voedingsdeficiënties.

Case finding

Een hoeksteen van de behandeling is het klinisch opsporingsbeleid (case finding), waarbij patiënten geselecteerd worden die het meest baat hebben van verdere evaluatie en behandeling. Vaak wordt case finding over het hoofd gezien, tenzij de arts of de patiënt het probleem onderkent en het initiatief neemt om het risico (of de afwezigheid van risico) in te schatten.

Er zijn drie klinische situaties waarin case finding kan plaatsvinden:

- patiënten met een recente fractuur: deze worden bij voorkeur zo snel mogelijk na de fractuur onderzocht in de fractuurpoli (de zogeheten 'fracture liaison service');
- patiënten met ziekten en/of medicaties die het risico op fracturen verhogen: deze worden volgens de NHG-Standaard bij voorkeur in de tweede lijn opgevangen, met uitzondering van patiënten die door de huisarts glucocorticoïden krijgen voorgeschreven;
- personen met andere klinisch relevante risicofactoren, zonder een recente fractuur. Voor hen stelt de NHG-Standaard een vraaggestuurd beleid voor, met name wanneer de patiënt of behandelend arts vragen heeft over het fractuurrisico.

Deze worden besproken in de context van de CBO-richtlijn *Osteoporose en fractuurpreventie* (2011).

20.2.3 Diagnose van fractuur

De diagnose van een fractuur wordt gesteld op basis van het klinisch beeld (een val, heftige pijn, standsverandering) en een röntgenfoto. Soms is aanvullend onderzoek nodig, zoals bij stressfracturen (MRI, skeletscan). Wervelfracturen zijn soms moeilijker te herkennen. Ze kunnen optreden tijdens normale dagelijkse bezigheden, zoals traplopen of het dragen van een boodschappentas. Voor vertebrale fracturen is de voorkeur de methode van Genant, met visuele analyse van de wervels en meting van de voorste, middelste en achterste hoogte bij vermoeden van een wervelfractuur.

In wetenschappelijk onderzoek wordt een hoogteverlies van 20% beschouwd als een wervelfractuur, voor de dagelijkse praktijk lijkt een conservatiever standpunt beter: afname van de hoogte van meer dan 25% wordt beschouwd als een wervelfractuur.

De hoogte van de wervels kan ook gemeten worden met DXA-technologie (de vertebral fracture assessment (VFA)), die verkregen wordt door de thoracale en lumbale wervels lateraal in beeld te brengen met minimale stralingsbelasting.

Technieken van botmeting

DXA wordt beschouwd als de gouden standaard voor het meten van de BMD. Meting met DXA kan worden gebruikt voor verschillende doelstellingen: diagnose, voorspellen van fractuurrisico, instellen van behandeling en follow-up. Een botmeting laat toe de diagnose van osteoporose te stellen aan de hand van internationale afspraken: een T-score, een vergelijking met de piekbotmassa (de maximale botmassa die na de groei bereikt wordt rondom het 25ste-35ste levensjaar) van -2,5 wordt beschouwd als osteoporose, tussen -1 en -2,5 als osteopenie, en > -1 als normaal. Bij afname van 1 SD verdubbelt het fractuurrisico. Metingen van de wervelkolom en heup voorspellen het algemeen fractuurrisico, maar een lokale meting weerspiegelt beter het lokale fractuurrisico.

De betrouwbaarheid van DXA is groot voor het stellen van de diagnose van osteoporose. Het gebruik van DXA voor follow-up wordt evenwel bemoeilijkt door de verhouding tussen veranderingen in BMD en de reproduceerbaarheid. De reproduceerbaarheid van DXA bedraagt 1-3% en het minimale meetbare en significante verschil tussen twee metingen bedraagt daarom 3-9%.

Ook andere technieken kunnen het globaal fractuurrisico voorspellen (kwantitatief ultrageluidsonderzoek (QUS), enkelvoudige X-stralenabsorptiometrie, kwantitatieve computertomografie). Deze methoden volstaan evenwel niet om patiënten te selecteren voor behandeling; wel zijn ze soms zinvol bij wetenschappelijk onderzoek.

Botmarkers

De activiteit van osteoblasten (alkalische fosfatase, botspecifieke alkalische fosfatase) en osteoclasten (TRAP: tartrate resistant alkaline phosphatase), alsmede producten van botaanmaak (PICP) en botafbraak (PYR, CTX-I, NTX-I) zijn meetbaar in serum en urine. Het gebruik van deze markers heeft een bijdrage geleverd aan de inzichten omtrent botombouw in normale en pathologische omstandigheden en de effecten van behandeling. Bij de individuele postmenopauzale vrouw is de bijdrage van botmarkers nog beperkt gezien de verhouding tussen de veranderingen en de reproduceerbaarheid, hoewel de indruk bestaat dat een vroege verandering van bot-turnover, bijvoorbeeld na enige maanden, van de botmarkers gebruikt kan worden om de therapietrouw te verbeteren.

Risico-evaluatie

Bij vermoeden van een wervelfractuur is een röntgenfoto sterk aanbevolen. De aanwezigheid van een wervelfractuur is een indicatie voor behandeling zonder dat een bijkomende DXA nodig is. Een DXA kan zinvol zijn als basisgegeven voor follow-up. Een röntgenfoto of VFA van de volledige wervelkolom is eveneens zinvol om het aantal en de ernst van de wervelfracturen te bepalen die bijdragen tot een hoger fractuurrisico en als uitgangsbeeld voor verdere follow-up.

Bij andere recente fracturen dan die van de wervels is een DXA (naast beeldvorming van de wervelkolom) geïndiceerd. Bij osteoporose is behandeling aangewezen, bij een normale BMD alleen aanpassing van leefwijze. Omdat veel patiënten met een recente fractuur osteopenie vertonen, is in die groep beeldvorming van de wervels aanbevolen: ± 25% van deze patiënten vertoont een voorheen niet-gediagnosticeerde wervelfractuur. Bij osteopenie zonder wervelfractuur kan het zinvol zijn andere risicofactoren te evalueren om te beslissen over verdere behandeling.

Tabel 20.2 Fractuurrisicoscore: bij een totaal van ≥ 4 punten wordt een DXA geadviseerd

Risicofactor	Risicoscore
gewicht < 60 kg en/of BMI < 20 kg/m^2	1
leeftijd > 60 jaar	1
leeftijd > 70 jaar (dan risicoscore > 60 jaar niet extra meetellen)	2
eerdere fractuur na het 50ste levensjaar	1
heupfractuur bij een ouder	1
verminderde mobiliteit	1
reumatoïde artritis (RA)	1
meer dan 1× vallen in het laatste jaar	1
aandoening of situatie geassocieerd met secundaire osteoporose	1
gebruik van glucocorticoïden (> 3 maanden; ≥ 7,5 mg/dag)	4

Bron: CBO, 2011. De NHG-Standaard (2012) vermeldt dezelfde risicofactoren, maar verwijst secundaire osteoporose en RA naar de tweede lijn en geeft 2 punten wanneer er een voorgeschiedenis is van meer dan één fractuur na de leeftijd van 50 jaar. Voor een recente fractuur wordt voorgesteld in eerste instantie een beroep te doen op het initiatief van de fractuurpoli. Wanneer die niet in de regio beschikbaar is, zal de huisarts het initiatief nemen voor secundaire fractuurpreventie.

De fracture liaison service (FLS) met inzet van een fractuurverpleegkundige wordt in toenemende mate in ziekenhuizen toegepast om systematisch patiënten met een recente fractuur te benaderen voor patiënteneducatie en het starten van risico-evaluatie.

Andere risicofactoren dan een recente fractuur

Er bestaat een uitgebreide lijst van andere risicofactoren voor lage BMD en fracturen. Sommige risicofactoren zijn zeer frequent in de populatie, maar niet zeer specifiek (leeftijd en geslacht), andere komen minder voor, maar zijn zeer specifiek (glucocorticoïdosteoporose). Recent zijn de klinische risicofactoren in kaart gebracht door het CBO (tabel 20.2). Bij individuen van 60 jaar en ouder en de aanwezigheid van vier punten of meer is een DXA aanbevolen.

Differentiële diagnose

Patiënten van 50 jaar en ouder met een recente fractuur hebben dikwijls een lage inname van calcium en een laag serum 25(OH) D. Daarnaast heeft ongeveer 25% een vooraf bestaande ziekte of medicatie die het risico op fracturen verhoogt, en ongeveer 25% heeft niet vooraf bekende ziekten die met anamnese, klinisch onderzoek en een beperkt laboratoriumonderzoek kunnen worden opgespoord. Oorzaken van secundaire osteoporose en andere metabole botziekten dienen te worden behandeld alvorens botspecifieke medicatie te starten.

20.2.4 Fractuurpreventie

Opbouw van de piekbotmassa

Preventie van osteoporose start vanaf de wieg met als doel de opbouw van een maximale piekbotmassa. Meer dan 65% van de piekbotmassa wordt echter genetisch bepaald en is dus niet te beïnvloeden. Voldoende inname van calcium, vitamine D (supplementen in babyvoeding, buitenleven) en eiwitten, en regelmatige piekbelasting van het skelet (loop- en springsporten, in en buiten school) verhogen de opbouw van de piekbotmassa tijdens de groei.

Hormonale factoren, vooral gonadale hormonen, spelen een essentiële rol bij de opbouw van de piekbotmassa. Anorexia nervosa en topsporters met hypogonadisme verdienen speciale aandacht vanwege een veelvoorkomend tekort aan oestrogenen.

Een toenemend aantal jongeren met ernstige aandoeningen, zoals kanker, overleven dankzij agressievere behandelingen met glucocorticoïden en immuunsuppressiva, met als nevenverschijnsel een negatieve impact op de opbouw van de piekbotmassa.

Behoud van de piekbotmassa na de menopauze

Een positief effect van hormonale substitutie (oestrogenen met progestagenen) (HRT) op de incidentie van heupfracturen werd aangetoond in de Women's Health Initiative (WHI-)studie, maar werd overtroffen door de negatieve effecten van de behandeling (verhoogd risico van borstkanker, cardiovasculaire accidenten en veneuze trombose). Vrouwen die HRT nemen voor overgangsklachten zijn zodoende beschermd tegen fracturen. HRT-toediening enkel voor de preventie van osteoporotische fracturen is evenwel niet aangewezen vanwege de mogelijke bijwerkingen.

Voldoende lichaamsbeweging (zoals 3× per week ten minste 30 minuten wandelen) of, indien mogelijk, een grotere lichamelijke inspanning, voldoende calcium en vitamine D verminderen postmenopauzaal botverlies, maar zijn onvoldoende voor fractuurpreventie bij hoogrisicopatiënten: bij hen is ook anti-osteoporosemedicatie nodig.

Fractuurpreventie bij hoogrisicopatiënten

Het doel van de medische behandeling van osteoporose is het vermijden van de eerste of een nieuwe fractuur. De behandeling is bij voorkeur gericht op het vermijden van een eerste fractuur bij hoogrisicopatiënten. Bij patiënten met een reeds bestaande fractuur is het tijdig starten met een snel effectieve behandeling aangewezen, omdat op korte termijn de kans op nieuwe fracturen hoog is, en dat gebeurt bij voorkeur in de fractuurpoli.

Algemene maatregelen

Bij elke behandeling hoort het stimuleren van fysieke activiteit (bijv. wandelen) en het vermijden van risico's (o.a. roken en overmatig alcoholgebruik). Bij ouderen kunnen maatregelen ter preventie van vallen het valrisico verminderen, maar tot op heden zijn er geen studies die aantonen dat valpreventie leidt tot fractuurpreventie. Het dragen van een heupprotector bij tengere ouderen kan de kans op heupfracturen verminderen, maar niet van andere fracturen. Het gebruik van een heupprotector wordt belemmerd door de lage therapietrouw.

Calcium- en vitamine D-suppletie vragen speciale aandacht, omdat de calciuminname en serum 25(OH)D frequent vaak verlaagd zijn, vooral bij patiënten met een recente fractuur, én omdat alle fractuurstudies werden uitgevoerd met deze supplementen. Een totale calciuminname (dieet + evt. supplementen) van 1000-1200 mg/dag wordt aangeraden samen met vitamine D 800 E/dag. Patiënten die geen zuivelproducten innemen, hebben 1000 mg calciumsuppletie nodig, bij inname van 1-2 zuivelproducten een supplement van 500 mg/dag.

Waar mogelijk dienen behandelbare oorzaken van secundaire osteoporose te worden gecorrigeerd voordat met osteoporosemedicatie wordt gestart.

Medicamenteuze behandeling

Hoewel de primaire doelstelling van medische behandeling de preventie van een eerste of volgende fractuur is, zijn er daarnaast aanwijzingen dat medische behandeling de levenskwaliteit kan verbeteren en de mortaliteit kan verminderen. Medicamenteuze behandeling is gebaseerd op beïnvloeding van de botombouw. Inhibitie van botafbraak (bisfosfonaten, selectieve oestrogeenreceptormodulatoren (SERM's), denosumab), stimulatie van botaanmaak (teriparatide, PTH) en strontiumranelaat, dat op termijn een dissociatie geeft van toegenomen botaanmaak en verminderde botafbraak.

Er zijn geen voldoende grote kwalitatief goede trials bekend, waarin het effect van twee verschillende medicamenten op fractuurpreventie werd vergeleken. Fractuurpreventie werd met primaire analyses in fractuurstudies aangetoond bij patiënten met een lage T-score (onafhankelijk van fractuurvoorgeschiedenis), met een prevalente wervel- of heupfractuur (onafhankelijk van T-score) en met eventuele bijkomende risicofactoren.

Er is een brede waaier van medicaties beschikbaar met betrekking tot werkingsmechanismen, toedieningswijze (p.o., s.c., i.v.), frequentie (1/d, 1/wk, 1/maand, 1/3maand, 1/6maand, 1/jaar), graad van bewijsvoering (in primaire analyses of posthocanalyses), aangetoond spectrum van fractuurpreventie: breed (preventie van wervel-, niet-wervel- en heupfracturen), intermediair (preventie van wervel- en niet-wervelfracturen) of eng spectrum (preventie van wervelfracturen), kostprijs (generisch en op merknaam), nevenwerkingen en contra-indicaties.

Op basis van deze mogelijkheden beveelt het CBO (2011) sterk aan te starten met generiek alendronaat of risedronaat en verdere keuzes te laten afhangen van tolerantie, therapietrouw, patiëntenkarakteristieken, voorkeur en contra-indicaties (◘ tabel 20.3). Na een derde fractuur, waaronder twee wervelfracturen, zijn anabole middelen aangewezen, om te beginnen teriparatide (intermediair antifractuurspectrum) of PTH (smal antifractuurspectrum).

Follow-up

De therapietrouw voor orale anti-osteoporosemedicaties is, zoals bij vele andere chronische ziekten, laag. De eenjaarstherapietrouw in Nederland bedraagt ongeveer 50%. Een therapietrouw van < 80% vermindert het effect van de behandeling. Voorkeursstudies wijzen erop dat patiënten minder frequente inname prefereren boven frequente inname, maar er is geen bewijs dat een grotere voorkeur leidt tot een betere therapietrouw. In slechts één studie werd de therapietrouw tussen twee medicaties vergeleken: niet alleen de voorkeur, maar ook de therapietrouw voor denosumab was groter (2×/jaar s.c.) dan met wekelijks oraal alendronaat.

Het is daarom sterk aanbevolen om na het voorschrijven van medicatie de patiënt regelmatig te controleren op tolerantie en therapietrouw, ten minste na drie maanden en nadien jaarlijks – en bovendien bij een nieuwe fractuur. Tijdens de follow-up kan zo nodig andere medicatie of een andere toedieningswijze worden aanbevolen; bij een derde fractuur, waaronder twee wervelfracturen, kan teriparatide (of PTH) worden voorgeschreven.

Duur van de behandeling

Na 3-5 jaar behandeling wordt een herevaluatie van het fractuurrisico aanbevolen. Helaas is er weinig prospectief gecontroleerd onderzoek beschikbaar omtrent fractuurpreventie bij langdurige behandeling en daarnaast is er het risico op nevenwerkingen, zoals osteonecrose van de kaak en dwarse-femurschaftfracturen, die echter zeldzaam zijn bij de doses die gebruikt worden bij fractuurpreventie.

Bij een laag fractuurrisico (geen nieuwe klinische risicofactoren, geen nieuwe fracturen, T > -2,5 in femurhals) wordt aanbevolen de medicatie te staken. Opvolging na 2-3 jaar of bij nieuwe fracturen is zinvol met evaluatie van klinische risicofactoren, DXA en beeldvorming wervelkolom. Bij een blijvend hoog fractuurrisico (T < -2,5 in femurhals, ernstige secundaire osteoporose, prednison ≥ 7.5 mg/d, een fractuur ondanks adequate therapie) kan het zinvol zijn om de medicatie door te zetten of te switchen naar s.c.- of i.v.-toediening. Levensstijladviezen (adequate calcium- en vitamine D-inname, lichaamsbeweging) zijn in beide gevallen zinvol.

In tegenstelling tot bisfosfonaten, die – vooral na i.v.-toediening – tot een langdurige onderdrukking van de botresorptie kunnen leiden, is het effect van denusomab op botmarkers en BMD reeds binnen één jaar na het staken van de toediening verdwenen. De klinische consequentie hiervan is nog onduidelijk: noodzaakt dit een snellere herevaluatie na het staken? Of is een

Tabel 20.3 Overzicht van effecten van de verschillende medicamenten op het voorkomen van fracturen in de primaire analyses van RCT's met fractuurpreventie als eindpunt

Medicament	Follow-up	Wervelfracturen*		Niet-wervelfracturen		Heupfracturen	
		relatief effect	*kwaliteit bewijs*	*relatief effect*	*kwaliteit bewijs*	*relatief effect*	*kwaliteit bewijs*
alendronaat	1-4 jaar	0,55 (0,43-0,69)	hoog	0,77 (0,64-0,92)	hoog	0,47 (0,26-0,85)	hoog
risedronaat	2-3 jaar	0,63 (0,51-0,77)	hoog	0,80 (0,72-0,90)	hoog	0,74 (0,59-0,94)	hoog
etidronaat	2-4 jaar	0,59 (0,36-0,96)	hoog	1,07 (0,72-1,06)	matig	1,20 (0,37-3.88)	matig
zoledronaat	3 jaar	0,30 (0,24-0,38)	hoog	0,75 (0,64-0,87)	hoog	0,59 (0,42-0,83)	hoog
ibandronaat	3 jaar	0,50 (0,34-0,74)	hoog	niet te bepalen		niet te bepalen	
raloxifeen	3 jaar	0,60 (0,50-0,70)	hoog	0,91 (0,79-1,06)	matig	niet te bepalen	
strontiumranelaat	3 jaar	0,63 (0,56-0,71)	hoog	0,86 (0,75-0,98)	hoog	niet te bepalen	
teriparatide**	1,5 jaar	0,36 (0,28-0,47)	hoog	0,62 (0,48-0,82)	hoog	niet te bepalen	
PTH (1-84)**	1,5 jaar	0,42 (0,24-0,72)	hoog	Niet te bepalen		niet te bepalen	
denosumab	3 jaar	0,32 (0,26-0,41)	hoog	0,80 (0,67-0,95)	hoog	0,60 (0,37-0,96)	hoog

* Morfometrisch bepaald; ** er zijn geen afzonderlijke meta-analyses bekend naar de effectiviteit van teriparatide en PTH 1-84.
Bron: CBO, 2011.

continue behandeling aangewezen? Hiernaar is verder onderzoek aangewezen.

20.2.5 De toekomst

Er is ook uitgebreid onderzoek gaande naar nieuwe methoden om niet alleen de BMD, maar ook de botsterkte in vivo te berekenen aan de hand van structurele kenmerken van het bot op macro- en microniveau. Het berekenen van de botsterkte op basis van de geometrie van de heup, gebruikmakend van DXA, CT en MRI, en de virtuele botbiopsie aan de hand van hoge resolutie perifere kwantitatieve CT zijn hiervan voorbeelden. Deze methoden zijn tot op heden echter nog experimenteel.

20.3 Secundaire osteoporose en andere metabole botziekten

20.3.1 Inleiding

De lijst van oorzaken van secundaire osteoporose en andere metabole botziekten die het fractuurrisico verhogen is lang, maar in het tweede deel van dit hoofdstuk ligt de nadruk op fractuurrisico secundair aan reumatische aandoeningen, zoals reumatoïde artritis (RA), systemische lupus erythematosus (SLE) en de spondylartropathieën (SpA). Daarnaast wordt ingegaan op osteoporose bij het gebruik van glucocorticoïden.

Het is belangrijk dat in de FRAX en in de CBO-richtlijn 2011 ook waarde wordt gehecht aan de aanwezigheid van secundaire osteoporose bij de mogelijke indicatiestelling voor nadere diagnostiek (DXA) bij patiënten van 60 jaar en ouder zonder een recente fractuur, die vragen hebben over hun fractuurrisico of wanneer artsen veronderstellen dat, op grond van het risicoprofiel, hun patiënt mogelijk een verhoogd fractuurisico heeft (◘ tabel 20.2). Ook bij patiënten met een recente fractuur en osteopenie speelt secundaire osteoporose dikwijls een rol bij de afweging tussen wel of niet behandelen.

Het is essentieel dat artsen zich realiseren dat er grote verschillen zijn in de mate waarin een onderliggende aandoening het bot aantast: bij een patiënt met reumatoïde artritis die in remissie is, is de botaantasting veel minder dan bij een patiënt met lang bestaande reumatoïde artritis, die ondanks de moderne antireumatische middelen nog steeds een actieve ziekte heeft en immobiel is. Dit verschil geldt ook voor andere inflammatoire aandoeningen, zoals SLE of de ziekte van Crohn. Dit betekent ook dat, naarmate de onderliggende aandoening beter behandeld wordt, het risico op secundaire osteoporose kleiner wordt.

20.3.2 Reumatoïde artritis (RA)

RA is een chronische en inflammatoire aandoening, die gekenmerkt wordt door ontstekingen van kleine hand- en voetgewrichten, en soms ook van grotere gewrichten, en daarnaast extra-articulaire verschijnselen kent. Tot de extra-articulaire verschijnselen behoren subcutane noduli, pulmonale afwijkingen, een verhoogde cardiovasculaire morbiditeit, maar ook gegeneraliseerde osteoporose.

Van alle aandoeningen die tot een verhoogd fractuurrisico kunnen leiden, is RA het best onderzocht. Zo is uit studie gebleken dat de kans op osteoporose, gedefinieerd als een T-score van < -2,5, zowel in de lumbale wervelkolom als in de heupen twee maal zo groot was bij patiënten met RA als bij een controlegroep van dezelfde leeftijd en geslacht. Vooral in het begin van de ziekte kan het botverlies flink zijn, tot wel 4-5% per jaar; later neemt dit percentage af, waarschijnlijk omdat de ziekte dan beter onder controle is. Een verlaagde BMD geeft op zichzelf geen klachten, maar bij postmenopauzale vrouwen met osteoporose is aangetoond dat een afname in BMD van 1 SD (ongeveer 10%) globaal gepaard gaat met een verdubbeling van het risico op fracturen. De relatie tussen verlaagde BMD en fracturen is bij RA niet zo uitgebreid onderzocht. Wel is in cross-sectioneel onderzoek aangetoond dat de prevalentie van wervelfracturen bij RA twee keer zo hoog was als bij een controlegroep; hetzelfde geldt voor niet-wervelfracturen. De vraag of RA een botziekte is, moet dus met 'ja' beantwoord worden: een actieve RA kan zowel leiden tot lokale gewrichtsafwijkingen (erosies, gewrichtsspleetversmalling en deformaties) als tot gegeneraliseerd botverlies met als klinische manifestaties fracturen.

De laatste jaren is duidelijk geworden dat de inflammatoire cytokinen, zoals TNF-α, IL-1 en Il-6, kunnen leiden tot een upregulatie van RANKL, wat leidt tot toegenomen activatie en overleving van osteoclasten, met als gevolg toegenomen botresorptie. Theoretisch is er dus een aantal mogelijkheden om de toegenomen botafbraak bij RA tegen te gaan, namelijk hetzij door het effectief remmen van de ontstekingen, hetzij door specifieke remming van RANKL, dan wel door andere specifieke remming van osteoclastenactiviteit, bijvoorbeeld door remming van cathepsine K.

Remming van RANKL door het geven van subcutane injecties met denosumab, een monoklonale antistof tegen RANKL, is inderdaad effectief: het leidt tot een toename van BMD en afname van de vorming van erosies, indien het gegeven wordt aan RA-patiënten die alleen met MTX worden behandeld, evenwel zonder effect op de inflammatie.

Ook heel recent is de ontdekking van de rol van de Wnt signaling pathway, die een centrale rol speelt bij botaanmaak: deze kan door talrijke factoren worden beïnvloed. Tot de bekendste behoren de remmers van deze pathway, sclerostin en DKK-1, die beide verhoogd zijn bij postmenopauzale osteoporose, maar vooral bij chronische inflammatoire processen, zoals bij RA.

Bij actieve RA is er dus niet alleen toegenomen botresorptie, maar ook afgenomen botaanmaak. Ook zijn er aanwijzingen dat chronische inflammatie een effect heeft op osteocyten door een toegenomen apoptose van osteocyten. Het is duidelijk dat deze combinatie kan leiden tot botverlies en tot afname in botkwaliteit, met als gevolg een verhoogde kans op fracturen.

Kan effectieve behandeling met moderne medicamenten, zoals TNF-α-blokkers, het botverlies tegengaan? Voor zowel infliximab als voor adalimumab is, meestal in combinatie met MTX, aangetoond dat niet alleen lokaal de gewrichtsschade wordt tegengegaan, maar dat ook het gegeneraliseerde botverlies wordt tegengegaan. Van de andere TNF-α-blokkers etanercept, certolizumab en golimumab is dit niet onderzocht, maar het is aannemelijk dat ook voor deze middelen geldt dat botverlies kan worden tegengegaan bij de responders op deze therapie.

Ook met conventionele DMARD's blijkt zowel het lokale als het gegeneraliseerde botverlies sterk te kunnen worden beperkt, indien de patiënt in remissie is of indien er sprake is van lage ziekteactiviteit. Dat de remming van de inflammatoire activiteit essentieel is, blijkt bijvoorbeeld uit een onderzoek waarbij tijdens het toevoegen van 10 mg prednison per dag (in combinatie met bisfosfonaten) aan met MTX behandelde RA-patiënten geen botverlies optrad, wat vanwege het prednisongebruik wel was verwacht. Kennelijk is de remming van ziekteactiviteit zo belangrijk, dat daarmee het aan het gebruik van prednison gerelateerde botverlies kan worden voorkomen.

Aandachtsbox 20.1

Aangrijpingspunten van nieuwe therapieën op de activiteit en interactie van osteoblasten, osteoclasten en osteocyten

Denosumab is een antistof die selectief RANKL bindt en zo verhindert dat RANKL bindt aan de RANK-receptor van osteoclasten. Denosumab inhibeert zodoende de proliferatie, differentiatie en activatie van preosteoclasten en mature osteoclasten en vermindert de botresorptie, en secundair ook de botformatie (◘ figuur 20.3).

Odanacatib bindt selectief aan cathepsine K, dat een osteoclastspecifiek collagenase is voor de afbraak van collageen II, het meest voorkomende collageen in bot. Odanacatib vermindert zodoende de botresorptie en secundair ook de botformatie, die evenwel minder onderdrukt blijft dan met klassieke inhibitoren van de botresorptie.

Antisclerostineantistoffen verhinderen de inhibitie van de Wnt-signalisatie die ontstaat door binding van sclerostine aan LRP, dat – wanneer niet gebonden aan sclerostine – een noodzakelijke costimulator is van de Wnt-signalisatie en botaanmaak. Onder behandeling met antisclerostine stijgt de botaanmaak, zonder effect op de botresorptie.

rhPTH (1-34) (teriparatide) en rhPTH (1-84) hebben een dubbele werking. Ze stimuleren de productie van RANKL, dat de botresorptie verhoogt, en verhinderen de productie van sclerostine door de osteocyten, dat de botformatie onderdrukt. Zodoende worden botformatie en botresorptie gestimuleerd, maar de formatie meer dan de resorptie.

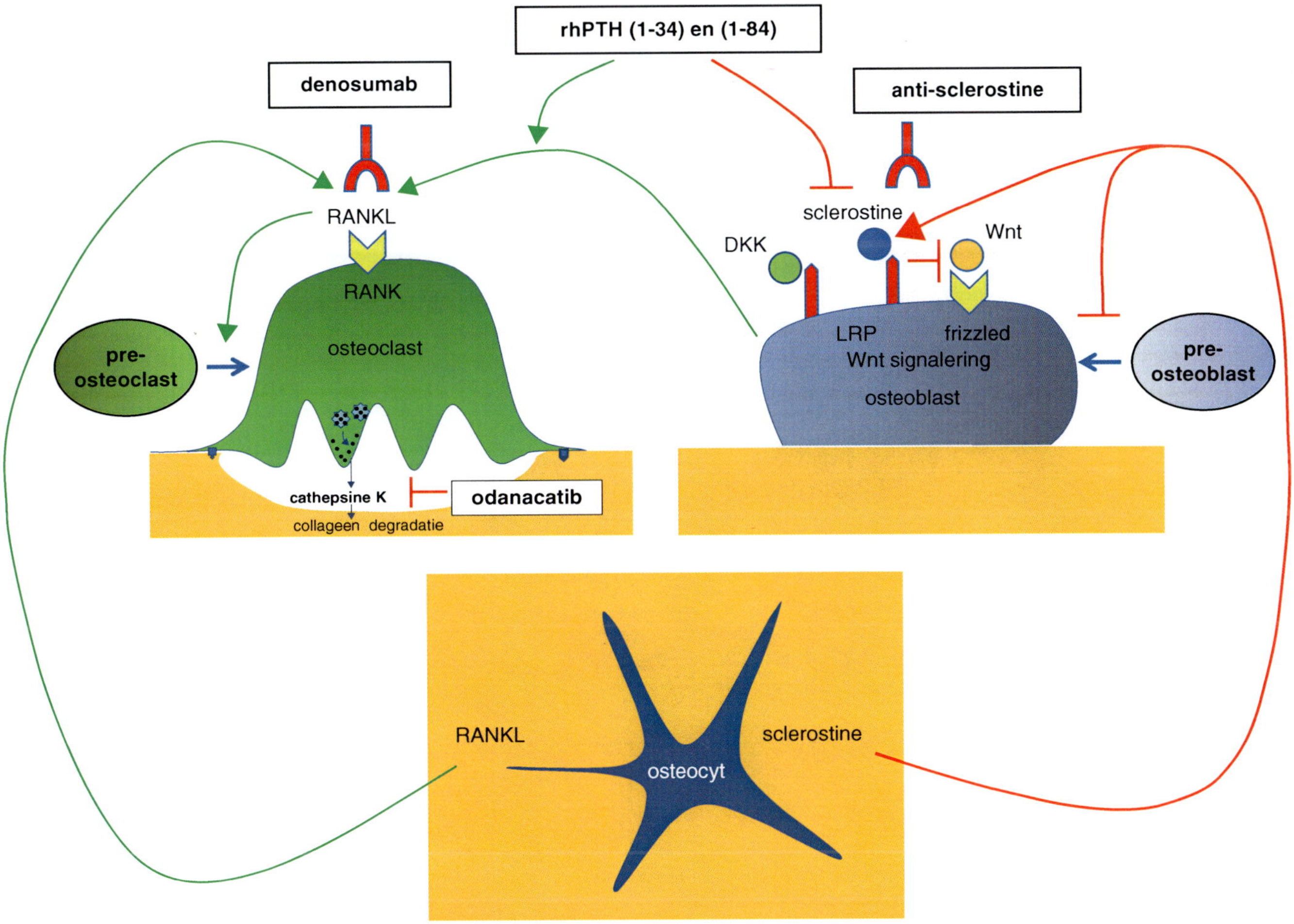

Figuur 20.3 Aangrijpingspunten van nieuwe therapieën.

20.3.3 Systemische lupus erythematosus (SLE)

SLE is een zeldzame chronische ziekte, die meestal jonge vrouwen in de vruchtbare leeftijdsfase treft (▶ H. 13). De prognose is de laatste decaden aanzienlijk verbeterd, wat leidt tot een verschuiving naar meer chronische comorbiditeit, waaronder osteoporose. Er is een grote variatie van 1,4-68% in cross-sectionele onderzoekingen wat betreft het aantal SLE patiënten met osteoporose, gedefinieerd als een T-score < -2,5. Dit hangt vooral samen met de leeftijd van de onderzochte patiëntenpopulatie, alsmede met de ernst en de duur van de onderliggende aandoening. Osteoporose kan worden vastgesteld met een BMD-meting, maar ook met beeldvormend onderzoek van de wervelkolom: in een cross-sectioneel onderzoek bij 107 patiënten, waarbij bij alle patiënten de wervelkolom semikwantitatief gescoord werd volgens de methode van Genant, bleek bij 20% een osteoporotische wervelinzakking aanwezig te zijn. Omdat de gemiddelde leeftijd van de patiënten slechts 41 jaar bedroeg, is dit een hoog percentage, dat overigens in latere onderzoeken bevestigd werd.

Ook bij SLE spelen de traditionele risicofactoren, zoals postmenopauzale status en laag lichaamsgewicht, een rol, maar ook de ziekteactiviteit is van belang: opmerkelijk genoeg zijn er zelfs onderzoekingen die een lagere BMD tonen bij Afrikaanse en Amerikaanse SLE-patiënten dan bij Kaukasische vrouwen. Men veronderstelt dat dit samenhangt met een hogere ziekteactiviteit bij de eerstgenoemde groepen.

Een bijzonder fenomeen bij SLE is de zonlichtovergevoeligheid (figuur 20.4), die kan leiden tot huidafwijkingen en tot gastro-intestinale klachten en hoofdpijnklachten, en bovendien tot een exacerbatie van de SLE. Om deze reden wordt SLE-patiënten aangeraden langdurige blootstelling aan zonlicht te vermijden en zonnebrandcrèmes te gebruiken. De consequentie hiervan kan zijn verlaagde vitamine D-spiegels, met als gevolg verminderde botkwaliteit, verminderde spierkracht en verhoogde valfrequentie. Daarnaast zijn er aanwijzingen dat inflammatoire aandoeningen heftiger kunnen verlopen bij vitamine D-deficiëntie.

De behandeling van osteoporose bestaat meestal uit calcium- en vitamine D-suppletie, eventueel aangevuld met een bisfosfonaat. Het is de vraag of de bij postmenopauzale vrouwen gebruikelijke vitamine D-suppletie van 800 E per dag volstaat; het is wellicht verstandiger om de 25(OH) vitamine D-spiegels te meten en de patiënt te suppleren op geleide van de vitamine D-spiegels, waarbij gestreefd moet worden naar spiegels boven de 50 nmol/l, zowel in de zomer als in de winter.

Een apart punt is de behandeling met bisfosfonaten bij potentieel vruchtbare vrouwen, omdat van deze middelen in diermodellen een verhoogde kans op aangeboren afwijkingen is be-

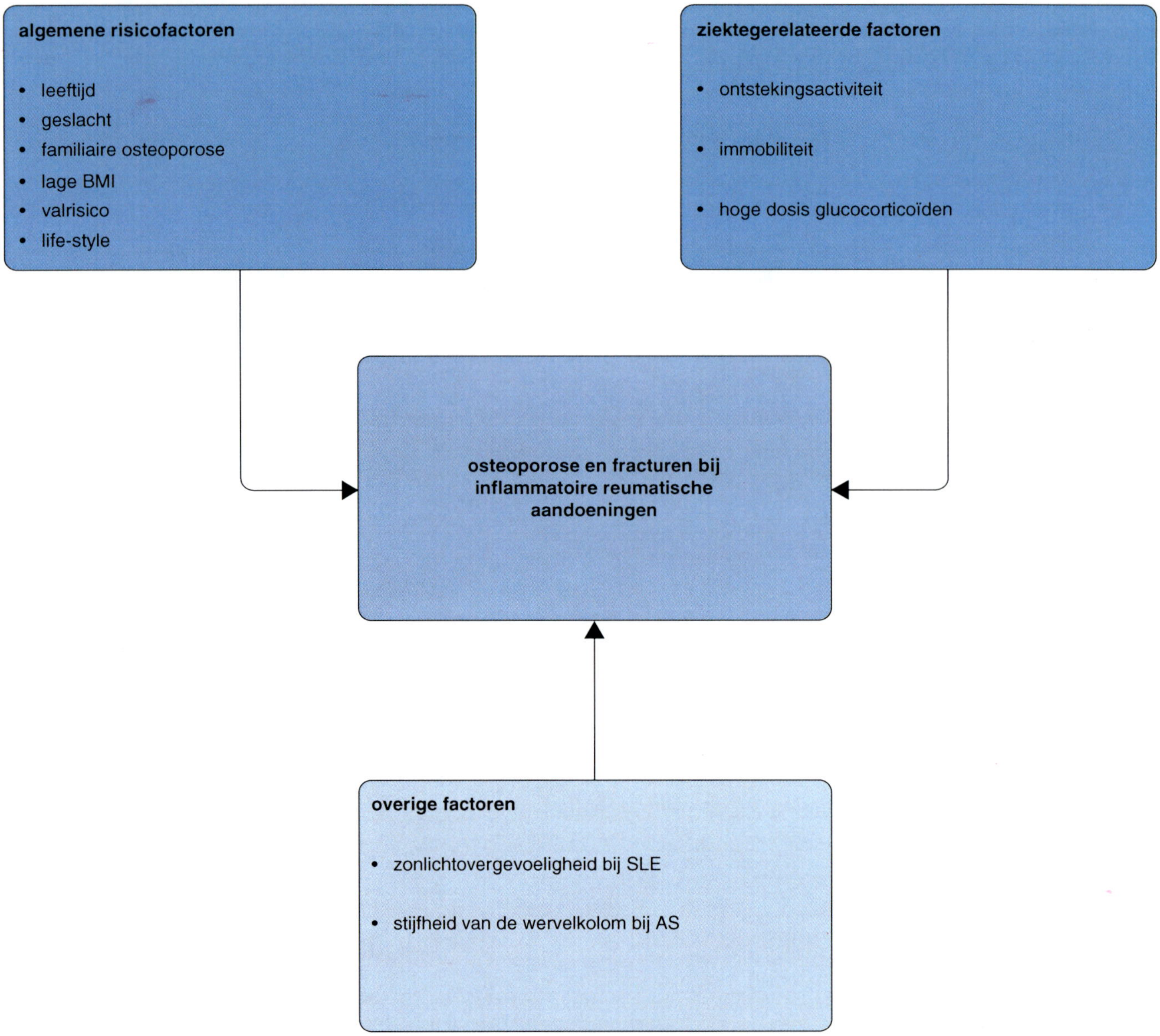

Figuur 20.4 Pathogenese van botverlies en fracturen bij reumatische aandoeningen.

schreven, en ook vanwege de sterke aanhechting aan het bot en daarmee de maandenlange werkzaamheid, ook na staken van de medicatie. Bij deze patiëntengroep is dus terughoudendheid gewenst en kan soms met maximale toediening van calcium en vitamine D worden volstaan. Slechts bij uitzondering (bij een erg hoog fractuurrisico) zal moeten worden gestart met een bisfosfonaat.

20.3.4 Spondyloartritis

Tot spondyloartritis (spondylartropathieën) behoren spondylitis ankylopoetica, vroeger de ziekte van Bechterew genoemd, ongedifferentieerde spondylartropathieën, artritis psoriatica, ziekte van Reiter en de inflammatoire darmaandoeningen (▶ H. 8). In deze paragraaf zal vooral worden ingegaan op de twee eerstgenoemde aandoeningen, omdat daarvan de meeste data beschikbaar zijn.

Ook bij de spondylartropathieën is het fractuurrisico afhankelijk van het achtergrondfractuurrisico en van de ernst en de duur van de onderliggende aandoening. Echter, een bijzonder fenomeen bij deze aandoening is dat de ziekteactivitieit niet alleen kan leiden tot een lage BMD, maar ook tot lokale botnieuwvorming, de zogenaamde syndesmofytvorming ofwel ankylosering. Dit heeft een viertal consequenties, die alle van belang zijn voor artsen die patiënten met spondylartropathieën behandelen:

1. Bij lang bestaande spondyloartritis moet de diagnostiek naar een verlaagde BMD met DXA zich richten op de heupen en niet op de lumbale wervelkolom, omdat de BMD-waarden van de lumbale wervelkolom hoog kunnen zijn vanwege de vorming van syndesmofyten en periosteale botvorming ('squaring' van de wervels). (Overigens, wanneer

de BMD zeer lokaal gemeten wordt met QCT, wordt bij patiënten met spondyloartritis een verlaagde BMD in het trabeculaire bot in de wervels gevonden en een verhoogde corticale BMD.)

2. De syndesmofyten geven de wervelkolom een toegenomen rigiditeit en daarmee een extra kwetsbaarheid voor fracturen (figuur 20.4). Deze fracturen kunnen moeilijk te herkennen zijn, omdat de rugpijn kan worden toegeschreven aan een exacerbatie van de ziekte. De fractuur kan soms moeilijk te herkennen zijn; bij verdenking op een fractuur is aanvullend onderzoek gewenst, met bijvoorbeeld CT-scan of MRI.
3. Wervelfracturen zijn lang niet altijd alleen wervelinzakkingen, zoals bij postmenopauzale osteoporose, maar vaak ook transdiscaal, met voor-achterwaartse verplaatsing van (een deel van) de wervels of in de dorsale boogelementen, hetgeen kan leiden tot neurologische prikkelings- of uitvalsverschijnselen.
4. Fracturen kunnen ook optreden in de cervicale wervelkolom, wat bij postmenopauzale vrouwen zonder spondyloartritis uiterst ongewoon is.

De nadrukkelijke betrokkenheid van de wervelkolom blijkt ook uit de fractuurdata: in cross-sectioneel onderzoek is er een duidelijke toename van wervelfracturen aangetoond bij patiënten met spondyloartritis in vergelijking met een controlegroep van dezelfde leeftijd en hetzelfde geslacht (relatief risico 7×), maar geen toegenomen kans op niet-wervelfracturen. In het algemeen is het gegeneraliseerde botverlies bij spondyloartritis groter naarmate de ernst groter en de duur van de ziekte langer is; zo is gebleken dat vooral bij mannen en bij patiënten met een verminderde functionele capaciteit de BMD verminderd is. Uit onderzoek met TNF-α-blokkers is gebleken dat het normaliter optredende botverlies bij spondyloartritis kan worden tegengegaan indien de ziekteactiviteit effectief geremd wordt bij de zogeheten 'responders', maar niet bij patiënten met persisterende ziekteactiviteit. Het lijkt logisch om te veronderstellen dat hiermee ook het optreden van fracturen kan worden voorkomen, maar dit is nog niet aangetoond.

20.3.5 Overige inflammatoire, reumatische aandoeningen

Wat betreft de overige inflammatoire, reumatische aandoeningen, zoals systemische sclerose, syndroom van Sjögren, granulomateuze polyangiitis en PMR: met uitzondering van PMR is bij deze aandoeningen weinig onderzoek verricht naar het optreden van secundaire osteoporose en fracturen, hetgeen deels samenhangt met de lage prevalentie van deze aandoeningen. Aangenomen kan worden dat ook bij deze patiënten het fractuurrisico verhoogd zal zijn, vooral bij patiënten met een hoog achtergrondrisico en bij diegenen die met hoge doses glucocorticoïden worden behandeld.

In de praktijk dreigt een suboptimale behandeling: op het goede moment starten met anti-osteoporosetherapie kan lastig zijn bij bijvoorbeeld een exacerbatie van vasculitis of granulomateuze polyangiitis, wanneer veel tijd en aandacht uitgaat naar de behandeling van de onderliggende ziekte met ondere andere een hoge dosis glucocorticoïden en de neiging bestaat om nog maar even te wachten met anti-osteoporosebehandeling, terwijl juist dan de onderliggende ziekte het meest actief is! Aan de andere kant, bij PMR worden meestal lage doseringen glucocorticoïden voorgeschreven, maar wel vaak langer dan aanvankelijk gedacht: ook hier is alertheid gewenst om adequate fractuurpreventie toe te passen, vooral ook omdat het vrijwel altijd ouderen betreft!

20.3.6 Glucocorticoïdgeïnduceerde osteoporose (GIOP)

GIOP is de meest voorkomende vorm van secundaire osteoporose: er zijn schattingen dat 0,5% van de Nederlanders en 1-2% van de ouderen langdurig glucocorticoïden (GC) gebruiken.

Casus 20.1

Het klassieke voorbeeld is een oudere, magere 52-jarige vrouw die haar pols brak. Na jarenlang gebruik van GC vanwege PMR is ze 8-10 cm gekrompen en heeft ze inmiddels een thoracale kyfose. Op haar 78ste breekt deze vrouw een heup.

Het verhaal uit ▶ casus 20.1 is bekend, bij artsen, maar ook bij patiënten, die soms huiverig zijn om met GC te starten, uit angst voor bijwerkingen. Dat is enerzijds begrijpelijk, maar er zitten twee kanten aan deze zaak: de vrouw uit de casus heeft veel risicofactoren voor fracturen, ook zonder GC-gebruik, zoals hoge leeftijd, vrouwelijk geslacht, een eerdere fractuur en – heel belangrijk – een ziekte die het nodig maakt om langdurig GC te gebruiken. Eerder in dit hoofdstuk is beschreven dat dit meestal neerkomt op de toegenomen aanwezigheid van inflammatoire cytokinen en immobiliteit, die kunnen leiden tot een verhoogde fractuurincidentie.

Glucocorticoïden leiden tot botverlies en fracturen vanwege een sterke remming van de botaanmaak. Recent onderzoek heeft aangetoond dat verhoogde Dkk-1-spiegels de Wnt signaling pathway blokkeren en daarmee de botaanmaak tegengaan. Daarnaast is er een verhoogde neiging tot apoptose van osteoblasten en osteocyten. Ook zijn er een verminderde calciumabsorptie in de darm en een verhoogde calciumexcretie in de urine. In de eerste fase van het GC-gebruik kan dit leiden tot een ontkoppeling tussen botaanmaak (verminderd) en botafbraak (toegenomen). Dit kan leiden tot botverlies en tot verminderde botkwaliteit en fracturen. Daarnaast kunnen GC spierzwakte induceren, met als mogelijk gevolg een verhoogde valincidentie en, daarmee samenhangend, een verhoogde fractuurincidentie.

De fractuurkans tijdens gebruik van GC is dosisafhankelijk en dus vooral bij hoge doseringen verhoogd. Ook hier geldt weer de belangrijke relatie met de ziekteactiviteit: vaak zal in het begin van de ziekte een hoge dosis GC worden voorgeschreven, terwijl dan de ziekteactiviteit hoog is. In een latere fase kan de ziekteactiviteit onder controle zijn en dan kunnen meestal lagere doses GC worden voorgeschreven.

Het is belangrijk om de GC zo kort mogelijk en zo laag mogelijk gedoseerd voor te schrijven. Mede doordat GC een negatieve invloed hebben op de calciumbalans, zal vrijwel altijd calciumsuppletie nodig zijn – meestal 500 mg per dag, incidenteel 1000 mg per dag. Veel patiënten hebben vanwege hun leeftijd een tekort aan vitamine D (bij ouderen is de vitamine D-productie in de huid verminderd). Ook hebben zij een geringe blootstelling aan zonlicht, gerelateerd aan de breedtegraad van ons land en het feit dat zieke patiënten nu eenmaal minder vaak buiten komen dan gezonde individuen. In de regel wordt een vitamine D-suppletie van 800 E per dag geadviseerd, maar het kan verstandig zijn om daarvan af te wijken bij het vermoeden op erg lage 25(OH) vitamine D-spiegels bij patiënten of bij het vermoeden op een sterk verminderde blootstelling aan zonlicht.

Adequate calcium- en vitamine D-suppletie is van belang bij alle GC-gebruikers en zeker bij diegenen die 7,5 mg of meer prednison per dag gebruiken. Bij hoogrisicopatiënten is ook aanvullende medicatie nodig; dit zijn diegenen met een hoog fractuurrisico onafhankelijk van het GC-gebruik, bijvoorbeeld patiënten ouder dan 70 jaar, en diegenen die vanwege een ernstige aandoening een hoge dosering GC gebruiken. Ook patiënten die inhalatiesteroïden gebruiken, stootkuurtjes prednison krijgen of GC-bevattende crèmes hebben vanwege dermatologische problematiek kunnen een verhoogd risico hebben op fracturen, afhankelijk van hun achtergrondrisico en van de dosering GC.

Van de bisfosfonaten alendronaat en risedronaat is aangetoond dat er reductie van wervelfracturen optreedt. Zoledronaat bleek even effectief als risedronaat wat betreft toename in BMD. Een aparte positie neemt teriparatide in, PTH 1-34, een echt anabool middel. In een direct vergelijkend onderzoek met alendronaat kon zowel een grotere toename in BMD als een afname in wervelfracturen worden aangetoond. Teriparatide heeft echter een hoge kostprijs. Het kan alleen worden voorgeschreven en vergoed aan postmenopauzale vrouwen met ten minste twee wervelfracturen, die tijdens behandeling met een bisfosfonaat een derde fractuur oplopen.

Kernpunten

- Het fractuurrisico wordt niet alleen bepaald door de BMD, maar ook door andere factoren die invloed hebben op de botkwaliteit en het valrisico.
- Goede diagnostiek bij osteoporose begint bij adequate case finding.
- Bij fractuurpatiënten van ≥ 50 jaar wordt bij de helft secundaire osteoporose gevonden.
- Goede therapietrouw dient te worden opgevolgd, want is essentieel bij de behandeling van osteoporose.
- Omdat zonlichtovergevoeligheid een uiting kan zijn van SLE, kan het verstandig om de 25(OH) vitamine-D-spiegels te monitoren, waarbij gestreefd moet worden naar spiegels boven de 50 nmol/l gedurende het gehele jaar.
- Bij patiënten met spondyloartritis kan al bij gering trauma een fractuur in de wervelkolom optreden, met mogelijk zelfs neurologische complicaties.
- Bij een patiënt met klinische risicofactoren voor fracturen zijn een lage T-score of de aanwezigheid van een wervelfractuur indicaties voor fractuurpreventie.
- Een fractuurpoli (fracture liaison service) is essentieel voor het opsporen van onderliggende osteoporose bij een patiënt van 50 jaar en ouder met een recente fractuur.
- De diagnostiek bij de hoogrisicopatient dient te bestaan uit een DXA, wervelhoogtemeting en evaluatie van het valrisico en secundaire osteoporose.
- Levensstijl is belangrijk: voldoende calcium en vitamine D, alsmede regelmatige lichaamsbeweging.
- Voor fractuurpreventie zijn effectieve, relatief veilige geneesmiddelen beschikbaar met een lage kostprijs: de generieke bisfosfonaten.
- Reumatoïde artritis kan leiden tot lokaal botverlies en deformaties, maar ook tot gegeneraliseerd botverlies en fracturen.
- Bij SLE is het fractuurrisico verhoogd, wat ten dele samenhangt met vitamine D-deficiëntie door zonlichtovergevoeligheid.
- Bij spondyloartritis is vooral het risico op wervelfracturen verhoogd, wat kan samenhangen met de rigiditeit van de wervelkolom.
- De kans op fracturen bij gebruik van glucocorticoïden is dosisgerelateerd.
- Tijdens gebruik van glucocorticoïden in een dosering van 7,5 mg prednison per dag gedurende drie maanden of meer is fractuurpreventie gewenst, zeker bij ouderen.

Literatuur

Bultink IEM. Osteoporosis and Fractures in SLE. Arthritis Care and Research 2012;64:2-8.

CBO consensus Osteoporose en fractuurpreventie, 2011. ▶ www.cbo.nl

Geusens PP, Lems WF. Osteoimmunology and osteoporosis. Arthritis Res Ther 2011;13(5):242, Epub.

NHG-Standaard Fractuurpreventie, 2012. ▶ http://nhg.artsennet.nl

Weinstein RS. Clinical practice. Glucocorticoid-induced bone disease. New Engl J Med 2011;365:62-70.

Artrose

G. Kloppenburg

21.1 Inleiding

Casus 21.1

Een 55-jarige vrouw, gezond behoudens overgewicht, komt op het spreekuur met pijnlijke, stijve vingers, die de laatste jaren ook knobbeliger zijn geworden. Ook haar linkerduimmuis is pijnlijk en af en toe gezwollen. Ze heeft hierdoor moeilijkheden met huishoudelijke taken, zoals het uitwringen van het vaatdoekje. Omdat haar derde distale interfalangeale (DIP-)gewricht rechts nu dik, rood en pijnlijk is, is zij bang dat ze reuma heeft. Haar moeder heeft vergelijkbare klachten.

Op basis van de klachten van patiënte in combinatie met haar risicofactorenprofiel, de aanwezigheid van noduli van Heberden en Bouchard en een ontsteking in haar derde DIP-gewricht rechts wordt de diagnose nodale handosteoartrose gesteld, met betrokkenheid van de interfalangeale gewrichten en het duimmuisgewricht; hierbij heeft zij nu een 'flare'.

Als behandeling krijgt ze informatie over de aard en het verwachte beloop van de aandoening, educatie over principes van belasting en belastbaarheid en adviezen voor zelfmanagement. Ze krijgt ergotherapeutisch advies omtrent kleine hulpmiddelen en het gebruik van een duimbasisorthese. Om de pijn te stillen krijgt ze het advies om paracetamol te gebruiken.

21.2 Epidemiologie en pathogenese

21.2.1 Definities

Artrose is de meest voorkomende aandoening van het bewegingsapparaat en wordt in de internationale literatuur vaak 'osteoarthritis' genoemd. In Nederland wordt het ook wel osteoartrose genoemd. Artrose staat voor een heterogene groep aandoeningen, variërend van erfelijke artrose die op zeer jonge leeftijd ontstaat, artrose op middelbare leeftijd in één of meerdere gewrichten, tot artrose op oudere leeftijd die voor sommige gewrichten in meer dan 80% voorkomt. Deze aandoening uit zich als gewrichtspijn en functieverlies en wordt structureel gekenmerkt door een langzaam verlies van gewrichtskraakbeen met botnieuwvorming (osteofyten).

Evenals bij andere heterogene reumatische ziekten zijn er criteria geformuleerd om artrose te definiëren. De meest gebruikte criteria zijn ontwikkeld door de American College of Rheumatology (ACR) en betreffen handartrose (◻ tabel 21.1), heupartrose (◻ tabel 21.2) en knieartrose (◻ tabel 21.3). Centraal in deze criteriasets zijn de aanwezigheid van pijn in de desbetreffende gewrichtsgroep. Dit criterium wordt gecombineerd met klinische, radiologische en/of laboratoriumkenmerken.

Deze criteriasets zijn ontwikkeld door patiënten met klinisch gediagnosticeerde artrose te vergelijken met andere vormen van pijn in het bewegingsapparaat. Ze zijn dus met name geschikt voor gebruik in klinisch onderzoek en gerandomiseerde gecontroleerde trials. De criteriasets zijn niet ontwikkeld om de diagnose artrose te stellen.

Indelingen van artrose

In de wetenschappelijke literatuur worden verschillende indelingen van artrose gebruikt. Geen van deze indelingen is echter geheel sluitend.

Primair vs. secundair

Met secundaire artrose wordt bedoeld artrose in aansluiting aan een doorgemaakte gewrichtsaandoening, operatie of congenitale afwijking (heupdysplasie), enzovoort. Iedere andere vorm van artrose, waarbij geen aanwijsbare uitlokkende factor aanwezig is, wordt dan primaire artrose genoemd.

Gegeneraliseerd vs. monoarticulair

Een andere indeling is naar uitgebreidheid: gegeneraliseerde artrose versus monoarticulaire artrose. Monoarticulaire artrose wordt vaak aangeduid naar de lokalisatie van het aangedane gewricht.

Specifieke kenmerken

Een laatste indeling is naar de aanwezigheid van specifieke kenmerken, zoals inflammatoire artrose, erosieve artrose, artrose met chondrocalcinose. Bij deze indelingen gaat het vaak meer om stadia van de ziekte dan om afzonderlijke ziekte-entiteiten.

21.2.2 Prevalentie en incidentie

De meest voorkomende lokalisaties van artrose zijn de apofysaire gewrichten van de wervels, de handen, knieën, heupen en eerste metatarsofalangeale (MTP-)gewrichten (◻ figuur 21.1).

Discusdegeneratie wordt door sommigen ook als een uiting van artrose beschouwd en komt frequent voor. Prevalentie en incidentiecijfers bestaan vooral voor radiologische artrose (◻ figuur 21.2). Klassieke radiologische kenmerken (zoals osteofyten en gewrichtsspleetversmalling) van artrose zijn bij het grootste deel van de bevolking boven de 65 jaar aanwezig en boven 75 jaar heeft vrijwel iedereen afwijkingen. Echter, slechts een deel heeft klachten. Met de leeftijd neemt de prevalentie en incidentie van artrose toe en boven 50 jaar zijn vrouwen meer aangedaan dan mannen.

Geschatte prevalenties van knieartrose in Nederland in 2007 waren voor mannen en vrouwen respectievelijk 14,3 en 23,8 per 1000 personen en voor heupartrose 10,2 en 18,9 per 1000 personen.

De incidenties van knieartrose zijn respectievelijk 1,6 en 3,1 per 1000 per jaar en van heupartrose respectievelijk 1,2 en 2,1 per 1000 per jaar. Voor handartrose zijn er geen Nederlandse gegevens beschikbaar.

In de Verenigde Staten komen symptomatische benige zwellingen aan de DIP (noduli van Heberden) en proximale interfalangeale (PIP-)gewrichten (noduli van Bouchard) bij respectievelijk 5,4% en 4,7% van de ouderen voor. De leeftijds- en geslachtsgecorrigeerde prevalenties van handartrose voor volwassenen in diverse landen ligt tussen 2 en 6,2%

Tabel 21.1 ACR-classificatiecriteria voor handartrose*

Klinisch	
Pijn of stijfheid + 3 van de volgende 4 kenmerken:	
1.	benige zwelling van 2 of meer van 10 geselecteerde gewrichten (bilaterale 2de en 3de DIP, 2de en 3de PIP, 1ste CMC-gewrichten)
2.	benige zwelling van 2 of meer DIP-gewrichten
3.	minder dan 3 gezwollen MCP-gewrichten
4.	standsafwijking van ten minste 1 van de 10 geselecteerde gewrichten

* Altman et al. Arthritis Rheum 1990;33:1601-10.

Tabel 21.2 ACR-classificatiecriteria voor heupartrose*

Klinisch en laboratorium	Klinisch, laboratorium en radiologisch
Heuppijn +	Heuppijn + ten minste 2 van de volgende 3 kenmerken:
– endorotatie < 15° – BSE ≤ 45 mm/h	1. BSE ≤ 20 mm
of:	2. femorale of acetabulaire osteofyten
– endorotatie ≥ 15° – pijn bij endorotatie – ochtendstijfheid in heup ≤ 60 min. – leeftijd > 50 jaar	3. gewrichtsspleetversmalling (superior, axiaal en/of mediaal)

* Altman et al. Arthritis Rheum 1991;34:505-14.

Tabel 21.3 ACR-classificatiecriteria voor knieartrose*

Klinisch en laboratorium	Klinisch en radiologisch	Klinisch
Kniepijn + ten minste 5 van 9 kenmerken:	Kniepijn + ten minste 1 van 3 kenmerken:	Kniepijn + ten minste 3 van 6 kenmerken:
1. leeftijd > 50 jaar	1. leeftijd > 50 jaar	1. leeftijd > 50 jaar
2. stijfheid < 30 min.	2. stijfheid < 30 min.	2. stijfheid < 30 min.
3. crepitus	3. crepitus	3. crepitus
4. pijn bij palpatie van bot	+ osteofyten	4. pijn bij palpatie van bot
5. benige zwelling		5. benige zwelling
6. geen warmte bij palpatie		6. geen warmte bij palpatie
7. BSE < 40 mm/h		
8. RF negatief		
9. synoviale vloestof passend bij osteoartrose		

* Altman et al. Arthritis Rheum 1986;29:1039-49.

21.2.3 Risicofactoren

Artrose is een multifactoriële aandoening. Hierbij spelen zowel systemische als lokale biomechanische risicofactoren een rol. Systemische risicofactoren bepalen de individuele gevoeligheid van het gewricht voor de inwerking van lokale biomechanische factoren, met als resultaat artrose. In dit concept vervalt de indeling in primaire en secundaire artrose. Artrose wordt dan beschouwd als een 'final common pathway'. In analogie aan nier- en hartfalen kan er dan gesproken worden over gewrichtsfalen.

Systemische risicofactoren

Leeftijd

Leeftijd is de opvallendste systemische factor en heeft ertoe geleid dat artrose wordt gezien als een degeneratieve ziekte. Naast processen van veroudering speelt ook de accumulatie van risicofactoren een rol bij de toename van artrose met de leeftijd; het gaat zeker niet alleen om mechanismen van 'slijtage'.

Geslacht

De geslachtsvoorkeur van artrose voor vrouwen treedt vooral na de menopauze op. Dit suggereert een mogelijke invloed van vrouwelijke geslachtshormonen op het ontstaan van artrose.

Etniciteit

Etnische factoren zijn van invloed. Heupartrose komt minder voor bij mensen van Afrikaanse en Aziatische afkomst dan bij mensen van Kaukasische afkomst. Ook handartrose wordt minder gezien bij Aziaten.

Erfelijkheid

De invloed van erfelijke factoren op het ontstaan van artrose komt onder meer tot uiting in familiaire vormen van gegeneraliseerde artrose op zeer jonge leeftijd (20-40 jaar) die een duidelijk patroon van mendeliaanse overerving hebben.

Onderzoek toonde in eerste instantie een erfelijke predispositie aan voor artrose die op middelbare leeftijd ontstaat en wel voor nodale handartrose en gegeneraliseerde radiologische artrose. In later tweeling- en familieonderzoek werd ook een

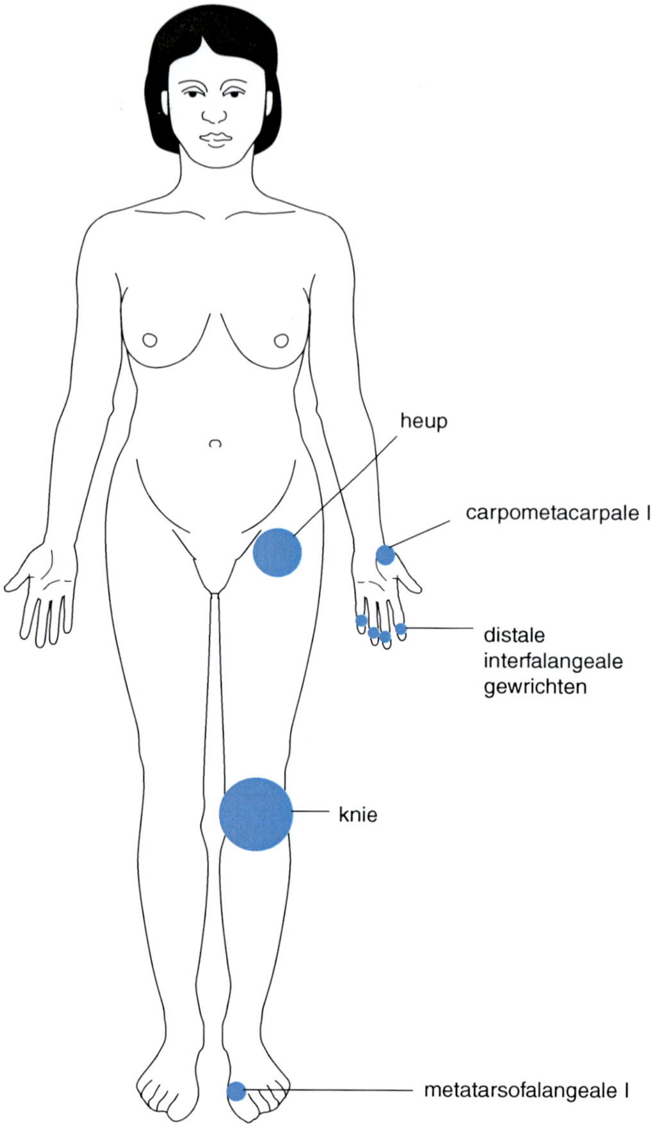

Figuur 21.1 Lokalisatie van perifere artrose.

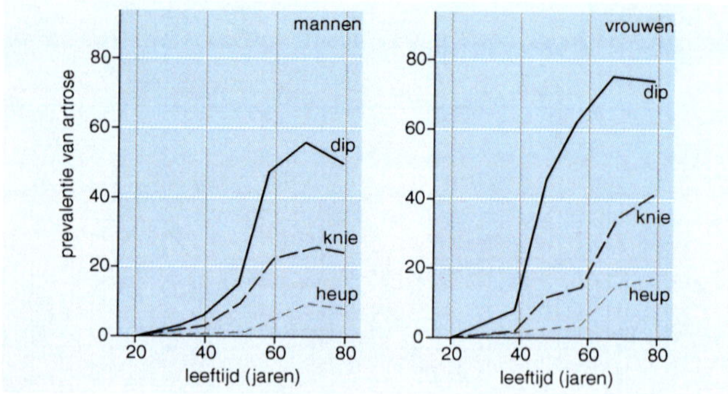

Figuur 21.2 Prevalentie van röntgenologische artrose in de Nederlandse bevolking. (Bron: Van Saase et al, 1989)

erfelijke predispositie in hand-, knie-, heup- en spondylartrose aangetoond. De erfelijke predispositie kan wel meer dan de helft van de variabiliteit in de aanleg voor heup-, hand- en spondylartrose in de populatie verklaren.

Genmutaties en associaties met genetische loci zijn gevonden bij artrosebeelden op zeer jonge leeftijd met duidelijk een mendeliaans overervingspatroon in bestanddelen van kraakbeen. Bij het Stickler-syndroom en gegeneraliseerde artrose met milde spondylo-epifysaire dysplasie zijn er associaties met puntmutaties in collageen type II. De syndromen pseudoachondroplasie en multipele epifyseale dysplasie zijn geassocieerd met genmutaties in cartilage oligomeric matrix protein (COMP). Zo zijn ook mutaties in collageen type IX geassocieerd met erfelijke artrosesyndromen. Deze genen zijn ook onderzocht in artrose op middelbare leeftijd, maar laten daar een minder consistent beeld zien als risicofactor.

Bij patiënten met primaire artrose op middelbare leeftijd spelen waarschijnlijk meerdere genen een rol. In grootschalig genetisch onderzoek zijn er recent genetische loci gevonden die een licht verhoogd risico op artrose laten zien. Een van de genen die daarbij consistent gevonden wordt in verschillende populaties, is het gen dat codeert voor het GDF5- (growth differentiation factor 5) eiwit, dat een rol speelt in ontwikkelen, onderhouden en herstellen van kraakbeen, bot en andere weefsels in een synoviaal gewricht.

Op dit moment heeft genetisch onderzoek geen plaats in klinische diagnostiek bij patiënten met primaire artrose op middelbare leeftijd. Wel draagt het genetisch onderzoek bij aan het inzicht in onderliggende pathofysiologische mechanismen die van belang zijn bij artrose.

Botdichtheid

Toegenomen botdichtheid is geassocieerd met het ontstaan van artrose; er bestaat dus een omgekeerde relatie tussen artrose en osteoporose. Vitamine D is belangrijk voor het botmetabolisme. Observationele onderzoeken suggereren een relatie tussen een te lage serumvitamine D-spiegel en artrose.

Overgewicht

Overgewicht is een belangrijke risicofactor, met name voor knieartrose, maar ook heup- en handartrose zijn geassocieerd met overgewicht. Het risico van overgewicht hangt enerzijds samen met de toegenomen mechanische belasting van het gewricht. Anderzijds lijkt het ook een metabole risicofactor te zijn, omdat ook het ontstaan van artrose in niet-belaste gewrichten samenhangt met overgewicht. Vetweefsel is een actief orgaan, dat niet alleen vet opslaat, maar ook allerlei hormonen, groeifactoren en adipokinen kan produceren, zoals 'insulin like growth factor 1' (IGF-1) en adiponectine en leptine. Deze bioactieve mediatoren hebben effecten op kraakbeen en bot en kunnen een chronische ontsteking veroorzaken; ze spelen mogelijk een rol bij het ontstaan en verslechtering van artrose.

Aandachtsbox 21.1 Erosieve artrose

Onder erosieve artrose (door sommigen inflammatoire artrose genoemd) wordt een vorm van artrose verstaan, waarbij erosieve gewrichtsdestructie op de voorgrond staat en die vaak gepaard gaat met ontsteking. Het gaat hierbij om collaps van de subchondrale botplaat en centrale erosies, die duidelijk zijn te onderscheiden van de marginale erosies die bij reumatoïde artritis worden gezien (figuur 21.3). Deze vorm van artrose wordt met name gezien aan de DIP-

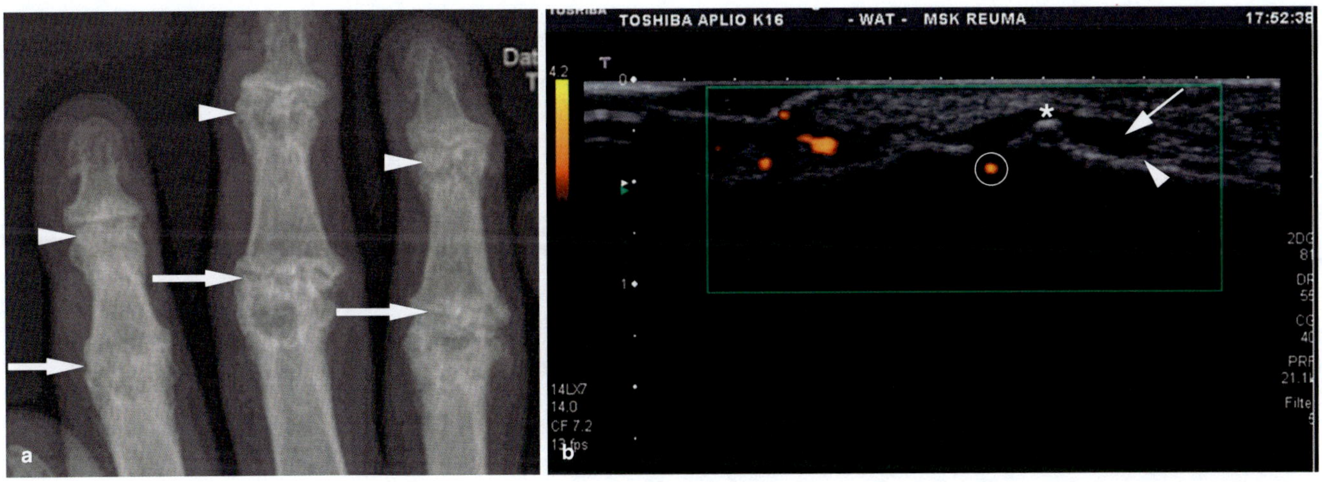

Figuur 21.3 Erosieve handartrose. **a** Röntgenfoto toont erosieve handartrose in distale (pijlpunt) en proximale (pijl) interfalangeale gewrichten. **b** Echografische afbeelding van distaal interfalangeaal gewricht met osteofyt (*), effusie (pijl), synovitis (pijlpunt) en powerdopplersignaal (omcirkeld). Bron: Kloppenburg & Kwok, 2012.

en PIP-gewrichten van de handen, maar kan ook in andere gewrichten optreden. Erosieve handartrose heeft een grotere ziektelast en slechtere uitkomst dan niet-erosieve handartrose. Of erosieve handartrose een aparte vorm van handartrose is of een ernstig stadium is op dit moment niet bekend.

Lokale biomechanische risicofactoren

Beroepen

Beroepen waarin men veel zwaar moet tillen, hurken en knielen, leveren een risico op voor knie- en heupartrose. De hurkhouding die in Aziatische landen heel geliefd is, leidt zo ook tot knieartrose. Beroepen met grijpen met veel kracht en precisie (bijv. textielwerkers, tandartsen en zwaar handwerk) geven een hoger risico op handartrose.

Sport en trauma

Beschadiging van een gewricht door sportactiviteiten, met name contactsporten met vaak frequente kleine traumata, vertoont een associatie met het krijgen van artrose. Een sport als rotsklimmen is geassocieerd met handartrose.

Ook een in het verleden doorgemaakt trauma is geassocieerd met het krijgen van artrose in dat betrokken gewricht. Patiënten die in het verleden een totale meniscectomie ondergingen hebben een verhoogd risico op het krijgen van knieartrose. Dit geldt ook voor patiënten met een partiële meniscectomie, zeker wanneer er tevens sprake is geweest van een ruptuur van de voorste kruisband.

Gewrichtsaandoening

Iedere gewrichtsaandoening in het verleden, zoals een septische artritis, ernstige reactieve artritis of kristalartritis, kan leiden tot het vervroegd optreden van artrose. Aangeboren factoren, zoals heupdysplasie, maar ook factoren als verminderde spierkracht, zijn geassocieerd met het ontstaan van artrose in de onderste extremiteit. In de duimbasis leidt hypermobiliteit tot een verhoogd risico op artrose.

Naast risicofactoren die belangrijk zijn bij het ontstaan van artrose, zijn er ook risicofactoren van belang bij de progressie van artrose. Deze risicofactoren zijn niet noodzakelijkerwijs dezelfde.

Voor de overzichtelijkheid staan de risicofactoren schematisch weergegeven (tabel 21.4).

21.2.4 Pathogenese

Van de pathogenese van artrose is nog veel onbekend, met name over onderliggende cellulaire en biologische mechanismen. We weten dat het gehele gewricht – dus niet alleen kraakbeen, maar ook subchondraal bot, ligamenten, synoviale membraan en kapsel – in het artroseproces is betrokken. Centraal in de pathogenese van artrose staat de disbalans tussen afbraak- en reparatieprocessen, waarbij mechanische stress en biochemische en genetische factoren betrokken zijn.

Traditioneel stond de beschadiging van kraakbeen centraal bij artrose. Chondrocyten onderhouden de homeostase van het gewrichtskraakbeen en zorgen ervoor dat de continue aanmaak en afbraak van kraakbeenbestanddelen in evenwicht zijn en schade door microtrauma wordt gerepareerd. Door leeftijdsgerelateerde veranderingen, cytokinen en andere factoren gaan chondrocyten echter differentiëren; ze gaan dan meer proteolytische enzymen produceren, zoals matrixmetalloproteïnasen en aggrecanasen, waardoor de kwantiteit en kwaliteit van de extracellulaire matrix vermindert. Uiteindelijk gaan deze chondrocyten dood, met als gevolg dat het onderhoud van het gewrichtskraakbeen nog verder verslechtert. Door deze processen gaat het kraakbeen eerst fibrilleren, ontstaan er fissuren en uiteindelijk gaat het kraakbeen verloren.

Onderzoek in de laatste jaren heeft aangetoond dat veranderingen in de andere gewrichtscompartimenten evenals interactieve processen tussen de verschillende compartimenten belangrijk zijn bij het ontwikkelen van artrose. Vooral de rol van subchondraal bot is belangrijk. De kwaliteit en kwantiteit van bot verandert, waardoor er sclerose ontstaat. Waarschijnlijk

Tabel 21.4 Risicofactoren voor artrose in de hand, knie en heup

Hand	Knie	Heup
leeftijd	leeftijd	leeftijd
geslacht	geslacht	geslacht
overgewicht/obesitas	overgewicht/obesitas	overgewicht/obesitas
erfelijkheid	erfelijkheid	erfelijkheid
beroepen	beroepen	beroepen
intensieve sporten	topsporten	topsporten
grijpkracht	trauma	trauma
hypermobiliteit	botdichtheid	botdichtheid
botdichtheid	quadriceps kracht	vitamine D
	vitamine D	aangeboren dysplasieën
	varus- en valgusstandsafwijkingen	
	meniscectomie	

spelen kleine letsels onder invloed van mechanische belasting met 'microcracks' daarbij een rol. Magnetic resonance imaging (MRI-)studies hebben in het subchondrale bot beenmerglaesies zichtbaar gemaakt. Dit zijn laesies van abnormaal bot met fibrose, osteonecrose en een verhoogde bot-turnover. Klinische vervolgonderzoeken hebben laten zien dat beenmerglaesies zijn geassocieerd met verdere beschadiging van het gewrichtskraakbeen en het ontstaan van cysten. Daarnaast wordt aan de gewrichtsranden botnieuwvorming gezien – radiologisch aangeduid als osteofyten – die waarschijnlijk ontstaan als reactie op mechanische instabiliteit en onder invloed van groeifactoren, zoals 'transforming growth factor β' en 'bone morphogenetic protein 2'. Klinische studies in knie- en handartrose hebben laten zien dat afwijkingen in het subchondrale bot soms voorafgaan aan het verlies van kraakbeen. Deze observaties suggereren dat bij sommige patiëntengroepen het artroseproces ook vanuit het bot kan worden geïnitieerd.

Verder worden er in een gewricht met artrose vaak lokale laesies van synovitis gezien. De synovitis is minder uitgebreid dan bij reumatoïde artritis. Synovitis wordt zowel in vroege als late stadia van artrose gezien en ontstaat waarschijnlijk secundair aan afbraak van kraakbeen en veranderingen in het subchondrale bot. Cellen in het ontstoken synovium maken pro-inflammatoire cytokinen en andere katabole factoren, die weer bijdragen aan de degradatieprocessen van kraakbeen, met als resultante een vicieuze cirkel van verdere afbraak van gewrichtskraakbeen en verandering van subchondraal bot.

Pathofysiologisch onderzoek laat dus zien dat processen die primair de artrose drijven, niet meer alleen vanuit het kraakbeen komen, maar ook uit het bot. Bovendien is er variatie tussen patiënten in de rol van het synovium. Toekomstig onderzoek zal moeten uitwijzen of deze verschillende pathogenetische processen ook samengaan met verschillende fenotypen, die een andere therapeutische benadering vereisen.

21.3 Klinische presentatie

21.3.1 Pijn

Pijn is voor de meeste patiënten het belangrijkste symptoom. In eerste instantie treedt pijn alleen op bij starten van bewegen en bij te lang belasten. De pijn neemt meestal toe in de loop van de dag. In latere fasen is er ook pijn in rust en nachtelijke pijn. Pijn bij artrose in de heup wordt gevoeld in de lies, bij de symfyse, in de bilregio of in de knie. Dit laatste wordt 'referred pain' genoemd en kan het stellen van de diagnose bemoeilijken. Pijnklachten treden vaak op in 'flares', vergezeld van toegenomen stijfheid, warmte en zwelling, als uiting van passagère optredende ontsteking. Dit laatste wordt vooral in de handen en knieën gezien.

De oorzaak van pijn bij artrose is divers. Kraakbeen is niet geïnnerveerd en kraakbeenschade kan derhalve geen pijnklachten veroorzaken. Klinische studies, waarbij gebruik werd gemaakt van MRI en echografie, hebben laten zien dat effusie en synovitis vaak samengaan met pijn, evenals beenmerglaesies in het subchondrale bot. Pijn kan dan mogelijk lokaal ontstaan doordat mediatoren, zoals 'nerve growth factor' (NGF), nitric oxide en prostaglandines, vrijkomen, die nociceptoren activeren. Verder kunnen periarticulaire structuren pijn veroorzaken, zoals ligamenten (die door veranderde biomechanica worden overbelast), periosteum (dat door veranderde biomechanica wordt opgelicht), osteofyten, spieren (door spierzwakte), bursae (door ontsteking, zoals bursitis trochanterica, bursitis anserinus, bursitis ter hoogte van MTP1) of pezen (door ontsteking; tenosynovitiden). Ernstige spondylose kan aanleiding geven tot een beknelling van zenuwwortels, wat kan leiden tot pijn (radiculopathie).

De relatie tussen gewrichtsschade en pijnbeleving is beperkt. Recent onderzoek heeft laten zien dat dit onder andere te maken heeft met een veranderde pijnperceptie van patiënten met artrose. Bij chronische pijn kan er een overgevoeligheid van nociceptoren optreden, die kan leiden tot allodynie en hyperalgesie en tot veranderde centrale pijnverwerking. Psychosociale factoren, zoals angst en depressie, spelen ook een belangrijke rol bij de pijnbeleving van patiënten met artrose.

21.3.2 Stijfheid

Stijfheid bij artrose is meestal startstijfheid die ontstaat na een periode van rust en die na enkele minuten bewegen is verdwenen. Daarnaast kan er ochtendstijfheid optreden, die meestal kort (< 30 minuten) is. Hierbij onderscheidt artrose zich van inflammatoir reumatische ziekten, zoals reumatoïde artritis.

21.3.3 Benige zwellingen

Aan de gewrichtsranden worden benige zwellingen gepalpeerd, die gevoelig zijn bij druk. Deze komen overeen met osteofyten. De meest bekende zijn de noduli van Heberden en noduli van Bouchard, die respectievelijk aan de DIP- en PIP-gewrichten worden gezien. Vaak gaan de benige zwellingen gepaard met wekedelenzwellingen. Soms hebben deze laatste kenmerken van ontsteking met roodheid en warmte. Zij treden vaak in flares op. Ook worden er koele wekedelenzwellingen gezien zonder evidente ontsteking, met name bij de knie (hydrops). De benige zwellingen kunnen leiden tot beknelling van zenuwen.

In de lumbale wervelkolom kan spondylose leiden tot spinale stenose. Het wervelkanaal vernauwt door osteofyten aan apofysaire gewrichten, protrusie bij discusdegeneratie en hypertrofie van het ligamentum flavum. Kenmerkend is de neurogene claudicatio aan de benen, die optreedt bij lopen, maar niet bij fietsen. De pijn die vaak optreedt bij activiteiten wordt verminderd door anteflexie van de wervelkolom. De spinale stenose kan gepaard gaan met milde tot ernstige neurologische symptomen van de onderste extremiteiten.

21.3.4 Crepitus

Crepitus kan gehoord of gevoeld worden en is zeer specifiek voor artrose. Crepitus wordt vooral gehoord bij heupartrose en patellofemorale artrose. Waarschijnlijk wordt het veroorzaakt door ruwe gewrichtsoppervlakken en de benige verdikkingen aan de gewrichtsranden.

21.3.5 Bewegingsbeperkingen

Bewegingsbeperkingen kunnen ontstaan door mechanische veranderingen veroorzaakt door benige veranderingen aan de gewrichtsranden, de afname van het gewrichtskraakbeen en verdikking van het gewrichtskapsel. Bij de heup, die door zijn diepe ligging niet direct toegankelijk is voor observatie, zijn beperking van endorotatie en extensie vaak de eerste tekenen van artrose bij het functieonderzoek.

21.3.6 Standsveranderingen

Standsveranderingen ontstaan door toenemende destructie van de gewrichtsstructuren. Knieën vertonen een varusdeformatie bij mediale tibiofemorale artrose (meest frequent) of een valgusdeformatie bij laterale tibiofemorale artrose. In de handen kan deformatie aan de DIP-gewrichten worden gezien of 'squaring' aan de eerste carpometacarpale (CMC-)gewrichten. Heupartrose kan een beenlengteverschil veroorzaken. Bij artrose van eerste MTP kan een stijve teen (hallux rigidus) of laterale deviatie van de teen (hallux valgus) ontstaan. Door de veranderde biomechanica van het gewricht in combinatie met ligamentdestructie kan er instabiliteit van een gewricht ontstaan, waardoor verhoogde valneiging kan optreden.

Tal van patiënten ondervinden echter klachten van instabiliteit of onzekerheid zonder veranderde biomechanica of ligamentdestructie. Waarschijnlijk speelt hierbij spierzwakte een rol.

21.3.7 Functieverlies en handicap

Het ziekteproces kan uiteindelijk leiden tot functieverlies en handicap. Met name bij de oudere patiënt leidt klinische artrose en verlies van quadricepsfunctie tot vermindering van mobiliteit, huishoudelijke activiteiten en zelfverzorging.

Aandachtsbox 21.2 DISH

Hyperostosis vertebralis ankylosans is een vorm van spondylose die ook wel wordt aangeduid als DISH (diffuse idiopathic skeletal hyperostosis; diffuse idiopathische skeletale hyperostose) of de ziekte van Forestier. Deze vorm wordt nogal eens bij toeval op een röntgenfoto ontdekt.

DISH wordt gekenmerkt door verbening van intervertebrale ligamenten van ten minste vier opeenvolgende wervellichamen, zonder tekenen van discusdegeneratie of degeneratieve veranderingen aan de apofysaire gewrichten. De prevalentie van deze radiologische entiteit in Nederland bij personen boven 50 jaar wordt geschat op 17%.

De predilectieplaats is de laagthoracale wervelkolom, maar het komt ook voor ter hoogte van de cervicale en lumbale wervelkolom en bij de sacro-iliacale overgang. Thoracaal wordt DISH vooral rechtslateraal gezien. De verbening van ligamenten en peesaanhechtingen kan ook aan de perifere gewrichten worden gezien, zoals peripatellair, bij de achillespeesaanhechting, de plantaire fascie en het olecranon.

De etiologie van hyperostose is onbekend, maar waarschijnlijk spelen metabole factoren een rol, zoals gesuggereerd wordt door de associatie die wordt gezien met obesitas en diabetes mellitus type II. Mogelijk spelen pro-inflammatoire cytokinen en 'insulin growth factor 1' een rol, die osteoblasten kunnen aanzetten tot botnieuwvorming. DISH is vaak asymptomatisch, maar kan leiden tot een variëteit aan symptomen, zoals rugpijn, stijfheid, myelopathie, radiculopathie, wervelfracturen na milde traumata, maar ook slikproblemen en luchtwegobstructie. Differentiaaldiagnostisch moet er bij een DISH gedacht worden aan spondylosis deformans, spondylitis ankylopoetica, syndroom van Reiter en artritis psoriatica.

21.4 Diagnostiek

Over het algemeen kan de diagnose artrose gesteld worden op basis van anamnese en lichamelijk onderzoek.

21.4.1 Laboratoriumonderzoek

Laboratoriumonderzoek speelt een geringe rol bij het stellen van de diagnose en heeft met name betrekking op het uitsluiten van andere aandoeningen. Bij artrose wordt over het algemeen geen verhoogde BSE of CRP gezien. Onderzoek van de synoviale vloeistof laat gewoonlijk een laag leukocytengetal zien.

De laatste jaren is er onderzoek gedaan naar de waarde van biochemische markers, die een reflectie zijn van processen in de verschillende compartimenten van het gewricht, zoals aanmaak- en afbraakproducten van kraakbeen, bot en synovium. Deze biomarkers kunnen worden gemeten in synoviale vloeistof, bloed of urine. Biomarkers zouden kunnen bijdragen aan het stellen van de diagnose van artrose in een vroege fase van de ziekte (voordat er radiologische afwijkingen zichtbaar zijn), het voorspellen van structurele verslechtering op termijn en vergroten van het inzicht in onderliggende pathofysiologische processen bij artrose.

Er zijn twee biomarkers die veel aandacht hebben gekregen, namelijk CTXII (een afbraakproduct van collageen type II) en COMP, die beide voornamelijk kraakbeenafbraak reflecteren. Deze biomarkers laten weliswaar een relatie zien met radiologische en klinische variatie in artrose, maar op dit moment zijn ze onvoldoende gevalideerd om te kunnen worden gebruikt in de klinische patiëntenzorg.

21.4.2 Beeldvormend onderzoek

Beeldvormend onderzoek is het aanvullend onderzoek dat de meeste waarde heeft in de diagnostiek. De diagnose artrose kan worden bevestigd met conventioneel radiologisch onderzoek (voorbeeld knieartrose; ◘ figuur 21.4). Radiologisch onderzoek is relevant, omdat de gevonden afwijkingen bij artrose weliswaar niet pathognomonisch zijn, maar wel karakteristiek. Bovendien is het goedkoop en beschikbaar, al is er wel enige stralenbelasting mee gemoeid.

Een afgenomen hoeveelheid kraakbeen wordt radiologisch aangetoond door vernauwing van de gewrichtsspleet. Verdichting van subchondraal bot wordt op de röntgenfoto gezien als sclerose (▶ aandachtsbox 21.3). Andere radiologische tekenen van artrose zijn cysten in het periarticulaire bot en osteofytvorming.

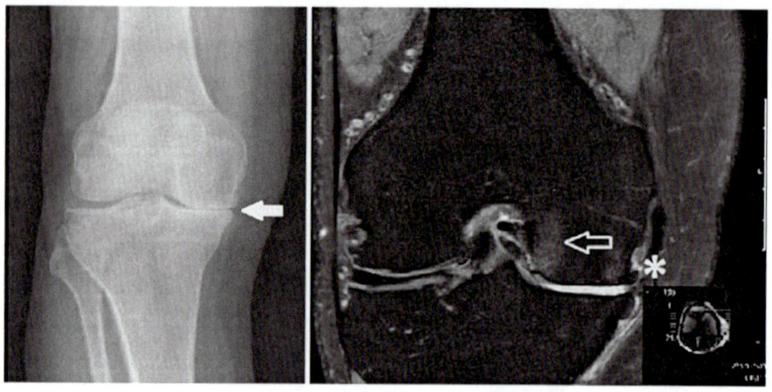

◘ **Figuur 21.4** Knieartrose. Röntgenfoto (staande opname in flexie) toont mediale tibiofemorale artrose in rechterknie (pijl). MRI (Proton Density (PD) gewogen afbeelding) van knieartrose, met een beenmerglaesie (open pijl) en osteofyt (*).

Aandachtsbox 21.3 Radiologische artrose

Op een röntgenfoto kunnen de volgende kenmerken van artrose worden beoordeeld: gewrichtsspleetversmalling, osteofyten, subchondrale sclerose en cysten. In sommige gewrichtsgroepen worden nog additionele kenmerken beoordeeld. In handgewrichten zijn dat erosies en standsafwijkingen; ankylose van gewrichten wordt aangetroffen als eindstadium van erosieve artrose, met name in DIP- en PIP-gewrichten (◘ figuur 21.3). In het tibiofemorale gewricht wordt 'attrition' beoordeeld. In heupen afplatting van de femurkop en 'buttressing'.

Ten behoeve van de radiologische diagnose zijn er verschillende graderingssystemen geformuleerd. De bekendste is het globale scoringssysteem volgens Kellgren en Lawrence, gebaseerd op kraakbeenverlies, aanwezigheid van osteofyten, sclerose van het subchondrale bot en vorming van cysten. In dit scoringssysteem van 5 graden (0-4) is er sprake van artrose bij graad 2 of hoger.

Voor de hand, knie en heup zijn er ook scoringssystemen beschikbaar die de verschillende kenmerken van artrose individueel scoren op een dichotome of ordinale schaal. Gewrichtsspleetversmalling in het tibiofemorale gewricht, heupgewricht en in DIP- en PIP-gewrichten kan ook gemeten worden met een continue maat, in millimeters.

Gewrichtsspleetversmalling is een belangrijke maat voor kraakbeenschade en wordt vaak gebruikt als uitkomstmaat in klinisch onderzoek. In het tibiofemorale gewricht reflecteert de gewrichtsspleet echter niet alleen de kraakbeendikte, maar ook de menisci. Verder is de grootte van de gewrichtsspleet afhankelijk van opnametechnieken, zoals een röntgenfoto gemaakt in staande versus liggende positie of een röntgenfoto in flexiestand versus volledige strekstand.

Radiologisch onderzoek

In een beginstadium is het vaak lastig de diagnose artrose te stellen. Radiologisch onderzoek laat dan vaak nog geen afwijkingen zien, want radiologisch onderzoek is een weinig gevoelige methode om artrose te ontdekken. Bij artroscopisch onderzoek worden vaak al wel duidelijke laesies gezien, terwijl die bij radiologisch onderzoek nog niet aantoonbaar zijn. Het stellen van de diagnose wordt dan vergemakkelijkt wanneer risicofactoren worden herkend, zoals hoge leeftijd, overgewicht, familiaire aanleg, status na een meniscectomie of standsafwijking.

Het is belangrijk dat men zich realiseert dat er veelal een discrepantie tussen klinische en radiologische artrose bestaat. In een vroeg stadium van de ziekte is er nog geen sprake van radiologisch waarneembare afwijkingen. Verder hoeft de vastgestelde radiologische artrose geen verklaring voor de klinische symptomen te zijn. Gezien het frequent voorkomen van radiologische tekenen van artrose, is het belangrijk telkens na te gaan of de gevonden radiologische afwijkingen inderdaad de oorzaak van de klachten zijn. Dit laatste is met name van belang bij rugklachten.

Nieuwe technieken: scintigrafie, MRI en echografie

De laatste jaren is er toenemend aandacht gekomen voor alternatieve vormen van beeldvorming bij artrose, namelijk scintigrafie, MRI en meest recent de echografie.

Met *scintigrafie* wordt in een vroeg stadium al verhoogde botactiviteit gezien en dit zou mogelijk de progressie van artrose kunnen voorspellen. Het nadeel van scintigrafie is echter de stralenbelasting. Derhalve wordt het niet gebruikt in de klinische praktijk. Verder kan scintigrafie gebruikt worden om andere diagnoses uit te sluiten.

Met *MRI* kan het hele gewricht worden afgebeeld. Het is met MRI mogelijk een directe afbeelding van het kraakbeen te krijgen en niet alleen indirect, zoals bij een röntgenfoto.

De hoeveelheid en de aanwezigheid van laesies in het kraakbeen kan worden beoordeeld. Daarnaast zijn er nieuwe technieken ontwikkeld, zoals dGEMRIC (delayed Gadolinium-Enhanced MRI of cartilage), natrium-MRI en T2-mapping, die het mogelijk maken de kwaliteit van kraakbeen te meten. dGEMRIC en natrium-MRI brengen bijvoorbeeld de hoeveelheid glycosaminoglycanen in het kraakbeen in beeld. De technieken die kraakbeenkwaliteit beoordelen zijn echter complex uit te voeren en worden gedaan in gespecialiseerde centra in het kader van wetenschappelijk onderzoek.

Verder kunnen ook niet-kalkhoudende structuren in het gewricht worden afgebeeld met MRI, zoals de menisci, de kruisbanden en het synovium. Het subchondrale bot, met beenmerglaesies en cysten, kan ook goed in kaart worden gebracht (◘ figuur 21.4). Een groot voordeel van MRI is het ontbreken van stralenbelasting. Nadelen zijn echter de kosten, de tijd die nodig is om beelden te verkrijgen en te scoren, en het gebruik van contrast bij de optimale afbeelding van synovitis en bij dGEMRIC. Verreweg de meeste ervaring met MRI betreft knieartrose.

Kraakbeen kan kwantitatief worden gemeten. Daarnaast zijn er verschillende scoringssystemen ontwikkeld om op een semikwantitatieve manier naast kraakbeenkenmerken de andere kenmerken van artrose te scoren in de verschillende compartimenten van het gewricht. MRI is uiterst gevoelig en er worden vele afwijkingen in het gewricht waargenomen, waarvan de waarde op dit moment niet duidelijk is. Ook zijn er tot op heden (begin 2013) nog geen criteriasets ontwikkeld die het mogelijk maken om de diagnose artrose te stellen op basis van een MRI. Op dit moment is er geen plaats voor gebruik van MRI in de diagnostiek van artrose, anders dan voor het uitsluiten of wel aantonen van andere aandoeningen, zoals avasculaire botnecrose en meniscus- of kruisbandafwijkingen.

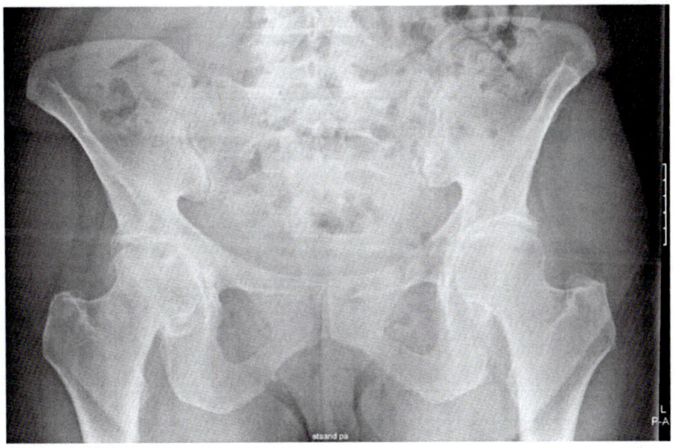

◘ **Figuur 21.5** Heupartrose. Röntgenfoto van het bekken met ernstige artrose in het rechterheupgewricht en lichte tot matige artrose in het linkerheupgewricht (op basis van kraakbeenverlies en enige osteofytvorming aan de mediale zijde van de femurkop).

Echografie is een dynamisch onderzoek zonder stralenbelasting, waarbij niet alleen osteofyten, gewrichtsvocht en synovitis kunnen worden gevisualiseerd, maar ook erosies aan kraakbeen. Powerdoppler maakt het bovendien mogelijk hypervascularisatie aan te tonen, als uiting van een actieve ontsteking. Een nadeel van echografie is dat de kwaliteit sterk afhangt van de ervaring van de echoscopist.

Echografie wordt nu vooral gebruikt voor onderzoeksdoeleinden in handartrose en in mindere mate in knieartrose. In de klinische praktijk is de rol van echografie nog niet duidelijk, behoudens het gebruik om onder zicht een gewricht aan te prikken. Dit laatste kan vooral handig zijn bij een intra-articulaire injectie bij heupartrose (◘ figuur 21.5).

21.4.3 Differentiële diagnose

Wanneer het klinisch beeld gedomineerd wordt door ontsteking moeten inflammatoire gewrichtsaandoeningen, zoals seronegatieve reumatoïde artritis, artritis psoriatica en andere vormen van spondyloartritis, alsmede kristalartropathieën worden uitgesloten. Polyarticulaire jicht bij postmenopauzale vrouwen kan een lastige differentiële diagnose zijn.

Bepaalde diagnoses worden nogal eens in combinatie met artrose gezien, bijvoorbeeld pseudojicht. Ook een septische artritis komt meer voor in een gedestrueerd gewricht. Om een kristalartropathie of septische artritis uit te sluiten is een gewrichtspunctie met analyse van synoviale vloeistof de aangewezen methode. Verder moeten onderliggende oorzaken van (secundaire) artrose, zoals hemochromatose, acromegalie, hyperparathyreoïdie en ochronose, indien het klinisch beeld daar aanleiding toe geeft, worden onderzocht via aanvullend onderzoek.

Tot slot kan osteoartrose secundair voorkomen, zoals na een inflammatoire gewrichtsaandoening.

21.5 Behandeling

De behandeling is in eerste instantie symptomatisch en moet gericht zijn op het onder controle brengen van de pijn en stijfheid en het verminderen van functieverlies. Daarnaast is de behandeling erop gericht beweeglijkheid te behouden en het zo mogelijk tegengaan van progressie, waarbij gestreefd wordt naar behoud van onafhankelijkheid en kwaliteit van leven.

De behandeling vindt bij voorkeur plaats in de eerste lijn van de gezondheidszorg. Een patiënt kan de tweede lijn consulteren, met name bij diagnostische onduidelijkheden, persisterende pijn of andere symptomen en bij functionele achteruitgang ondanks behandeling in de eerste lijn. De belangrijkste behandelingsmodaliteiten zijn niet-medicamenteuze therapie, medicamenteuze therapie en chirurgisch-orthopedische ingrepen.

Er bestaan verschillende richtlijnen die op basis van evidence-based medicine de verschillende behandelmodaliteiten voor knie-, heup- en handosteoartrose aanbevelen, zoals van de European League Against Rheumatism, de Osteoarthritis Research Society International, de American College of Rheumatology en een CBO-richtlijn voor diagnostiek en behandeling van heup- en knieartrose. De behandeling van knie- en heupartrose is redelijk onderzocht; bij handartrose zijn er echter nauwelijks klinische trials gedaan. Adviezen bij handartrose berusten dus vooral op extrapolatie van bevindingen bij de behandeling van artrose van de onderste extremiteit en op basis van expert opinion. Uitgangspunt is dat de behandeling een combinatie moet zijn van de verschillende modaliteiten en moet zijn toegesneden op de noden van de individuele patiënt, waarbij rekening moet worden gehouden met specifieke comorbiditeit, comedicatie en risicofactoren voor artrose, die bij een patiënt aanwezig zijn.

21.5.1 Niet-medicamenteuze therapie

Informatie en educatie

De patiënt moet op de hoogte zijn van de aard van de aandoening en het wisselend beloop met periodes van weinig klachten afgewisseld met flares, en de doelen van de behandeling. Educatie over principes van belasting en belastbaarheid, omgaan met chronische pijn en levensstijladviezen om het aangedane gewricht te ontlasten, zijn daarbij onontbeerlijk. De klinische effectiviteit van deze behandeling is echter zeer beperkt.

Gewichtsreductie

Afvallen bij overgewicht onder leiding van een diëtist, liefst in combinatie met oefentherapie, kan een gunstig effect hebben op pijn en functie bij knieartrose. Een recente klinische studie waarbij gebruik is gemaakt van MRI, heeft ook laten zien dat afvallen geassocieerd is met minder kraakbeenverlies en verbetering van kraakbeenkwaliteit. Mogelijk hebben patiënten met heupartrose en overgewicht ook baat bij afvallen; er is echter weinig wetenschappelijk onderzoek verricht dat dit advies ondersteunt.

Oefentherapie

Een verwijzing naar oefentherapie is vooral belangrijk bij artrose van de knie en heup om pijn te verminderen en functie te verbeteren. Oefeningen zijn erop gericht om de spieren te versterken en aerobe conditie te verbeteren. Er is onvoldoende bewijs welke vorm en intensiteit van oefentherapie het effectiefst is. Verder kan hydrotherapie effectief zijn bij knie- en heupartrose.

Hulpmiddelen, orthesen en aanpassingen

Loopondersteuning, zoals met wandelstok, kruk of – in geval van bilaterale betrokkenheid – met rollator heeft een gunstig effect, al is daarvoor slechts beperkt bewijs. Ook kunnen eenvoudige aanpassingen in de woning worden doorgevoerd. Denk aan een verhoogd toilet en/of bed, handgrepen, inrichting van een werkblad en een stoel met adequate zithoogte.

Kleine hulpmiddelen, zoals penverdikkers, knopenhaakje, verdikt bestek en een aangepaste schaar, kunnen functieverlies compenseren bij handartrose.

Er is bewijs dat een spalk de pijn vermindert bij duimmuisartrose. Naar het optimale draagadvies van een spalk is geen duidelijk vergelijkend onderzoek gedaan. Een grote Franse studie liet klinisch effect zien wanneer de spalk gedurende de nacht gedragen werd.

Schoenaanpassingen

Mogelijk kan bij sommige patiënten met mediale knieartrose het gebruik van corrigerende lateraliserende inlegzolen gunstig zijn. Bij patiënten met laterale knieartrose kunnen medialiserende inlegzolen bijvoorbeeld gunstig kunnen zijn.

21.5.2 Medicamenteuze therapie

Paracetamol

Paracetamol is bewezen effectief als pijnstiller bij knie- en heupartrose; het klinisch te verwachten effect is echter heel klein. Er zijn geen studies verricht naar de effectiviteit van paracetamol bij handartrose. Toch is paracetamol bij alle subtypen van artrose eerste keus vanwege het gunstige bijwerkingenprofiel.

Recente studies hebben echter gesuggereerd dat ook paracetamol kan leiden tot gastro-intestinale bijwerkingen, hypertensie en nierfunctiestoornissen. Daarom wordt door de Food and Drug Association (FDA) geadviseerd om een dagdosering te gebruiken van minder dan 4 gram. Uiteindelijk komen veel patiënten met paracetamol goed uit.

Orale NSAID's of coxibs

Indien paracetamol onvoldoende effectief is, kan een NSAID of coxib gegeven worden. NSAID's en coxibs zijn mogelijk effectiever dan paracetamol, al blijkt uit klinische trials in knie-, heup- en handartrose dat het effect van NSAID's en coxibs als pijnstillers bescheiden is.

Het effect van NSAID's en coxibs is dosisafhankelijk en alle NSAID's en coxibs zijn even effectief. De effectiviteit van NSAID's en coxibs bij gebruik langer dan drie maanden is nauwelijks onderzocht. Daarom wordt gebruik 'on demand' aangeraden. Dit wil zeggen dat bij verergering van symptomen (flare) een NSAID wordt gebruikt naast een onderhoudsbehandeling met paracetamol. Voor deze strategie bestaat echter geen wetenschappelijk bewijs. Bij patiënten, die een NSAID of coxib slecht verdragen, wordt aanbevolen het gebruik ervan te combineren met paracetamol of tramadol om zo een lagere dosis van het NSAID of coxib te kunnen geven.

Bijwerkingen

Het bijwerkingenprofiel van NSAID's en coxibs moet niet worden onderschat. Voor klassieke NSAID's zijn de gastro-intestinale toxiciteit, waaronder dyspepsieklachten en slijmvlieslaesies met bloedingen en perforaties tot gevolg, en de remming van de trombocytenaggregatie van belang.

Klassieke NSAID's en coxibs hebben beide cardiale en renale bijwerkingen. Dit betreft hypertensie, perifeer oedeem, soms hartfalen en nierfunctiestoornissen. European Medicines Agency (EMEA) heeft daarom aanbevelingen gedaan over gebruik: coxibs niet voorschrijven aan patiënten met ischemische hartziekten, beroertes en decompensatio cordis klasse II-IV. Etoricoxib is gecontra-indiceerd bij patiënten met slecht gereguleerde hypertensie. Voorzichtigheid is geboden bij patiënten met risicofactoren voor hart- en vaatziekten. Klassieke NSAID's niet voorschrijven aan patiënten met ernstig hartfalen en voorzichtigheid bij hypertensie en hartfalen in de anamnese.

Lokale NSAID's

Smeersels op basis van een NSAID geven pijnverlichting bij artrose van de hand en de knie. Hoewel er heterogeniteit tussen studies is en er publicatiebias blijkt te zijn, suggereren recente onderzoeken dat NSAID's in smeersels een vergelijkbare klinische effectiviteit hebben met orale NSAID's. Het bijwerkingenpatroon van lokale NSAID's is echter gunstiger dan van orale NSAID's.

Zwakke opioïden, zoals tramadol

Tramadol geeft pijnverlichting en functieverbetering bij osteoartrose. Tramadol kan worden overwogen als paracetamol en NSAID's of coxibs onvoldoende symptoomverbetering geven of wanneer NSAID's of coxibs gecontra-indiceerd zijn. Tramadol leidt echter frequent tot bijwerkingen, zoals misselijkheid, obstipatie, duizeligheid, slaperigheid en braken.

Voedingssupplementen

Glucosaminesulfaat en chondroïtinesulfaat zijn voedingssupplementen die veel gebruikt worden door patiënten met artrose. De symptoomverlichting in klinische trials is echter niet eenduidig en het werkingsmechanisme is niet opgehelderd. Bovendien lijkt er sprake van aanzienlijke publicatiebias. Verschillende richtlijnen komen tot verschillende adviezen.

Of glucosamine- en chondroïtinesulfaat bij langdurig gebruik de structurele progressie van artrose afremmen is in diverse studies onderzocht, maar met wisselend resultaat. Er is nieuw onafhankelijk onderzoek nodig om eventueel ziektebeïnvloedende effecten van deze voedingssupplementen aan te tonen.

Intra-articulaire glucocorticoïden

Intra-articulaire glucocorticoïden kunnen symptoomverlichtend zijn bij knie- of heupartrose, in het bijzonder wanneer er tekenen zijn van ontsteking, zoals hydrops van een knie. Uit sommige klinische trials blijkt dat ook een effect wordt gezien zonder tekenen van inflammatie; een injectie hoeft dus niet te worden beperkt tot patiënten met tekenen van inflammatie. Het effect is echter slechts van beperkte duur. Er is geen bewijs dat intra-articulaire corticoïdinjecties effectief zijn bij handartrose.

Hyaluronzuur

Hyaluronzuur wordt, afhankelijk van het preparaat, eenmalig tot vijf keer geïnjecteerd in de knie met wekelijkse tijdsintervallen. Er zijn vele studies verricht, waarbij de effectiviteit niet eenduidig is en er publicatiebias lijkt te zijn. Bovendien lijkt er verschil te zijn tussen verschillende typen hyaluronzuur; studies die hyaluronzuur hebben gebruikt met een hoogmoleculair gewicht lijken een gunstiger klinisch effect te bewerkstelligen. Belangrijk is dat een pijnstillend effect pas na langere tijd (3-6 maanden) optreedt. Als bijwerking kan er lokaal na toediening pijn en zwelling ontstaan; dit zou meer voorkomen bij gebruik van hyaluronzuur met hoogmoleculair gewicht. De plaats van hyaluronzuur is vooralsnog onduidelijk.

21.5.3 Chirurgisch-orthopedische therapie

Gewrichtsprothesen

Wanneer knie- of heupartrose pijn of functionele beperkingen geeft, die met niet-medicamenteuze en medicamenteuze therapie niet adequaat kunnen worden bestreden, moet het plaatsen van een prothese worden overwogen. Over het algemeen geeft een prothese een goed effect op pijnvermindering en herstelt de mobiliteit.

Recente onderzoeken hebben echter laten zien dat het plaatsen van een prothese niet bij iedereen succesvol is. Een systematische review toonde aan dat na het plaatsen van een knieprothese 10-34% van de patiënten evidente pijnklachten houdt. Na het plaatsen van een heupprothese is dit gunstiger, namelijk 7-23%. Welke patiënten een verhoogd risico op een niet-succesvolle ingreep hebben, wordt de komende jaren waarschijnlijk duidelijker.

Lavage en debridement

Het toepassen van artroscopische spoeling en debridement bij osteoartrose is omstreden en wordt niet geadviseerd.

Osteotomieën

Osteotomieën kunnen in speciale situaties worden overwogen, ook al is er weinig bewijs op dit terrein. Het doel is om het plaatsen van een prothese bij jonge patiënten met symptomatische artrose uit te stellen – vooral bij heupartrose wanneer er sprake is van dysplasie, en bij de knie wanneer er sprake is van unicompartimentele artrose.

21

Overige

Andere operatieve ingrepen zijn trapeziëctomie van het eerste CMC-gewricht en een correctie van een hallux valgus.

21.5.4 Prognose

Het natuurlijk beloop van artrose is heel heterogeen. In het algemeen is het een langzaam voortschrijdend ziekteproces, waarbij periodes van relatieve stabiliteit zonder veel symptomen worden afgewisseld met flares, waarin de ziekte actiever is.

Radiologische schade neemt toe over de tijd en verbetering wordt zelden gezien, hoewel klinische symptomen in de loop van de tijd ook kunnen verbeteren. De relatie tussen symptomen en structurele achteruitgang is dan ook vaak niet aanwezig.

De langzame ontwikkeling van het artroseproces bemoeilijkt het verrichten van wetenschappelijk onderzoek. Hierover bestaat derhalve nog onvoldoende kennis.

Kernpunten

- Artrose bestaat uit een heterogene groep aandoeningen.
- Artrose is de meest voorkomende aandoening van het bewegingsapparaat, die vooral in de wervelkolom, hand, knie, heup en het eerste MTP-gewricht wordt gezien.
- Artrose is multifactorieel bepaald, waarbij zowel systemische als lokale biomechanische risicofactoren een rol spelen.
- Bij artrose is het gehele gewricht aangedaan, dus niet alleen het gewrichtskraakbeen, maar ook het subchondraal bot, ligamenten, synoviale membraan en kapsel.
- De belangrijkste symptomen van artrose zijn pijn, (start)stijfheid en functiebeperking.
- Voor het stellen van de diagnose artrose zijn anamnese en lichamelijk onderzoek het belangrijkste. Radiologisch onderzoek kan eventueel de diagnose bevestigen.
- De behandeling is gericht op symptoomverlichting. Er is geen ziektebeïnvloedende behandeling beschikbaar op dit moment.
- De behandeling moet aangepast zijn aan de individuele patiënt en bestaat uit niet-medicamenteuze en medicamenteuze therapieën, eventueel aangevuld met een chirurgische interventie.
- Het beloop van artrose is variabel, maar is in het algemeen langzaam progressief.

Literatuur

Arden NK, Nevitt MC. Osteoarthritis: epidemiology. Best Practice & Research Clin Rheumatol 2006;20:3-25.

Bijlsma JWJ, Berenbaum F, Lafeber FPJG. Osteoarthritis: an update with relevance for clinical practice. Lancet 2011;377:2115-26.

Hochberg M, Altman RD, Toupin April K, et al. American College of Rheumatology 2012 recommendations for the use of nonpharmacological and pharmacological therapies in osteoarthritis of the hand, knee and hip. Arthritis Care Res 2012;64:465-74.

Kellgren J, Lawrence JS. Radiological assessment of osteoarthritis. Ann Rheum Dis 1957;16:494-501.

Kloppenburg M, Kwok W-Y. Hand osteoarthritis – a heterogeneous disorder. Nat Rev Rheumatol 2012;8:22-31.

Loeser RF, Goldring SR, Scanzello CR, Goldring MB. Osteoarthritis – a disease of the joint as an organ. Arthritis Rheum 2012;64:1697-707.

Zhang W, Nuki G, Moskowitz RW, et al. OARSI recommendations for the management of hip and knee osteoarthritis. Part III: changes in evidence following systematic cumulative update of research published through January 2009. Osteoarthritis Cartilage 2010;18:476-99.

Wekedelenaandoeningen

B.C. Visser en M.A.F.J. van de Laar

22.1 Inleiding

Als reumatoloog krijgt men in de dagelijkse praktijk niet alleen met gewrichtsproblemen, maar ook met problemen uitgaande van de weke delen van het bewegingsapparaat te maken. In dit hoofdstuk willen we een aantal aandoeningen bespreken die men vaak tegenkomt.

22.2 Schouders

De schouder heeft een complexe anatomie met meerdere gewrichten (glenohumeraal, acromioclaviculair en sternoclaviculair), meerdere spieren (waaronder de rotator cuff) en bursae (▫ figuur 22.1).

Schouderproblemen zijn vaak een gevolg van pathologie van de weke delen (rotator cuff, gewrichtskapsel en bursae), komen vaak voor en geven aanleiding tot veel pijnklachten en bewegingsbeperking. Vaak hebben schouderklachten een multifactoriële oorzaak.

Pijn is de meest voorkomende klacht bij een schouderprobleem; afhankelijk van de lokatie van de pijn kan men nagaan waar in de schouder het probleem (ongeveer) zit. Pijn uitgaande van de rotator cuff, het gewrichtskapsel en het glenohumerale gewricht geven klachten in het C5-dermatoom. Pathologie van het acromioclaviculair gewricht (AC-gewricht) en het sternoclaviculair gewricht (SC-gewricht) geeft vaak pijn ter hoogte van het gewricht zelf. Pijn uitstralend vanuit de nek naar de schouder kan een probleem in de musculus trapezius aangeven.

22.2.1 Rotator cuff tendinitis

Rotator cuff tendinitis is de meest voorkomende oorzaak van schouderpijn, waarbij overbelasting met impingement (dit is compressie van de rotator cuff tussen de humeruskop en de onderzijde van het acromion) de belangrijkste causale factor is. Daarnaast kunnen verminderde vascularisatie en slijtage bij de oudere patiënt en osteofyten aan de onderzijde van het AC-gewricht aanleiding geven tot tendinitis. Ook reumatoïde artritis (RA) kan een tendinitis veroorzaken.

De typische bevinding is pijn bij actieve abductie van de arm in voornamelijk het traject tussen 60° en 120°, de zogeheten 'painful arc'). De passieve beweeglijkheid van de schouder is in principe ongestoord.

Aanvullend onderzoek is meestal niet nodig, omdat het klinisch beeld vaak wel duidelijk is. Echografie kan gebruikt worden om te kijken of er sprake is van een bijkomende bursitis, of er kalkneerslagen in de pezen te zien zijn of dat er sprake is van impingement. Met conventionele röntgenfoto's kan men beoordelen of er osteofyten aanwezig zijn en ook verkalkingen kan men hierbij eventueel zien.

Wat betreft therapie zijn rust en het advies om overbelasting proberen te vermijden (vooral het vaak heffen van de arm is nadelig) het belangrijkste. Ter symptoomverlichting kan een NSAID worden voorgeschreven en eventueel kan een subacromiale glucocorticoïdinjectie worden gegeven. Bij een hardnekkig impingement door bijvoorbeeld botwoekering aan de onderzijde van het acromion kan operatie worden overwogen (Neerplastiek).

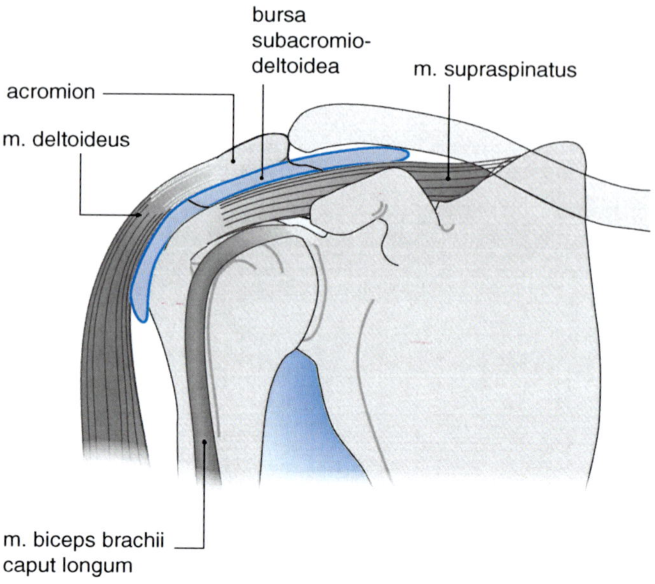

▫ **Figuur 22.1** Anatomie schouder.

Er is slechts beperkt goed onderzoek verricht naar de effectiviteit van de hiervoor genoemde behandelmethoden. Uit dit onderzoek kan geen voorkeur worden uitgesproken voor een van de conservatieve behandelmodaliteiten.

22.2.2 Rupturen rotator cuff

Een ruptuur van de rotator cuff ontstaat meestal geleidelijk in een al degeneratieve pees; over het algemeen kunnen patiënten zich geen evident trauma herinneren. De supraspinatuspees is het meest frequent aangedaan. Ook RA kan via chronische tendinitis aanleiding geven tot een ruptuur.

Een ruptuur kan geclassificeerd worden naar breedte (klein is < 1 cm, medium is 1-3 cm, groot is 3-5 cm of ernstig is > 5 cm) en naar diepte (compleet of incompleet).

Anamnestisch is er sprake van pijn en bij lichamelijk onderzoek vindt men een zwakkere pijnlijke abductie van de arm: de fysisch diagnostische bevindingen bij het schouderonderzoek kunnen nogal variëren van mild tot ernstig, afhankelijk van de mate van ruptuur.

Een ruptuur kan tegenwoordig goed met echografie in beeld worden gebracht, hoewel kleinere scheuren gemist kunnen worden. Met MRI-onderzoek kan men de rotator cuff het beste beoordelen.

Wat betreft therapie worden incomplete rupturen en kleine complete rupturen over het algemeen symptomatisch behandeld met rust, NSAID's en fysiotherapie. Ook kan ter pijnverlichting een subacromiale glucocorticoïdinjectie overwogen worden. Grote complete rupturen worden vaak chirurgisch behandeld.

22.2.3 Bursitis subacromialis

Een bursitis subacromialis wordt ook vaak in de huisartsenpraktijk vastgesteld. Slijmbeurzen komen in veel variëteiten voor in het gehele lichaam.

Bij het schoudergewricht is de bursa subacromialis inderdaad frequent aangetast door mechanische belasting, microtraumata en calcificaties, al dan niet in combinatie met een tendinitis van de rotator cuff. Echter, ook systemische aandoeningen kunnen een oorzaak zijn, bijvoorbeeld jicht of reumatoïde artritis. Vrij zeldzaam is een septische bursitis.

In geval van een bacteriële infectie van een bursa moet altijd gezocht worden naar de oorzaak. Denk daarbij ook aan een niet-steriel uitgevoerde injectie. De klachten bij een bursitis subacromialis ontstaan meestal binnen een paar uur tot enkele dagen en bij lichamelijk onderzoek bemerkt men dat alle bewegingen van de arm als het ware worden tegengewerkt door de patiënt (dit vanwege de hevige pijn).

Behandeling bestaat vooral uit uitleg en leefregels, waarbij de balans tussen vermijden van overbelasting en onderhouden van beweeglijkheid de belangrijkste elementen zijn. Vaak wordt ter versnelling van de pijnvermindering een subacromiale glucocorticoïdinjectie toegediend, waarbij desinfectie bij het geven van de injectie belangrijk is ter vermijding van een infectieuze complicatie.

22.2.4 Frozen shoulder

Adhesieve capsulitis (ook wel 'frozen shoulder' genaamd) is een aandoening bij voornamelijk mensen ouder dan 45 jaar. Er ontstaat geleidelijk een pijnlijke en stijve schouder met forse beperking van de beweeglijkheid. De oorzaak is vaak niet aan te duiden, hoewel elk willekeurig schouderprobleem zou kunnen leiden tot een frozen shoulder. Als risicofactoren voor het ontstaan van een frozen shoulder worden genoemd immobiliteit, lage pijngrens, depressie en verwaarlozing van een initieel schouderprobleem. Mensen met diabetes mellitus hebben een verhoogde kans op het ontwikkelen van een frozen shoulder.

Bij lichamelijk onderzoek vindt men een exorotatiebeperking en in ernstiger gevallen ook een beperking van de abductie en elevatie.

Aanvullend onderzoek zou kunnen bestaan uit het verrichten van een echografie ter uitsluiting van een artritis van het glenohumerale gewricht.

Behandeling bestaat voornamelijk uit uitleg en leefregels, waarbij de balans tussen vermijden van overbelasting en onderhouden van de beweeglijkheid de belangrijkste elementen zijn. Pijnstilling wordt gegeven in de vorm van analgetica, NSAID's en eventueel intra-articulaire glucocorticoïdinjecties. De prognose is meestal gunstig met compleet herstel, doch hangt ook af van onderliggende oorzaken. De tijd tot herstel kan soms wel tot twee jaar duren.

22.3 Polsen

22.3.1 Carpaletunnelsyndroom

Het carpaletunnelsyndroom is een veelvoorkomende aandoening, die ontstaat door compressie van de nervus medianus in de carpale tunnel door inflammatie (bijvoorbeeld bij reumatoide artritis), zwelling/oedeem (bijvoorbeeld bij hypothyreoïdie of zwangerschap) dan wel door mechanische oorzaken (bijvoorbeeld repetitieve flexie/extensie van de pols of osteofytvorming bij artrose) (▣ figuur 22.2).

Qua kliniek is er sprake van (voornamelijk nachtelijke) pijn en paresthesieën in het medianusgebied van de hand. Door te flapperen met de handen kunnen patiënten de klachten enigszins verminderen. In de literatuur worden de proef van Tinel en de proef van Phalen genoemd als fysisch diagnosticum. De accuraatheid van beide testen laat echter te wensen over (positief voorspellende waarde van respectievelijk 73% en 62%). Via EMG kan men de diagnose bevestigen en eventuele andere oorzaken (bijvoorbeeld een radiculopathie of polyneuropathie) uitsluiten. Ook echografie kan tegenwoordig gebruikt worden als diagnostisch middel. Hierbij kan men wat zwelling zien van de zenuwbundel met een toegenomen cross-sectionele oppervlakte ter hoogte van de lijn tussen het os pisiforme en het tuberculum van het os naviculare.

Behandeling van een carpaletunnelsyndroom kan in milde gevallen bestaan uit het voorschrijven van een nachtspalk, waarbij de pols in een lichte doorsaalflexiestand wordt gezet, zodat de nervus medianus wat meer ruimte heeft. Injectie met glucocorticoïd in de carpale tunnel (bij voorkeur onder echogeleiding) kan in vele gevallen langdurige (en soms permanente) klachtenvermindering geven. Bij hardnekkige gevallen is chirurgische decompressie van de nervus medianus een goede en dankbare optie.

22.3.2 De Quervain-tendovaginitis

De Quervain-tendovaginitis (peesschedeontsteking van de abductor pollicis longus en extensor pollicis brevis) treedt vaak op als gevolg van repeterende bewegingen, dus overbelasting (▣ figuur 22.3).

Klachten bestaan uit pijn ter hoogte van het processus styloideus radii en bij lichamelijk onderzoek kan men lokale zwelling en drukpijn vinden. Er is vaak een positieve proef van Finkelstein (vuist maken met duim in de vuist, daarna hand naar ulnair bewegen). Met echografie kan men de tendovaginitis mooi beoordelen.

Behandeling bestaat vaak uit het geven van een glucocorticoïdinjectie in de peesschede; onder echogeleiding gaat dat het beste. Bij frequente recidieven kan men een zogeheten quervainspalk voorschrijven, die bij werkzaamheden moet worden gedragen.

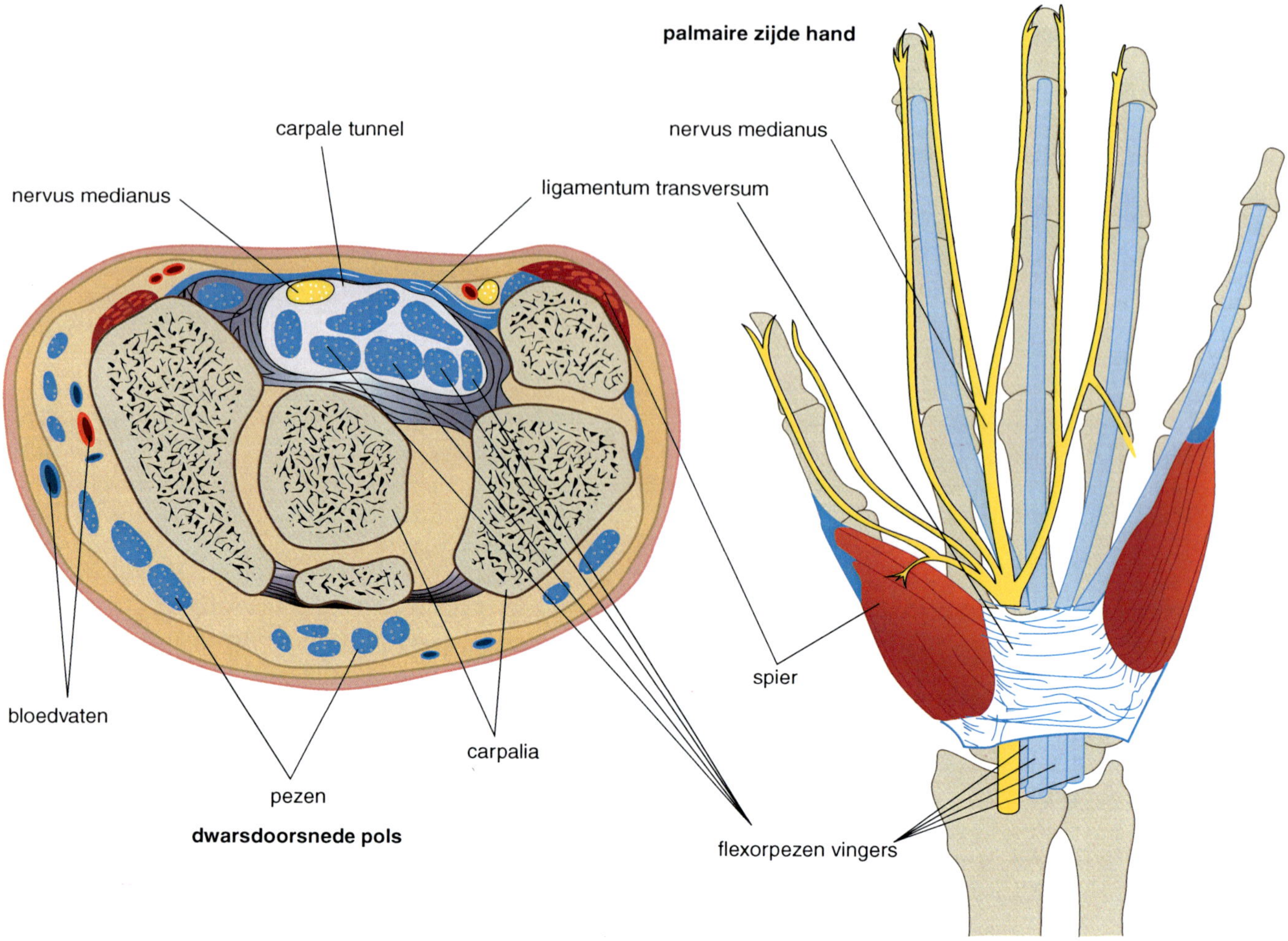

Figuur 22.2 Anatomie carpale tunnel.

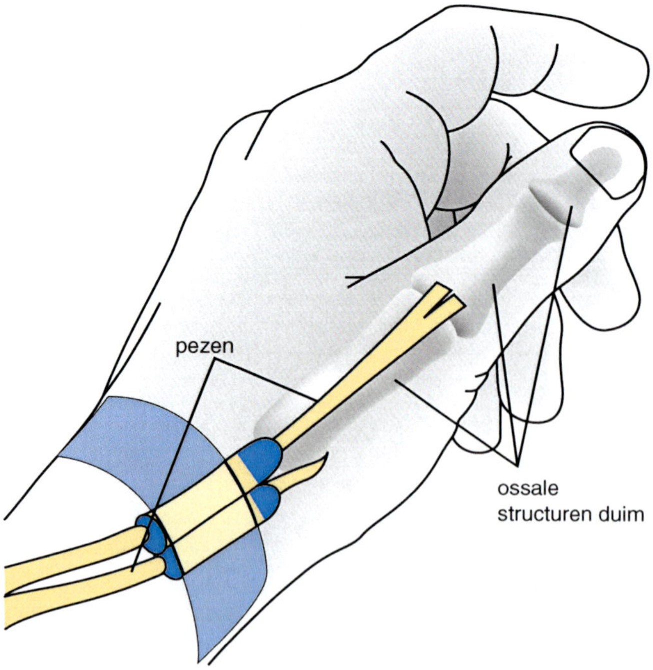

Figuur 22.3 De Quervain-tendovaginitis.

22.4 Handen

22.4.1 Trigger finger

Tendovaginitis stenosans ('trigger finger') ontstaat als gevolg van inflammatie in de peesschede van de diepe en oppervlakkige vingerflexoren. Door de ontsteking kunnen er fibreuze noduli ontstaan in de peesschede en dit kan leiden tot belemmering van een soepele geleiding van de pees door de peesschede, met als gevolg dat de vinger soms vast kan gaan zitten. De wijs- en middelvinger zijn het vaakst aangedaan.

Trigger finger lijkt vaker voor te komen bij vrouwen dan bij mannen. De precieze oorzaak is meestal niet bekend, wel lijkt vaak overbelasting c.q. repetitieve beweging een rol te spelen. Er is echter ook een aantal ziektebeelden die een associatie tonen met deze aandoening, waaronder diabetes mellitus, hypothyreoïdie, jicht, carpaletunnelsyndroom en amyloïdose.

Patiënten klagen over pijn in de handpalm bij flecteren van de vinger en soms kan de vinger vast blijven zitten in flexiestand. Bij onderzoek kan men drukpijn over het beloop van de buigpees vinden en kan er sprake zijn van een palpabele vast-elastische nodus aan de palmaire zijde net proximaal van het MCP-gewricht.

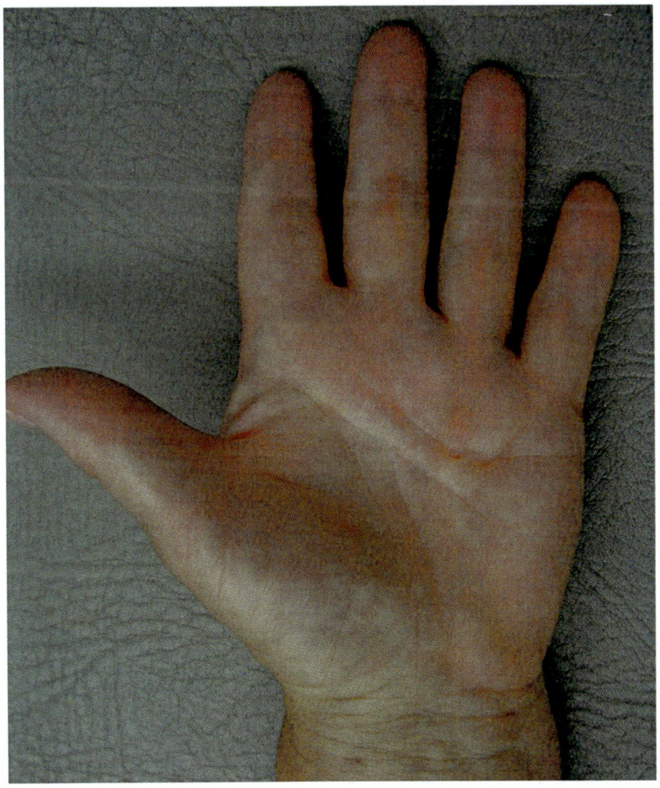

Figuur 22.4 Dupuytren: afwijking in de handpalm (verdikking) is voornamelijk in de 4[e] straal te zien.

Met echografie kan men bij het buigen en strekken van de vinger zien dat de flexorpees moeizaam langs de A1-pulley glijdt en tevens kan men eventuele effusie in de peesschede waarnemen.

Behandeling door middel van een glucocorticoïdinjectie in de peesschede is vaak afdoende. Bij hardnekkige gevallen kan chirurgische nettoyage eventueel uitkomst bieden.

22.4.2 Contractuur van Dupuytren

De contractuur van Dupuytren is een aandoening, waarbij er in de handpalm nodulaire of strengvormige verdikkingen optreden als gevolg van verdikking met contractie van de fascia palmaris (figuur 22.4). De vingers kunnen hierdoor in een flexiestand komen te staan, wat leidt tot een beperkte handfunctie. Het meest aangedaan is de ringvinger.

De oorzaak van de contractuur van Dupuytren is onduidelijk. Wel lijkt er een erfelijke component mee te spelen en verder wordt een associatie met diabetes mellitus, alcoholmisbruik en epilepsie gemeld. De aandoening komt vaker voor bij mannen dan bij vrouwen en de frequentie neemt toe met de leeftijd.

Bij milde vormen kan men qua behandeling toe met het advies de vingers dagelijks passief te strekken om zo te proberen de fascia soepel te houden. Verder kan men in de beginfase glucocorticoïdinjecties in de noduli/strengen overwegen. Bij gevorderde gevallen met beperking van de handfunctie kan chirurgie uitkomst bieden (partiële fasciotomie). Behandeling met collagenase is in ontwikkeling en lijkt effectief te zijn.

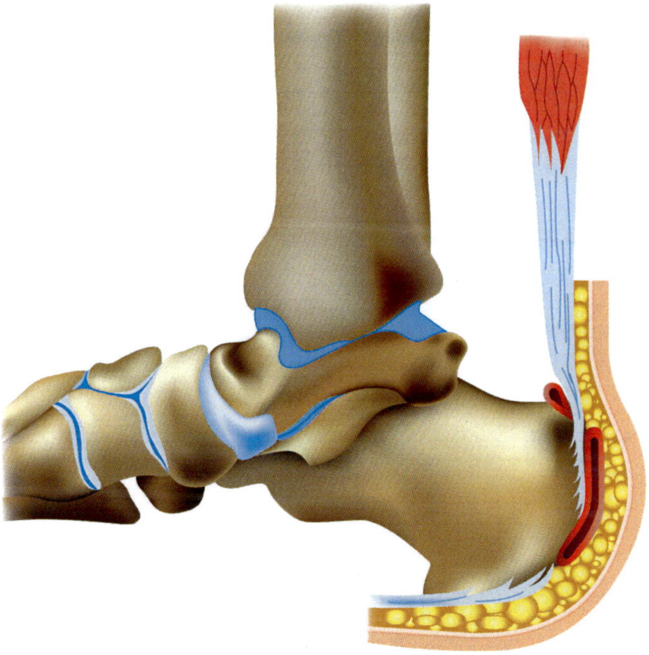

Figuur 22.5 Anatomie van de achillespees.

22.5 Enkels/voeten

22.5.1 Achillespeestendinopathie

Achillespeestendinopathie (tendinitis of peritendinitis) is in de meeste gevallen het gevolg van overbelasting (sport- dan wel werkgerelateerd). Ook een onderliggende spondyloartritis kan de oorzaak zijn (figuur 22.5). Verder is er een aantal andere factoren geopperd als mogelijk etiologisch agens voor een achillespeestendinitis: overgewicht, beenlengteverschil, hyperpronatie van de voet, herhaaldelijke verticale (over)belasting van de enkel en gebruik van fluoroquinolonen. Als risicofactoren worden genoemd het mannelijk geslacht, nierfalen, hypercholesterolemie en glucocorticoïdgebruik.

Patiënten geven pijn en stijfheid aan ter hoogte van de achillespees, waarbij vaak de typische klacht wordt aangegeven dat ze in de ochtend bij het opstaan als gevolg van pijn moeite hebben om de voet plat op de grond te krijgen (startpijn).

Bij lichamelijk onderzoek vindt men drukpijn over de achillespees (meestal het middelste deel) en eventueel een nodus of spoelvormige zwelling. Verder is er sprake van pijn indien men de patiënt op de tenen laat staan.

Echografie kan gebruikt worden bij de diagnostiek. Hierbij kan men een verdikking van de pees zien met een verhoogd powerdopplersignaal (teken van verhoogde doorbloeding c.q. inflammatie).

Qua behandeling kan men in de meeste gevallen volstaan met rust, pijnstilling en eventueel viscoheels (zooltjes met verhoging onder de hak). Glucocorticoïdinjecties zijn ineffectief en kunnen zelfs de achillespees verzwakken en tot invaliderende rupturen leiden.

Tussen de calcaneus en de achillespees zit ook een slijmbeurs, namelijk de bursa retrocalcanea. Irritatie van deze bursa (meestal door te strak zittend dan wel niet goed zittend schoei-

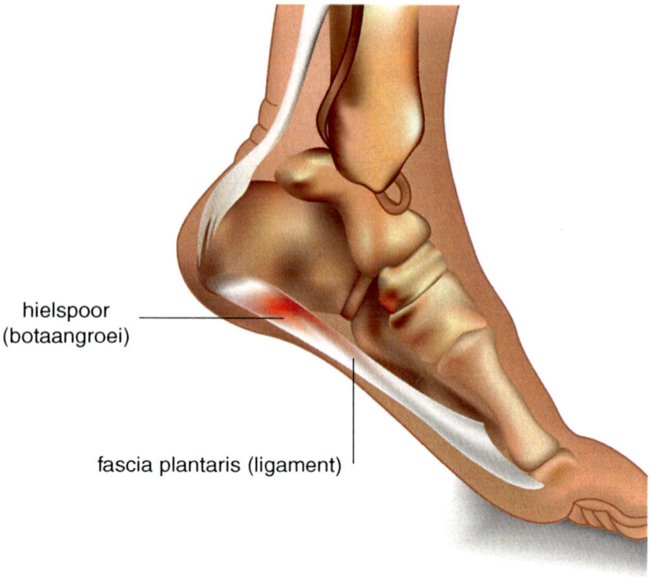

Figuur 22.6 Fasciitis plantaris.

sel) kan leiden tot een bursitis. Hierbij is er dan sprake van een subcutane zwelling aan de dorsale zijde van de hak. Behandeling bestaat meestal uit uitleg, pijnstillers en eventueel een lokale glucocorticoïdinjectie.

22.5.2 Fasciitis plantaris

Bij fasciitis plantaris is er sprake van pijn onder de voetzool, die het hevigst is bij het beginnen met lopen. Het is een van de meest voorkomende oorzaken van pijn in de voeten en komt het meest voor bij mensen tussen de 40 en 60 jaar en bij hardlopers (figuur 22.6).

De oorzaak is waarschijnlijk multifactorieel, waarbij repeterende overbelasting van de voet een grote rol speelt. Als risicofactoren worden genoemd overgewicht, langdurig staan of springen, verminderde mogelijkheid tot dorsaalflexie in de enkel en hielspoor.

Bij lichamelijk onderzoek vindt men lokale drukpijn onder de voetzool.

Echografie kan helpen bij de diagnose. Hierbij kan men verdikking van de fascia plantaris, oedeem rond de fascie en een verhoogd powerdopplersignaal zien.

Behandeling bestaat uit uitleg van de aandoening, adviezen (bijvoorbeeld afvallen of voorkomen van langdurig staan), pijnstillers en eventueel een lokale glucocorticoïdinjectie. Aangepaste zooltjes hebben meestal geen effect.

22.6 Echografie

Echografie van het bewegingsapparaat wordt in toenemende mate door de reumatoloog uitgevoerd. Tegenwoordig staat er op steeds meer reumatologiepoli's een echoapparaat en hebben vele reumatologen zich bekwaamd in het gebruik ervan. Echografie is een relatief eenvoudig en snel uit te voeren onderzoek, waarbij de belasting voor de patiënt gering is.

Echografisch zien we dat er bij *artritis* sprake is van proliferatie van het synovium en toename van synoviaalvocht (effusie). De mate van synoviale proliferatie en/of effusie kan verschillen, afhankelijk van de oorzaak. Bij echografie ziet men bij artritis dat het gewrichtskapsel is uitgezet ten opzichte van de normale situatie. De ruimte hieronder wordt opgevuld door synovium en effusie. Wanneer het voornamelijk effusie betreft kan men dit door extra druk op de transducerkop als het ware wegdrukken. Verder is er in effusie geen bloedflow en derhalve vindt men ook geen powerdopplersignaal. In geprolifereerd synovium is er daarentegen juist een verhoogde bloedflow. Effusie is in principe anechogeen. Wel kunnen er hyperechogene structuren in dwarrelen (bijvoorbeeld tofeus materiaal bij jichtartritis).

De specifieke oorzaak van een artritis kan men niet echografisch vaststellen. Daarvoor is uiteindelijk een gewrichtspunctie nodig. De toegevoegde waarde van echografie bij artritis is enerzijds dat men bij twijfel meer zekerheid kan krijgen over een bij lichamelijk onderzoek gevonden artritis en anderzijds dat men echogeleid een punctie kan verrichten.

Bij *bursitis* ziet men dat er ten opzichte van normaal effusie is te zien in de bursa. Afhankelijk van de oorzaak is de effusie anechogeen of hypo-echogeen. De bursae die het meest echografisch bekeken worden, zijn de bursa subdeltoidea en de bursa olecrani. Ook bij bursitis geldt dat men op basis van het echobeeld de diagnose kan bevestigen, doch geen oorzaak kan aanwijzen. Echografie kan helpen bij het vaststellen van een bursitis en kan helpen bij het doen van een gerichte punctie.

Vooral bij *tendinopathie* van de schouder wordt echografie vaak gebruikt om eventuele (partiële) rupturen van de rotator cuff te beoordelen. Deze rupturen treden over het algemeen op in de supraspinatus. Een ruptuur is te zien als een hypo-echogene discontinuïteit in de rotator cuff.

Verder kan echografie gebruikt worden bij het beoordelen van *enthesitis*. Hierbij kan men diverse tekenen zien: verdikking van de enthese, effusie rondom de enthese, kalkdeposities (hyperechogeen), spoorvorming (bijvoorbeeld hielspoor), boterosies, botnieuwvorming, periostale reacties en verhoogd powerdopplersignaal.

Tendovaginitis stenosans ('trigger finger') kan men echografisch ook goed beoordelen. Men ziet dan bij het buigen en strekken van de vinger dat de flexorpees moeizaam langs de A1-pulley glijdt en tevens kan men eventuele effusie in de peesschede zien.

Bij bijvoorbeeld reumatoïde artritis kan men tendovaginitis van de flexor- en/of extensorpezen in de handen waarnemen. Dit ziet men als een effusie rond de pezen. Soms kan er ook synoviale proliferatie te zien zijn rond de pezen. Dit is waar te nemen als een hypo-echogene regio rond de pezen met daarin een verhoogd powerdopplersignaal.

Bij *reumatoïde artritis* kunnen er erosies ontstaan. Voor het aantonen hiervan blijkt echografie gevoeliger dan conventioneel röntgenonderzoek. Erosies zijn bij echografie te zien als onderbrekingen van de cortex van het bot. Vanwege het feit dat het echoën van alle hand- en voetgewrichten tijdrovend is, wordt echografische beoordeling van erosies nog niet standaard uit-

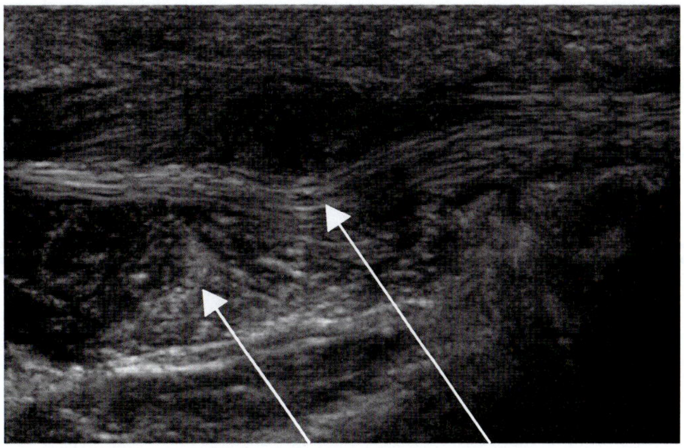

Figuur 22.7 Tendovaginitis flexorpees hand.

gevoerd. Verder zijn de grote gewrichten vanwege het grotere gewrichtsoppervlak moeilijker te beoordelen (figuur 22.7).

Bij *dactylitis* is er klinisch sprake van een ontsteking van een teen of vinger (zogeheten worstteentje of worstvinger). Pathofysiologisch is er sprake van een inflammatie van meerdere structuren (gewrichten, pezen en bindweefsel). Bij echografie ziet men dan ook diffuus subcutaan oedeem met hierin een verhoogd powerdopplersignaal. Daarnaast ziet men meestal gewrichtseffusie en effusie rond pezen.

Bij beoordeling van een eventueel aanwezig *carpaletunnelsyndroom* kan men de cross-sectionele oppervlakte van de nervus medianus opmeten ter hoogte van de lijn tussen het os pisiforme en het tuberculum van het os naviculare. Bij een carpaletunnelsyndroom is deze oppervlakte > 10 mm^2. Tevens kan men wat zwelling zien van de zenuwbundel.

Bij *jicht* zetten uraatkristallen zich in het gewricht voornamelijk af in de oppervlakkige lagen van het kraakbeen. In symptomatische gewrichten kan men dit bij echografie waarnemen als een hyperechogene irregulaire band over het anechogene kraakbeen, ook wel bekend als het 'double contour sign'. Verder kan men tofeus materiaal ook echografisch waarnemen als een hypo-echogene tot hyperechogene inhomogene massa, die omringd kan zijn door een dunne anechogene schil. Ter plaatse van tophi worden vaak ook erosieve afwijkingen gevonden.

Bij *chondrocalcinose* zitten de verkalkingen ook in de oppervlakkige lagen van het kraakbeen. Dit is echografisch vooral in het kniegewricht te zien als een hyperechogene band parallel aan het anechogene kraakbeen. Daarnaast kan men bij chondrocalcinose verkalkingen in fibrineus kraakbeen zien – voornamelijk in de menisci van de knie. Deze zijn echografisch zichtbaar als spettervormige hyperechogene structuurtjes. Als laatste kan men echografisch bij chondrocalcinose ronde en ovale (meestal mobiele) hyperechogene structuren zien in bursae en in de recessi van gewrichten.

Bij een acute aanval van jicht of pseudojicht kan men naast de hiervoor beschreven signalen natuurlijk ook de echografische tekenen van synovitis vinden.

Een belangrijke toepassing van het echoapparaat is het gebruik ervan bij het doen van gewrichtspuncties. Onder echogeleiding kan men de naald namelijk precies positioneren op de plek waar men deze wil hebben. Ook kan men op deze manier bij glucocorticoïdinjecties bepalen of deze op de goede plek terechtkomen. Een goede oog-/handcoördinatie is hierbij zeker van belang.

Kernpunten

- Problemen die uitgaan van de weke delen van het bewegingsapparaat worden vaak gezien.
- Schouderproblemen maken het grootste deel uit van de wekedelenaandoeningen.
- In veel gevallen speelt overbelasting c.q. repetitieve beweging een oorzakelijke rol.
- Bij een lokaal wekedelenprobleem moet men niet alleen aan lokale oorzaken denken, maar ook altijd de mogelijkheid van een systemische ziekte in het achterhoofd houden (bijvoorbeeld reumatoïde artritis).
- De meeste wekedelenaandoeningen worden nonchirurgisch behandeld met adviezen, pijnstilling en rust, en eventueel glucocorticoïdinjecties of spalkjes.
- Echografie is een waardevol hulpmiddel voor diagnostiek en echogeleide glucocorticoïdinjecties.

Literatuur

Bijlsma JWJ, Da Silva JAP, Hachula E, et al. Eular textbook on rheumatic diseases. London: BMJ Publishing Group, 2012.

Bruyn GAW. Musculoskeletal ultrasonography: Clinical applications. Up to Date, 2012.

Bruyn GAW, Schmidt WA. Introductory Guide to Musculoskeletal Ultrasound for the Rheumatologist. First edition. Houten: Bohn Stafleu van Loghum, 2006.

Jacobson JA. Fundamentals of Musculoskeletal Ultrasound. First edition. Philadelphia: Saunders Elsevier, 2007.

Stone JH, Crofford LJ, White PH (Eds.). Primer on the rheumatic diseases. Thirteenth edition. Spinger, 2008.

Wolf AN de, Mens JMA. Onderzoek van het bewegingsapparaat; fysische diagnostiek in de algemene praktijk. Derde geheel herziene druk. Houten: Bohn Stafleu van Loghum, 2001.

Artritis bij andere aandoeningen

H.E. Vonkeman

23.1 Hereditaire hemochromatose

23.1.1 Epidemiologie en pathogenese

Hereditaire hemochromatose is een autosomaal recessieve multi-orgaanaandoening, waarbij toegenomen ijzerabsorptie vanuit de darm leidt tot excessieve ijzerdeposities in verschillende organen, zoals de lever, alvleesklier, hart en de gewrichten. IJzerstapeling in de lever kan cirrose en levercelcarcinomen veroorzaken. Hereditaire hemochromatose is dus een potentieel ernstige aandoening die vroeg herkend moet worden, aangezien orgaanfalen kan worden voorkomen door met aderlatingen te beginnen voordat irreversibele schade is ontstaan. Omdat gewrichtspijn, samen met vermoeidheid, vaak de eerste symptomen zijn van hemochromatose spelen reumatologen een belangrijke rol bij de vroege detectie van deze aandoening.

De diagnostiek en screening van familieleden is vergemakkelijkt door de ontdekking van een C282Y-mutatie in het HFE-gen (H = hoog, Fe = ijzer), dat verantwoordelijk is voor het meest voorkomende autosomaal recessieve type van hemochromatose. Er zijn nadien verschillende andere genmutaties beschreven, zoals de H63D-mutatie, die ook geassocieerd zijn met hemochromatose. Het fenotype van hereditaire hemochromatose kan ontstaan als beide allelen van het chromosoom de C282Y-mutatie dragen (homozygoot) of als het ene allel de C282Y-mutatie draagt en het andere de H63D-mutatie (compound heterozygoot).

Hereditaire hemochromatose is de meest voorkomende geïdentificeerde genetische aandoening onder de blanke bevolking. In blanke populaties in de Verenigde Staten en West-Europa is de frequentie van C282Y-homozygoten ongeveer 0,44% en van C282Y-heterozygoten 9,6%. In andere etnische groepen worden lagere prevalenties gezien (◘ tabel 23.1).

Een dergelijke distributie past bij een Noord-Europese oorsprong van de mutatie. De penetrantie van het fenotype van C282Y is echter laag, waardoor de genbepaling niet geschikt is voor populatiescreening. Longitudinaal onderzoek heeft aangetoond dat 38-50% van de homozygoten verhoogde ijzerparameters ontwikkelt en slechts 10-33% uiteindelijk ziekteverschijnselen krijgt. Heterozygoten krijgen vrijwel nooit ziekteverschijnselen.

Vanwege ijzerverlies tijdens menstruatie, bevallingen en lactatie verloopt ijzerstapeling trager bij premenstruele vrouwen en is de klinische penetrantie lager bij vrouwen dan bij mannen. De kans dat door ijzerstapeling uiteindelijk levercirrose ontstaat, lijkt mede te worden bepaald door pre-existente andere genetische polymorfismen en door omgevingsfactoren, zoals alcoholmisbruik, leververvetting en virusinfecties.

Aandachtsbox 23.1 IJzermetabolisme

IJzer is een belangrijk bestanddeel van de voeding. Het is onmisbaar voor de aanmaak van rode bloedcellen en voor basale cellulaire functies, zoals DNA-synthese en zuurstoftransport. IJzer wordt continu gerecycled in het lichaam. De meerderheid van het ijzer is opgenomen in hemoglobine (60%) en de rest in myoglobine, enzymen en cytochromen. Minder dan 1% circuleert gebonden aan transferrine in het plasma. Overtollig vrij ijzer kan echter weefselschade veroorzaken via de productie van vrijezuurstofradicalen, die celmembranen, eiwitten en DNA beschadigen.

De hoeveelheid plasma-ijzer wordt gereguleerd door hepcidine, een peptidehormoon dat door de lever wordt geproduceerd en dat de intestinale absorptie en het vrijkomen van ijzer uit de macrofagenpool down-reguleert. Hypoxemie, anemie en ijzertekort remmen de aanmaak van hepcidine, terwijl infecties en inflammatie juist de secretie van hepcidine stimuleren via inflammatoire cytokinen, zoals interleukine-6. Hepcidine is op deze manier betrokken bij de pathogenese van anemie bij (chronische) ontstekingsziekten.

Hepcidine reguleert het ijzermetabolisme door binding aan ferroportine, een transmembraaneiwit dat betrokken is bij de export van ijzer uit de cel, en dat tot expressie komt op cellen die betrokken zijn bij het ijzermetabolisme, zoals duodenale enterocyten, hepatocyten en reticulo-endotheliale macrofagen. Na interactie met hepcidine wordt het ferroportine geïnternaliseerd en afgebroken, waardoor de transfer van ijzer uit de cel naar het plasma wordt verhinderd.

Mutaties in het HFE-gen zijn geassocieerd met verminderde hepcidinesynthese, waardoor de absorptie en het transport van ijzer toenemen en uiteindelijk ijzerstapeling kan optreden.

23.1.2 Klinische presentatie

Het natuurlijke ziektebeloop van hereditaire hemochromatose kent een aantal stadia. Tijdens de eerste twintig levensjaren kunnen patiënten een klinisch niet-significante parenchymale ijzerstapeling van 0 tot 5 gram ondergaan. Tussen hun 20ste en 40ste levensjaar komen patiënten in een stadium van ijzeroverbelasting, met 10 tot 20 gram parenchymaal ijzer, maar nog zonder klinische symptomen. Uiteindelijk ontstaat boven het 40ste levensjaar een stadium van ijzeroverbelasting met parenchymale orgaanschade, waarbij er meer dan 20 gram ijzerstapeling heeft plaatsgevonden in de lever, het hart en de endocriene organen. Bij mannen wordt hemochromatose niet vaak symptomatisch voor een leeftijd van 40 à 50 jaar, bij vrouwen vrijwel altijd pas na de menopauze.

Voordat de mogelijkheid bestond om genetisch en biochemisch te testen, werd de diagnose hemochromatose gesteld aan de hand van de klinische manifestaties van ijzerstapeling. Vroege ziekteverschijnselen zijn echter aspecifiek, zoals moeheid, afvallen, artralgieën en libidoverlies. De symptomen zijn echter progressief en patiënten kunnen uiteindelijk orgaanfalen ontwikkelen, zoals levercirrose, hartfalen, diabetes mellitus, artropathie en impotentie (◘ tabel 23.2).

De laatste jaren is de presentatie van hereditaire hemochromatose veranderd. De meerderheid van de gevallen wordt nu ontdekt bij gerichte screening vanwege familiair voorkomen van hereditaire hemochromatose of als er bij toeval verhoogde ijzerparameters worden gevonden tijdens routinelaboratorium-

■ **Tabel 23.1** Prevalentie van C282Y-homozygoten in verschillende populaties

Populatie	Prevalentie van C828Y-homozygotie
blanken in Verenigde Staten en West-Europa	0,44%
Amerikaanse indianen	0,11%
Mexicaanse Amerikanen	0,027%
Afro-Amerikanen	0,014%
Pacific Islanders	0,012%
Aziaten	0,00004%

■ **Tabel 23.2** Klinische verschijnselen van hereditaire hemochromatose in frequentie van voorkomen

Symptomen	Voorkomen
Voor de klinische diagnose	
moeheid	46%
artralgie	44%
libidoverlies	26%
bronzen huid	26%
Op het moment van diagnose	
leverafwijkingen	75%
zwakte en lethargie	74%
hyperpigmentatie van de huid	70%
diabetes mellitus	48%
impotentie bij mannen	45%
artralgie	44%
ECG-afwijkingen	31%

Bron: populatiestudies voordat genetisch en biochemisch onderzoek beschikbaar was.

onderzoek. In recente studies is ongeveer 75% van de patiënten asymptomatisch bij eerste presentatie, terwijl de incidentie van de klassieke symptomen van hemochromatose (levercirrose, diabetes en huidpigmentatie) minder is dan 25%.

Gewrichtsklachten zijn een van de meest voorkomende symptomen van hemochromatose. Deze treden op bij 33-70% van de patiënten en zijn vaak de eerste manifestatie van de ziekte. Het onderliggende mechanisme is niet geheel duidelijk, maar ontstaat waarschijnlijk door ijzerdepositie in de gewrichten, waardoor een aantal pathologische veranderingen optreedt, zoals de vorming van vrije radicalen en de vorming en depositie van calciumpyrofosfaatkristallen. Patiënten presenteren zich in een vroeg stadium met artralgieën en in een later stadium met artrose en calciumpyrofosfaatartropathie (CPPD; pseudojicht, chondrocalcinose) (■ figuur 23.1). De presentatie kan aspecifiek zijn en de link naar hemochromatose moeilijk te herkennen.

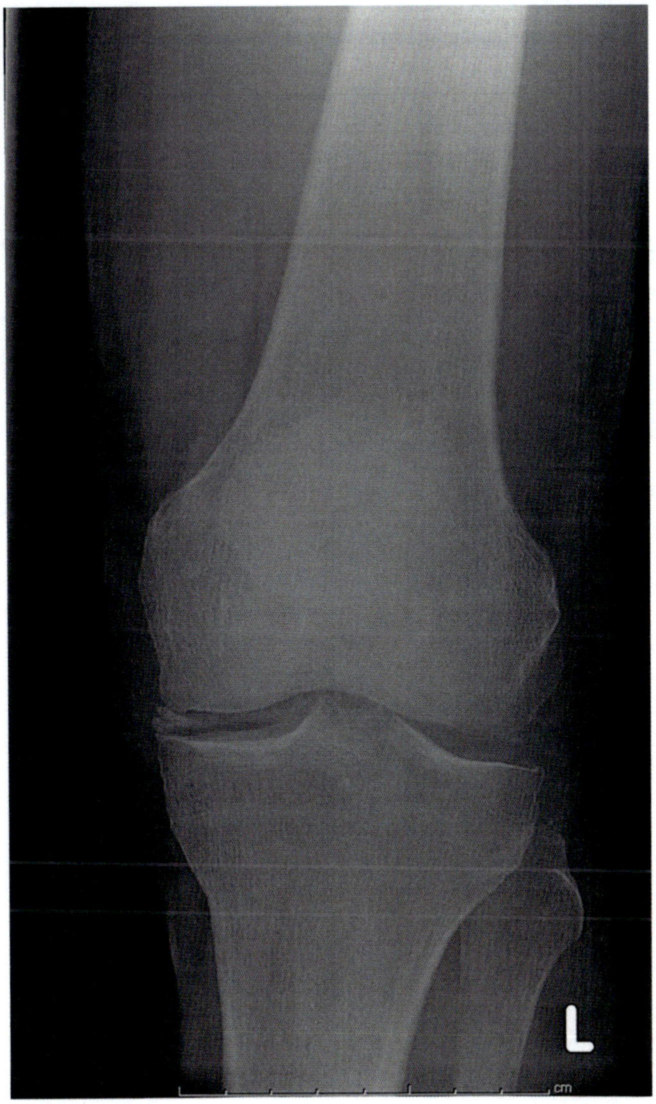

■ **Figuur 23.1** Röntgenfoto van de knie: chondrocalcinose bij hereditaire hemochromatose.

De gewrichtsmanifestaties komen echter voor op jongere leeftijd dan normaal is voor artrose of CPPD, en ook in gewrichten die zelden betrokken zijn bij primaire artrose. Suggestief voor hemochromatose is artrose van het tweede en derde metacarpofalangeale (MCP-)gewricht en van de enkel zonder voorafgaand trauma (■ figuur 23.2). Hemochromatosepatiënten krijgen 5-9 keer vaker een gewrichtsprothese dan de algemene bevolking en ook op jongere leeftijd. Gewrichtsontstekingen zijn meestal mild, maar acute artritis komt voor, waarschijnlijk ten gevolge van pseudojicht.

Vroeger had meer dan 95% van de symptomatische patienten hepatomegalie, verhoogde leverenzymen of levercirrose door progressieve ijzerstapeling in de lever. Cirrose en daaraan gerelateerde complicaties, zoals oesofagusvarices en varicesbloedingen, veroorzaken 89% van de hemochromatosegerelateerde sterfte. Hemochromatosepatiënten met cirrose hebben een significant verhoogde mortaliteit, terwijl die van niet-cirrotische, niet-diabetische patiënten vergelijkbaar is met die van de algemene bevolking.

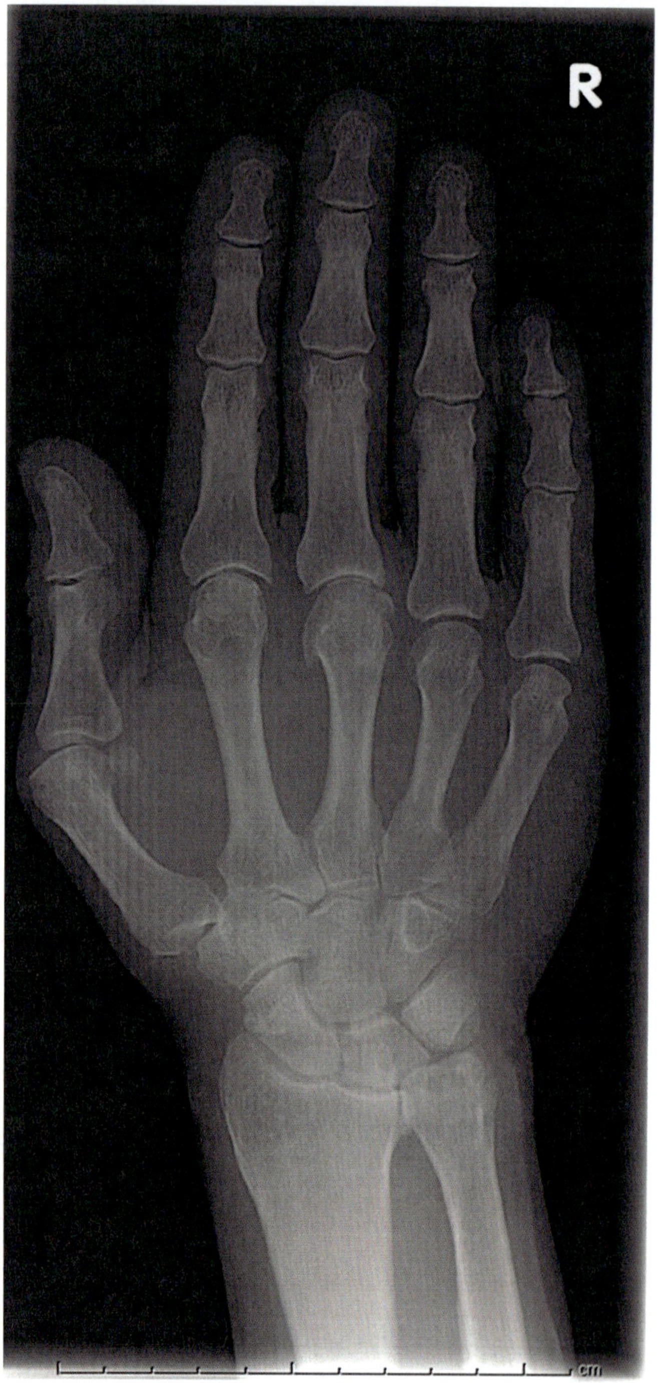

Figuur 23.2 Röntgenfoto van de hand: artrose van het 2de en 3de MCP-gewricht bij hereditaire hemochromatose.

Een van de ernstigste complicaties van ijzerstapeling in de lever is het hepatocellulair carcinoom (HCC). Bij hemochromatose is het risico op HCC ongeveer 20× verhoogd en veroorzaakt HCC ongeveer 30% van de hemochromatosegerelateerde sterfte. HCC komt vrijwel uitsluitend voor bij de cirrotische patiënten, vooral bij mannen, roken en alcoholmisbruik. Ook na adequate aderlating blijft het risico verhoogd.

Diabetes mellitus, als gevolg van progressieve ijzerstapeling in de alvleesklier, is zeldzaam geworden, omdat het effectief voorkomen kan worden met aderlatingen. De meeste patiënten met aan hemochromatose gerelateerde diabetes hebben ook een leveraandoening of hyperpigmentatie van de huid. De hyperpigmentatie van de huid ontstaat door een combinatie van toegenomen melaninepigment en ijzerdeposities rond de zweetklieren (melanoderma). Het heeft een grijs tot bruinige kleur met leisteengrijze plekken in het mondslijmvlies. De hyperpigmentatie is meestal gegeneraliseerd, maar kan zich beperken tot het gelaat, de nek, strekzijden van de onderarmen, handruggen, onderbenen, genitale regio of in littekens.

De klassieke trias van levercirrose, diabetes mellitus en hyperpigmentatie (bronsdiabetes) is zeer zeldzaam geworden. Het is een late manifestatie van hemochromatose die pas optreedt als de totale ijzerstapeling 20 gram of meer is.

23.1.3 Diagnostiek

Bij verdenking op hereditaire hemochromatose is de eerste stap het aantonen van ijzerstapeling, eventueel gevolgd door genotypering van het HFE-gen (figuur 23.3). De transferrineverzadiging is de proportie van het ijzertransporteiwit transferrine dat verzadigd is met ijzer. Een nuchtere meting voorkomt circadiane en postprandiale variaties en elimineert 80% van de vals positieve waarden. Bij hemochromatose is de transferrineverzadiging > 45%.

Ferritine is een eiwit dat zorgt voor de binding van ijzer bij de opslag in de lever en het beenmerg. Het serumferritine geeft een schatting van de totale ijzervoorraad in het lichaam. Bij hemochromatose zijn ferritinewaarden > 300 μg/l bij mannen en > 200 μg/l bij vrouwen. Een nuchtere transferrineverzadiging < 45% met een normaal serumferritine heeft een negatief voorspellende waarde van 97%. Er is dan geen verder onderzoek nodig.

IJzerparameters kunnen echter ook verhoogd zijn bij andere aandoeningen, zoals inflammatoire ziekten, chronisch alcoholgebruik, leveraandoeningen en hemolyse. Het is daarom nodig om bij patiënten met verhoogde ijzerparameters, die niet verklaard kunnen worden door andere aandoeningen, aanvullend genetisch onderzoek te verrichten naar de aanwezigheid van de C282Y- of H63D-mutatie.

Patiënten met ijzerstapeling die C282Y-homozygoot zijn, worden behandeld met aderlatingen, terwijl hun eerstegraadsfamilieleden moeten worden gescreend.

23.1.4 Behandeling en prognose

Geregelde aderlating (flebotomie) om het ijzergehalte te verlagen en op peil te houden voordat levercirrose of diabetes is ontstaan, verbetert significant de morbiditeit en mortaliteit van hemochromatosepatiënten. Aderlating kan ook bestaande klinische manifestaties, zoals malaise, moeheid, buikklachten en huidpigmentatie, verbeteren. Diabetische patiënten hebben soms minder insuline nodig en in milde gevallen kan leverfibrose verbeteren. Andere manifestaties, zoals artropathie, geleidingsstoornissen en hypogonadisme, reageren minder goed op ijzerdepletie. Vroege identificatie en behandeling van risicopatiënten is daarom noodzakelijk. Aderlating wordt begonnen bij een ferritine > 300 μg/l bij mannen en > 200 μg/l bij vrouwen.

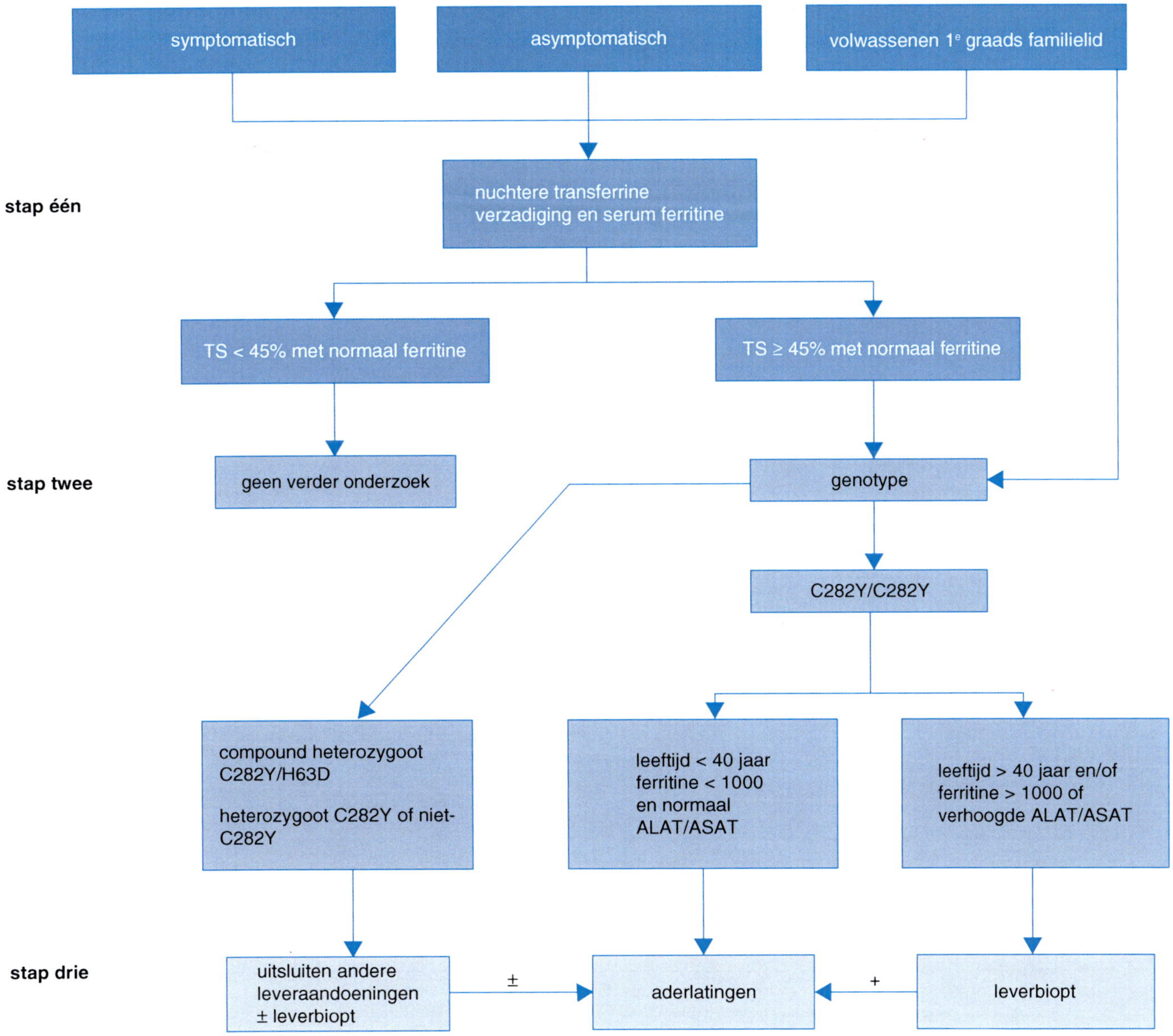

Figuur 23.3 Stappenschema voor de diagnostiek van hereditaire hemochromatose.

Het doel van een ferritine 25-50 µg/l wordt met aderlating van één eenheid bloed per week (400-500 ml; 200-250 mg ijzer) binnen 1 à 2 jaar bereikt en daarna met levenslange onderhoudsaderlatingen gehandhaafd. Een snellere mobilisatie van ijzer verhoogt het risico op hartritmestoornissen en cardiomyopathie. Orale ijzerchelatietherapie (deferasirox) is een alternatief als aderlating gecontra-indiceerd is door ernstige anemie, hartfalen of beperkte tolerantie.

De mate van ijzerstapeling heeft directe gevolgen voor de levensverwachting van een hemochromatosepatiënt. De voornaamste doodsoorzaken zijn gedecompenseerde levercirrose, HCC, diabetes mellitus, hartritmestoornissen en cardiomyopathie. Patiënten bij wie op tijd wordt begonnen met aderlatingen, hebben een overleving die vergelijkbaar is met de algemene bevolking. Reversibiliteit van orgaanschade is waarschijnlijker vroeg in het beloop van de ziekte, maar kan zelfs nog optreden bij patiënten met levercirrose en varices.

Kernpunten hereditaire hemochromatose

- Hereditaire hemochromatose is de meest voorkomende geïdentificeerde genetische aandoening onder de blanke bevolking. Het is een autosomaal recessieve aandoening, waarbij mutatie in het HFE-gen leidt tot toegenomen ijzerabsorptie.
- De klinische manifestaties ontstaan door excessieve ijzerdeposities in verschillende organen, zoals de lever, alvleesklier en hart, en de gewrichten.
- Artropathie is een vroeg symptoom dat zich kan presenteren als artrose van het tweede en derde MCP-gewricht. Hereditaire hemochromatose veroorzaakt CPPD-artropathie.
- Geregelde aderlating voordat levercirrose of diabetes is ontstaan, verbetert de morbiditeit en mortaliteit. Aderlating kan bestaande manifestaties, zoals malaise, moeheid, buikklachten en huidpigmentatie, verbeteren.

23.2 Sarcoïdose

23.2.1 Epidemiologie en pathogenese

Sarcoïdose is een inflammatoire multi-orgaanaandoening van onbekende oorzaak die vooral jongvolwassenen treft. De eerste presentatie gaat vaak gepaard met gewrichtsklachten, maar bij ongeveer 95% van de patiënten is er betrokkenheid van de longen en dit veroorzaakt ook de meerderheid van de morbiditeit en mortaliteit bij sarcoïdose.

Sarcoïdose komt wereldwijd voor, maar met de hoogste prevalenties in Noord-Europa. De aandoening lijkt iets vaker bij vrouwen dan bij mannen voor te komen en kan zich op elke leeftijd voordoen, met een piekincidentie tussen de 20 en 40 jaar en bij vrouwen ook na het 50ste jaar. Een exacte incidentie en prevalentie is niet bekend vanwege aanzienlijke verschillen in frequenties en klinische presentaties tussen verschillende etnische groepen. In de Verenigde Staten komt sarcoïdose drie tot vier keer vaker voor bij Afro-Amerikanen dan bij blanken, met een geschatte prevalentie van 40 per 100.000 personen. Afro-Amerikanen presenteren zich ook vaker met een acute en ernstige vorm van sarcoïdose, terwijl blanken zich vaker presenteren met asymptomatische chronische sarcoïdose. Naast geografische en raciale variaties lijkt sarcoïdose ook te cumuleren in bepaalde families.

Sarcoïdose wordt gekenmerkt door de aanwezigheid van epitheloïde niet-verkazende granulomen in de organen, waarbij elk orgaan betrokken kan zijn. In de longen bevinden de granulomen zich vooral rond de bronchiën, waardoor obstructief of restrictief longlijden kan ontstaan (aandachtsbox 23.2). De granulomen kunnen zonder restverschijnselen verdwijnen, maar kunnen ook fibroseren, met als gevolg het ontstaan van interstitiële fibrose. Het is niet duidelijk hoe de extrapulmonale manifestaties van sarcoïdose ontstaan; mogelijk door de migratie van geactiveerde T-cellen door het bloed en de lymfebanen naar andere organen.

Aandachtsbox 23.2 Granulomateuze ontsteking

De voor sarcoïdose kenmerkende granulomateuze ontsteking is het gevolg van een doorgeschoten cellulaire immuunrespons op een of meer tot nu toe ongeïdentificeerde antigenen. In de longen ontstaat eerst een lymfocytaire T-helper (Th1) CD4$^+$ T-celalveolitis. Bij bronchoscopie verkregen bronchoalveolaire lavage (BAL-)vloeistof van patiënten met sarcoïdose vertoont dan ook een sterke toename van het aantal lymfocyten en een oververtegenwoordiging van CD4+ T-cellen. De geactiveerde T-helpercellen produceren samen met de alveolaire macrofagen verschillende cytokinen, zoals interleukine (IL)-2, IL-6, IL-8, IL-12, IL-18, IFN-γ en TNF-α. Deze cytokinen stimuleren door lokale stimulatie en proliferatie en door redistributie vanuit het perifere bloed de verdere uitbreiding van de geactiveerde lymfocytenpopulatie. Geleidelijk worden niet-verkazende granulomen gevormd.

Het centrum van een granuloom bestaat uit een gebied van dicht opeengepakte epitheloïde cellen, macrofagen en meerkernige reuscellen. Epitheloïde cellen zijn geactiveerde mononucleaire macrofagen, die niet gekenmerkt worden door fagocytose, maar door een hoge enzym- en cytokinesecretie. Ze participeren in de door TNF-α-gemedieerde activatie en rekrutering van lymfocyten.

De periferie van het granuloom bestaat weer uit lymfocyten, maar nu zowel T-helpercellen als T-suppressor (Th2-) CD8$^+$ T-cellen en ook monocyten, mestcellen en fibroblasten. Daarnaast is er depositie van collageenvezels. Bij chronisch progressieve sarcoïdose worden de Th2-lymfocyten het dominante type lymfocyt in het granuloom. Ze induceren fibrotische veranderingen, die beginnen aan de periferie en naar centraal uitbreiden, eindigend met volledige fibrose en/of hyalinisatie van het granuloom.

In tegenstelling tot de BAL-vloeistof vertoont het perifere bloed van patiënten met pulmonale sarcoïdose vaak juist een T-cellymfopenie met verminderde aantallen CD4$^+$ T-cellen en een verminderde CD4$^+$/CD8$^+$ T-celratio, met als gevolg zowel afname van de cellulaire immuniteit als B-celhyperactiviteit en hypergammaglobulinemie.

Uitvoerig onderzoek ten spijt is de oorzaak van sarcoïdose nog onbekend. Patiënten met vroege sarcoïdose die een homogenaat van humaan sarcoïdweefsel (Kveim-Siltzbach reagens) ingespoten krijgen, ontwikkelen granulomateuze ontstekingen, maar het verantwoordelijke antigeen is nog niet geïdentificeerd. Ook zijn verschillende, waarschijnlijk geïnhaleerde, micro-organismen aangewezen als mogelijke oorzaak. Dit lijkt te worden ondersteund door meldingen van ogenschijnlijke transmissie van sarcoïdose na orgaan- en beenmergtransplantaties.

Klinische en histologische overeenkomsten met mycobacteriële infecties hebben geleid tot veel onderzoek naar *Mycobacterium tuberculosis* als mogelijke oorzaak. Hoewel er soms wel mycobacterieel DNA in granulomen van sarcoïdosepatiënten is aangetroffen, zijn deze bevindingen niet consistent. De incidentie en prevalentie van sarcoïdose is niet gedaald in landen waar BCG-vaccinatie wordt toegepast.

Omdat sarcoïdose lijkt te cumuleren in bepaalde families, is er mogelijk ook een genetische factor betrokken bij het ontstaan. Sarcoïdose komt 2-4 keer vaker voor bij eeneiige dan bij twee-eiige tweelingen. Verschillende klinische manifestaties, het beloop en de prognose van sarcoïdose zijn geassocieerd met antigenen van het Major Histocompatibility Complex (MHC). Dit verklaart mogelijk de klinische heterogeniteit van sarcoïdose tussen patiënten met verschillende genetische achtergronden.

23.2.2 Klinische presentatie

Kenmerkend voor sarcoïdose is een presentatie met bilaterale hilaire lymfadenopathie, pulmonale infiltraten en huid- en/of oogafwijkingen. In de helft van de gevallen wordt sarcoïdose bij toeval ontdekt op een routineröntgenfoto van de longen. De vroege ziekteverschijnselen zijn vaak aspecifiek met hoesten, kortademigheid, thoracale pijnklachten, koorts, gewichtsverlies of vermoeidheid. Auscultatie van de longen levert meestal

Tabel 23.3 Stadiëring van pulmonale sarcoïdose op röntgenfoto's

Stadium	Bevindingen
Stadium 0	geen afwijkingen
Stadium I	alleen bilaterale hilaire lymfadenopathie
Stadium II	bilaterale hilaire lymfadenopathie en parenchymateuze afwijkingen in de long
Stadium III	parenchymateuze afwijkingen in de long zonder bilaterale hilaire lymfadenopathie
Stadium IV	longfibrose met littekenvorming

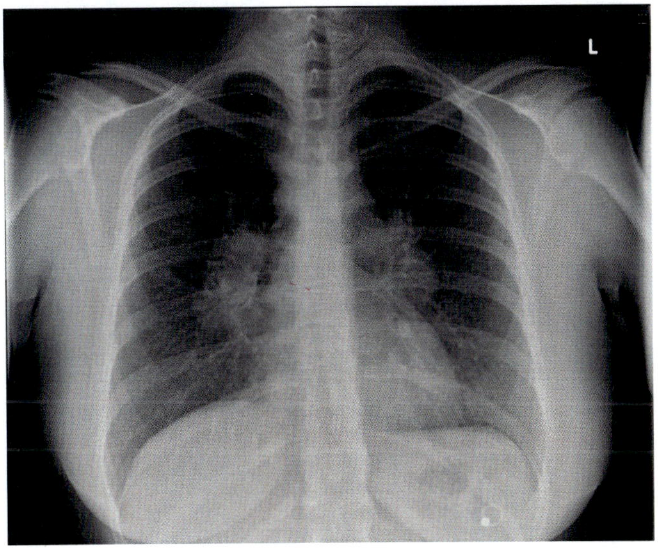

Figuur 23.4 Röntgenfoto van de thorax: sarcoïdose stadium I.

ook geen specifieke bevindingen op. Op grond van de röntgenfoto's kunnen verschillende stadia worden onderscheiden (tabel 23.3).

Sarcoïdose is vaak zelflimiterend en gaat, afhankelijk van de uitgebreidheid van de longbetrokkenheid, spontaan in remissie. Patiënten hebben meestal ook geen terugval, tenzij de remissie geïnduceerd was met steroïden. Ongeveer 50% van de patiënten presenteert zich primair met stadium-I-sarcoïdose (figuur 23.4). Bij 75% treedt binnen 1-3 jaar spontane remissie op, terwijl bij 10% de lymfadenopathie tien jaar of langer blijft bestaan.

Ongeveer 25% presenteert zich met stadium-II-sarcoïdose. Bij 66% treedt spontane remissie op, terwijl 33% onveranderd blijft of progressieve ziekte ontwikkelt. Patiënten met stadium-II-sarcoïdose hebben meestal milde tot matige symptomen. Bij patiënten met stadium-III-sarcoïdose treedt nog bij 14% spontane remissie op.

Bij sarcoïdose kunnen alle organen betrokken zijn en tot 30% van de patiënten heeft bij presentatie ook extrapulmonale manifestaties (tabel 23.4). De frequentie van orgaanbetrokkenheid varieert met de leeftijd, het geslacht en de genetische achtergrond.

Tabel 23.4 Orgaanbetrokkenheid bij sarcoïdose

Orgaan	Voorkomen
mediastinale lymfadenopathie	95-98%
longen	> 90%
lever	50-80%
milt	40-80%
ogen	20-80%
huid	25-30%
perifere lymfadenopathie	20-30%
centrale zenuwstelsel	10-15%
dunnevezelneuropathie	25-70%
spieren en gewrichten	10-80%
hart	5-15%
botten	1-15%

Acute artritis

Sarcoïdosegerelateerde artropathie komt voor bij ongeveer 25% van de patiënten. Acute artritis kan geïsoleerd voorkomen, maar is in 70% van de gevallen geassocieerd met erythema nodosum en vaak onderdeel van het syndroom van Löfgren (aandachtsbox 23.3). Acute artritis is meestal oligoarticulair, soms polyarticulair, maar zelden monoarticulair. Meestal betreft het de enkels of knieën, maar vrijwel alle gewrichten kunnen betrokken zijn.

Aandachtsbox 23.3 Syndroom van Löfgren

Het syndroom van Löfgren wordt gekenmerkt door de trias:
- hilaire lymfadenopathie;
- acute artritis/artralgie;
- erythema nodosum.

Patiënten hebben ook vaak koorts, spierpijn en gewichtsverlies.

Het syndroom van Löfgren komt het vaakst voor bij Kaukasische vrouwen en is meestal zelflimiterend met een goede prognose. Het erythema nodosum verdwijnt meestal binnen enkele maanden, de gewrichtsklachten binnen twee jaar en er treedt zelden een recidief op. Een derde van de patiënten kan echter persisterende artritis houden.

Bij een klassiek syndroom van Löfgren is het niet nodig om histologisch bewijs te verkrijgen. De diagnostische opbrengst van mediastinale of transbronchiale biopten is groter dan 90%. Ongeveer 15% van de patiënten heeft bij presentatie een verhoogd serum angiotensine converting enzyme (ACE-)gehalte en deze patiënten hebben vaker persisterende artritis. Persisterende artritis is ook geassocieerd met de HLA-DR3- en DQ2-allelen.

Het syndroom van Löfgren lijkt seizoensgebonden clustering te vertonen – vooral in de winter en vroege lente – wat een tot nu toe onbekende infectieuze of omgevingsfactor suggereert.

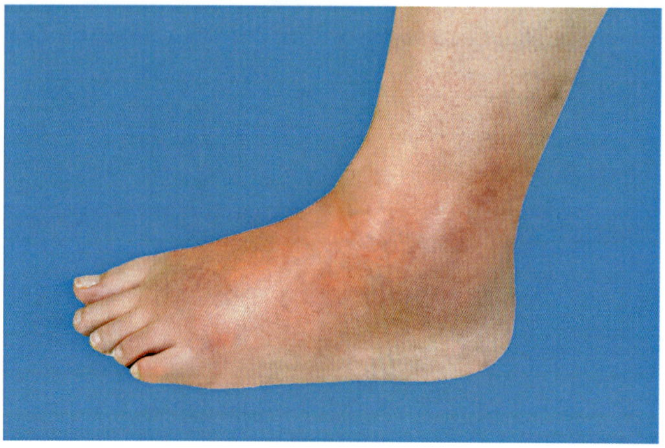

Figuur 23.5 Periartritis van de enkel bij sarcoïdose.

Symmetrische artritis

Symmetrische artritis van de enkels is zeer suggestief voor acute sarcoïdose. De synoviale vloeistof toont een inflammatoir beeld met veel lymfocyten en in synoviale biopten kunnen granulomen worden gevonden. De zwelling rond de enkels kan ook een combinatie zijn van huidontsteking, periarticulair oedeem, tenosynovitis en enthesopathie, zonder dat er hydrops van het gewricht bestaat (periartritis) (figuur 23.5). Patiënten kunnen zich dan presenteren met zogeheten 'olifantenenkels'. Acute artritis en periartritis hebben een goede prognose met meestal spontane remissie binnen enkele weken tot maanden.

Chronische artritis

Chronische artritis komt niet vaak voor en kan verschillende vormen aannemen:

- niet-deformerende artritis met granulomateuze synovitis;
- deformerende niet-erosieve artritis (type Jaccoud-artropathie);
- gewrichtszwelling aangrenzend aan sarcoïde botlaesies;
- dactylitis, meestal van de tweede en derde straal van de hand, met DIP-artritis.

Chronische artritis is geassocieerd met parenchymateuze longafwijkingen, een verhoogd ACE-gehalte en een positieve reumafactor bij 10-50%. Chronische artritis wordt gekenmerkt door periodieke exacerbaties en verbeteringen, gewrichtsdestructie komt niet vaak voor. Tenosynovitis komt ook zonder artritis voor, vaak van de achillespezen of de buigpezen van de handen.

Spier- en botbetrokkenheid

Myopathie komt bij 50-80% van de patiënten voor en is vaak asymptomatisch. Het vertoont meestal een patroon van geleidelijk ontstane proximale spierzwakte met normale spierenzymen, maar soms van een acute myopathie met verhoogde spierenzymen en betrokkenheid van de ademhalingsspieren en in zeldzame gevallen van pijnlijke nodulaire afwijkingen zonder spierzwakte. De myopathie gaat meestal gepaard met andere orgaanmanifestaties.

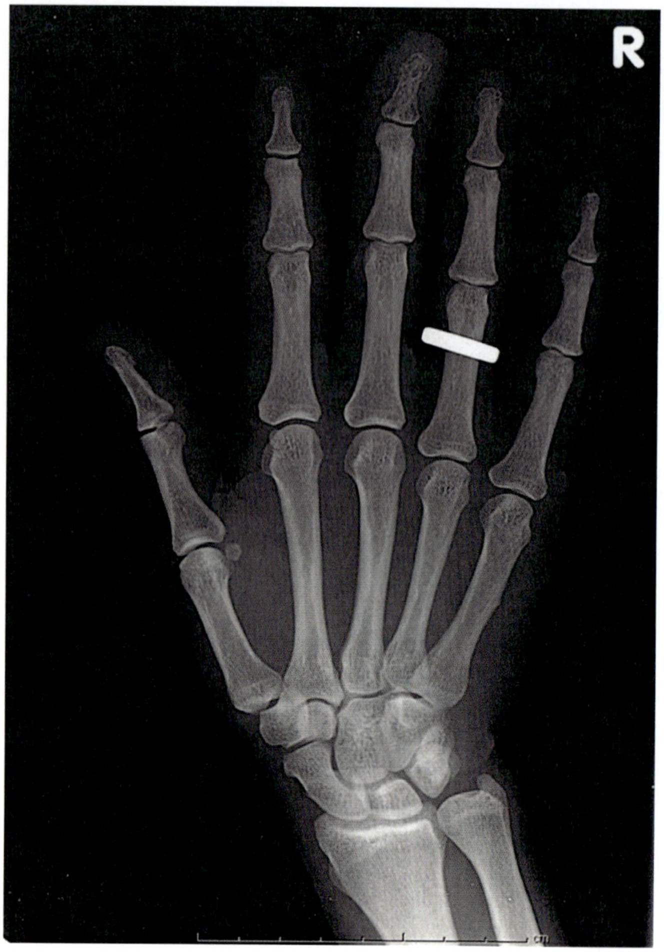

Figuur 23.6 Röntgenfoto van de hand: cysteuze botlaesies in de 3de distale falanx.

Sarcoïdose van de botten komt vaker voor bij mensen van het negroïde ras, meestal met ook huidbetrokkenheid. Ongeveer de helft is asymptomatisch, maar botbetrokkenheid is suggestief voor ernstige chronische sarcoïdose met long- en multi-orgaanbetrokkenheid. Botlaesies zijn meestal cysteus en bevinden zich in proximale en middelste falangen, maar kunnen ook lytisch of sclerotisch zijn en overal focaal of als osteopenie/osteoporose optreden (figuur 23.6).

Huidbetrokkenheid

De huid kan op verschillende manieren betrokken zijn:

- maculopapulaire uitslag in het gelaat, de nek en in littekens of tatoeages;
- wasachtige, roze nodulaire laesies in het gelaat, romp en strekzijde van de extremiteiten;
- lupus pernio, een paarsachtige verkleuring van het gelaat;
- erythema nodosum, een panniculitis, onderdeel van het syndroom van Löfgren;
- atypische laesies: ulceratief, psoriasisachtig, hypopigmentatie, folliculair, rosacea-achtig of morphea-achtig.

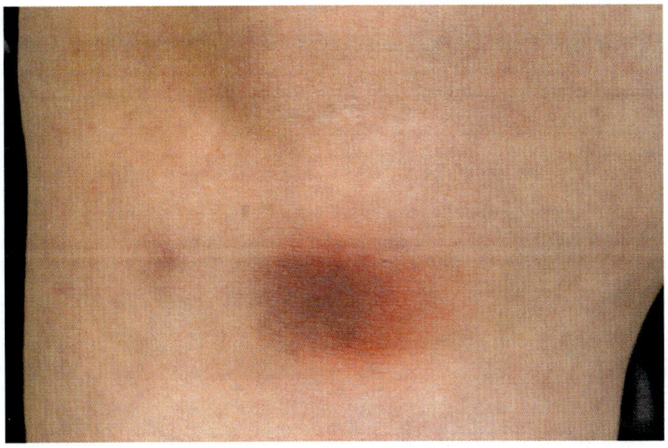

Figuur 23.7 Erythema nodosum aan onderste extremiteit bij sarcoïdose.

Erythema nodosum (figuur 23.7) is geassocieerd met acute sarcoïdose en een goede prognose, terwijl lupus pernio is geassocieerd met chronische longfibrose en een slechte prognose.

Visusstoornissen

Patiënten met sarcoïdose moeten oogheelkundig onderzocht worden. De ogen kunnen op verschillende manieren betrokken zijn:

- uveitis anterior (iridocyclitis of iritis);
- uveitis posterior (chorioretinitis);
- retinale vasculitis;
- keratoconjunctivitis;
- conjunctivale follikels.

Uveïtis komt het meest voor. Uveitis posterior kan secundair glaucoom, cataractvorming en blindheid veroorzaken en moet soms systemisch worden behandeld. In veel gevallen treedt uveitis op als de sarcoïdose verder juist rustig is.

Overige aandoeningen

Betrokkenheid van het hart ontstaat door granulomateuze infiltratie van het septum en het geleidingssysteem, waardoor aritmie en plotselinge hartdood kunnen ontstaan. Manifestaties van het centrale zenuwstelsel (neurosarcoïdose) omvatten hypopituitarisme, centrale diabetes insipidus, hydrocefalus, meningitis en uitval van hersenzenuwen en ontstaan door granulomateuze meningitis met infiltratie of druk op aanliggende structuren.

Hypercalciurie komt voor bij 30-50% en hypercalciëmie bij 10-20% van de patiënten, door extrarenale niet-gereguleerde overproductie van 1,25$(OH)_2$ vitamine D_3 door geactiveerde (alveolaire) macrofagen in de granulomen. Langdurige zonlichtblootstelling tijdens actieve ziekte verhoogt het risico. Een hoge 1,25$(OH)_2$-D_3-spiegel induceert osteoclastactivatie, botresorptie en osteoporose. Hypercalciurie leidt tot nefrolithiasis en uiteindelijk nierfalen.

23.2.3 Diagnostiek

Er zijn geen specifieke diagnostische testen voor sarcoïdose. De diagnose wordt gesteld op basis van:

1. passende klinische en radiologische verschijnselen;
2. histologisch bewijs van niet-verkazende granulomen;
3. uitsluiten van andere aandoeningen met een vergelijkbare presentatie.

Voor het verkrijgen van histologisch bewijs kunnen goed bereikbare laesies, zoals vergrote lymfeklieren, subcutane knobbels of huidafwijkingen, worden gebiopteerd. Het biopteren van erythema nodosum helpt niet bij het stellen van de diagnose, omdat de histopathologie geen granulomen maar een panniculitis vertoont.

Het serum angiotensine converting enzyme (ACE) is verhoogd bij 40-90% van onbehandelde patiënten met chronische sarcoïdose en kan dalen tijdens succesvolle behandeling. De waarde van herhaald meten om het beloop te monitoren is echter onduidelijk en bij acute sarcoïdose is het ACE vaak normaal. Het ACE wordt geproduceerd door de epitheloïde cellen en macrofagen en speelt mogelijk een lokale rol bij granuloomvorming.

Afwijkingen op longfoto's (tabel 23.3) kunnen worden bevestigd door middel van High Resolution Computed Tomography (HRCT). Skeletscintigrafie en positronemissietomografie (PET)/CT kunnen worden gebruikt om inflammatie te lokaliseren (figuur 23.8).

23.2.4 Behandeling en prognose

Behandeling is geïndiceerd bij aanwijzingen van pulmonale of extrapulmonale orgaandisfunctie of bij verslechtering. Asymptomatische patiënten met sarcoïdose stadium I-III sarcoïdose en een normale longfunctie hoeven niet te worden behandeld; een groot deel gaat spontaan in remissie. Voor symptoombestrijding bij acute sarcoïdose worden NSAID's voorgeschreven. Patiënten met milde huid- of oogbetrokkenheid worden behandeld met lokale glucocorticoïden. Indicaties voor systemische behandeling omvatten therapieresistente symptomatische ziekte, multisysteemsarcoïdose, progressieve of chronische longbetrokkenheid, gewrichts- of botdestructie, therapieresistente oogbetrokkenheid, cardiale betrokkenheid, neurosarcoïdose en hypercalciëmie.

Systemische behandeling is gericht op het onderdrukken van de inflammatoire respons, verminderen van granuloomvorming en het voorkomen van fibrose. Oraal prednisolon wordt het meest ingezet, in een dosering van 0,5-1,0 mg/kg lichaamsgewicht gedurende 4-6 weken, met een afbouwschema naar een onderhoudsbehandeling van 10-15 mg gedurende 6-8 maanden. Gezien het risico op hypercalciëmie wordt osteoporosepreventie met calcium/vitamine D veelal afgeraden. Bij patiënten met therapieresistente sarcoïdose kan behandeling met infliximab worden overwogen.

Het beloop van sarcoïdose is vaak gunstig. Spontane remissie treedt op in 60-70% van de gevallen met stadium I of II en recidieven zijn zeldzaam. Ongeveer 4-7% van de patiënten krijgt ernstige extrapulmonale verschijnselen. Mortaliteit is minder dan 5% en is meestal het gevolg van respiratoir falen door progressieve longfibrose of door refractaire neurologische of cardiale betrokkenheid.

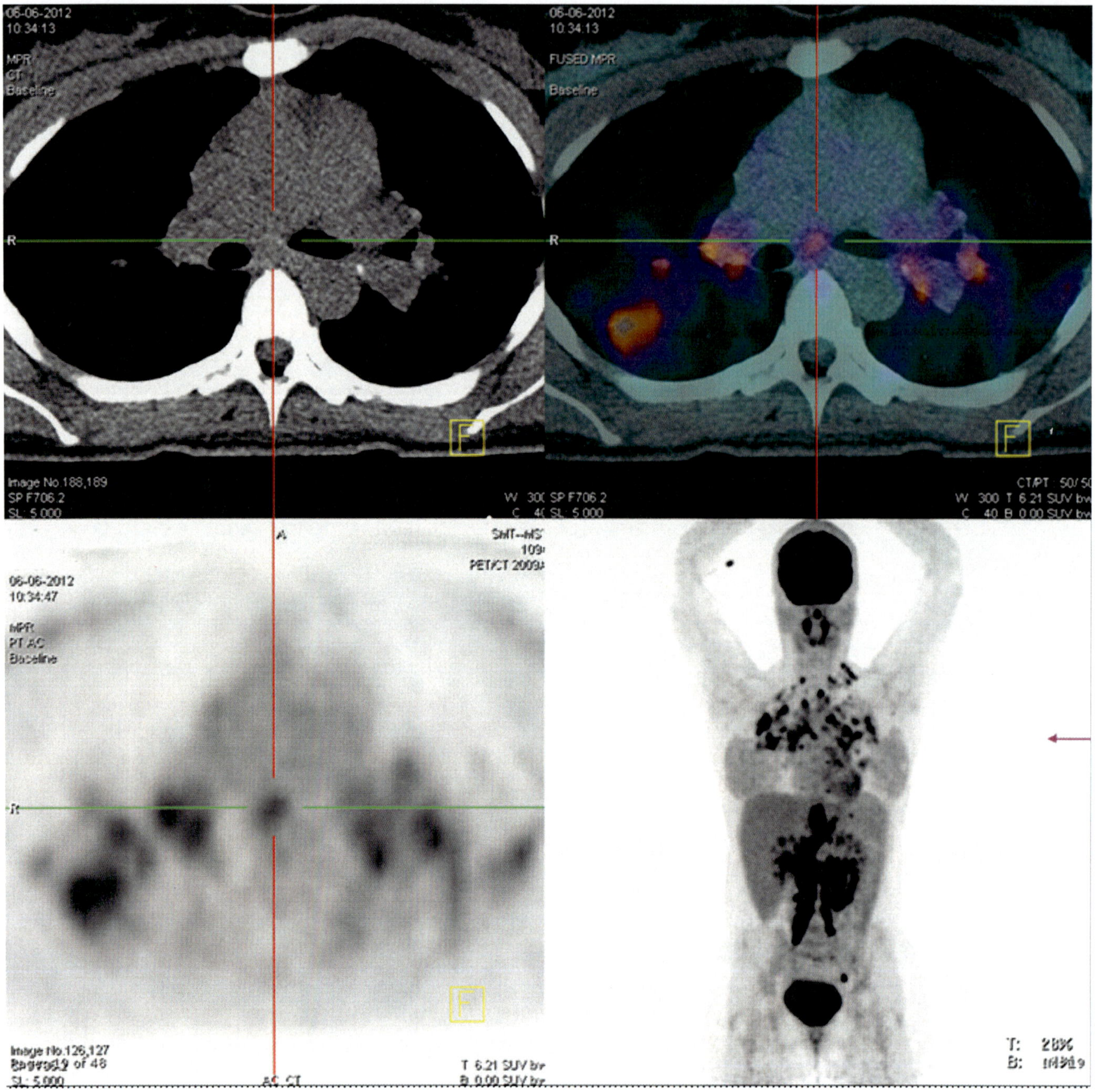

■ **Figuur 23.8** Skeletscintigrafie en PET/CT van de borstkas bij sarcoïdose.

Kernpunten sarcoïdose

- Sarcoïdose is een inflammatoire multi-orgaanaandoening van onbekende oorzaak, die wordt gekenmerkt door niet-verkazende granulomen in de longen en andere organen.
- Reumatische manifestaties van sarcoïdose omvatten het syndroom van Löfgren, chronische artritis, tenosynovitis, myopathie, botbetrokkenheid en vasculitis.
- Sarcoïdose heeft vaak een goede prognose met spontane remissie, maar systemische behandeling met glucocorticoïden is soms nodig bij een destructief beloop, oogbetrokkenheid, cardiale betrokkenheid, neurosarcoïdose of hypercalciëmie.

23.3 Adult-onset Still's disease

23.3.1 Epidemiologie en pathogenese

Adult-onset Still's disease (AOSD) is een systemische inflammatoire aandoening, die gekarakteriseerd wordt door dagelijks piekende koorts die vergezeld gaat van een vluchtige zalmroze huiduitslag, artritis en systemische manifestaties. AOSD is een zeldzame aandoening met een geschatte incidentie rond 0,20 per 100.000 personen. AOSD komt mogelijk iets vaker voor bij vrouwen dan mannen, en overal ter wereld. De gemiddelde leeftijd waarop de ziekte begint is 25 jaar, maar met een spreiding van 16 tot 65 jaar.

Tabel 23.5 Klinische verschijnselen van AOSD in frequentie van voorkomen

Symptoom	Voorkomen
koorts ≥ 39°C	96%
artritis	64-100%
huiduitslag	73-85%
keelpijn	69-92%
spierpijn	56-84%
gewichtsverlies ≥ 10%	76%
leverbetrokkenheid	50-75%
milt- en lymfeklierbetrokkenheid	50-63%
buikpijn	48%
hart- en longbetrokkenheid	30-40%

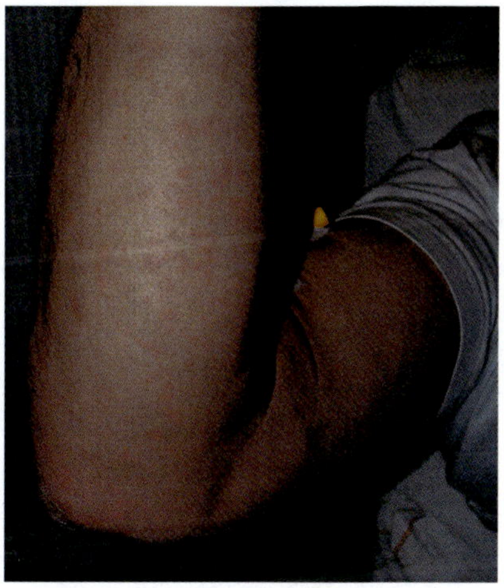

Figuur 23.9 Vluchtig zalmroze exantheem op onderarm bij AOSD.

Aandachtsbox 23.4 Etiologie van AOSD

De oorzaak van AOSD is niet bekend. Sommige observaties ondersteunen een genetische predispositie, waarbij AOSD is gelinkt met verschillende HLA-antigenen. Geen van deze associaties is echter voldoende bevestigd. Er zijn ook verschillende infectieuze triggers gesuggereerd, waarbij de hypothese is dat AOSD een reactief syndroom zou kunnen zijn dat bij een genetisch gepredisponeerde gastheer getriggerd kan worden door verschillende virale of bacteriële infecties. Potentiële infectieuze triggers zijn rubella, echovirus 7, bof, Epstein-Barr-virus, cytomegalovirus, influenza, para-influenza, humaan parvovirus B19, Coxsackie virus B4, adenovirus, humaan herpes virus 6, hepatitis B, hepatitis C, *Mycoplasma pneumoniae, Chlamydia pneumoniae, Brucella abortus, Borrelia burgdorferi* en *Yersinia enterocolitica*. Mogelijk speelt ook een veranderde cytokineproductie een rol in de pathogenese van AOSD.

Patiënten met actieve onbehandelde AOSD hebben verhoogde serumconcentraties van interleukine (IL-)1, IL-6, IL-18, tumornecrosefactor-α (TNF-α) en interferon-gamma (IFN-γ). Overproductie van IL-1, IL-6 en TNF-α kan mogelijk de koorts, leukocytose en de sterke aanmaak van acutefase-eiwitten bij AOSD verklaren en biedt mogelijkheden voor gerichte behandeling in de toekomst.

23.3.2 Klinische presentatie

Plotseling ontstane, dagelijks piekende hoge koorts is meestal het eerste symptoom van AOSD en komt bij 96% van de patiënten voor (tabel 23.5). Typerend is een keer per dag een koortspiek – in de namiddag of het begin van de avond, meestal boven de 39° C –, die minder dan vier uur duurt en die bij 80% van de patiënten spontaan normaliseert. Sommige patiënten hebben twee koortspieken per dag, waarbij de hoogste piek in het begin van de avond valt.

De klassieke, voor AOSD vrijwel pathognomische zalmroze huiduitslag is een vluchtig, zalmroze, maculair of maculopapulair exantheem, met name gelokaliseerd op de bovenarmen, bovenbenen en romp, maar bij 15% ook in het gelaat (figuur 23.9). De huiduitslag ontstaat met de koortspieken en treedt vooral 's avonds op. Soms vertoont de uitslag het Köbnerfenomeen en ontstaat dan op huid die blootgesteld is aan warm water of wrijving van strak zittende kleding. Het exantheem kan licht jeukend zijn. Histologisch onderzoek toont een milde perivasculaire ontsteking in de huid met voornamelijk lymfocyten, histiocyten en oedeem. Immunohistochemisch onderzoek toont soms C3-deposities in de vaatwanden. Het exantheem komt bij 73-85% van de patiënten voor.

Vrijwel alle patiënten met AOSD hebben spier- en gewrichtspijnen. Artritis komt bij 64-100% van de patiënten voor en is initieel mild, oligoarticulair en voorbijgaand, maar kan zich binnen enkele maanden ontwikkelen tot een ernstige, destructieve, symmetrische polyartritis. Het vaakst zijn de knieën (84%), polsen (74%) en enkels (50%) aangedaan. Typerend is een progressieve gewrichtsspleetvernauwing van het polsgewricht, die ongeveer een halfjaar na het begin van de klachten ontstaat en die over een periode van anderhalf tot drie jaar leidt tot volledige verstijving van de pols. Gegeneraliseerde, soms ernstige spierpijn, vaak samenhangend met de koortspieken, komt bij 56-84% van de patiënten voor. Er treedt meestal geen spierzwakte op en de spierenzymen zijn niet duidelijk verhoogd.

Ernstige keelpijn is een veelvoorkomend symptoom bij AOSD (tabel 23.5). Ongeveer 69% van de patiënten heeft klachten passend bij een niet-suppuratieve faryngitis. Hepatomegalie en licht verhoogde leverenzymwaarden komen bij 50-75% van de patiënten voor. Mogelijk is dit ook deels een gevolg van NSAID-gebruik. Er zijn echter ook gevallen van fulminant leverfalen gemeld. Bij ongeveer de helft van de patiënten komen een vergrote milt en pijnlijk vergrote halsklieren voor. Lymfeklierbiopten tonen bij immunohistochemisch onderzoek een goedaardige polyklonale B-celhyperplasie. Betrokkenheid van hart en longen komt bij 30-40% van de patiënten voor en bestaat meestal uit pleuritis, pericarditis of vluchtige longinfiltraten, maar ook ernstige interstitiële longziekten, myocarditis en harttamponnade zijn beschreven.

23.3.3 Diagnostiek

Er zijn geen specifieke diagnostische tests voor AOSD. De ziekte kan gepaard gaan met een groot aantal laboratoriumafwijkingen, die echter geen van alle specifiek zijn voor AOSD, maar meer een afspiegeling vormen van de aanwezige systemische ontstekingsreactie. De bezinkingssnelheid en/of het C-reactief proteïne is bij vrijwel alle patiënten verhoogd. Er is vaak een sterke leukocytose, met perifere leukocytenaantallen van meer dan 15×10^9/l en een oververtegenwoordiging aan granulocyten. De meerderheid van de patiënten heeft een normochrome, normocytaire anemie, met name tijdens actieve fasen van de ziekte. Een reactieve trombocytose komt ook veel voor. Pancytopenie kan het gevolg zijn van het macrofaag-activatiesyndroom, waarvoor behandeling met immuunsuppressiva nodig is. Ook kan diffuse intravasale stolling voorkomen. Er is geen associatie met de reumafactor (RF) of met antinucleaire antistoffen (ANA).

Bij 75% van de patiënten worden afwijkende leverproefwaarden gevonden. Leverbiopsie toont aspecifieke bevindingen. AOSD is geassocieerd met sterk verhoogde serumferritineconcentraties. Een verhoogd ferritine komt bij ongeveer 70% van de patiënten voor.

Aandachtsbox 23.5 Serumferritine

Ferritine is een acutefase-eiwit dat onder invloed van inflammatoire cytokinen, zoals IL-1β, IL-18, TNF-α en IL-6, geproduceerd wordt door macrofagen en dat ook kan vrijkomen uit beschadigde levercellen. Bij AOSD is de serumferritineconcentratie vaak hoger dan bij andere inflammatoire aandoeningen. De hoogte van het ferritine lijkt te correleren met de ziekteactiviteit en normaliseert vaak als de ziekte in remissie gaat. Het serumferritine wordt daarom soms aanbevolen als hulpmiddel om de effectiviteit van behandelingen te monitoren.

Zeer hoge ferritineconcentraties van 3000 tot 30.000 µg/l (normaal 40-200 µg/l) zijn niet ongebruikelijk bij AOSD. In onderzoek wordt soms een drempelwaarde van 1000 µg/l (vijf maal de bovengrens van normaal) gebruikt om de aanwezigheid van AOSD te suggereren. De bruikbaarheid van een verhoogde serumferritineconcentratie als diagnostisch instrument voor AOSD wordt echter beperkt door het voorkomen van zeer hoge concentraties bij andere aandoeningen, zoals hereditaire hemochromatose, infecties en maligniteiten.

Bepaling van geglycosyleerde ferritine kan helpen bij het onderscheid tussen AOSD en andere systemische inflammatoire aandoeningen. Bij gezonde personen is 50-80% van het ferritine geglycosyleerd en deze fractie daalt bij inflammatoire aandoeningen, vanwege verzadiging van het glycosylatieproces, naar 20-50%. De fractie van geglycosyleerde ferritine is echter significant lager bij patiënten met AOSD dan bij patiënten met andere systemische aandoeningen (gemiddeld 15,9% versus 31,5%) en blijft ook laag tijdens zowel de actieve fase van de ziekte als tijdens remissie.

Tabel 23.6 Diagnostische criteria voor AOSD

Verplichte criteria
– koorts ≥ 39°C
– artralgie of artritis
– RF negatief
– ANA negatief
Daarnaast 2 van de volgende criteria
– leukocytose ≥ 15×10^9/l
– typisch exantheem
– pleuritis of pericarditis
– hepatomegalie of splenomegalie of gegeneraliseerde lymfadenopathie

Bron: Cush, Medsger, Cristy, et al., 1987.

Omdat er geen specifieke diagnostische test beschikbaar is, zijn er verschillende sets met diagnostische criteria opgesteld (tabel 23.6). Het stellen van de diagnose AOSD vereist de aanwezigheid van alle verplichte criteria, met daarnaast de aanwezigheid van enkele van de overige criteria. Andere aandoeningen met een vergelijkbare presentatie moeten worden uitgesloten.

Geen enkele radiologische bevinding is specifiek voor AOSD. De meest klassieke radiologische afwijking, die bij 41% van de patiënten wordt gezien, is een niet-erosieve intercarpale en carpometacarpale gewrichtsspleetvernauwing van de pols, meestal bilateraal voorkomend, die een halfjaar na het begin van de klachten ontstaat en die zich bij 25% van de patiënten over een periode van enkele jaren ontwikkelt tot volledige ankylose van het gewricht (figuur 23.10). Ankylosering van andere gewrichten of van de wervelkolom komt minder vaak voor. Sommige patiënten ontwikkelen een snelle destructie van een heup- of kniegewricht.

23.3.4 Behandeling en prognose

In de acute fase van de ziekte wordt voor de behandeling van koorts en spier- en gewrichtsklachten meestal eerst een NSAID gebruikt. Behandeling met NSAID's is echter slechts bij 7-15% van de patiënten effectief. Patiënten die onvoldoende reageren op NSAID's en patiënten met een gecompliceerd beloop van de ziekte worden meestal behandeld met prednisolon. De gebruikelijke dosis is 0,5-1.0 mg/kg/dag. De respons hierop varieert van 76-95%. Patiënten met gewrichtsbetrokkenheid kunnen ondanks behandeling met glucocorticoïden soms toch een ernstige gewrichtsdestructie ontwikkelen.

Gezien de zeldzaamheid van de ziekte zijn er bij AOSD geen gerandomiseerde studies naar de effectiviteit van behandelingen verricht. Verschillende immunomodulerende geneesmiddelen zijn uitgeprobeerd in kleine case-series, waaronder hydroxychloroquine, azathioprine, sulfasalazine, methotrexaat, ciclosporine, intraveneus immuunglobuline, cyclofosfamide, thalidomide, infliximab, etanercept, anakinra en rituximab. Overall was de respons ongeveer 40%. Immunomodulerende geneesmidde-

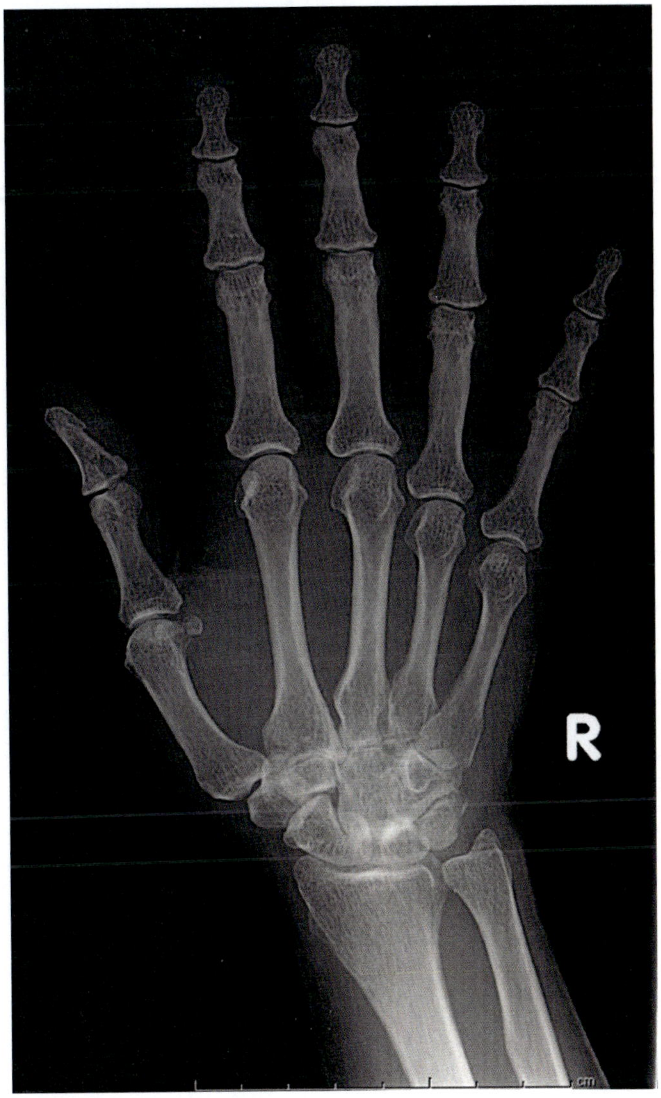

Figuur 23.10 Röntgenfoto van de hand: ankylose van de pols bij AOSD.

len worden ingezet bij gevallen die onvoldoende reageren op een combinatie van NSAID's en glucocorticoïden, of als steroïdsparend middel.

Het beloop van AOSD kan worden onderverdeeld in drie patronen met verschillende prognoses, die even vaak voorkomen.

1. Het eerste patroon is monofasisch en zelflimiterend. Het beloop wordt gekenmerkt door een enkele ziekteperiode met voornamelijk systemische verschijnselen, zoals koorts, huiduitslag, serositis, hepatomegalie en splenomegalie. De meeste patiënten komen binnen een jaar in complete remissie.
2. Het tweede patroon is intermitterend of polycyclisch. Het beloop wordt gekenmerkt door herhaalde opvlammingen van systemische verschijnselen, met of zonder gewrichtsklachten. Tussen de exacerbaties is de patiënt geheel symptoomvrij. Opeenvolgende episodes zijn vaak minder ernstig, van kortere duur en kunnen jaren uiteen liggen.
3. Het derde patroon is chronisch articulair. Het beloop wordt gekenmerkt door een persisterend actieve ziekte met voornamelijk gewrichtsklachten. Deze patiënten kunnen een ernstige destructieve artritis hebben, waarbij 67% uiteindelijk een gewrichtsvervangende ingreep ondergaat, gemiddeld 28 maanden na het begin van de ziekte.

Het gebruik van glucocorticoïden varieert ook per ziektepatroon. Prednison wordt gebruikt door ongeveer 57% van de patiënten met een monofasisch ziektepatroon, 67% met een polycyclisch ziektepatroon en 77% met een chronisch articulair ziektepatroon. Patiënten met een chronisch articulair ziektepatroon hebben over het algemeen een slechtere prognose met meer beperkingen dan patiënten die alleen systemische verschijnselen hebben. Patiënten met systemische ziekte hebben over het algemeen een goede prognose, ernstige complicaties zijn zeldzaam, hoewel AOSD wel gepaard kan gaan met de ontwikkeling van amyloïdose.

Kernpunten adult-onset Still's disease (AOSD)

- **AOSD is een systemische inflammatoire aandoening met dagelijks piekende koorts, die gepaard gaat met een vluchtige zalmroze huiduitslag, artritis en systemische manifestaties.**
- **AOSD is geassocieerd met sterk verhoogde serumferritineconcentraties met een lage fractie van geglycosyleerde ferritine.**
- **Er zijn verschillende sets met diagnostische criteria opgesteld voor AOSD, waarbij aandoeningen met een vergelijkbare presentatie moeten worden uitgesloten.**
- **In de acute fase wordt AOSD behandeld met NSAID's, maar de meeste patiënten hebben in het beloop van de ziekte glucocorticoïden nodig.**

Literatuur

Bijlsma JWJ, Da Silva JAP, Hachula E, et al. Eular textbook on rheumatic diseases. London: BMJ Publishing Group, 2012.
Bokhoven MA van, Deursen CT van, Swinkels DW. Diagnosis and management of hereditary haemochromatosis. BMJ 2011;342:c7251.
Cush JJ, Medsger TA, Cristy WC, et al. Adult-onset Still's disease. Clinical course and outcome. Arthtitis Rheum 1987;30:186-94.
Efthimiou P, Paik PK, Bielory L. Diagnosis and management of adult onset Still's disease. Ann Rheum Dis 2006;65:564-72.
Klippel JH, Stone JH, Crofford LJ, White PH (Eds.). Primer on the rheumatic diseases. New York: Springer/The Arthritis Foundation, 2008.
Iannuzzi MC, Rybicki BA, Teirstein AS. Sarcoidosis. N Engl J Med 2007;357:2153-65.
Sahinbegovic E, Dallos T, Aigner E, et al. Muskuloskeletal disease burden of hereditary hemochromatosis. Arthritis Rheum 2010;62:3792-8.
Thomas KW, Hunninghake GW. Sarcoidosis. JAMA 2003;289:3300-3.
► www.uptodate.com

Gegeneraliseerde pijnsyndromen

D. Vosse

Casus 24.1

Mevrouw Rijsbergen is 45 jaar. Mevrouw heeft al jaren klachten en is bekend met de diagnose fibromyalgie. De diagnose is destijds gesteld door de reumatoloog en zij heeft uitleg en documentatie gekregen over de klachten. Zij heeft tot op heden goed kunnen omgaan met haar klachten.

24.1 Epidemiologie en pathogenese

Chronische benigne pijnsyndromen, zoals fibromyalgie (FM), zijn wijdverspreid. De schatting is dat 2-5% van de volwassenen lijdt aan FM en dat 10-30% van patiënten die naar een reumatoloog worden verwezen, komt met fibromyalgische klachten. De klachten komen vaker voor bij vrouwen dan bij mannen (7,5:1) en hebben geen duidelijk oorzakelijk moment. Sommige patiënten beschrijven wel een trauma of een lokale klacht in de anamnese, maar een duidelijke relatie met de chronische pijnklachten is er meestal niet. De indruk bestaat dat de klachten bij mannen ernstiger verlopen dan bij vrouwen. In principe zijn alle leeftijden vertegenwoordigd (inclusief juveniele FM), maar een piek wordt gezien bij vrouwen tussen 20 en 50 jaar. Mensen met een lagere socio-economische status, slechte algemene conditie en functiebeperkingen hebben een hoger risico op het ontwikkelen van FM.

In de jaren 70 van de vorige eeuw is het moderne concept van FM vormgegeven en sindsdien is ook wetenschappelijk onderzoek geïnitieerd. Op dit moment is er een aantal manieren om naar deze patiëntengroep te kijken. Allereerst zijn er de door de American College of Rheumatology (ACR) in 1990 opgestelde classificatiecriteria die uitgaan van chronische diffuse pijn en zogeheten drukpunten. Patiënten met lang bestaande diffuse pijn en 11 van de 18 positieve drukpunten voldoen aan de criteria (▸ aandachtsbox 24.1, ◘ figuur 24.1).

Aandachtsbox 24.1 Drukpunten

Pijn bij drukken met een vinger op ten minste 11 van de volgende 18 bilaterale plekken (zie ook ◘ figuur 24.1):

- achterhoofd: op de insertie van de nekspieren;
- laagcervicaal: aan de voorzijde van de intertransversale ruimtes van C5-7;
- trapezius: midden op de bovenrand;
- supraspinatus: bij de origo ervan, mediaal boven de spina scapularis;
- tweede rib: iets lateraal van de costochondrale verbinding;
- laterale epicondylus: 2 cm distaal van de epicondylus;
- gluteaal: in het bovenste buitenkwadrant van de bil;
- trochanter major: iets dorsaal van de trochanter;
- knie: op de mediale 'fat pad', proximaal van de gewrichtsspleet.

Het drukken moet gebeuren met een druk van ongeveer 4 kg. Er is sprake van een 'tenderpoint' als dat echt pijnlijk is, 'gevoelig' is niet voldoende (in tegenstelling tot wat de term 'tender' suggereert).

In 2010 zijn deze criteria aangepast met meer nadruk op de mate en uitgebreidheid van pijn, zoals die door de patiënten beleefd wordt. Als derde mogelijkheid, vanwege het ontbreken van een organisch substraat, kan FM worden geschaard onder de Somatisch Onvoldoende verklaarde Lichamelijke Klachten (SOLK), waarbij de pijnklachten worden gezien in een spectrum met andere orgaangerelateerde klachten (◘ tabel 24.1). Men kan dan ook beargumenteren dat FM geen reumatologische diagnose is, maar een onderdeel van een breder syndroom.

Ten slotte zijn er critici die helemaal niet geloven in het concept FM en die het hele beeld beschouwen als een non-ziekte en een legitimatie voor medische consumptie. Het bestaan van classificatiecriteria suggereert dat FM een heldere eenduidige diagnose is maar de nieuwe aanpak laat zien dat er eerder sprake is van een complex van klachten. Daarom spreken we ook wel van een chronisch benigne pijnsyndroom. In dit hoofdstuk wordt verder gesproken over FM, in het kader van een groter geheel van symptomen.

Ondanks vele theorieën is er geen aantoonbaar verband tussen FM en acute infecties, vaccinaties of chronisch persisterende infecties. Hierbij is gedacht aan virusinfecties (Epstein-Barr-virus, CMV hepatitis), maar ook aan de chronische ziekte van Lyme. Behandelingen gericht tegen deze aandoeningen geven geen verbetering van de klachten.

Het soms familiair voorkomen van FM suggereert de aanwezigheid van onderliggende genetische factoren en/of omgevingsfactoren. Er bestaat overlap met verscheidene aandoeningen, zoals chronischevermoeidheidssyndroom, prikkelbaredarmsyndroom, hoofdpijn en stemmingsstoornissen. Bij de etiologie wordt er een groot belang gehecht aan copingstrategieën; er blijkt een positief effect te zijn van zelfmanagementstrategieën. Gedragstherapie bij gewrichtsklachten levert verbetering op in pijnbeleving, beperking en angstgevoelens over de toekomst. Dit geldt voor inflammatoire gewrichtsklachten, maar vooral voor niet-inflammatoire gewrichtsklachten waar FM ook onder valt.

Sommige onderzoeksgegevens suggereren dat veranderingen in de neuronale activiteit in het centraal zenuwstelsel, abnormaal metabolisme van bioactieve stoffen en immunologisch gemedieerde processen een rol kunnen spelen bij het ontstaan van chronische pijn. Een minder adequaat functionerende hypothalamus-hypofyse-bijnierschors-as, stoornissen in perifere pijnbeleving en stoornissen in centrale pijnprocessen kunnen een rol spelen. Een biomarker die echt onderscheid kan maken tussen adequate pijnprikkels en chronisch benigne pijn is echter nog niet gevonden.

Al met al lijkt FM een multifactoriële aandoening, waarbij mogelijk veranderingen in het nociceptieve systeem leiden tot een veranderde pijnbeleving, tot chronische stress in het systeem en zo tot chronische pijn in het houdings- en bewegingsapparaat.

Kernpunten

- **Chronisch benigne pijnsyndromen, zoals fibromyalgie (FM), komen veel voor.**
- **Er bestaat veel overlap met andere disfunctionele syndromen.**

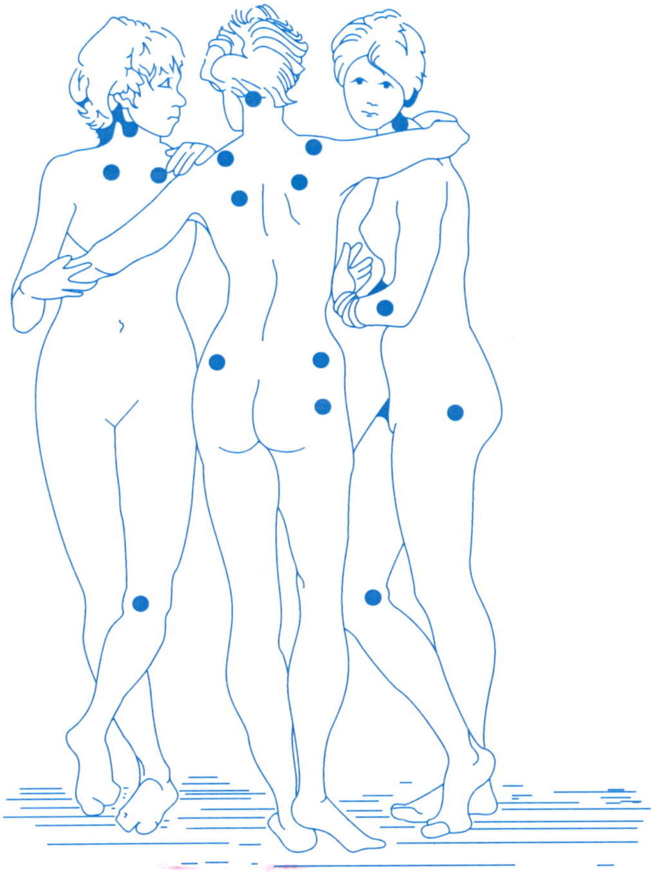

Figuur 24.1 Pijnpunten, zoals genoemd in de inmiddels niet meer gehanteerde ACR-classificatiecriteria voor fibromyalgie.

- **FM komt veel vaker voor bij vrouwen dan bij mannen.**
- **FM is een multifactoriële aandoening van nog onbekende etiologie.**

24.2 Klinische presentatie

Het klinisch beeld van het chronisch gegeneraliseerd pijnsyndroom FM kent vele gezichten. Klachten als slechte nachtrust en chronische vermoeidheid, tintelingen in de extremiteiten, hoofdpijn, spastische darmen, mictieklachten, klachten van droge ogen en droge mond, recidiverende bovensteluchtwegklachten, menstruatiepijnen, sombere gevoelens, angst, koude handen, en diffuse pijn en stijfheid in het bewegingsapparaat komen veel voor. Ook beschrijven patiënten diffuse zwelling van handen en onderarmen. Het is opvallend dat velen een negatief effect van het weer beschrijven; met name koud en vochtig weer doet de klachten verergeren. De klachten komen en gaan, wisselen van intensiteit en zijn niet per se afhankelijk van belasting.

Om te proberen meer duidelijkheid te krijgen in de klachten die patiënten noemen, is in de afgelopen jaren een inventarisatie van deze klachten gemaakt en heeft men geprobeerd daar een patroon in te ontdekken. Er zijn internetvragenlijsten afgenomen bij FM-patiënten en hieraan is een expert-conferentie gewijd. Dit heeft geleid tot een overzicht (tabel 24.2) waarin de meest voorkomende klachten bij FM zijn geordend in de trias:

1. lang bestaande gegeneraliseerde pijn in het gehele houdings- en bewegingsapparaat (> 3 maanden, links en rechts in het lichaam, onder en boven het diafragma);
2. moeheid (vaak al bij het opstaan);
3. slaapstoornissen (moeilijk inslapen, onrustig slapen, niet uitgerust wakker worden).

Tabel 24.1 Zogeheten disfunctionele syndromen, die overlap vertonen met fibromyalgie*

Syndroom	Overlappende symptomen
chronisch moeheidsyndroom	moeheid, gegeneraliseerde pijn
myalgische encephalomyelitis	moeheid, cognitieve disfunctie
posttraumatisch stresssyndroom, oorlogssyndroom	moeheid, depressie, pijn
temporomandibulaire disfunctie	gelaatspijn
spastische darm	buikkrampen en -pijn
spanningshoofdpijn	hoofdpijn, psychische stress
onrustige benen	spierkramp, paresthesie
depressie en angststoornissen	depressie, angst, psychische stress
primaire dysmenorroe	buikkrampen en -pijn
multipele chemische overgevoeligheid	autonome disfunctie

* Niet-uitputtende lijst. Er kan overlap bestaan in symptomen, maar ook in volledige syndromen; zo kan een patiënt voldoen aan zowel de classificatiecriteria voor fibromyalgie als voor chronisch moeheidssyndroom.

Naast pijn in spieren, pezen en gewrichten zijn begeleidende klachten in andere organen dan het bewegingsapparaat belangrijk in de diagnostiek van FM. Vooral stemmingsstoornissen en angstgevoelens komen vaak voor, tot bij 60% van de patiënten. Het lijkt vooral te gaan om sombere gedachten bij de ervaren pijn en beperkingen. Depressiviteit in engere zin wordt vermeld bij 30-40% en een bipolaire stoornis bij 11%.

Ook het herkennen van andere orgaangerelateerde klachten is belangrijk; als het geheel van klachten niet al zodanig herkend wordt is er een reëel gevaar dat het syndroom niet herkend wordt. Dit kan leiden tot een uitstel van de diagnose tot wel vijf jaar. Voor het management van de patiënt is een tijdige diagnose echter van groot belang.

24.2.1 Classificatiecriteria

Over het algemeen geldt dat de verdenking op FM toeneemt naarmate de klachten langer bestaan en voorkomen in combinatie met klachten in verschillende andere organen.

In 1990 zijn de American College of Rheumatology (ACR-) classificatiecriteria opgesteld met het doel FM te omschrijven

Tabel 24.2 Door patiënten meest vermelde verschijnselen bij fibromyalgie, gegroepeerd per 3-2-1 aantallen.

OMERACT 2008	NFA-vragenlijst	DFV-vragenlijst
stijfheid	ochtendstijfheid	ochtendstijfheid
moeheid	moeheid	moeheid
slechte nachtrust	slechte nachtrust; moeite in slaap te komen	slechte nachtrust
gewrichtspijn	gewrichtspijn	gewrichtspijn
vergeetachtig	vergeetachtig	vergeetachtig
concentratieverlies; afname taakoplossend vermogen	concentratieverlies	concentratieverlies; lage productiviteit
lusteloosheid		lusteloosheid
depressie	depressie	
	hoofdpijn	hoofdpijn
	boosheid	prikkelbaarheid
beperkingen in ADL; fysiek ongemak		gezwollen handen
	rusteloze benen; spierkrampen	
	angst	
	buikpijn	
		visusklachten
		duizeligheid
		gevoelig voor weersveranderingen
overgevoelig voor aanraking		

en om gezondheidswerkers een manier te geven om over deze patiëntengroep te communiceren, zowel in de kliniek als in het onderzoek (figuur 24.1 en aandachtsbox 24.1).

In 2010 zijn deze criteria herzien: er wordt gekeken naar de verspreiding van de klachten over het lichaam en naar de ernst, zoals de patiënt die ervaart (tabel 24.3) Daarnaast worden klachten buiten het bewegingsapparaat, zoals buikpijn, moeheid en slaapstoornissen, mee beoordeeld. Als laatste belangrijk punt wordt het uitsluiten van andere oorzaken van de klachten expliciet genoemd. Hiermee benadrukken de samenstellers van de criteria dat artsen patiënten goed moeten (blijven) nakijken.

Kernpunt

- Trias van de meest voorkomende klachten bij fibromyalgie:
  - lang bestaande gegeneraliseerde pijn (> 3 maanden, links en rechts in het lichaam, onder en boven het diafragma);
  - moeheid (vaak al bij het opstaan);
  - slaapstoornissen (moeilijk inslapen, onrustig slapen, niet uitgerust wakker worden).

Tabel 24.3 ACR-classificatiecriteria voor fibromyalgie (2010)

1.	***Widespread Pain Index (WPI-)score*** *De test is als positief te beschouwen bij een score ≥ 7 (uit 19)*
	De 19 anatomische lokalisaties: – schouder: links, rechts – bovenarm: links, rechts – onderarm: links, rechts – kaak: links, rechts – nek – borstbeen – billen, trochantor major: links, rechts – bovenbeen: links, rechts – onderbeen: links, rechts – hoge rug – lage rug – buik
2.	***Symptom Severity Scale (SSS)*** *De test is als positief te beschouwen bij een score ≥ 5 (uit 12)*
	Aanwezigheid en ernst (0-3) van vermoeidheid, geheugenstoornissen, slaapstoornissen en begeleidende somatische klachten
	0: geen symptomen 1: weinig symptomen 2: matige symptomen 3: ernstige symptomen
3.	***Bij uitsluiting van andere diagnoses die de klachten kunnen verklaren***
	Een SSS ≥ 9 en een WPI van 3-6 zijn ook voldoende

24.3 Diagnostiek

Al deze klachten overziend is het van groot belang dat FM vroegtijdig herkend wordt, anders kan het tot veel overdiagnostiek en somatisatie leiden bij de patiënt. Algemeen kan worden gesteld dat de diagnose vooral berust op nauwkeurige anamnese en lichamelijk onderzoek.

24.3.1 Anamnese

In de anamnese probeert men allereerst een onderscheid te maken tussen inflammatoire en niet-inflammatoire gewrichtsklachten. Fibromyalge pijnen in de gewrichten, maar ook in de spieren en pezen (periarticulair) gaan niet over in rust en verergeren bij belasten.

Vaak zijn de klachten onafhankelijk van wat de patiënt doet. In een beginstadium merken patiënten nog wel dat rust helpt, maar naarmate het beeld vordert zijn de klachten continu aanwezig. Afwezigheid van andere (in eerdere hoofdstukken genoemde) kenmerken van inflammatoire klachten (lang bestaande pijn, langdurige ochtendstijfheid) helpen FM-patiënten te onderscheiden.

Een opvallende andere observatie is dat de aangegeven pijnklacht niet is terug te voeren naar een laesie. Bijvoorbeeld pijn en tintelingen in een hand zijn niet terug te voeren naar een dermatoom. Ook is de mate van de aangegeven pijn niet gerelateerd aan de bevindingen bij het lichamelijk onderzoek.

De klachten komen bilateraal voor zowel in de onderste als bovenste extremiteiten. Vaak volgen ze de pijnpunten, zoals die zijn beschreven in de oude ACR-classificatiecriteria voor FM uit 1990 (figuur 24.1). De samenhang met andere, extra-articulaire, verschijnselen maakt de diagnose FM zeer aannemelijk.

Natuurlijk dient er aandacht geschonken te worden aan het onderkennen van 'rode vlaggen', die verwijzen naar een mogelijk algemeen ziektebeeld. Zeker bij patiënten met relatief recent ontstane klachten moeten andere aandoeningen zorgvuldig worden onderzocht. Bij de anamnese hoort een inventarisatie van medicatiegebruik en vragen gericht op algemeen interne afwijkingen (hypothyreoïdie, diabetes mellitus, slaapapneusyndroom, neuropathische pijn) en reumatische aandoeningen, zoals reumatoïde artritis, systeemaandoeningen en polyartrose.

24.3.2 Onderzoek

Het lichamelijk onderzoek bij FM-patiënten is altijd volledig normaal, met uitzondering van de diffuse pijn en positieve drukpunten.

Voor de diagnose chronischepijnsyndroom FM bestaat geen diagnostische test en uitgebreid aanvullend onderzoek is dan ook niet nodig. Naast anamnese en lichamelijk onderzoek kan men volstaan met een beperkt laboratoriumonderzoek, voornamelijk om andere diagnoses uit te sluiten (tabel 24.4). Hierbij kan worden volstaan met uitslagen die niet ouder zijn dan 6-12 maanden. Afhankelijk van de bevindingen kan het noodzakelijk zijn verdere aanvullende diagnostiek in te zetten. De diagnose FM sluit overigens een tweede diagnose niet uit; omgekeerd trouwens ook niet. Een wat oudere vrouw met typische handartrose kan daarbovenop een typisch fibromyalg pijnsyndroom hebben.

Casus 24.1 (vervolg)

Mevrouw Rijsbergen is inmiddels verwezen naar het spreekuur van de reumaverpleegkundige, omdat ze fibromyalgie heeft en niet meer kan functioneren op haar werk. Ze loopt al vier maanden in de ziektewet. Tot voor kort kon zij haar taken goed aan, maar nu heeft ze toenemend energietekort om naar behoren te functioneren, zowel thuis als op het werk.

Uit de verpleegkundige anamnese blijken de volgende punten.

- Ze is getrouwd en wordt thuis zo nodig geholpen door haar echtgenoot.
- Ze heeft geen kinderen, maar heeft wel de zorg voor een jongere zus met een verstandelijke beperking. Deze zus woont in een gezinsvervangend tehuis, maar mevrouw Rijsbergen onderneemt wekelijks een activiteit met haar en ze is mantelzorger wanneer dat nodig is.
- Haar beide ouders zijn overleden en de zussen stellen elkaars gezelschap zeer op prijs.

Tabel 24.4 Aanvullende diagnostiek bij fibromyalgiesyndroom

Differentiële diagnose van fibromyalgie met onderscheidend onderzoek*	
Aandoening	**Onderzoek****
Inflammatoire reumatische ziekten	
syndroom van Sjögren	oogonderzoek, BSE, ENA
polymyalgia rheumatica	BSE
myopathie, myositis	serumcreatinekinase
beginnende reumatoïde artritis	(BSE, reumafactortest)
systemische lupus erythematosus	(BSE, bloedbeeld, ANF)
systemische vasculitis	BSE
Niet-inflammatoire reumatische ziekten	
gegeneraliseerde artrose	(röntgenfoto's van gewrichten)
gegeneraliseerde hypermobiliteit	hypermobiliteitsscore van Beighton
Endocriene aandoeningen	
diabetes mellitus	glucose
hypothyreoïdie	schildklierfunctie: TSH
hyperparathyreoïdie	serumcalcium en alkalische fosfatase
hypovitaminose D, osteomalacie	serum 25-hydroxy-vitamine D
Chronische infecties	
hepatitis C	serologie, leverenzymtesten
Maligniteit	
botmetastasen	botscintigrafie
maligne myeloom	BSE, paraproteïnen in plasma en urine
Bijwerkingen van medicatie	
glucocorticoïdonttrekkingssyndroom	glucose, anamnese
artralgie na chemotherapie	anamnese
eosinofilie-myalgiesyndroom	anamnese (L-tryptofaangebruik?)
HMG-CoA reductasen (statines)	nagaan van medicatie

* Als een patiënt met een van deze aandoeningen voldoet aan de classificatiecriteria van fibromyalgie, wordt gesproken van secundaire of begeleidende fibromyalgie. Niet-uitputtende differentiaaldiagnose.
** Extra onderzoek na volledige anamnese en volledig lichamelijk onderzoek. Tussen haakjes staat onderzoek met een lage diagnostische waarde voor de gegeven aandoening.

24.3.3 Psychosomatische anamnese

Naast de somatisch gerichte anamnese is bij chronischepijnsyndromen de psychosomatische anamnese belangrijk. Tijdens het gesprek dient er dan ook aandacht te zijn voor de zogeheten 'gele vlaggen', die verwijzen naar cognitieve en gedragsmatige componenten van pijn. Het niet of te laat herkennen van psychosociale aspecten van de klachten leidt tot verkeerde behandelstrategieën en een slechte prognose. Uit onderzoek naar de rol van de gespecialiseerde verpleegkundigen bij de zorg voor deze patiëntencategorie blijkt dat zij meer oog en tijd hebben voor dergelijke klachten, terwijl reumatologen doorgaans meer somatisch-diagnostisch gericht zijn. Vooral de aspecten 'serieus genomen worden', 'veel tijd bij de anamnese' en 'duidelijke, praktische adviezen' scoren hoog bij patiënten die door de gespecialiseerde verpleegkundigen zijn gezien.

Gebleken is dat gespecialiseerde verpleegkundigen goed in staat zijn om de diagnose FM te stellen. Zij missen geen diagnoses die de reumatoloog wel stelde en ook worden bij de follow-up geen andere diagnoses gesteld. Deze bevindingen maken dat gespecialiseerde verpleegkundigen een grote rol kunnen spelen bij de diagnostiek en begeleiding van FM-patiënten.

Kernpunten

- **Het lichamelijk onderzoek bij FM-patiënten is altijd volledig normaal, met uitzondering van de diffuse pijn en positieve drukpunten.**
- **Beperkt laboratoriumonderzoek volstaat, voornamelijk om andere diagnoses uit te sluiten.**
- **De psychosomatische anamnese is even belangrijk als de somatisch anamnese.**
- **Verpleegkundigen kunnen een grote rol spelen bij de begeleiding.**

24.4 Behandeling en prognose

De door de FM-patiënt ervaren klachten kunnen niet goed verklaard worden vanuit het medische model en zijn beter te begrijpen vanuit het biopsychosociale model. Hierbij spelen zowel lichamelijke, psychische als omgevingsfactoren een rol bij zowel het ontstaan van de klachten, alsook bij het versterken en chronisch worden van deze klachten. Patiënten met dit chronische-pijnsyndroom dienen allereerst uitleg te krijgen over de klachten en het te verwachten beloop. Geruststelling is belangrijk en het wegnemen van onrust over een (ernstige) ziekte ook, maar voldoet niet. FM heeft over het algemeen belangrijke gevolgen voor het sociale leven van een patiënt, voor het gezin, de werkvloer en hobby's.

Casus 24.1 (vervolg)

Bij navraag blijkt dat het inzicht in FM, chronische onverklaarde pijnklachten wel aanwezig is. Mevrouw Rijsbergen denkt niet dat er onderliggend andere problematiek is, dus ze zoekt niet naar andere verklaringen. Ze heeft enkele jaren geleden vanwege haar klachten besloten om minder te gaan werken en heeft nu een contract voor 25 uur per week als afdelingssecretaresse voor een afdeling in een academisch medisch centrum. Het werk biedt de mogelijkheid om bewegingen af te wisselen.

Mevrouw wil haar werk erg graag blijven doen, maar ze wil het ook heel goed doen. Tot op heden proberen haar leidinggevende en teamleden mevrouw Rijsbergen te ondersteunen, maar het werk kost steeds meer moeite, de pijnklachten nemen toe en haar vermoeidheid wordt steeds erger. Zoals gezegd loopt ze inmiddels vier maanden in de ziektewet. Ze heeft al een aantal keren geprobeerd haar werk te hervatten, maar dit is telkens mislukt.

Het is belangrijk betrokkene inzicht te geven in de verschillende (fysieke en psychische) facetten van de aandoening. Helder moet zijn dat medicamenteuze therapieën meestal niet werken en dat alleen pijnstilling zinloos is. De behandeling kan het beste bestaan uit een multidisciplinaire aanpak (vanuit een holistisch standpunt). Als patiënten door hun omgeving worden gesteund en de ruimte krijgen zelf oplossingen te formuleren, volstaan een goede uitleg en voorlichting en relatief eenvoudige maatregelen als enkelvoudige oefentherapie. Deze oefentherapie dient bij voorkeur te bestaan uit het aanleren van ontspanningstechnieken, vooral toe te passen bij pijn en stress, het aanleren en onderhouden van actieve houdingen en een dynamisch bewegingspatroon. Desondanks is volledig verdwijnen van de klachten niet altijd mogelijk en wordt er zo veel als mogelijk gestreefd naar herstel van functie en levenskwaliteit.

Over het algemeen wordt ervan uitgegaan dat de klachten ontstaan zijn als gevolg van een disbalans tussen belasting en belastbaarheid. Patiënten moeten leren nagaan welke factoren bij hen een rol spelen bij het ontstaan van de disbalans en wat een aanknopingspunt zou kunnen zijn om aan te werken. Deze factoren kunnen zowel lichamelijk (overbelasting) als geestelijk (spanning) zijn. Met behulp van een zelfmanagementcursus kunnen zij beter leren omgaan met de klachten en proberen de balans te herstellen. Vaak worden dergelijke cursussen aangeboden door thuiszorgorganisaties, maar soms ook door een revalidatiekliniek of ziekenhuis. Bij deze programma's staan ontspanning en inspanning (oefentherapie) centraal met als doel een betere conditie te krijgen en op zijn tijd te ontspannen. Een voorbeeld hiervan is een 'graded activity'-programma. Graded activity is een gestructureerde begeleiding die erop gericht is binnen een afgesproken tijd, in kleine stappen, te komen tot een toename of een uitbreiding van het functioneren. Het biedt patiënten de mogelijkheid beter om te gaan met de problematiek van de klachten en te werken aan eigen herstel.

Casus 24.1 (vervolg)

De reumaconsulent heeft de indruk dat mevrouw Rijsbergen voortdurend probeert op de toppen van haar kunnen te functioneren. 'Ze is al zo lang ziek thuis, dus het moet nu ook in een stijgende lijn gaan.' De reumaconsulent stelt daarom voor om een zeer gegradeerde opbouw van werkzaamheden uit te proberen. Ze legt uit dat de langzame opbouw is bedoeld om mevrouw te helpen haar grenzen aan te voelen en hiernaar te leren handelen. Nadat mevrouw dit voorstel heeft geaccordeerd, neemt ze contact op met de bedrijfsarts om het programma te bespreken en om af te spreken wie dit gaat begeleiden. De bedrijfsarts gaat akkoord en begeleidt het proces op de werkvloer.

Psychosomatische oefentherapie is een goed alternatief. De oefentherapie kan worden aangevuld met een kortdurende cognitieve gedragstherapie door een hierin ervaren eerstelijnspsychotherapeut. Naast deze vormen van therapie kunnen patiënten steun krijgen bij patiëntenverenigingen.

Indien de aard en de ernst van de klachten daartoe aanleiding geven, kan een uitgebreidere multidisciplinaire aanpak zin hebben, opgesteld in samenspraak met de patiënt en regelmatig besproken en zo nodig bijgesteld. Inmiddels is ruime ervaring opgedaan met verschillende behandelstrategieën die worden aangeboden door verschillende therapeuten (huisartsen, reumatologen, revalidatieartsen, fysiotherapeuten, psychologen). In alle gevallen geeft men eerst en vooral voorlichting en ondersteuning, daarna eenvoudige pijnstilling en (groeps)oefentherapie. Cognitieve gedragstherapie maakt ook vaak deel uit van het programma evenals het aanleren van copingstrategieën. Hoewel dergelijke programma's vaak worden voorgeschreven, zijn over de effecten nog onvoldoende gegevens beschikbaar. Recent is een artikel verschenen over het positieve effect van tai-chi-oefeningen bij fibromyalgie. De auteurs beschrijven in een gerandomiseerd onderzoek een significant beter resultaat in de tai-chi-behandelgroep, zowel op fysieke als op psychische uitkomstparameters.

Zoals eerder gezegd, is er voor farmacotherapie slechts een bescheiden plaats bij het chronischepijnsyndroom FM. Patiënten hebben doorgaans geen baat bij pijnmedicatie, zoals paracetamol, NSAID's/coxibs en opiaten. Van NSAID's is niet aangetoond dat ze een meerwaarde hebben en ook opiaten of glucocorticoïden verdienen geen plaats in de behandeling. Tramadol vormt hierop mogelijk een uitzondering, hoewel dit medicijn ook niet bij iedereen werkzaam is en soms hinderlijke bijwerkingen kent. Naast eenvoudige pijnstilling zijn tricyclische antidepressiva de meest voorgeschreven middelen. Een aantal patiënten heeft baat bij behandeling met antidepressiva, zoals duloxetine (Cymbalta®), amitriptyline of het van anti-epileptica afgeleide middel pregabaline (Lyrica®), die alle als pijnmodulerend medicament kunnen worden ingezet. Een lage dosis amitriptyline kan naast de pijn vaak ook het verstoorde waakslaapritme verbeteren.

Patiënten met een duidelijke angststoornis of depressie dienen natuurlijk adequaat begeleid en eventueel medicamenteus behandeld te worden door een psycholoog of psychiater.

Uit onderzoek blijkt dat de vele, soms intensieve, interventies lang niet altijd leiden tot verbetering van de klachten. Veel patiënten houden een aanzienlijke last met alle gevolgen van dien op hun psychosociaal functioneren. De laatste jaren worden met de multidisciplinaire aanpak toch resultaten behaald die het voor de patiënten mogelijk maken op een acceptabel niveau te functioneren. Het is van groot belang een reëel beeld te scheppen van de aandoening en het beloop. Zin en onzin van therapieën moeten duidelijk besproken worden en er moet geen valse hoop worden gewekt. Hoewel er met regelmaat discussies worden gevoerd over het bestaansrecht van de diagnose fibromyalgie, lijkt het ontkennen geen positief effect te hebben op de problematiek. Het doet in elk geval geen recht aan de pijn en beperkingen die patiënten ervaren. Vroege herkenning en adequate adviezen over de behandeling lijken gunstige effecten te hebben op het beloop.

Kernpunten

- **Fibromyalgie heeft grote gevolgen voor het leven en functioneren van een patiënt.**
- **Niet-medicamenteuze (oefen)therapieën zijn de basis van de behandeling.**
- **Farmacologische behandeling dient alleen te worden ingezet als ondersteuning van een multidisciplinaire behandeling.**

Literatuur

Kroese MEAL, Schulpen GJC, Bessems MCM, Severens JL, Nijhuis FJ, Geusens PP, Landewé RB. Substitution of specialized rheumatology nurses for rheumatologists in the diagnostic process of fibromyalgia: a randomized controlled trial. Arthritis Rheum 2008;59:1299-305.

Kroese MEAL, Schulpen GJC, Sonneveld HM, Vrijhoef HJM. Therapeutic approaches to fibromyalgia in the Netherlands: a comparison between 1998 and 2005. Journal of Evaluation in Clinical Practice 2008;14:321-5.

Wang C, Schmid CH, Rones R, et al. A randomized trial of Tai Chi for fibromyalgia. N Engl J Med 2010;363(8):743-54.

Wolfe F, Clauw DJ, Fitzcharles M, Goldenberg DI, Katz RS, Mease P, Russell AS, Russell IJ, Winfield JB, Yunus MB. The American College of Rheumatology preliminary diagnostic criteria for fibromyalgia and measurement of symptom severity. Arthritis Care & Research. 2010;62:600-10.

Wolfe F, Smythe H, Yunus MB, et al. The American College of Rheumatology 1990 criteria for the classification of fibromyalgia. Report of the Multicenter Criteria Committee. Arthritis Rheum 1990;33:160-72.

Register

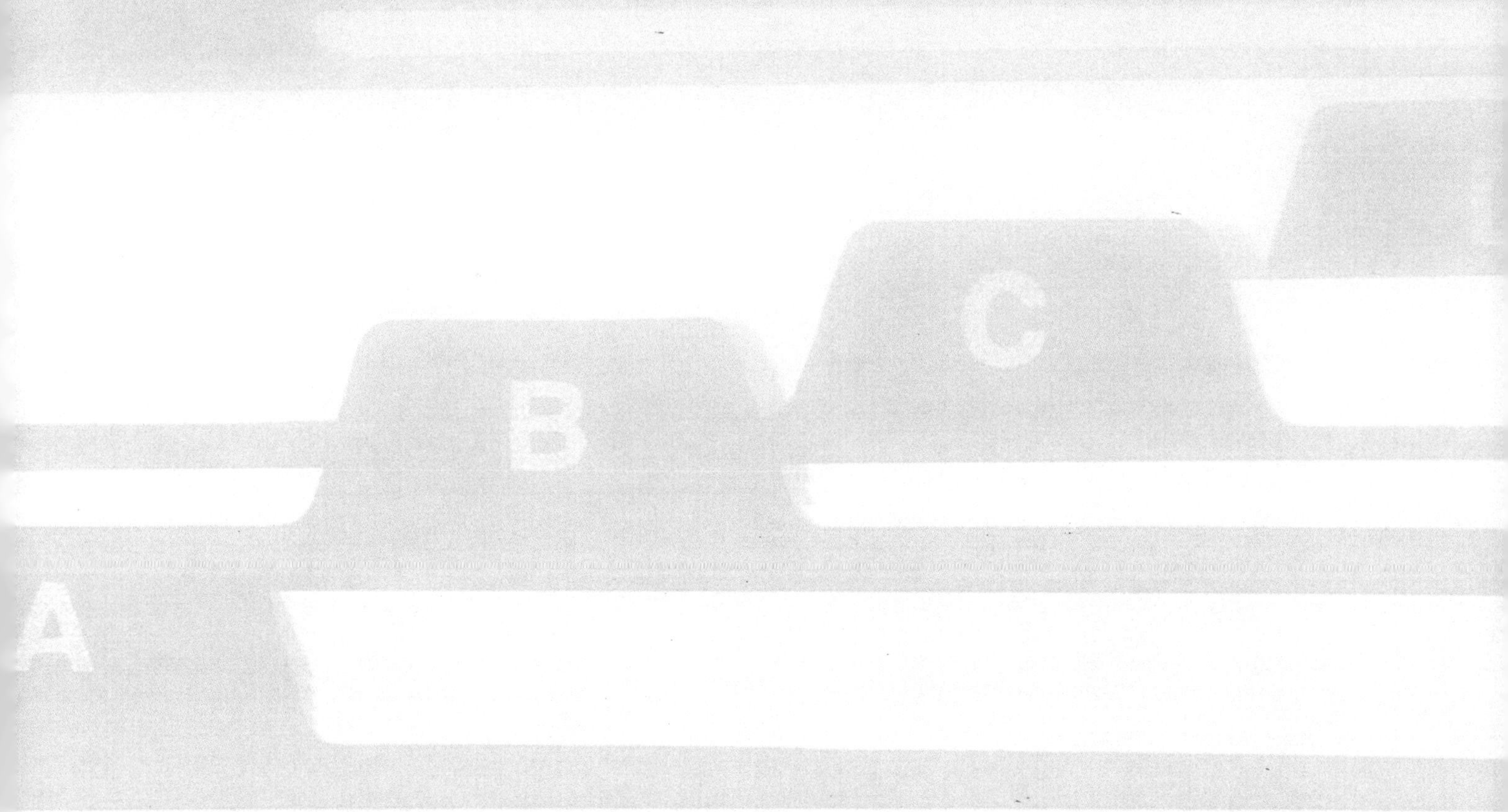

A

B

C

D

E

F

G

J

K

L

P

Q

R

S

T

Made in United States
North Haven, CT
04 November 2026

21730009R00166